シンプル循環器学

[編集]
大分大学名誉教授
犀川哲典

大分大学医学部教授
小野克重

南江堂

●編　集●

| 犀川　哲典 | さいかわ　てつのり | 大分大学名誉教授，独立行政法人地域医療機能推進機構湯布院病院院長 |
| 小野　克重 | おの　かつしげ | 大分大学医学部病態生理学講座教授 |

●執　筆●（収載順）

穴井　博文	あない　ひろふみ	大分大学医学部臨床医工学講座教授
小野　克重	おの　かつしげ	大分大学医学部病態生理学講座教授
犀川　哲典	さいかわ　てつのり	大分大学名誉教授，独立行政法人地域医療機能推進機構湯布院病院院長
中川　幹子	なかがわ　みきこ	大分大学医学部循環器内科・臨床検査診断学講座診療教授
松本　俊郎	まつもと　しゅんろう	大分大学医学部放射線医学講座准教授
首藤利英子	しゅとう　りえこ	大分岡病院放射線科部長
松村　賢治	まつむら　けんじ	大分大学医学部放射線医学講座
詫摩　真久	たくま　まさひさ	南海医療センター放射線科部長
手嶋　泰之	てしま　やすし	大分大学医学部循環器内科・臨床検査診断学講座診療准教授
原　　政英	はら　まさひで	国立病院機構西別府病院統括診療部長
加隈　哲也	かくま　てつや	大分大学医学部内分泌代謝・膠原病・腎臓内科学講座講師
田村　　彰	たむら　あきら	大分大学医学部循環器内科・臨床検査診断学講座准教授
和田　朋之	わだ　ともゆき	大分大学医学部心臓血管外科学講座准教授
髙橋　尚彦	たかはし　なおひこ	大分大学医学部循環器内科・臨床検査診断学講座教授
宮本　伸二	みやもと　しんじ	大分大学医学部心臓血管外科学講座教授
川野　達也	かわの　たつや	大分大学医学部小児科学講座助教
濱本　浩嗣	はまもと　ひろつぐ	大分大学医学部心臓血管外科学講座助教

序文

「シンプル循環器学」の企画が始まってから5年，遂に上梓にこぎ着けることができた．長い道程であった．発端は大分大学医学部の循環器病学の教育のために適切な教科書を作成してはどうかと言う学内講師陣の提案であった．学生達からもプリントではなく，まとまったテキストのようなものが欲しいとの希望があった．両者の考えが合致し，講義を担当している学内諸先生方に協力をお願いして，とりあえずサブノートのようなテキストを目標として企画準備が始まった．その最中，南江堂から『シンプル循環器学』を出版しないかという提案があり企画が前進した．

「シンプル臨床系シリーズ」は本書の他に数冊が発刊されている．どの本も執筆グループの教科書に対する想いが伝わってくる好書である．理想とする医学教育の実践のために理想とする教科書を作成したいという想いを持つ同志がいることを実感する．「シンプル循環器学」は上梓にいたる経過の中で，前段階の予備版を作成した．その中でいかに本書の特徴を強め深化させるかという意見・企画を出し合った．その一つに学生への講義で実際に使用し，彼らの意見を著者にフィードバックしてよりよいものにしていく試みがあった．学生達も様々な意見を寄せてくれ，多くは採用されて次版に活かされた．これは都合3年繰り返され，新しい試みであり成果があったと考える．

本書は循環器領域，すなわち心血管系の解剖，生理，薬理，内科，外科，小児科，臨床検査，放射線科等の各分野を全て包括した成書であり，チュートリアル循環器学教育で最大限の力を発揮するものと自負する．そして，その構成上の理由により分担執筆であり，大分大学医学部内の同僚・関係者に執筆をお願いした．分担執筆本の例に洩れず，本書も記述の幅と深さに多少の濃淡がある．また，ある章は，最新の報告に基づき大変詳細な記述になり，他方では比較的シンプルに記述された章もある．ある程度整えようかとも考えたが，むしろその点を本書の特徴の一つと考えてもらえれば，かえって活用の範囲が広がるかもしれないと思い直した．即ちその点も類書との差違であり，アピールポイントであると．

最近はインターネットで検索すると，簡単・迅速に情報が手に入る．通り一遍の情報であれば，それで間に合うことは多い．しかし学生が学術的な事を知りたい時，極力専門書を参照して欲しいものである．安易に入手できる情報だけで何事も済ませてしまえば教科書やテキストは不要となる．また学生が本を読まなくなってしまって欲しくない，との気持ちもある．本書が幸いにして学生諸君，あるいは医学を志す，医学に興味をもつ皆さんに受け入れられれば，版を重ねていくことが想定される．その際に恐らく，徐々に幅と深さが統一されて，体裁が整うと思われる．それまでは，各章の執筆担当者の自由度も含めて，あまりに制約は課さないことにした．

診療・教育・研究に日々忙しい中で，本書の執筆を担当していただいた同僚諸氏に感謝し，本書がこの領域でそれなりの場所を得て皆さんのお役に立つことを願い，また改訂されていくことを願って序にかえたいと思う．

　平成27年3月

犀川哲典
小野克重

目次

1章 循環器解剖学
穴井博文　1

A 心臓の構造　1
1 心房と心室　1
 a 右房　2
 b 右室　3
 c 左房　4
 d 左室　4
2 弁　5
3 心内膜と心外膜　8
4 刺激伝導系　9

B 脈管の構造　9
1 体循環と肺循環　9
 a 体循環　9
 b 肺循環　11
2 リンパ管　11
3 冠状動脈　11
4 血管の構造　12

2章 心筋電気生理学
小野克重　15

A 細胞膜電流とイオンチャネル　15
1 Na^+電流とNa^+チャネル　15
2 Ca^{2+}電流とCa^{2+}チャネル　19
 a 電位依存性L型Ca^{2+}チャネル　19
 b 電位依存性T型Ca^{2+}チャネル　20
3 K^+電流とK^+チャネル　20
 a 電位依存性K^+チャネル（K_Vチャネル）ファミリー　20
 b 内向き整流K^+チャネル（K_{ir}チャネル）ファミリー　22
 c その他のK^+チャネルファミリー　23
4 その他の膜電流　23
 a 過分極活性化内向き電流（I_hあるいはI_fチャネル）　23
 b CFTR型クロライド（Cl^-）チャネル（$I_{Cl-CFTR}$あるいは$I_{Cl-cAMP}$チャネル）　24
 c Ca^{2+}感受性一過性外向きCl^-チャネル（I_{Cl-Ca}あるいはI_{to2}）　24
 d 容量感知性Cl^-チャネル（$I_{Cl-swell}$あるいは$I_{Cl-strech}$チャネル）　24
 e 細胞外ATP活性化Cl^-チャネル（I_{Cl-ATP}チャネル）　24
 f 内向き背景電流（I_b）　24
 g Na^+-K^+ポンプ電流（$I_{Na-K\ pump}$）　25
 h Na^+-Ca^{2+}交換機構電流（I_{NCX}）　25
 i Ca^{2+}ポンプ電流（$I_{Ca\ pump}$）　25

B 静止膜電位　26

C 作業心筋の活動電位　27

D 自動能を有する心筋の活動電位　30

E 不応期　31

3章 心筋の収縮と弛緩
小野克重　33

A 心筋の微細構造　33

B 興奮収縮連関（E-Cカプリング）　34
1 心筋の収縮機序　34
2 心筋の収縮・弛緩調節　36
 a 細胞内Ca^{2+}による収縮調節　36
 b 筋節長とLmax　37
 c 収縮蛋白と収縮制御蛋白のリン酸化　37
3 病態下の興奮収縮連関　38
 a L型Ca^{2+}チャネルの機能異常　38
 b 筋小胞体内のCa^{2+}減少　39
 c リアノジン受容体機能異常　39

4章 血管生物学
小野克重　41

A 血管平滑筋の構造　41
B 血管平滑筋の電気生理学と収縮機構　42
1 自動能のある血管　42
2 脱分極依存性収縮を示す血管　43
3 脱分極非依存性収縮を示す血管　44

C 血管の収縮と弛緩　45
D 血管内皮機能　47
E 循環調節オータコイドと循環調節ホルモン　49
1 循環調節オータコイド　49
 a ヒスタミン　49
 b ブラジキニン　49
 c セロトニン (5-HT)　49
 d プロスタグランジン (PG)　49
 e トロンボキサン A_2 (TXA_2)　50
 f 血小板活性化因子 (PAF)　50
2 循環調節ホルモン　50
 a アドレナリンとノルアドレナリン　50
 b バゾプレシン　50
 c アンジオテンシン　51
 d ナトリウム利尿ペプチド　51

5章 循環器診療の基本
犀川哲典　53

A 診察の基本　53
1 症例　54
2 主訴　54
3 現病歴　54
4 既往歴　55
5 家族歴　55
6 生活歴　55
7 まとめ　55

B 診察（現症）　56
1 視診　56
2 触診　57
3 打診　58
4 聴診　58
5 嗅診　59

C 脈拍測定　60
D 血圧測定　60

6章 循環器疾患の主要徴候
犀川哲典　63

A 胸痛　63
B 呼吸困難　65
C 動悸　66
D 浮腫　68
E チアノーゼ　68
F ショック　69
1 問診　69
2 検査　70

7章 心音と心雑音
中川幹子　71

A 心周期と心機図　71
B 心音　72
1 正常心音　72
 a Ⅰ音　72
 b Ⅱ音　73
2 過剰心音　74
 a Ⅲ音　74
 b Ⅳ音　75
 c 奔馬調律　75
 d 駆出音（駆出性クリック）　75
 e 収縮中期クリック　75
 f 僧帽弁開放音　76
 g 心膜ノック音　76

C 心雑音　76
1 収縮期雑音　78
 a 収縮期駆出雑音　78
 b 全収縮期雑音，汎収縮期雑音　78
 c 収縮後期雑音　78
2 拡張期雑音　79
 a 拡張早期雑音　79

		b	拡張中期雑音	79
		c	拡張後期雑音	81
	3	連続雑音		81
	4	無害性雑音		81

8章 検査

83

第一部　放射線学的検査 83

A 胸部単純X線検査　　松本俊郎　83
1 撮像法 83
　a 正面像 83
　b 側面像 84
2 心陰影の異常 85
　a 右房の拡大 85
　b 右室の拡大 86
　c 左房の拡大 86
　d 左室の拡大 86
3 肺血管陰影の異常 87
　a 肺血流の増加 87
　b 肺血流の低下 88
　c 肺動脈性高血圧 88
　d 肺静脈性高血圧 89
4 その他の異常 89
　a 弁・弁輪，冠状動脈，心膜の石灰化 89
　b 心嚢液の貯留 90
　c 胸部大血管陰影の異常 90

B コンピュータ断層撮影（CT）　首藤利英子　90
1 基本原理 90
2 ヘリカルCT：多検出器型CT（MDCT）/マルチスライスCT（MSCT） 91
3 CTの特徴 91
　a 空間分解能が高い 91
　b 低侵襲である 91
　c 放射線被曝 91
4 CT検査法 92
　a 冠状動脈疾患 92
　b 大動脈疾患，末梢血管疾患 93
　c 下肢静脈疾患 94

C MRI　　松村賢治　95
1 心臓MRI 95
2 代表的な心臓MRI検査法 95
　a シネMRI 95
　b 遅延造影MRI 95
　c 負荷パーフュージョンMRI 95
　d 冠状動脈MRA 96
3 MRA 96
4 MRV 98

D 核医学検査　　詫摩真久　98
1 心筋血流シンチグラフィ 98
　a 心筋血流シンチグラフィの種類 98
　b 心筋血流シンチグラフィの観察方法 100
　c 評価方法 101
2 心筋交感神経シンチグラフィ 101
3 心筋脂肪酸代謝シンチグラフィ 103
4 心筋梗塞シンチグラフィ 103
5 PET 104
6 心プールシンチグラフィ 104

E カテーテル検査　　首藤利英子　104
1 心臓カテーテル検査 104
　a 心血管内圧 105
　b 心拍出量，心係数 107
　c 血管抵抗 107
　d 血液ガス 107
　e 弁口面積 108
　f 心血管造影 108
　g 心内膜心筋生検 109
2 血管造影検査 110

第二部　生理学的検査　　中川幹子　111

A 標準12誘導心電図 111
1 標準12誘導心電図記録の基本 111
2 誘導 111
　a 肢誘導 111
　b 胸部誘導 112
3 心電図波形の名称と意義 113
4 心電図の基本的な読み方 114
　a 記録条件の確認 114
　b 調律（リズム） 114
　c 心拍数 115
　d 電気軸 115
　e P波形 117
　f PQ時間 117
　g QRS波形と幅 117
　h QRS移行帯 120
　i ST部分 120
　j T波形 122
　k U波形 123
　l QT時間 123
5 電解質異常の心電図変化 124
　a 高カルシウム血症 124
　b 低カルシウム血症 124

c　高カリウム血症 124
　　d　低カリウム血症 124

B 特殊な心電図検査 125
1　運動負荷心電図 125
2　ホルター心電図 126
3　携帯型イベントレコーダ 128
4　モニター心電図 128

C 心臓超音波検査 128
1　断層法 129
　　a　胸骨左縁左室長軸断面 129
　　b　胸骨左縁左室短軸断面 129
　　c　心尖部四腔断面・2腔断面・3腔断面 129
　　d　心窩部断面 131
2　Mモード法 132
3　ドプラ法 132
　　a　カラードプラ法 132
　　b　パルスドプラ法 132
　　c　連続波ドプラ心エコー法 133
4　左室収縮能の評価法 134
　　a　シンプソン法 134
　　b　単断面エリア・レングス法 134
　　c　左室壁運動の評価 134
5　パルスドプラ法による左室拡張能の評価法 135
6　負荷心エコー図法 136
7　コントラストエコー図法 136
8　経食道心エコー法 138

第三部　循環器疾患に有用な血液検査，バイオマーカー　　手嶋泰之 139

A 心不全の指標 139
1　心房性ナトリウム利尿ペプチド（ANP） 139
2　脳性ナトリウム利尿ペプチド（BNP） 139

B 急性心筋梗塞の指標 141
1　クレアチンホスホキナーゼ（CK） 141
2　心筋トロポニン 141
3　心臓型脂肪酸結合蛋白（H-FABP） 142

C 血栓形成の指標 142
1　プロトロンビン時間（PT） 142
2　活性化部分トロンボプラスチン時間（APTT） 143
3　Dダイマー 143

9章　血圧異常
　　　　　　　　　　　　　　　　原　政英 145

A 高血圧の定義と診断基準 145
1　概念・定義 145
2　疫学 145

B 血圧の制御機構 146
1　交感神経系の関与 146
2　レニン・アンジオテンシン・アルドステロン系の関与 146
3　腎性機序の関与 146
4　血管作動因子の関与 146

C 本態性高血圧症 147
1　成因 147
　　a　遺伝子多型の関与 147
　　b　神経系の関与 147
　　c　肥満・インスリン抵抗性の関与 147
　　d　環境因子 148
2　病態 148
3　症状 148
4　診断 148
5　検査 149
　　a　一般検査 149
　　b　その他の検査 150

D 二次性高血圧症 150
1　腎実質性高血圧 150
2　腎血管性高血圧 150
3　内分泌性高血圧 150
　　a　褐色細胞腫 150
　　b　原発性アルドステロン症 151
　　c　クッシング症候群 152
　　d　甲状腺機能亢進症 152
　　e　末端肥大症 152
4　血管性高血圧 152
　　a　大動脈炎症候群 152
　　b　大動脈縮窄症 152
5　薬剤誘発性高血圧 153
6　その他 153

E 高血圧の合併症 153
　　a　脳 153
　　b　心臓 153
　　c　腎臓 154
　　d　血管 154

F	高血圧の治療	154
1	降圧目標	156
2	生活習慣の是正	156
3	薬物療法	156
	a　カルシウム拮抗薬	156
	b　アンジオテンシン変換酵素阻害薬	157
	c　アンジオテンシンⅡ受容体拮抗薬	157
	d　利尿薬	157
	e　β遮断薬	157
	f　α遮断薬	157
	g　アルドステロン拮抗薬	157
	h　レニン阻害薬	157
	i　併用療法	158
4	高齢者の降圧療法	159
5	糖尿病合併高血圧の治療	159
6	冠動脈疾患合併高血圧の治療	159
7	慢性腎臓病合併高血圧の治療	159

G	低血圧	160
1	定義	160
2	病態・分類	160
3	症状	160
4	治療	160
	a　非薬物療法	160
	b　薬物療法	160

10章　脂質代謝異常と動脈硬化
加隈哲也　161

A	脂質異常症	161
1	脂質とは	161
2	概念・診断基準	161
3	高脂血症の病型分類	163
4	脂質異常症と動脈硬化性疾患	163

B	動脈硬化の成因	164
1	動脈硬化の概念と分類	164
2	粥状動脈硬化の病態生理	165

C	動脈硬化の危険因子	167

D	メタボリックシンドローム	169
1	メタボリックシンドロームとは	169
2	メタボリックシンドロームの病態	170
3	動脈硬化症の危険因子としてのメタボリックシンドローム	171

E	動脈硬化の治療と予防	172
1	動脈硬化症の管理のポイント	172
2	治療法——生活習慣の改善	172
	a　禁煙	172
	b　食生活の是正	172
	c　身体活動の増加	173
	d　適正体重の維持と内臓脂肪の減少	173
3	治療法——薬物療法	173

11章　冠動脈疾患
原　政英　175

A	狭心症（AP）	175
1	概念・定義	175
2	疫学	175
3	病態生理	175
	a　冠血流の不足	175
	b　心筋酸素需要の増大	176
4	分類	176
5	症状・身体所見	176
	a　発症の誘因	176
	b　狭心痛の特徴	176
6	検査・診断	177
	a　心電図	177
	b　核医学検査	178
	c　その他	178
7	治療	179
	a　一般療法	179
	b　薬物療法	179
	c　冠動脈インターベンション	182
	d　動脈バイパス術（CABG）	182

B	急性冠症候群（ACS）	182
1	概念・定義	182
2	疫学	182
3	病態生理	184
	a　発症の病因	184
	b　発症後の病理学的変化	184
4	分類	185
5	症状・身体所見	185
6	検査・診断	187
	a　血液生化学検査	187
	b　胸部X線検査	188
	c　心電図検査	188
	d　心エコー図検査	188
	e　核医学検査	188
	f　冠状動脈造影	189
	g　左室造影	191

7	治療	191
	a 初期治療	191
	b 再灌流法	191
	c ST上昇型心筋梗塞の薬物療法	192
8	合併症	193
	a 不整脈	193
	b 心不全・心原性ショック	193
	c 右室梗塞	194
	d 機械的合併症	194
9	リハビリテーションと二次予防	195

C 心筋梗塞における左室リモデリング 196
1 概念・定義 196
2 病態生理 198
3 治療 198

12章 心膜・心筋疾患
田村 彰 199

A 特発性心筋症 199
1 拡張型心筋症（DCM） 199
　a 概念・定義・頻度 199
　b 病態生理 199
　c 症状・身体所見 199
　d 検査 199
　e 予後 200
　f 治療 200
2 肥大型心筋症（HCM） 202
　a 概念・定義・頻度 202
　b 遺伝 202
　c 病態生理 202
　d 分類 202
　e 症状・身体所見 202
　f 検査 203
　g 自然経過と予後 204
　h 治療 204
3 拘束型心筋症 205
　a 概念・定義 205
　b 病態生理 205
　c 検査 205
　d 予後 206
　e 治療 206
4 たこつぼ心筋症 206
5 左室心筋緻密化障害 207
6 不整脈原性右室心筋症（ARVC） 207

B 特定心筋疾患（症） 207
1 心サルコイドーシス 207
2 心アミロイドーシス 208
3 心ファブリ病 209
4 その他の心筋症 209
　a 産褥心筋症 209
　b アルコール性心筋症 209
　c 脚気心 209

C 心筋炎 210
1 急性心筋炎 210
　a 概念・定義・分類 210
　b 原因 210
　c 症状・身体所見 210
　d 検査 210
　e 治療 211
　f 経過・予後 211

D 感染性心内膜炎 212
　a 概念・定義 212
　b 分類 212
　c 病態生理 212
　d 病原微生物 213
　e 症状・身体所見 213
　f 検査 213
　g 予後 214
　h 治療 215
　i 予防 215

E 急性心膜炎 216
　a 心膜・心嚢腔の解剖・生理 216
　b 概念・定義 216
　c 原因 216
　d 症状・身体所見 216
　e 検査 217
　f 治療 217
　g 原因疾患別経過・予後 218

F 収縮性心膜炎 219
　a 概念・定義 219
　b 病態生理 219
　c 症状・身体所見 219
　d 検査 220
　e 治療 220

G 心嚢液貯留と心タンポナーデ 221
1 心嚢液貯留 221
2 心タンポナーデ 221
　a 概念・定義 221
　b 病態生理 222
　c 症状・身体所見 222
　d 検査 222

e　治療 222

13章　心臓弁膜症
和田朋之　225

総　論 225

1　概念・定義 225
2　病因 225
3　病態生理 225
4　症状 226
5　診断・検査 226
6　治療 226
7　予後 227
8　人工弁 227

各　論 228

A　大動脈弁狭窄症（AS） 228
1　病因 228
2　病態・症状 228
3　診断・検査所見 228
4　治療 229

B　大動脈弁閉鎖不全症（AR） 230
1　病因 230
2　病態・症状 230
3　診断・検査所見 230
4　治療 231

C　僧帽弁狭窄症（MS） 231
1　病因 231
2　病態・症状 231
3　診断・検査所見 232
4　治療 232

D　僧帽弁閉鎖不全症・僧帽弁逸脱症 ... 232
1　病因 232
2　病態・症状 233
3　診断・検査所見 233
4　治療 234

E　三尖弁閉鎖不全症（TR） 234
1　病因 234
2　病態・症状 234
3　診断・検査所見 236
4　治療 236

F　連合弁膜症 237

14章　心臓腫瘍
和田朋之　239

総　論 239

1　概念・定義 239
2　症状 239
3　診断・検査 239
4　治療・予後 240

各　論 240

A　心臓粘液腫 240
1　病因 240
2　病態・症状 240
3　診断・検査所見 240
4　治療 241

15章　心不全
手嶋泰之　243

A　心不全とは 243

B　心不全の概念の変化 243

C　心不全の病態生理 243
1　心筋細胞内カルシウム代謝障害 243
2　細胞死 245
3　リモデリング 246
4　心機能規定因子 247
5　左室圧−容積曲線 248

D　心不全の分類 249
1　急性心不全と慢性心不全 249
2　収縮不全と拡張不全 249
3　右心不全と左心不全 249

E　急性心不全 251
1　自覚症状 251
2　身体所見 252
3　検査 252
4　治療 254
　　a　薬物治療 254
　　b　非薬物治療 259

F 慢性心不全 260
1 原因 260
2 自覚症状 260
3 身体所見 260
4 検査所見 261
5 代償機構 262
　a 神経体液性因子 262
　b 心肥大 263
　c フランク・スターリング機構 263
6 増悪因子 264
7 治療 264
　a 薬物治療 265
　b 心不全のステージ分類に基づく薬物治療 266
　c 非薬物治療 266

16章 不整脈
髙橋尚彦 269

A 総論・不整脈の分類と発生機序 269
1 総論 269
　a 調律とは 269
　b 洞調律の心電図 270
2 分類 271
　a 徐脈性不整脈と頻脈性不整脈 271
3 発生機序 272
　a 不整脈基質 272
　b 頻脈性不整脈の発生機序 273
　c 臨床不整脈の発生機序はどの程度わかっているか 276

B 不整脈の治療法 276
1 頻脈性不整脈の治療 276
　a CASTの教訓 276
　b 頻脈性不整脈治療のゴール（目的） 277
　c 生活指導 277
　d 薬物療法 278
　e 非薬物療法 278
2 徐脈性不整脈の治療 281
　a 徐脈性不整脈治療のゴール（目的） 281
　b 薬物療法 281
3 アダムス・ストークス症候群 282
　a 定義・機序 282
　b 治療 282

C 頻脈性不整脈 283
1 上室不整脈 283
　a 上室期外収縮 283
　b 心房細動 284
　c 心房粗動 286
　d 心房頻拍 288
　e 発作性上室頻拍（または上室頻拍） 288
　f WPW症候群（早期興奮症候群） 289
　g 発作性上室頻拍およびWPW症候群の治療 292
2 心室性不整脈 293
　a 心室期外収縮 293
　b 心室頻拍 293
　c 多形性心室頻拍 295
　d QT延長症候群 296
　e 心室細動 297

D 徐脈性不整脈 299
1 洞不全症候群 299
2 房室ブロック 300
3 徐脈性不整脈の治療 303
　a 緊急時の対処 303
　b ペースメーカ治療 304

17章 肺性心疾患
田村 彰 305

A 肺高血圧症 305
1 概念・定義 305
2 原因 305
3 症状・身体所見 305
4 検査 306

B 原発性肺高血圧症 308
1 概念・定義 308
2 疫学・予後 308
3 原因 308
4 症状・身体所見 308
5 検査 308
6 治療 308

C 二次性肺高血圧症 309

D 肺塞栓症 309
1 概念・定義 309
2 疫学 310
3 原因 310
4 分類 310
5 病態生理 310
6 症状・身体所見 312
7 検査 312
8 予後 313
9 治療 313

E	慢性血栓塞栓性肺高血圧症	314
F	肺性心	314
1	概念・定義	314
2	原因・分類	314
3	症状・身体所見	315
4	治療	315

18章 血管疾患
宮本伸二 317

第一部 動 脈 ... 317

A 大動脈瘤 ... 317
1 概念・定義 ... 317
2 病態生理 ... 317
　a 壁側因子 ... 317
　b 壁応力 ... 318
　c shear stress ... 318
3 分類 ... 318
　a 形態分類 ... 318
　b 部位分類 ... 318
　c 病因分類 ... 319
4 症状 ... 319
5 診断 ... 320
6 治療 ... 320
7 予後 ... 321

B 大動脈解離 ... 322
1 概念・定義 ... 322
2 病態生理 ... 322
　a 壁側因子 ... 322
　b 壁応力 ... 322
　c shear stress ... 322
　d 臓器虚血 ... 322
　e 破裂 ... 323
　f 大動脈閉鎖不全 ... 323
3 分類 ... 324
　a 形態分類 ... 324
　b 形状分類 ... 324
　c 病期分類 ... 324
4 症状 ... 324
5 診断 ... 325
6 治療 ... 325
　a 急性期 ... 325
　b 慢性期 ... 325
7 予後 ... 325

C 高安病（大動脈炎症候群） ... 327
1 概念・定義 ... 327
2 病態生理 ... 327
3 分類 ... 328
4 症状 ... 328
5 診断 ... 328
6 治療 ... 329
7 予後 ... 330

D 急性動脈閉塞症 ... 330
1 概念・定義 ... 330
2 病態生理 ... 330
3 症状 ... 330
4 診断 ... 330
5 治療 ... 332
6 予後 ... 332

E 閉塞性動脈硬化症（ASO） ... 333
1 概念・疫学 ... 333
2 臨床症状・分類 ... 333
3 診断 ... 333
4 治療 ... 334

F バージャー病閉塞性血栓血管炎（TAO） ... 336
1 概念・疫学 ... 336
2 臨床症状 ... 336
3 診断 ... 336
4 治療 ... 336

第二部 静 脈 ... 338

A 静脈瘤 ... 338
1 概念・疫学 ... 338
2 臨床症状・分類 ... 339
3 診断 ... 339
4 治療 ... 340

B 静脈血栓 ... 340
1 深部静脈血栓症 ... 340
　a 概念・成因 ... 340
　b 臨床症状 ... 341
　c 診断 ... 341
　d 治療 ... 342
　e 最近の動き ... 343
2 表在性血栓性静脈炎（STP） ... 343

19章 先天性心疾患
川野達也・濱本浩嗣　345

A 心血管系の発生　345

B 胎児循環　346
- a 構造・機能　346
- b 出生後の循環系の変化　347

C 心房中隔欠損（ASD）　349
- a 概念・定義　349
- b 疫学　349
- c 分類　349
- d 病態　349
- e 臨床経過　350
- f 理学所見　350
- g 検査　350
- h 治療　351

D 心室中隔欠損（VSD）　352
- a 概念・定義　352
- b 疫学　352
- c 分類　352
- d 病態　353
- e 臨床経過　354
- f 理学所見　355
- g 検査　355
- h 治療　356

E 心内膜床欠損（ECD）　357
- a 概念・定義　357
- b 疫学　357
- c 分類　357
- d 病態　357
- e 臨床経過　359
- f 理学所見　359
- g 検査　359
- h 治療　360

F ファロー四徴症（TOF）　361
- a 概念・定義　361
- b 疫学　361
- c 病態　361
- d 臨床経過　361
- e 理学所見　362
- f 検査　363
- g 治療　364

G 動脈管開存（PDA）　364
- a 概念・定義　364
- b 病態　364
- c 理学所見　365
- d 検査　366
- e 治療　367

H その他の先天性心疾患　367
1. 大動脈縮窄　367
   - a 概念・定義　367
   - b 病態　367
   - c 臨床経過　368
   - d 理学所見　368
   - e 検査　368
   - f 治療　369
2. 完全大血管転位　369
   - a 概念・定義　369
   - b 疫学　370
   - c 病態　370
   - d 臨床経過　370
   - e 理学所見　370
   - f 検査　370
   - g 治療　371
3. 総肺静脈還流異常・部分肺静脈還流異常　371
   - a 概念・定義　371
   - b 疫学　371
   - c 病態　371
   - d 診断　371
   - e 検査　371
   - f 治療　372
4. 肺動脈閉鎖　372
   - a 概念・定義　372
   - b 病態　372
   - c 診断・治療　373
5. 三尖弁閉鎖　373
   - a 概念・定義　373
   - b 疫学　373
   - c 病態　373
   - d 検査　373
   - e 治療　373
6. 左心低形成症候群　374
   - a 概念・定義　374
   - b 病態　374
   - c 治療　375
7. エブスタイン奇形　375
   - a 概念・定義　375
   - b 病態　375
   - c 検査　375
   - d 治療　376

8 両大血管右室起始 376
   a 概念・定義 376
   b 分類 376
   c 病態 376
   d 治療 376
9 修正大血管転位 377
   a 概念・定義 377
   b 病態 377
   c 治療 377

20章 失神
髙橋尚彦 379

A 失神の定義 ... 379

B 圧受容体反射 ... 379

C 失神をきたす疾患 ... 380
1 反射性（神経調節性）失神 380
   a 血管迷走神経性失神 380
   b 状況失神 382
2 起立性低血圧 382
3 不整脈 383
4 その他の心疾患 383
   a 大動脈弁狭窄症 383
   b 肥大型心筋症 383

21章 循環器疾患治療薬の作用機序
小野克重 385

A 強心薬と心不全治療薬 ... 385
1 ジギタリス 385
   a 作用機序 386
   b 特徴・使用法・注意点 386
2 カテコラミン 387
   a 薬理作用 388
   b 特徴・使用法・注意点 391
3 ホスホジエステラーゼ（PDE）阻害薬 392
   a 薬理作用 392
   b 特徴・使用法・注意点 392
4 その他 393

B 降圧薬 ... 393
1 カルシウム拮抗薬 393
   a 薬理作用 394
   b 特徴・使用法・注意点 396

2 アンジオテンシン変換酵素（ACE）阻害薬 397
   a 薬理作用 398
   b 特徴・使用法・注意点 399
3 アンジオテンシンII受容体拮抗薬（ARB） 399
4 利尿薬 399
5 β遮断薬（αβ遮断薬を含む） 400
   a 薬理作用 400
   b 特徴・使用法・注意点 401
6 α遮断薬 402
   a 薬理作用 402
   b 特徴・使用法・注意点 402
7 その他の降圧薬 402
   a $α_2$受容体作動薬（中枢性交感神経抑制薬） 402
   b 末梢性交（感神）経抑制薬 402
   c レニン阻害薬（アリスキレン） 402

C 狭心症治療薬 ... 403
1 硝酸薬（ニトログリセリンほか） 404
   a 薬理作用 404
   b 特徴・使用法・注意点 405
2 β遮断薬（カルベジロールほか） 405
   a 薬理作用 405
   b 特徴・使用法・注意点 405
3 カルシウム拮抗薬（アムロジピン，ジルチアゼム，ベラパミルほか） 405
   a 薬理作用 406
   b 特徴・使用法・注意点 406
4 ATP感受性K^+チャネル開口薬（ニコランジル） 406
   a 薬理作用 406
   b 特徴・使用法・注意点 406

D 血管拡張薬 ... 407
1 プロスタグランジン（PG）製剤（PGE_1，PGI_2類似薬ほか） 407
2 パパベリン系薬 407
3 ニコチン酸系薬（ヘプロニカート） 408
4 カルシウム拮抗薬 408
5 エンドセリン受容体拮抗薬（ボセンタンほか） 408
6 PDE5阻害薬（シルデナフィルほか） 408
7 β刺激薬（イソクスプリンほか） 408
8 α遮断薬（トラゾリンほか） 408

E 抗不整脈薬 ... 408
1 I群抗不整脈薬 411
2 II群抗不整脈薬 413
3 III群抗不整脈薬 414
4 IV群抗不整脈薬 415
5 その他の抗不整脈薬 416
   a ジギタリス 416
   b アデノシン 417

c　アップストリーム治療薬 418

F　利尿薬 418
1 サイアザイド系利尿薬（トリクロルメチアジド，ヒドロクロロチアジドほか） 419
2 ループ利尿薬（フロセミド，アゾセミドほか） 419
3 カリウム保持性利尿薬（スピロノラクトン，エプレレノン，トリアムテレンほか） 420
4 炭酸脱水酵素阻害薬（アセタゾラミド） 423
5 浸透圧利尿薬（イソソルビド，D-マンニトールほか） 423
6 バゾプレシン拮抗薬（トルバプタン） 424

G　抗血栓薬 424

H　脂質異常症治療薬 428

参考図書 431
和文索引 435
欧文索引 443

1章 循環器解剖学

A 心臓の構造

1 心房と心室

心臓は4腔構造をなし，左心系と右心系に隔別される．それぞれ静脈還流血が流入する**心房**と駆出を行う**心室**とが連続し，右心系は，**右(心)房**，**右(心)室**，左心系は**左(心)房**，**左(心)室**と呼ばれる．左右心房と心室の間に**房室弁**，各心室流出路と大血管結合部に**半月弁**が存在し，両弁の開閉と心室の収縮により血液が一方向へ駆出される．

外観上，心房と心室の境界部は脂肪組織に覆われた溝をなし，**房室間溝**と呼ばれる．両心室の間は**室間溝**と呼ばれ，房室間溝と室間溝には後述の**冠状動静脈**が走行する(**図1-1**)．

両心房は，内部に**肉柱**に富む盲端となった突出を形成し，**心耳**と呼ばれる．心臓の心房側を**心基部**と呼び，大血管が接続する．左右の心室は連続した円錐形をなし，頂点側を**心尖部**と称する．心基部が胸腔内のほぼ中心に位置し，心尖部が左前下方向に位置する．したがって，胸腔内で心臓の4腔は，右房が右側，右室が前側，左室が左側，左房が後側に位置する．CT画像で4腔の位置関係を把握できる(**図1-2**)．胸部X線画像における縦隔陰影と心臓の各部の関係を**図1-3**に示す．右の第1弓は上大静脈，第2弓は右房，左第1弓は大動脈弓部，第2弓は肺動脈，第3弓は左心耳，第4弓は左室が形成することがわかる．

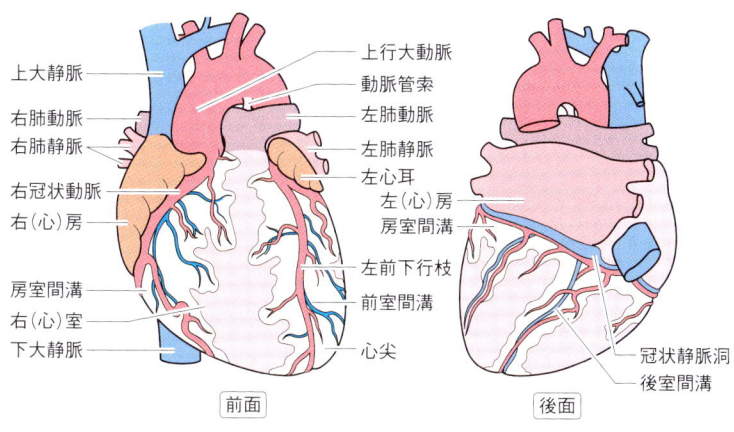

図1-1 心臓の外観

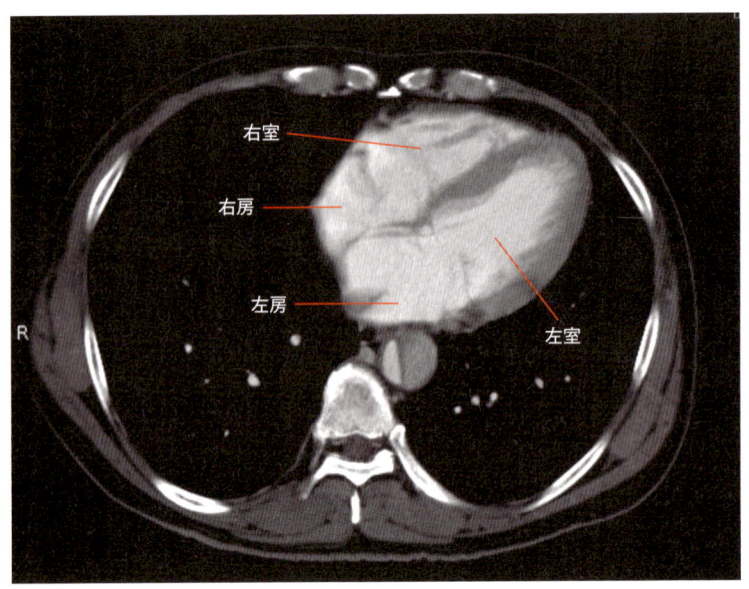

図1-2　胸部CT画像

第10胸椎の高さでの断面．尾側よりの像．上が腹側，下が背側，画像左側が体の右側である．胸腔内で心臓の4腔は，右心房が右側，右室が前側，左室が左側，左房が後側に位置する．

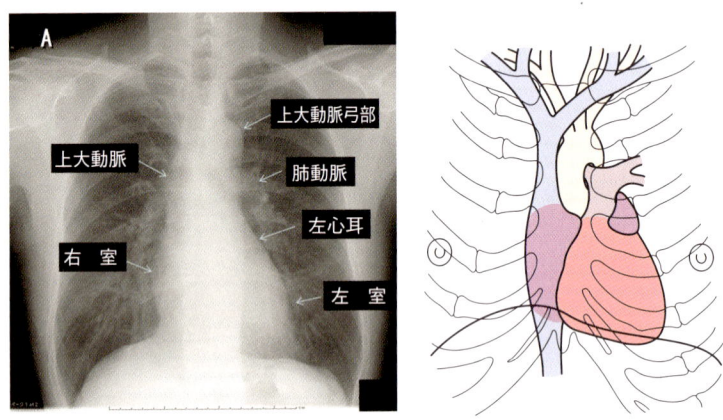

図1-3　胸部X線画像における縦隔陰影と心臓の各部の関係

a 右房

　上下大静脈が連続し，体循環静脈血が流入する．右心房の前上方は大動脈前面に三角形に突出する**右心耳**を形成する．図1-4に右側から右心房を縦切開し内部を観察した様子を示す．正面が**心房中隔**であり左房と隔絶され隣接する．中央部に**卵円窩**が認められ，胎生期の**卵円孔**が閉鎖した部分である．前方に房室弁である**三尖弁**があり右室へ連続する．尾側に大心静脈が右室に流入する**冠状静脈洞**が観察される．臨床的に重要なのが後述の**刺激伝導系**の一部をなす**房室結節**の位置であり，心臓手術の際に損傷せぬよう注意が必要である．房室結節自体は目視できないが，位置の推測は可能である．**三尖弁中隔尖**と**トダロTodaro腱索**と呼ばれる索状の隆起，および**冠状静脈洞**で囲まれる三角形を**コッホKochの三角**と呼び，その頂点

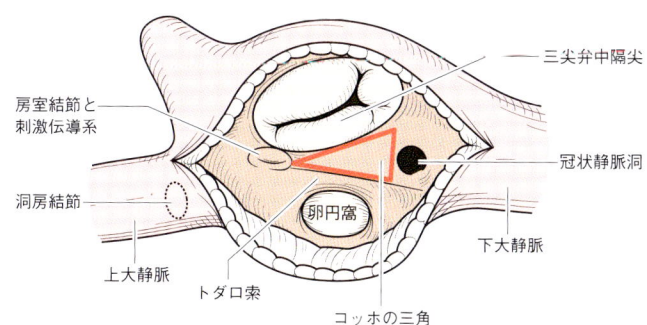

図1-4 右房を縦切開し内部を観察した様子
図の上が前方，左が頭側，右が尾側である

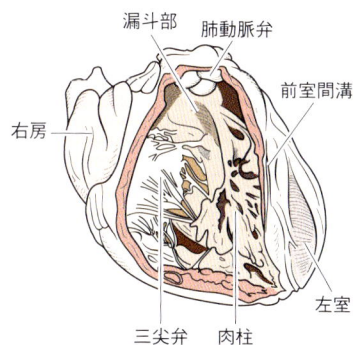

図1-5 右室前壁を取り除き前方から内部を観察したところ

部分に**房室結節**が存在する．

b 右室

　三尖弁で右房と隔てられ，前上方へ流出路を形成し半月弁である**肺動脈弁**を経て肺動脈に連続する（**図1-5**）．内部に**乳頭筋**があり**腱索**で三尖弁に接合している．右室自由壁の厚みは薄いが，右室内には太い**肉柱**が多数発達しているのが特徴である．このような粗糙な肉柱は，左室の繊細な肉柱とは肉眼的に異なり，心奇形における**解剖学的右室**はこの所見で同定される．**図1-6**で左室の肉柱との違いがわかる．乳頭筋および乳頭筋の一部に**心室中隔**から垂直につながる肉柱があり，**中隔縁柱**と呼ばれる．**刺激伝導系**の右脚がこのなかを走行する．右室は**心室中隔**により左室と隔別されているが，心室中隔は厚い左室心筋の一部であり右室自体はそれに付着している形態をしている．**図1-6**より，左室は厚い筋層をもち円錐状の形態を

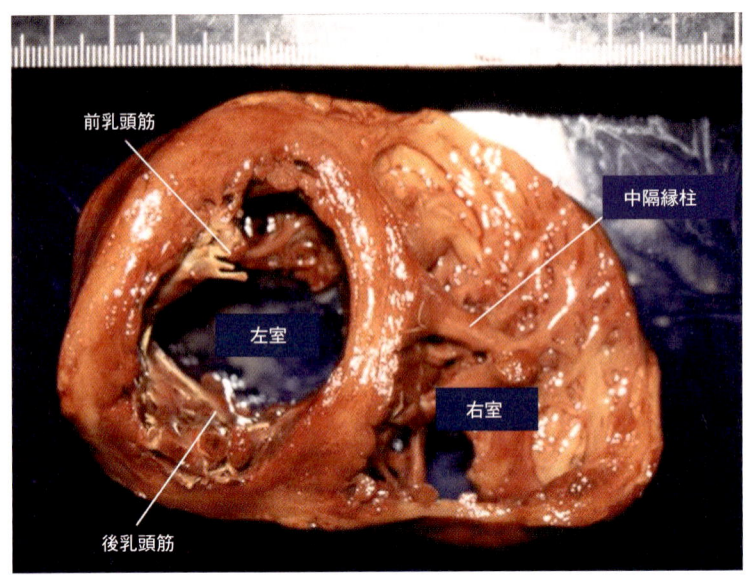

図 1-6 剖検による心室短軸断面像
心基部よりみた様子．上側が前壁．

なして断面が円形で，右室はそれに巻きついて三日月状の内腔を形成しているのがわかる．心室中隔は流出路付近で線維性に薄くなり，**膜性部**と呼ばれる．**刺激伝導系のヒス His 束**が走行する．**右室流出路**は前方から**左室流出路**と交差し肺動脈へと連続する．そのため三尖弁と肺動脈弁は離れており，右室内腔は平坦な三角形の形となっている．弁の位置関係は後述する．

c 左房

縦隔内では中央部後側，胸椎椎体前方に位置し左右上下の**肺静脈**が直接接合する．したがって内部から観察すると4本の**肺静脈**の開口部が認められる．左前方に**左心耳**を形成するが，牛角状の形態をし，右心耳とは異なる．左房の後壁は**心膜斜洞**と**心膜横洞**の間の**心膜**が翻転する部分で背部に固定されているが，肺静脈接合部分は心膜内の左右両方向から到達することが可能である．心臓手術時，経左房で僧帽弁に到達するには通常右側からアプローチする（右側左房切開）．左房内面は滑らかであるが，左心耳内には肉柱が発達している．**心房細動**を合併している場合は内部に**血栓**を形成していることがある．房室弁である**僧帽弁**を通して左室に連続する．

d 左室

左室は，ラグビーボールの一端を切り落としたような形態をしており，その断端部に流入口すなわち**僧帽弁**と，流出口すなわち半月弁である**大動脈弁**が隣接して開口している形態である．血流は僧帽弁前尖1枚を隔てて，流入から流出へ全く逆方向に向きを変え駆出される（**図1-7**）．左室流出路は**大動脈弁**を経て**大動脈**へと連続する．左室心筋は右室との境界である**心室中隔**と**左室自由壁**とに区分されるが，両者は連続し短軸方向断面では円

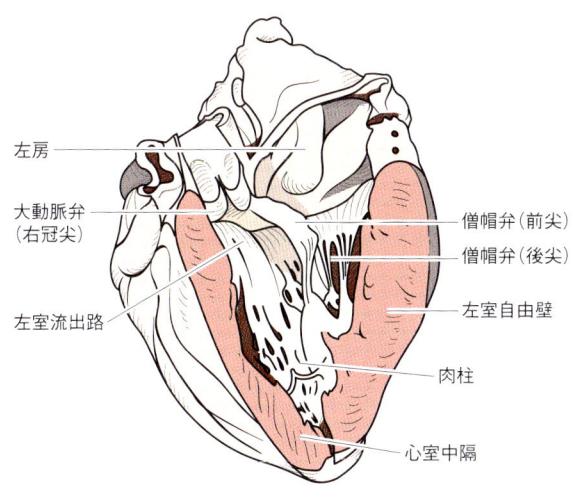

図1-7 左房,左室の内部構造

形の内腔および筋層を形成する(**図1-6**).左室心筋層は右室に比し厚いが,内部の肉柱は細やかで,肉眼的に右室と異なる.前後2本の**乳頭筋**があり,それぞれ僧帽弁の**前交連**および**後交連**部分の検索と接合する.

2 弁

　心房心室間の弁を**房室弁**,心室流出路端にある弁を**半月弁**と総称する.右心系の房室弁は**三尖弁**,半月弁は**肺動脈弁**と呼ばれ,左心系の房室弁は**僧帽弁**,半月弁は**大動脈弁**と呼ばれる.三尖弁はその名の通り,前尖,後尖および中隔尖の3尖よりなるためそう呼ばれる.一方,僧帽弁は広い前尖と三日月状の後尖の2尖からなる.大動脈弁と肺動脈弁はそれぞれ3尖からなり,その弁尖が半月の形をしているため半月弁と総称される.大動脈弁の末梢に大動脈基部が拡大した部分があり**バルサルバValsalva洞**と呼ばれる.バルサルバ洞のうち2つから左右の**冠状動脈**が起始する.それぞれの**冠状動脈**が起始する位置にある大動脈弁の弁尖を,**右冠尖**および**左冠尖**,残るものを**無冠尖**と呼ぶ.4つの弁の位置関係を立体的に理解することが重要である.**図1-8**に房室弁と半月弁および周辺構造物との位置関係を示す.房室弁の中隔側は弁輪周囲の**線維輪**が連続し,大動脈弁の無冠尖と左冠尖弁輪は僧帽弁前線の**線維輪**と連続している.肺動脈弁は大動脈弁の前方に位置し房室弁からは離れている.ここで左右の流出路から大血管が交差している.

　それぞれの弁の位置を,胸部X線正面画像に照らし合わせたものが**図1-9**である.聴診の際の心音および心雑音の最強点の位置と成因を理解できるはずである.

　房室弁と半月弁は構造的,機能的に全く異なるものである.房室弁は房室間の線維輪に付着し,**乳頭筋**と弁尖を結合する**腱索**によって支えられる

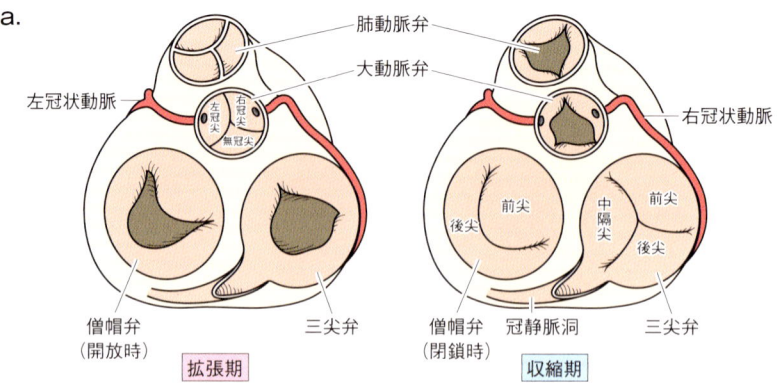

心臓を房室間で水平切断し，頭側（心房部）からみたもの．房室間弁（僧帽弁，三尖弁）と，動脈弁（大動脈弁，肺動脈弁）は，収縮期と拡張期で，開閉のタイミングが異なる．

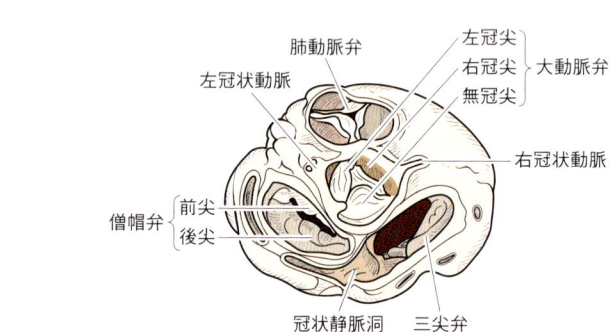

図1-8 房室弁，半月弁，左右冠状動脈起始部および肝静脈洞の位置関係
心房および大血管を取り除き，心臓を右後上方より観察した様子

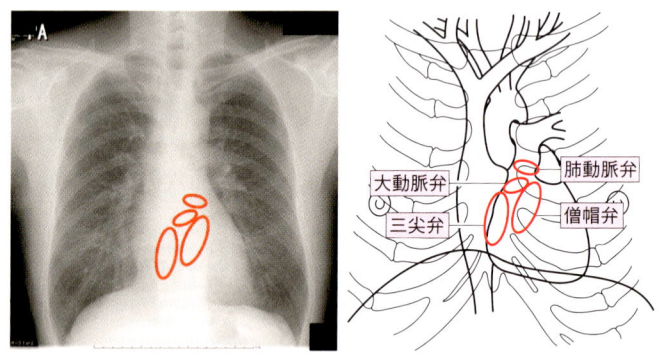

図1-9 胸部X線正面画像における房室弁および半月弁の位置関係

（図1-7）．弁尖には自由縁から閉鎖線の間にある**粗糙帯 rough zone**と呼ばれる面が接することで閉鎖する．閉鎖線と弁輪の間の弁尖は薄く**透明帯 clear zone**と呼ばれる（図1-10）．僧帽弁は後尖と前尖の形成が明瞭で交連部がはっきりしている．三尖弁は交連部や粗糙帯の境界が不明瞭である．房室弁は血流によって開放される．閉鎖時には弁輪径，弁尖の大きさ，腱索および乳頭筋の牽引力，方向および位置，左室心筋の短軸方向および長軸方向の収縮力および距離などの絶妙のバランスによって閉鎖する．これ

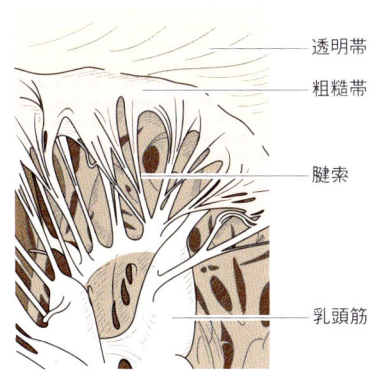

図1-10　僧帽弁の構造
左肩側からみたところ

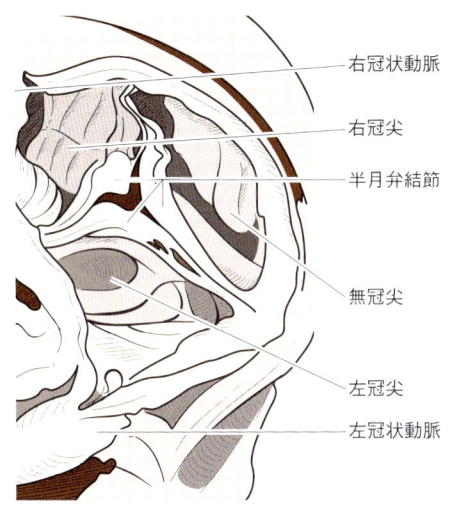

図1-11　大動脈弁の構造
大動脈側からみたところ

を能動的閉鎖と呼ぶ解剖学者もいる．この調和が崩壊すると弁尖に異常がなくとも**僧帽弁閉鎖不全症**をきたす．心拡大にともなう単純な**弁輪拡大**，虚血性心疾患にともなう**乳頭筋不全**，**腱索断裂**や腱索の延長による弁尖の**逸脱**によって閉鎖不全をきたす．また**虚血性心疾患**や**拡張型心筋症**による左室心筋の長軸方向への延長や収縮力低下および左室内径の拡大にともなう乳頭筋間の拡大をきたした場合，僧帽弁が心尖方向へ牽引され粗糙帯が離解し閉鎖不全をきたす．この状態は**tethering**（手綱引き）と呼ばれる．これらの場合，このバランスを修復することで閉鎖不全症の治療が可能な場合もある．

　一方，半月弁は構造が単純で，3つの弁尖が弁輪に半月状に付着してお

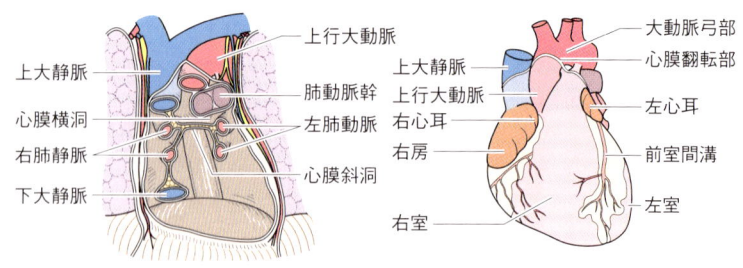

図1-12 心膜．壁側心膜前部および心臓を取り除いた図（左）と臓側心膜（右）

り，付着部末梢端は接合して3ヵ所の交連部を形成する（図1-11）．血流によって開放し，血流および血圧によって受動的に閉鎖する．

3 心内膜と心外膜

心内膜は心臓の内面の筋肉層を覆う膜である．単層扁平上皮と膠原線維や弾性線維を含む薄い結合組織からなる．心内膜は心臓に連なる血管の**内膜**と連続して，弁はこの層の膜様突起である．

心外膜は心臓外面を覆う漿膜であり，心膜のうちの**臓側心膜**に相当する．

心膜は壁側心膜（線維性心膜，心嚢膜）と臓側心膜（漿膜性心膜，心外膜）からなる（図1-12）．壁側心膜は，心臓を取り囲む強靭な膜で，**心嚢**を形成する．心臓大血管部分で翻転し臓側心膜へと連続する．**臓側心膜**は心臓表面の漿膜（**心外膜**）である．心膜は大血管部分で翻転した際，左上肺静脈と肺動脈の間から大動脈と上大静脈の間へ貫通するトンネルを形成しており，**心膜横洞**と呼ばれる．また心背面左下方から両側肺静脈の間に深く入る盲端になった部分を形成し，**心膜斜洞**と呼ばれる．心膜横洞は，冠状動脈バイパス手術のグラフト経路に利用される．

4 刺激伝導系

田原淳（たはらすなお）と刺激伝導系
田原淳はドイツ留学中にマールブルグ大学のLudwig Aschoffに師事した．田原はここで心房と心室を結ぶ特殊心筋である房室結節を発見し，「田原結節」と名付けた（1906年）．これは心臓拍動の神経原説を否定し筋原説の正しいことを証明するものであった．「心臓における刺激伝導系」とは田原の命名による．

特殊心筋とも呼ばれ，心臓の調律およびその伝導を行うものである．**洞結節，房室結節，ヒス束，右脚，左脚およびプルキンエ線維**からなる（図1-13）．

洞結節は上大静脈と右房の接合部前側面に位置し，3本の伝導路で**房室結節**へ伝達する．**房室結節**は**コッホの三角**の頂点に位置する（図1-4）．房室結節から**ヒス束**となり弁輪の線維を貫き，膜様中隔を通って筋性中隔で**左脚**と**右脚**に分かれ，**プルキンエ線維**となって心室全体に分布する．正常では洞結節が50～90回/分で調律をとるが，上位からの伝達がなくなった場合，順次下位の特殊心筋が自動能をもって調律する．

洞結節は45%が右冠状動脈から55%が左冠状動脈から還流されているといわれ，**房室結節は90%が右冠状動脈によって還流されるとされる．**

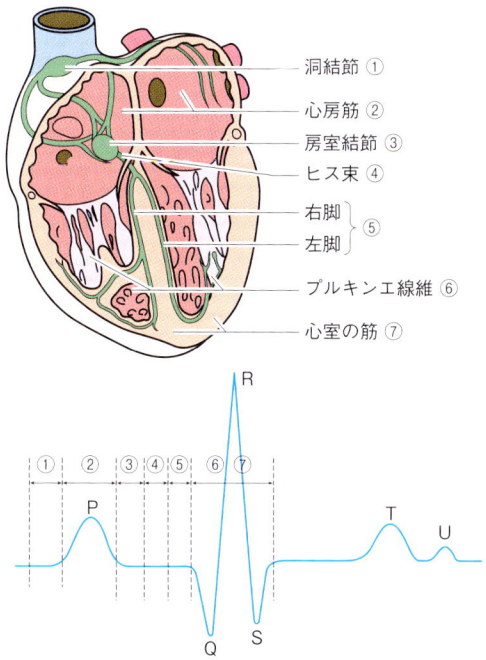

図1-13 刺激伝導系の位置と心電図波形

B 脈管の構造

1 体循環と肺循環

血液の循環は**体循環（大循環）**と**肺循環（小循環）**の2つの経路があり直列に構成されている．体循環では酸素化された血液を左室から，動脈，細動脈を通じて各臓器に循環する．毛細血管で組織でのガス交換が行われ，酸素を放出し二酸化炭素を吸収した血液が静脈を通り右房へ還流される．肺循環では脱酸素化された血液を右室から肺動脈，左右肺動脈を通じ両肺に循環する．肺胞でガス交換が行われ，二酸化炭素を放出し，酸素化された血液を肺静脈から左房へと還流する．心房中隔欠損症や心室中隔欠損症などの短絡疾患がなければ，左心系の拍出量と，右心系の拍出量は同じであるはずであるが，**気管支動脈**から肺静脈へ流れる循環があり，体循環から肺循環への血液の流入が存在する．そのため左心系の拍出量は右心系の拍出量より5〜10%多い．

a 体循環

体循環は**大動脈**に始まる．大動脈は**上行大動脈**から，**弓部大動脈**，下行

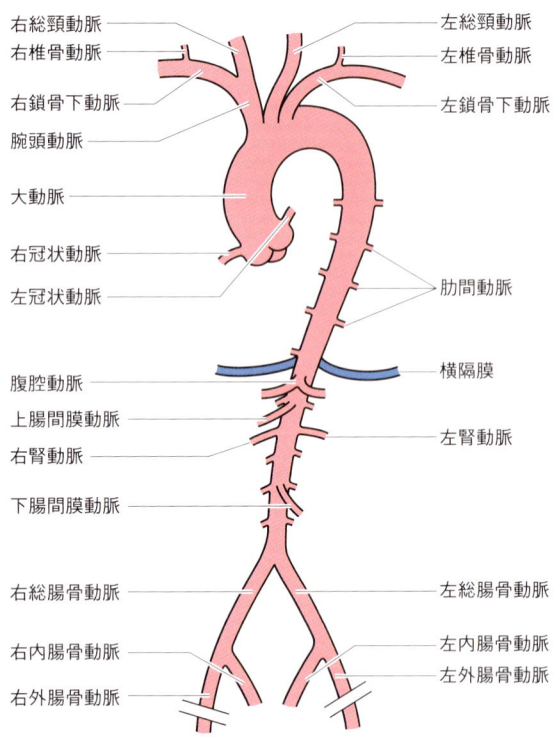

図1-14 大動脈からの主要分枝動脈

大動脈，**腹部大動脈**にいたり，左右総腸骨動脈分枝部までをいう．大動脈からの主要動脈分枝は，中枢から，**左右冠状動脈**，**腕頭動脈**（さらに**右鎖骨下動脈**と**右総頸動脈**に分枝），**左総頸動脈**，**左鎖骨下動脈**，**腹腔動脈**，**上腸間膜動脈**，**左右腎動脈**，**下腸間膜動脈**，**左右総腸骨動脈**である（図1-14）．ほかに**肋間動脈**，**気管支動脈**，**腰動脈**などの小動脈も直接分枝する．肋間動脈または腰動脈の分枝で胸髄，腰髄に分布するもので最大のものは**大前根動脈**（アダムキーヴィッツAdamkiewicz動脈）と呼ばれ，脊髄の虚血に関係する重要な血管である．

　頭頸部では左右の総頸動脈は**内頸動脈**と**外頸動脈**に分枝，左右の鎖骨下動脈からは**左右椎骨動脈**が分枝する．左右の内頸動脈と椎骨動脈の4本が頭蓋内へ入る．上肢では鎖骨下動脈は**腋窩動脈**，**上腕動脈**となり，前腕で，**橈骨動脈**と**尺骨動脈**に分枝する．骨盤から下肢では総腸骨動脈は**内腸骨動脈**と**外腸骨動脈**に分枝，外腸骨動脈は鼠径靱帯を越えて**総大腿動脈**となる．総大腿動脈は大腿へ分布する**大腿深動脈**を分枝して**浅大腿動脈**，**膝窩動脈**となる．膝窩動脈は**前脛骨動脈**-**足背動脈**，**後脛骨動脈**-**足底動脈**，**腓骨動脈**に分枝する．これ以下の詳細な動脈名は成書に譲る．

　体循環で特異的な循環が**門脈**循環である．腹腔動脈，上腸間膜動脈および，下腸間膜動脈の一部の血流は，脾臓，小腸，大腸を経て**門脈**に集合し肝臓へ還流される．

　体循環で各臓器の毛細血管を還流した血液は，静脈へ集束し右房へ戻る．

体循環の静脈には区域により，心臓の静脈，上大静脈，下大静脈に区分される．上下大静脈に連なる静脈は身体の深部を走行する**深部静脈**と，皮下を走る**皮静脈**とがある．深部静脈は，**伴走静脈**とも呼ばれ，同名動脈に伴走し，上下の大静脈へ合流する．

b 肺循環

肺動脈幹は左右の**肺動脈**に分かれ，左右の肺門部で分葉に応じて分枝する．左右肺動脈分岐部は大動脈遠位弓部小弯側と**動脈管索**で結合している．これは胎生期の**動脈管**の遺物である．肺静脈は左右肺門部でそれぞれ2本に集束し左房へ直接連結する．

2 リンパ管

身体組織の細胞間隙に貯留する組織液は毛細管静脈から静脈に送られるが，一部は毛細リンパ管からリンパ管へ送られ，最終的には静脈へ注がれる．リンパ管はお互いに交通して**リンパ叢**を形成しながら合流して本管となり，静脈と同じ方向へ流れる．リンパ管の途中に**リンパ節**が存在しリンパ液の浄化および免疫に関与している．リンパ管は静脈に沿って走行し，最終的に左右の2本に集合する．左側のものが**胸管**と呼ばれ左上半身と下半身のリンパ管が注ぐ．右側は右リンパ本管（右胸管）と呼ばれるが，右上半身のリンパが注ぎ，胸管に比し細小である．いずれも内頸静脈と鎖骨下静脈の接合部に流入する．

3 冠状動脈

心臓の血流は**冠状動脈**で維持される（**図1-15**）．冠状動脈は大動脈基部，**バルサルバ洞**より**右冠状動脈**および**左冠状動脈**の2本が起始する．左冠状動脈起始部は**主幹部 left main trunk（LMT）**と呼ばれ，前室間溝を前左方へ走行する**前下行枝 left anterior descending（LAD）**と，房室間溝を左下方へ回る**回旋枝 left circumflex（LCX）**に分枝する．右冠状動脈は大動脈前方向へ起始し，右房，右室間の房室間溝を走行し，右室に枝を出した後心下面で後室間枝となる．右冠状動脈は右室，右房および左室下壁に血液を供給する．左冠状動脈は大動脈起始部後左方から起始し肺動脈背面を左方へ向かい，ここで前下行枝と回旋枝に分枝する．前下行枝は前室間溝を前左方へ走行し心室中隔と左室前側壁へ枝を出しながら心尖部に達する．回旋枝は左房，左室間の房室間溝を後下方へ向かい左室側壁および後側壁へ血液を供給する．洞結節には55％が左冠状動脈からの分枝が分布し，房室結節には95％が右冠状動脈からの分枝が分布するとされる．したがって右冠状動脈が責任の虚血性心疾患では房室ブロックをきたすことがある．左右冠状動脈の分布には個体差があり，右冠状動脈が後側壁まで及ぶ場合や，左冠状動脈が後室間枝まで及ぶ場合もある．冠状動脈は心臓の外面を走行し，心外膜側から心内膜側へ進み，心内膜側が末梢となる．このため虚血性心疾患では心筋の虚血は内膜側から起こる．冠状動脈の血流は心臓が弛

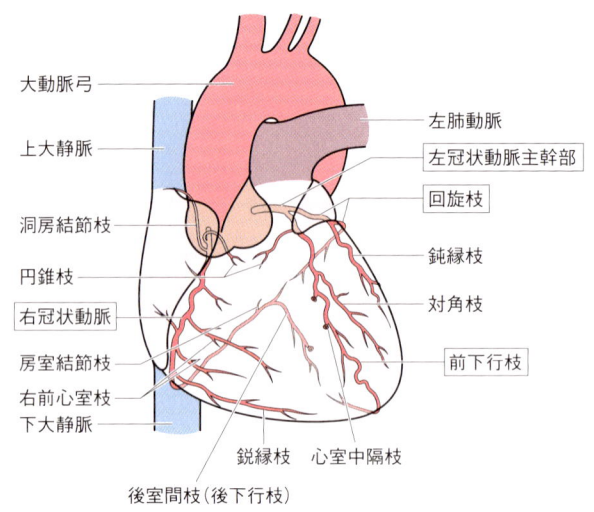

図1-15 左右冠状動脈の走行

緩している心拡張期に流れ，心収縮期は心筋内圧が高く，血流は流れない．これは他の動脈と全く異なるところである．

> **simple point**
> 冠状動脈血流は心拡張期に流れる

4 血管の構造

血管は心臓から始まり血流方向に，弾性型大型血管，小動脈，細動脈へと分枝し，組織内では毛細血管へと分枝して管腔面積が急速に増大し，血液流速がきわめて遅くなる．毛細血管壁は非常に薄く，組織とのガス交換や，物質交換を行う．毛細血管は合流し，細静脈，小静脈，大静脈と太さを増し最後に心房へと戻る．静脈には，随所に**静脈弁**が存在し血液の逆流を防いでいる．静脈弁の存在する部位は静脈壁が膨隆しており弁洞と呼ばれる．動脈から静脈まで血管構造は連続して移行してゆく．

動脈の基本構造は3層構造であり，**内膜，中膜，外膜**から構成される（図1-16）．内膜は**内皮細胞**と**基底膜**からなり，内皮細胞は血管走行に沿って縦に配列されている．中膜は輪走平滑筋層で，血管径が増すほど厚く，波状の**弾性線維**が増大する．外膜は縦走線維性結合組織からなり，大血管では脈管の脈管 vasa vasorum が存在する．内膜と中膜との境界には**内弾性板**があり，多くの場合中膜と外膜との間に**外弾性板**が存在する．弾性型大血管では中膜の弾性線維が非常に豊富で，有窓層板を形成する．弾性大血管より末梢へ向かうに従い，中膜の弾性線維は減少し，平滑筋が原則となり，血管径が変化できるようになる．小動脈や細動脈ではさらに，中膜の

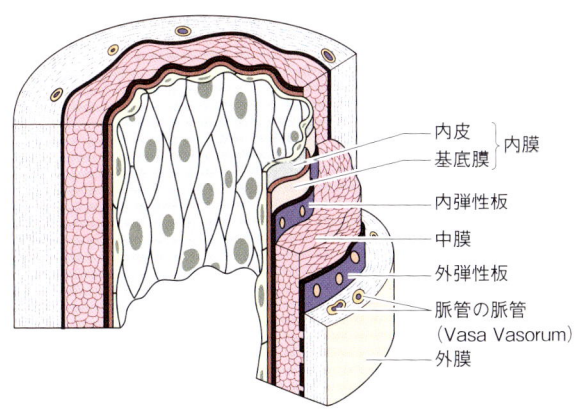

図1-16 動脈の基本構造

厚みは減少する.

　毛細血管壁は非常に薄く, 内皮細胞と基底膜, それを取り囲む膠原線維や細網線維が密接して血管壁をなしている. 毛細血管壁に周皮細胞が付着する部分もある. 毛細血管の一部には**有窓型毛細血管**や**洞様毛細血管**と呼ばれ, 血液と組織との物質交換を行う部がある.

　静脈の構造は基本的に動脈と同じ3層構造とされるが, 境界は不明瞭で, 動脈よりも非常に薄く, 部位によっては平滑筋細胞の分布や厚みはさまざまである.

2章 心筋電気生理学

心筋細胞は神経や骨格筋と同様に刺激に応じて活動電位を発生する．活動電位の発生を心筋細胞の興奮と呼び，心筋細胞の興奮が最初期の興奮発生部位（洞房結節）から下位の心筋細胞に伝わることを伝導または伝播と呼ぶ．刺激は受動的に心筋細胞膜を脱分極させる．これによって**電位依存性Na⁺チャネルや電位依存性Ca²⁺チャネルが活性化（開口）して膜電位が閾値に達すると活動電位が発生する**．心筋細胞は神経などと異なり持続時間の長い活動電位をもつ．これはL型Ca²⁺チャネルを通過する細胞外からのCa²⁺流入が脱分極を持続させるとともに，細胞内から細胞外へ**電位依存性K⁺チャネルやリガンド作動性K⁺チャネルを通過する外向きのK⁺電流のバランスによってプラトー相の長い活動電位の形状となる**（**図2-1，表2-1，2-2**）．心筋細胞は収縮することで心臓全体のポンプとしての機能を担う．よって血液を拍出する時間を維持するために心筋細胞の活動電位は長い持続時間が必要となる．

表2-1 心筋細胞内外のイオン組成の違い

イオン	細胞外液	細胞内液
Na⁺	140	10
K⁺	4.5	140
Cl⁻	100	5

単位はmM（mEq/L）で表記している．

A 細胞膜電流とイオンチャネル

1 Na⁺電流とNa⁺チャネル

Na⁺電流（I_{Na}）は**電位依存性Na⁺チャネルによって運ばれる急速流入電流**を指す．心房筋，心室筋，およびプルキンエ線維に存在するが，洞房結節や房室結節細胞には存在しない．Na⁺チャネルは静止膜電位からある一定以上の脱分極電位に膜電位が到達したときに急速に活性化し，大きな内向き電流として活動電位第0相の形成にかかわる（コラム参照）．I_{Na}の役割は作業心筋の興奮の発生とその伝播である．Na⁺チャネルは活性化直後に不活性化されるためI_{Na}流入時間は数ミリ秒に過ぎないが，通過電流量はきわめて大きい．活動電位第0相の最大立ち上がり速度$\dot{V}_{max}$はI_{Na}の簡便な指標として用いられる．心筋組織の興奮伝導速度をθとすると，

$$\theta = k\sqrt{\dot{V}_{max}} \quad （kは定数）$$

と表される．
虚血時に不整脈が発生しやすいのは，静止電位が脱分極するのでNa⁺

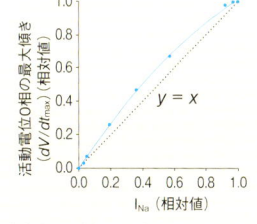

活動電位の0相における最大立ち上がり速度（dV/dt_max）とI_{Na}の大きさの関係

最大立ち上がり速度，すなわち0相の傾きは概ねI_{Na}の大きさと比例する．

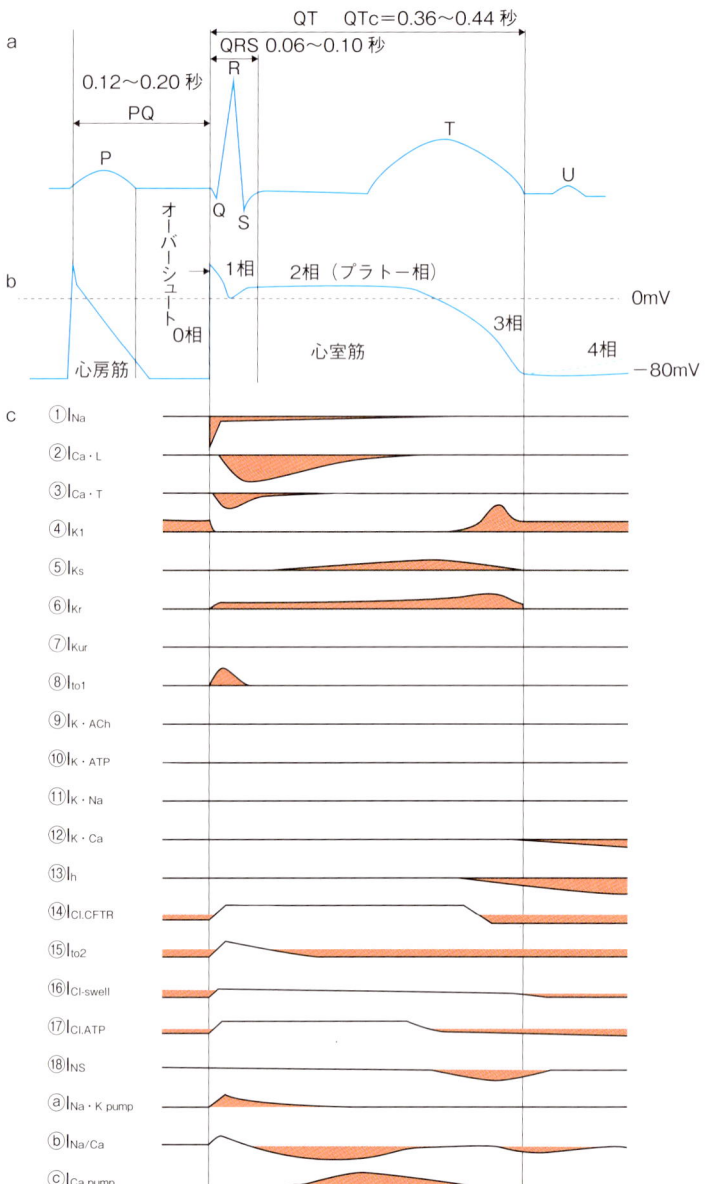

図2-1 心電図の棘波の名称(a),対応する心房一心室の活動電位(b),および膜電流を構成するイオンチャネルとイオン担体による輸送電流の模式図(c).

内向き電流を基線より下に,外向き電流を基線より上に記している.

チャネルが不活性化され,I_{Na}が減少し伝導障害によるリエントリーが発生するためである.活動電位の持続中はわずかではあるがNa^+チャネルが断続的に開閉を繰り返しており,このI_{Na}が**プラトー相**(第2相)の形成に一部関与している.

電位依存性Na^+チャネルの分子構造は,チャネル機能の主要を担っているαサブユニットと,機能および発現修飾を担うβサブユニット(β_1,β_2)からなる.αサブユニットはアミノ酸残基おおよそ2,000個より形成さ

表2-2 心筋のイオンチャネルとトランスポータの種類とクローン名

	略称	名称	遺伝子名	遺伝子座名	その他の名称	サブユニット
①	I_{Na}	電位依存性Na$^+$チャネル	Nav1.5	SCN5A	hH1	β_1, β_2
②	$I_{Ca\cdot L}$	電位依存性L型Ca^{2+}チャネル	Cav1.2 Cav1.3	CACNA1C CACNA1D	α_{1C} α_{1D}	$\beta, \alpha_2/\delta$
③	$I_{Ca\cdot T}$	電位依存性T型Ca^{2+}チャネル	Cav3.1 Cav3.2	CACNA1G CACNA1H	α_{1G} α_{1H}	
④	I_{K1} ($I_{K\cdot rec}$)	内向き整流K$^+$チャネル	Kir2.1 Kir2.2	KCNJ2 KCNJ12	IRK1	
⑤	I_{Ks}	緩徐活性化遅延整流K$^+$チャネル	Kv7.1	KCNQ1	K_{VLQT1}	minK(KCNE1)
⑥	I_{Kr} (I_{HERG})	急速活性化遅延整流K$^+$チャネル	Kv11.1	KCNH2	HERG	MiRP1(KCNE2)
⑦	I_{Kur}	超急速活性化遅延整流K$^+$チャネル	Kv1.5	KCNA5		KCHIP2(Kcnip2)
⑧	I_{to1} ($I_{to\cdot 4AP}$)	4-AP感受性一過性外向き電流K$^+$チャネル	Kv4.3	KCND2	$I_{to.f}, I_{to.s}$	KCHIP2(Kcnip2)
⑨	$I_{K\cdot ACh}$	アセチルコリン感受性K$^+$チャネル	Kir3.1/3.4	KCNJ3/KCNJ5	GIRK1/GIRK4	
⑩	$I_{K\cdot ATP}$	ATP感受性K$^+$チャネル	Kir6.2	KCNJ11	I_{KATP}	SUR2A
⑪	$I_{K\cdot Na}$	細胞内Na$^+$活性化K$^+$チャネル	$K_{Ca}4.2$	KCNT2	slo2	
⑫	$I_{K\cdot Ca}$	細胞内Ca^{2+}活性化K$^+$チャネル	$K_{Ca}2.1$ $K_{Ca}2.2$ $K_{Ca}2.3$	KCNN1 KCNN2 KCNN3	SK	
⑬	I_h (I_f)	過分極活性化内向き電流チャネル		HCN1, HCN4		
⑭	$I_{Cl.CFTR}$ ($I_{Cl.cAMP}$)	CFTR型クロライド(Cl$^-$)チャネル（細胞内cAMP活性化Cl$^-$チャネル）			CFTR $I_{Cl.iso}$	
⑮	I_{to2} ($I_{Cl\cdot Ca}$)	細胞内Ca^{2+}活性化一過性外向きCl$^-$チャネル				
⑯	$I_{Cl.swell}$ ($I_{Cl.stretch}$)	容量感知性Cl$^-$チャネル（機械刺激感受性Cl$^-$チャネル）		ClC-2,3,4		
⑰	$I_{Cl.ATP}$	細胞外ATP感受性Cl$^-$チャネル				
⑱	I_{NS}	非選択的陽イオンチャネル				
ⓐ	$I_{Na\cdot K pump}$ ($I_{Na\cdot K ATPase}$)	Na$^+$-K$^+$ ATPase	ATP1A1 ATP1A2 ATP1A3	(Na$^+$-K$^+$ pump)		ATP1B1 ATP1B2 ATP1B3
ⓑ	$I_{Na/Ca}$	Na$^+$-Ca^{2+}交換機構	NCX1	Na$^+$-Ca^{2+} exchanger	SLC8A1	
ⓒ	$I_{Ca pump}$	Ca^{2+} ATPase(Ca^{2+}ポンプ)	PMCA1			

A 細胞膜電流とイオンチャネル

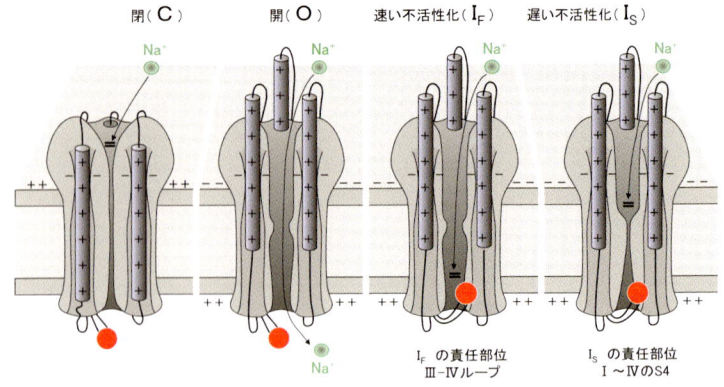

図2-2 電位依存性Na⁺チャネルの閉鎖（C），開口（O），速い不活性化（I_F），遅い不活性化（I_S）とチャネルの動きの模式図

それぞれのドメインの電位センサーS4（藤色の棒状構造）のダイナミックな動きとドメインⅢ-Ⅳループに位置するIle(I)-Phe(F)-Met(M)が受け持つ不活性化ボール（赤玉）のチャネル孔の内側からの蓋締めに相当する動きを示す．

れている．Na⁺チャネルαサブユニットは，これまでに9種類が同定されているが，心筋細胞に発現するαサブユニットはNav1.5であり，Nav1.5をコードする遺伝子は*SCN5A*である．Nav1.5すなわちNa⁺チャネルαサブユニットは，チャネル孔，膜電位センサー，イオン透過選択機構，不活性化ゲートなどの電位依存性チャネルの基本的構造をすべて備えている（**図2-2**）．膜電位依存性K⁺チャネルやCa²⁺チャネルのα₁サブユニットと基本的に相同のトポロジー構造をしており，4つの繰り返し構造からなるドメイン（あるいはリピート，モチーフ）によって構成されている（**図2-3, 図21-6**）．

各ドメインはセグメントと呼ばれる6個の膜貫通領域（S1～S6）を有し，S5とS6の間にP領域と呼ばれるチャネル孔を形成する親水性のループ状の構造物が存在する．各ドメインのS4には3つのアミノ酸ごとに正に荷電したアミノ酸（アルギニン，リジン）が規則的に配置されており，各ドメインのS4が電位センサー部位である．Na⁺チャネルが活性化されるとその後は数ミリ秒で不活性化し，ほとんど電流を流さなくなる．このメカニズムはドメインⅢとドメインⅣのリンカー部分に存在するIle-Phe-Met（IFM）の3つの疎水性アミノ酸が"ball-and-chain model"のボールの役割を果たしてチャネルの内側から孔に蓋をすることによる．

*SCN5A*を原因遺伝子とする循環器疾患は心筋**Na⁺チャネル病**と呼称されており，以下の疾患群を含む．①QT延長症候群（LQT3），②**ブルガダBrugada症候群**，③洞機能不全症候群，④新生児突然死症候群，⑤家族性房室ブロック，⑥家族性心臓ブロック，⑦家族性心臓停止．これらの疾患群は，Nav1.5蛋白の変異，欠損，細胞膜移動障害などのさまざまな原因によってチャネルの発現の低下や，活性化，不活性化，電位依存性などの正常な機能を失ったことに起因する．

---

simple point
Na⁺チャネル

- 活動電位の第0相に流れる
- 心房筋と心室筋での伝導を支配
- LQT3の原因チャネル
- ブルガダ症候群の原因チャネル

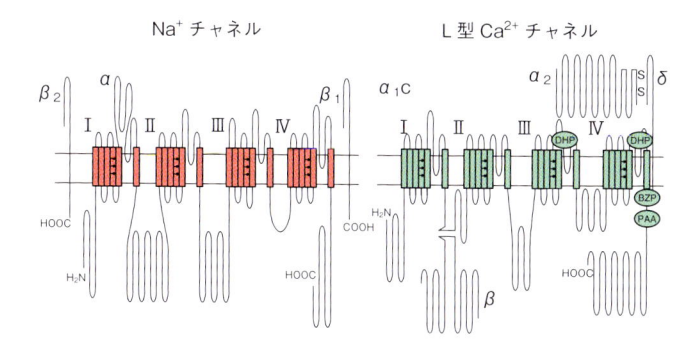

図2-3 電位依存性Na⁺チャネルと電位依存性Ca²⁺チャネルの分子構造の類似点と相違点

Na⁺チャネルはα, β₁, β₂サブユニットから構成されており，L型Ca²⁺チャネルはα₁c, β, α₂/δサブユニットにより構成されている．Ca²⁺チャネルには，ジヒドロピリジン系カルシウム拮抗薬（DHP），ベンゾチアゼピン系カルシウム拮抗薬（BZP），フェニルアルキラミン系カルシウム拮抗薬（PAA）の作用部位を示す．

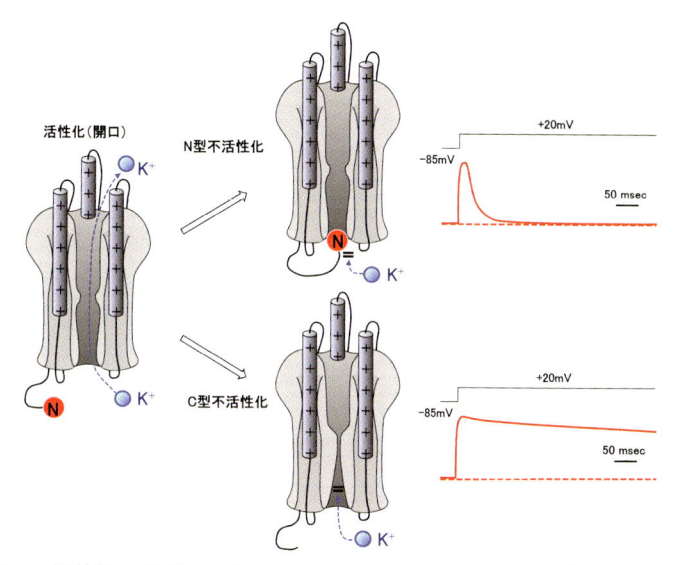

図2-4 電位依存性K⁺チャネル（Kvチャネル）の2つの不活性化機構

「N型不活性化」は，おもに速い不活性化の機序となり，チャネルのN末，あるいはサブユニットがチャネル孔を内側から蓋する動きでK⁺の通過が遮断されることによる．「C型不活性化」はおもに遅い不活性化の機序となり，P領域とS6のconformation changeによって生じる．

2 Ca²⁺電流とCa²⁺チャネル

a 電位依存性L型Ca²⁺チャネル

電位依存性L型Ca²⁺チャネルは－40mVより脱分極側で活性化を受け内向き電流を流す．このチャネルによる電流は$I_{Ca\cdot L}$と呼ばれ，その大きさはI_{Na}の1/100しかない．心筋細胞の興奮収縮連関（E-Cカップリング）では$I_{Ca\cdot L}$が重要な役割を果たしている．すべての心筋細胞には**高閾値活性化型電位依存性Ca²⁺チャネル**であるCav1.2-L型Ca²⁺チャネル（**α₁cチャネル**）が豊富に存在している．心筋型L型Ca²⁺チャネルの構造はα₁サブユニッ

> simple point
> L型Ca²⁺チャネル
> - 自動能の形成に関与
> - 房室伝導の一部を担う
> - プラトー相を形成
> - β受容体刺激で増大
> - 興奮収縮連関に関与
> - カルシウム拮抗薬で抑制される

ト，βサブユニット，およびα₂/δサブユニットからなる多量体として構成される．α₁cチャネルは蛋白のリン酸化を受ける部位を複数個有している（**図21-6**）．サイクリックAMP(cAMP)によって活性化される蛋白キナーゼ(**Aキナーゼ(PKA)**)によってリン酸化される部位はC末端にセリン/スレオニン残基として数個存在する．作業心筋にはCav1.2-L型Ca²⁺チャネルが発現しており，特殊心筋にはCav1.2-およびCav1.3-L型Ca²⁺チャネルが発現している．

b 電位依存性T型Ca²⁺チャネル

電位依存性T型Ca²⁺チャネルは−60mV付近の活性化閾値電位を有しており，**低電位活性型Ca²⁺チャネル**と称される．このチャネルによる電流はI_Ca-Tと呼ばれる．刺激伝導系細胞や心房筋細胞に存在するが健常心室筋には存在しない．心臓ではα₁G(Cav3.1)とα₁H(Cav3.2)の2つのアイソフォームが存在し，結節細胞の歩調取り電位の発生に関与している．

> simple point
> T型Ca²⁺チャネル
> - 自動能の形成に関与
> - 病的心筋で発現
> - β受容体刺激で変化しない

3 K⁺電流とK⁺チャネル

心筋には10種類以上のK⁺チャネルが存在するが，それは大きく**電位依存性K⁺チャネル(Kvチャネル)，内向き整流K⁺チャネル(Kirチャネル)**，およびそのほかのK⁺チャネルの3つに分類される．電位依存性K⁺チャネルは膜6回貫通型K⁺チャネルと呼ばれ，細胞膜を貫通する領域を6箇所と1つのポア領域をもつ構造からなり，電位依存性Na⁺チャネルや電位依存性Ca²⁺チャネルの1つのドメインに類似している．このサブユニットが4量体となり機能的なK⁺チャネルを形成している．minK，MiRP1，KChIPなどはKvチャネルのβサブユニットである．

電位依存性K⁺チャネルの不活性化過程は**N型不活性化機構**（速い不活性化）と**C型不活性化機構**（遅い不活性化）の2つで説明される（**図2-4**）．N型不活性化とは，チャネルN端の陽性電荷の多いアミノ酸群が"ball-and-chain model"のボールの役目をしてチャネル孔を内側から蓋をする機構である．C型不活性化とはチャネルのP領域pore regionとS6の構造変化によって生じるものであり，N型不活性化より緩やかな電流の減少が特徴である．内向き整流K⁺チャネルは膜2回貫通型K⁺チャネルと呼ばれ，電位センサーをもたない構造であり，膜貫通領域を2ヵ所と1つのP領域を持つサブユニットが4つ集まった4量体構造をもつ．このほかに，細胞内Ca²⁺と結合すると開口するCa²⁺活性化K⁺チャネルや細胞内Na⁺と結合すると活性化するNa⁺活性化K⁺チャネルが心筋に存在する．

> simple point
> K⁺チャネルの大分類
> - 電位依存性K⁺チャネル群(Kv)
> - 内向き整流K⁺チャネル群(Kir)
> - その他のK⁺チャネル

a 電位依存性K⁺チャネル(Kvチャネル)ファミリー

1) 超急速活性化遅延整流K⁺チャネル(I_Kurチャネル)

超急速活性化遅延整流K⁺チャネル(I_Kurチャネル)は3つの**遅延整流K⁺チャネル**(I_Kur, I_Kr, I_Ks)のなかで最も活性化が速く不活性化が穏やかなチャネルであり，ヒトではKv1.5に相当する．urはultra rapidを示す．心房

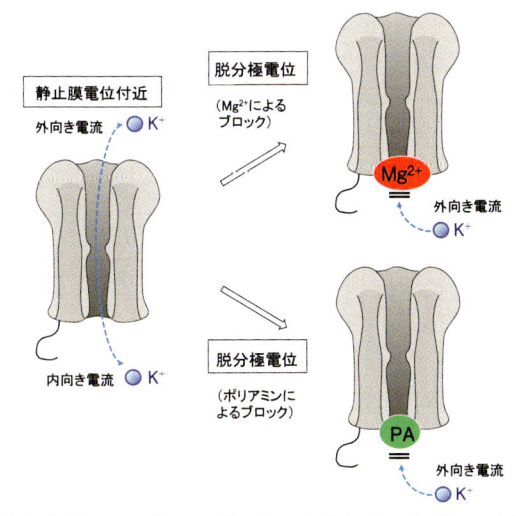

図2-5　内向き整流K⁺チャネルの脱分極にともなうMg²⁺ブロックとポリアミンブロックの作動様式

細胞内のMg²⁺とポリアミン（PA）が細胞内からチャネル孔を塞ぐため，K⁺の外向き電流は遮断されるが内向き電流は遮断されない．その結果，内向き整流特性が形成される．

筋に高密度に存在し心室筋には存在しない．活性化電位（$V_{1/2}=-15mV$）が浅いため，心房筋の再分極に重要な役割を果たす（図2-12）．

2）急速活性化遅延整流K⁺チャネル（I_{Kr}チャネル）

急速活性化遅延整流K⁺チャネル（I_{Kr}チャネル）はI_K電流のうちで急速に活性化を生じその後急速に不活性化を起こすチャネルである．rはrapidを示す．**HERGチャネル**とも称される．HERGとはhuman ether-a-go-go related geneの名称に由来する．6回膜貫通領域を有するαサブユニットとβサブユニットであるMiRP1が結合することでHERGチャネルが構成される．**先天性Ⅱ型QT延長症候群（LQT2）**は，このI_{Kr}チャネルの遺伝子異常によって生じる．

3）緩徐活性化遅延整流K⁺チャネル（I_{Ks}チャネル）

緩徐活性化遅延整流K⁺チャネル（I_{Ks}チャネル）はI_K電流のなかで最も活性化が遅い成分であり，膜貫通領域を1つしか持たないminKというβサブユニットと結合して機能するチャネルである．sはslowを示す．このチャネルはKvLQT1チャネルとも呼ばれるが，そのチャネル名の由来のとおり，**先天性Ⅰ型QT延長症候群（LQT1）**は，このチャネルの機能異常が原因である．

4）一過性外向き電流チャネル（I_{to1}チャネル）

一過性外向き電流チャネル（I_{to1}チャネル）は脱分極によって急速に活性化され，その後は不活性化される電流である．古典的な一過性外向き電流（I_{to}）チャネルのうち，4-アミノピリジン（4-AP）に感受性があり，$[Ca^{2+}]_i$に感受性が低く，通過イオンがK⁺であるものがI_{to1}チャネルである．4-AP非感受性で$[Ca^{2+}]_i$に感受性が高いCl⁻チャネルがI_{to2}チャネルである．ヒト心筋のI_{to1}はKv4.3とKChIP2によって構成される．I_{to1}とI_{to2}は

---

simple point
I_{Kr}（HERG）チャネル
- 抗不整脈薬Ⅲ群の標的
- 活動電位の再分極に関与
- LQT2の原因チャネル

simple point
I_{Ks}チャネル
- 抗不整脈薬Ⅲ群の標的
- 活動電位の再分極に関与
- LQT1の原因チャネル

活動電位のノッチ（第1相）の形成にかかわる．不全心などの病的心筋ではKv4.3の発現が減少しており，その結果，活動電位持続時間（QT時間）が延長する．

> **simple point**
> **I_to1チャネル**
> - 活動電位の1相に関与
> - 病的心筋で発現が減少

b　内向き整流K⁺チャネル（Kirチャネル）ファミリー

1）内向き整流K⁺チャネル（I_K1チャネル）

内向き整流K⁺チャネル（I_K1チャネル）は膜6回貫通型K⁺チャネルのS1からS4に相当する部分を欠如しており電位センサーをもたない．Kirチャネルファミリーのチャネルは外向き電流は流れにくく内向き電流が流れやすいという内向き整流特性をもつが，これは細胞膜が脱分極したときに細胞内Mg^{2+}やポリアミン（低分子の正電荷した脂肪族炭化水素）がチャネル孔内に入り込みK⁺の外向きの透過を抑制するためである（図2-5）．I_K1チャネルは心室筋に多く分布しているが心房筋や結節細胞には分布密度が小さい（図2-12）．心筋のI_K1チャネルはKir2.1とKir2.2によって構成されている．心室筋の静止電位を規定しているのはこのチャネルであり，活動電位の再分極相では大きな外向き電流を流して活動電位持続時間を決定している．一方，活動電位のプラトー相付近の電位（0mV〜+10mV）ではその内向き整流特性のためにほとんど電流を流さないが，そのことが心筋の活動電位の特徴である長いプラトー相の維持に重要な役割を果たす．先天性QT延長症候群Ⅶ型（LQT7）であるアンダーセン・タウィルAndersen-Tawil症候群はこのチャネルの突然変異による．

> **simple point**
> **I_K1チャネル**
> - プラトー相の維持に関与
> - 心室筋の静止膜電位に関与
> - 細胞外K⁺によって透過性増大

2）アセチルコリン感受性K⁺チャネル（I_K·AChチャネル）

アセチルコリン感受性K⁺チャネル（I_K·AChチャネル）はG蛋白制御K⁺チャネル（GIRKチャネル）とも呼ばれる．I_K·AChチャネルはチャネル単体では機能せず，G蛋白によって活性化（開口）する．GIRKファミリーは多くの種類があるが心臓ではI_K·AChが見い出されている．I_K·AChは心室筋には存在せず心房筋や結節細胞に多く分布しており（図2-12），M_2ムスカリン受容体（あるいはアデノシンA1受容体）の刺激でG蛋白（Gi）が活性化されると開口する．迷走神経刺激での徐脈や房室伝導遅延は，このI_K·AChの活性化によって心房筋の静止電位や結節細胞の最大拡張期電位が過分極することによる．発作性上室性頻拍を停止する目的で投与するATP（あるいはアデノシン）もI_K·AChチャネルの開口を介して心房筋が過分極を受け，その結果として頻拍は停止する．

> **simple point**
> **I_K·AChチャネル**
> - アセチルコリン（G蛋白）によって活性化
> - 心房筋の静止膜電位に関与
> - 迷走神経刺激で活性化

3）ATP感受性K⁺チャネル（I_K·ATPチャネル）

ATP感受性K⁺チャネル（I_K·ATPチャネル）は細胞内のATPの低下によってはじめて活性化されるK⁺チャネルであり，正常心筋では機能していない．チャネルの開口確率は細胞内ATP濃度の上昇とともに減少する．膵島β細胞ではこのチャネルの閉鎖がインスリン分泌の引き金となっている．I_K·ATPチャネルはチャネル孔形成ユニットであるKirサブユニットとATP binding cassetteに属するスルホニルウレア受容体sulfonylurea receptor（SUR）との複合体である．心筋型チャネルは｛Kir6.2+SUR2A｝，

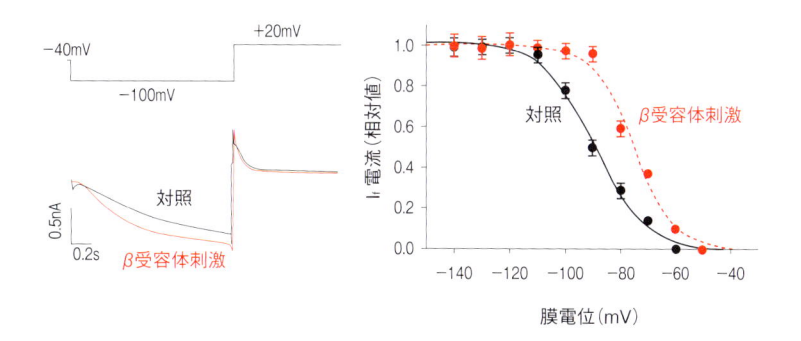

図2-6 I_fチャネルのβ受容体刺激による増大

I_f(HCN)チャネルはβ受容体刺激による細胞内cAMPの増加を感知してチャネル電流が増大するだけでなく,活性化曲線が脱分極側に偏位する.その結果,浅い膜電位でも大きな内向き電流が発生し歩調取りが亢進される.

平滑筋型チャネルは{Kir6.1またはKir6.2+SUR2B},膵島β細胞型チャネルは{Kir6.2＋SUR1}の複合体である.

c その他のK⁺チャネルファミリー

1) 細胞内Ca²⁺活性化K⁺チャネル（I_K·Caチャネル）

細胞内Ca²⁺活性化K⁺チャネル（I_K·Caチャネル）は細胞内Ca²⁺濃度の上昇によって活性化を受けるチャネルであり,BK,IK,SKチャネルに分類される.心臓にはK_Ca2.1,K_Ca2.2およびK_Ca2.3の3種のSKチャネルが発現している.SKチャネルは6回膜貫通型の構造をもつが,ほかのK_Vチャネルのような電位センサーの構造をもたない.SKチャネルは細胞内Ca²⁺によって直接活性化されるのではなく,Ca²⁺による活性化にはカルモジュリンが必要である.

2) 細胞内Na⁺活性化K⁺チャネル（I_K·Naチャネル）

細胞内Na⁺活性化K⁺チャネル（I_K·Naチャネル）は心筋細胞内のNa⁺濃度[Na⁺]_iが通常の10mM前後から20～30mMまで上昇すると活性化するK⁺チャネルである.心臓ではK_Ca4.2が発現している.心筋ではジギタリス薬の投与中や心筋虚血中に[Na⁺]_iが増加するとき,I_Na·Kが活性化され静止膜電位を過分極方向に安定化させるのに役立つ.

4 その他の膜電流

a 過分極活性化内向き電流（I_hあるいはI_fチャネル）

過分極活性化内向き電流（I_hあるいはI_fチャネル）は歩調取り電位を形成する結節細胞やプルキンエ細胞に存在する.−60mVより過分極したときに活性化される内向き電流で,主としてNa⁺によって運ばれる.**HCN**ファミリーに属し,神経や平滑筋に分布するチャネル（HCN1-3）と心臓に分布するチャネル（HCN4）に細分される.HCNとは,hyperpolarization-

---

simple point
I_K·ATPチャネル

- 細胞内ATPの低下で開口
- 心筋虚血耐性に関与
- 膵島β細胞のインスリン分泌に関与

activated and cyclic nucleotide-gatedチャネルを意味する．HCNチャネルのC端にはcAMPなどのサイクリックヌクレオチド結合領域をもつ．β受容体刺激は細胞内cAMP濃度の増加をきたし，cAMPのHCNチャネルへの直接の結合によって活性化曲線は脱分極側に偏位して大きな内向き電流が流れる（図2-6）．その結果，自動能をもつ心筋細胞では発火頻度が増し，速いレートの自動能が形成される．

> **simple point**
> **I_fチャネル**
> - 過分極によって活性化
> - 細胞内cAMPによって増大
> - 歩調取りチャネルの1つ

b　CFTR型クロライド（Cl⁻）チャネル（$I_{Cl\text{-}CFTR}$あるいは$I_{Cl\text{-}cAMP}$チャネル）

CFTR型クロライド（Cl⁻）チャネル（$I_{Cl\text{-}CFTR}$あるいは$I_{Cl\text{-}cAMP}$チャネル）はCl⁻（塩素イオン）を通過させる陰イオンチャネルであり，心筋細胞で現在4種類明らかになっているCl⁻チャネルの1つである．β受容体刺激による細胞内cAMP濃度の増加によってAキナーゼ依存性にリン酸化され開口が促進される．このCl⁻チャネルは時間非依存性であり，−40mV付近に平行電位を有している．細胞内cAMPの増減によって開口が調節されるため，$I_{Cl\text{-}cAMP}$とも表記される．このチャネルは白色人種に罹患率の高い遺伝性疾患である**囊胞性線維症**の病態制御因子（cystic fibrosis transmembrane conductance regulator）そのものであり$I_{Cl\text{-}CFTR}$と命名されている．Cl⁻チャネルの一般的な特徴として，−40mVより脱分極側では外向きに，過分極側では内向きに電流が流れるため，Cl⁻チャネルは再分極の促進に関与していると考えられる．

c　Ca²⁺感受性一過性外向きCl⁻チャネル（$I_{Cl\text{-}Ca}$あるいはI_{to2}）

Ca²⁺感受性一過性外向きCl⁻チャネル（$I_{Cl\text{-}Ca}$あるいはI_{to2}）は一過性外向き電流のうち，4-AP非感受性で$[Ca^{2+}]_i$に感受性が高い成分であるI_{to2}と称されるチャネルである．このチャネルはCl⁻を通過させるが$I_{Cl\text{-}CFTR}$と異なり，時間依存性減衰を示す一過性電流であるため，主に活動電位の第1相付近の形成に関与している．

d　容量感知性Cl⁻チャネル（$I_{Cl\text{-}swell}$あるいは$I_{Cl\text{-}stretch}$チャネル）

容量感知性Cl⁻チャネル（$I_{Cl\text{-}swell}$あるいは$I_{Cl\text{-}stretch}$チャネル）はCl⁻チャネルのうち，細胞の容量の増加を感知して活性化される機械刺激感受性チャネルの1つである．ClCファミリーのなかではClC-3に相当する．

e　細胞外ATP活性化Cl⁻チャネル（$I_{Cl\text{-}ATP}$チャネル）

細胞外ATP活性化Cl⁻チャネル（$I_{Cl\text{-}ATP}$チャネル）は細胞外のATPによって活性化されるCl⁻チャネルであるが生理的意義は明らかでない．

f　内向き背景電流（I_b）

内向き背景電流（I_b）は濃度勾配に従ったNa⁺の自発的な内向き電流である．bはbackground inward currentに由来する．

g　Na$^+$-K$^+$ポンプ電流（I$_{Na-K\ pump}$）

　Na$^+$-K$^+$ポンプ電流（I$_{Na-K\ pump}$）はイオンチャネル電流ではないがNa$^+$-K$^+$ ATPaseの作用によって発生する正味の外向き電流である（**図21-1**）．1回の活動電位の発生ごとに大量に流入するNa$^+$はこのNa$^+$-K$^+$ポンプによって濃度勾配に逆らって細胞外に汲み出される．このとき細胞内の3個のNa$^+$と細胞外の2個のK$^+$が交換されるため，結果として1回転で1e$^+$の排出となり外向き電流となる．I$_{Na-K\ pump}$は再分極時や静止時に流れ，活動電位の持続時間を短縮し静止電位を過分極する．不整脈の治療として用いられる高頻度駆動抑制overdrive suppressionは頻拍刺激を起こすことで細胞内Na$^+$濃度を高め，その結果Na$^+$-K$^+$ポンプが活性化させて細胞膜の過分極を生じさせることによる．一方，強心配糖体（ジギタリス）はNa$^+$-K$^+$ポンプ阻害薬として働いている．Na$^+$-K$^+$ポンプの機能低下によって細胞内のNa$^+$濃度が上昇すると，Na$^+$-Ca^{2+}交換機構NCX（下述）を介するNa$^+$の細胞内取り込みが低下するため，結果としてCa^{2+}の細胞外への汲み出しが阻害され，細胞内のCa^{2+}濃度の上昇によって心収縮力の増強が生じる．

> **simple point**
> **Na$^+$-K$^+$ ポンプ**
> - ATPを消費して細胞内Na$^+$を細胞外へ汲み出し
> - ジギタリスで抑制される

h　Na$^+$-Ca^{2+}交換機構電流（I$_{NCX}$）

　Na$^+$-Ca^{2+}交換機構電流（I$_{NCX}$）もイオンチャネル電流ではないが，心筋細胞のNa$^+$-Ca^{2+}交換機構を介して細胞内のCa^{2+}を細胞外に排出し，細胞内Ca^{2+}濃度を一定に保持している機構にともなう膜電流である．細胞外の3個のNa$^+$と細胞内の1個のCa^{2+}の交換が行われるため，結果として1e$^+$の流入となり，内向き電流となる．Ca^{2+}チャネルを介したCa^{2+}の流入によって活動電位の第3～第4相初期は細胞内Ca^{2+}濃度が上昇しているが，このときI$_{NCX}$が活性化されるため一過性内向き電流（I$_{TI}$）が増大し，細胞膜は一過性に脱分極する．この一過性内向き電流（I$_{TI}$）に起因する一過性脱分極は活動電位持続時間の延長作用を有するばかりでなく，病的に細胞内Ca^{2+}濃度が上昇した際の**遅延後脱分極（DAD）**による不整脈の成因となる．

i　Ca^{2+}ポンプ電流（I$_{Ca\ pump}$）

　Ca^{2+}ポンプ電流（I$_{Ca\ pump}$）は細胞膜のCa^{2+} ATPase，すなわちCa^{2+}ポンプによって細胞内の遊離Ca^{2+}を調節する機構として形成される膜電流である．細胞質で上昇したCa^{2+}濃度を減少させる機構として形質膜Ca^{2+} ATPaseと筋小胞体Ca^{2+} ATPaseがあるが，膜電位の形成に直接関与するものは形質膜のCa^{2+} ATPaseである．しかし形質膜のCa^{2+} ATPaseの分布密度は小さく，膜電位に与える影響は僅少である．

> **simple point**
> **Na$^+$-Ca^{2+}交換機構（NCX）**
> - 細胞内Ca^{2+}を細胞外へ汲み出し
> - I$_{TI}$とDADに関与

A　細胞膜電流とイオンチャネル

B 静止膜電位

> **simple point**
> **静止膜電位と最大拡張期電位**
> ● 静止膜電位
>   心房筋　−80mV
>   心室筋　−85mV
> ● 最大拡張期電位
>   洞房結節　−65mV
>   房室結節　−70mV

　心筋細胞の膜電位は細胞外の電位を基準の0mVとし，これに対する細胞内の電位として示される．非興奮時の膜電位を**静止膜電位 resting potential**という．静止電位は負の値をとり，心筋の組織によって値は異なる．心房筋細胞では−80mV，心室筋細胞では−85mV，プルキンエ細胞では−90mV程度である．洞房結節や房室結節の細胞は自動能を有しているため静止膜電位をもたない．それぞれの細胞では最も深い時点での膜電位を最大拡張期電位といい，洞房結節では−65mV，房室結節では−70mV前後の値をとる．心房筋や心室筋の静止状態ではK^+チャネルが比較的多く開いており，膜のK^+透過性（コンダクタンス）が高い．K^+濃度は細胞内が140mM，細胞外が4mM前後であるから濃度勾配に従ってK^+はK^+チャネルを通過して細胞外へ移動する．陽イオンであるK^+の細胞内から細胞外への移動によって細胞内は負の電気的勾配が形成される．これによって陽イオンであるK^+は細胞内に引き留められる力が働き，濃度勾配と電気勾配のバランスによってK^+の出入りの差し引きが0になる．この電位をK^+の**平衡電位**（E_K）という．E_Kは次の**ネルンスト Nernst の式**で示される．

$$E_K = \frac{RT}{F} \log_e \frac{[K^+]_o}{[K^+]_i}$$

　$[K^+]_o$は細胞外液のK^+濃度，$[K^+]_i$は細胞内液のK^+濃度，Fはファラデー Faraday定数（96,487C/mol），Rは気体定数（8.31J/K/mol），Tは絶対

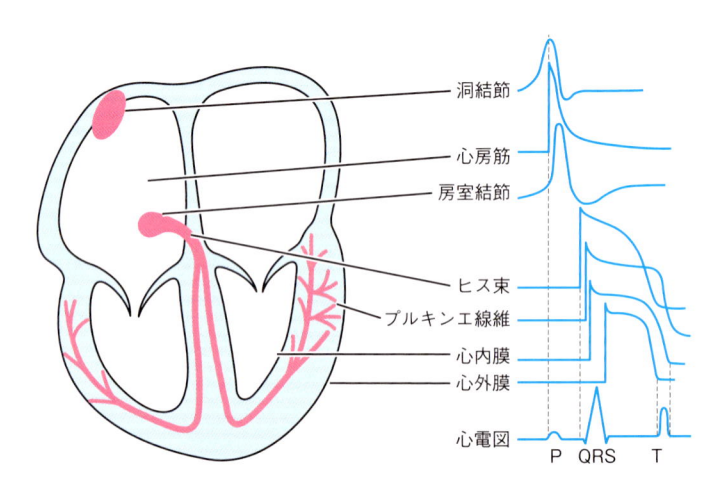

図2-7　心臓のさまざまな部位での活動電位波形の違いと心電図波形との時間相関

心房筋の活動電位の発生が心電図のP波，心室筋の活動電位の発生と再分極がそれぞれQRS波とT波に一致する．体表面心電図では洞房結節と房室結節の電気活動は記録されない．

温度である．よって温度37℃，細胞内K⁺濃度が140mM，細胞外K⁺濃度が4mMのとき，

$$E_K = 26.7 \times 10^{-3} \log_e \frac{4}{140}$$

$E_K = -94.9 \times 10^{-3}$ V，すなわち－94.9mVの値を得る．ネルンストの式で得られたK⁺の平衡電位より実際の心室筋細胞の静止膜電位（－85mV）や心房筋細胞の静止膜電位（－80mV）は10～20mVほど浅い．これは細胞膜が主にNa⁺からなる陽性電荷の内向き電流を流すことによるものであり，この電流を**内向き背景電流**inward background current（I_b）と呼ぶ．静止膜の内向き背景電流によるNa⁺透過性はK⁺透過性の1/10～1/100程度であるため，結果として静止電位はK⁺の平衡電位より10～20mVプラス側になる．

ネルンストの式は臨床的にも重要な意味を有する．たとえば高カリウム血症で細胞外K⁺濃度が正常の4mM（4mEq/L）から10mM（10mEq/L）に上昇しているとする．すると，E_Kは計算上，

$$E_K = 26.7 \times 10^{-3} \log_e \frac{10}{140}$$

で得られる式により－70.5mVとなり，心筋は24.4mVの脱分極をすることが示される．この脱分極は電位依存性Na⁺チャネルを不活性化して伝導を抑制し異常自動能を発生させて致命的な不整脈の発生の原因となりうる．急性心筋梗塞によって梗塞部位の局所の間質K⁺濃度の上昇による不整脈もこのネルンストの式に従う局所心筋の脱分極によって説明される．

心房筋細胞や心室筋細胞の静止膜電位が結節細胞の膜電位より深いのはなぜであろうか．それは，E_K近傍で開く性質のあるK⁺チャネル（心室筋細胞ではI_{K1}チャネル，心房筋細胞では$I_{K\cdot ACh}$チャネル）が豊富に存在するためにK⁺透過性（コンダクタンス）が高く内向き背景電流の影響が小さいためによる．逆に，洞房結節や房室結節はI_{K1}チャネルや$I_{K\cdot ACh}$チャネルが乏しくK⁺透過性（コンダクタンス）が高くないため膜電位がE_Kより大きく脱分極側にある．その結果，膜電位がCa²⁺チャネルの窓電流の電位に近いために自動能が形成される．

C 作業心筋の活動電位

心房筋や心室筋の活動電位の特徴は，骨格筋や神経と比べて持続時間が長いことにある．骨格筋の活動電位持続時間が1～2ミリ秒であることに

---

simple point
心室筋（心房筋）活動電位
- 0相：急速脱分極相
- 1相：初期再分極相
- 2相：プラトー相
- 3相：再分極相
- 4相：静止相

表2-3 ヒト心筋細胞の活動電位の特徴

1	心内膜側心筋の活動電位持続時間が長い
2	中間側心筋の活動電位持続時間が非常に長い
3	心外膜側心筋の活動電位持続時間が短い
4	刺激周期が長くなると(遅い心拍数に相当)活動電位持続時間が長くなる

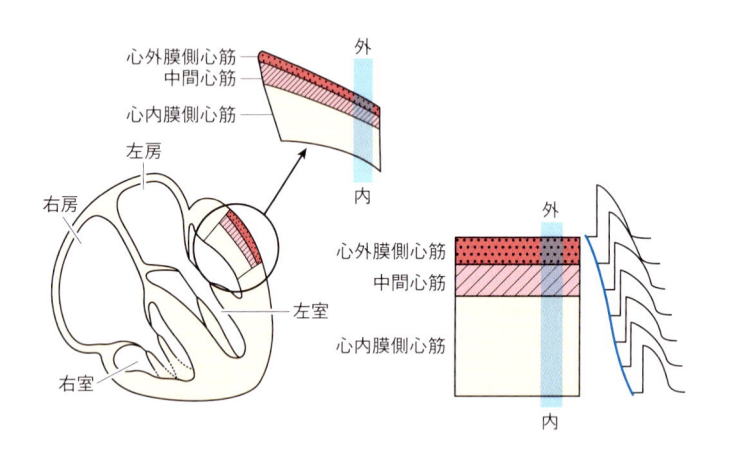

図2-8 ヒト心臓の内膜側心室筋と中間心室筋，および外膜側心室筋の分布状況とその活動電位持続時間の違い

中間心室筋が最も活動電位持続時間が長く，ついで内膜側心室筋，外膜側心室筋の順に持続が短くなる．

比べると心筋の活動電位持続時間は100倍も長い．活動電位持続時間は心室筋では350ミリ秒，心房筋では100ミリ秒，プルキンエ線維では400ミリ秒もある（**図2-7**）．活動電位は0～4相に区分される．心房筋や心室筋の第0相は「**急速脱分極相**」，第1相は「**初期再分極相**」，第2相は「**プラトー相**」，第3相は「**再分極相**」，そして第4相は「**静止相**」と呼ばれる．自動能を持つ結節細胞の第4相は「**緩徐脱分極相**」と呼ばれる（**図2-8**）．

　活動電位波形は心臓の部位によって異なる．同じ心室筋でもその部位によって持続時間が異なり，最も活動電位持続時間の長い中間層（M層）＞心内膜側心筋＞心外膜側心筋，の順に短くなる（**図2-7，表2-3**）．プルキンエ線維の密に分布する心内膜側心室筋が最初期に興奮を始め，順を追って外膜側心室筋が興奮するが，再分極は心外膜側心室筋から順に内膜側に進行する（**図2-7**）．このため心外膜側心筋が先に拡張してその後に心内膜側心筋が拡張するという高度に協調した心筋の動きが効率的なポンプ機能を発揮する（**図2-8，2-9**）．また，心電図ではQRS波の極性と同じくT波が上向きになることも心筋の内膜側心筋が外膜側心筋より活動電位持続時間が長いことによって説明される（**図2-9，2-10**）．活動電位持続時間は心拍数に依存しており，徐脈では長く頻脈では短い．心室筋の活動電位は心電図のQT時間と時相が一致しており，心室筋の活動電位持続時間を規定する因子がQT時間の規定因子となる．**図2-11**に活動電位波形と心

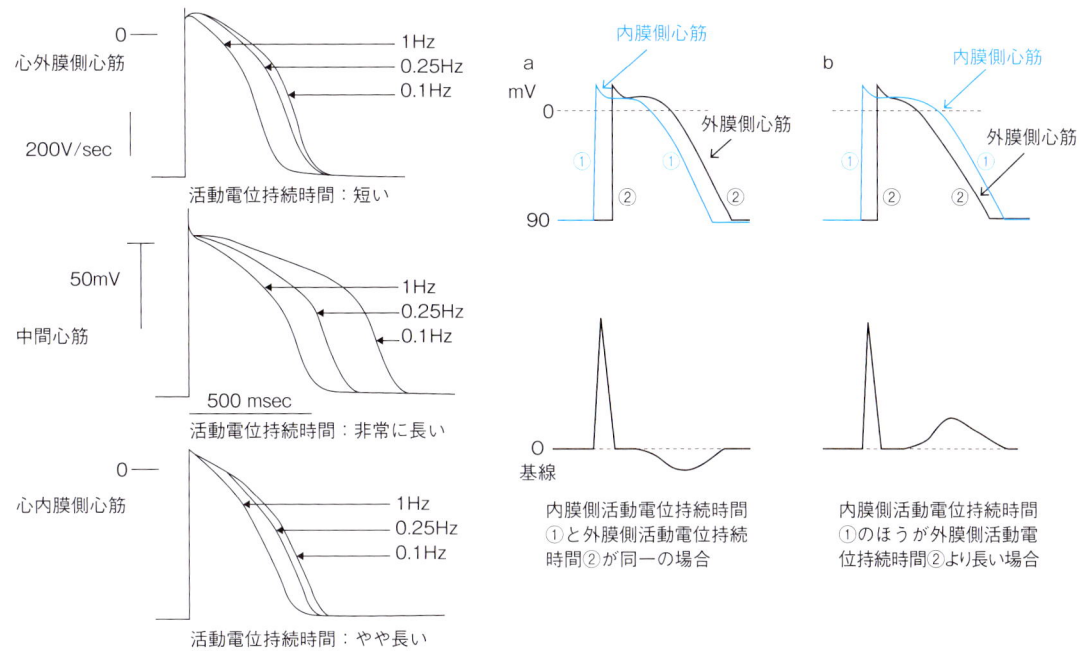

図2-9　ヒト心臓の心外膜側心室筋，中間心室筋，心内膜側心室筋の活動電位持続時間の刺激頻度依存性の変化

速い刺激頻度（1Hz）に比べ遅い刺激頻度（0.1Hz）では活動電位持続時間が延長する．

図2-10　心内膜側心筋の活動電位波形と心外膜側心筋の活動電位波形の違いと心電図のT波の極性の変化

ヒト心筋はプルキンエ線維の刺激伝導系を介して心内膜側心筋心外膜側心筋より先に興奮し，心外膜側心筋より遅れて再分極するため再分極時の体表面からの心電図記録では上向きのT波が形成される（b）．これに対して心内膜側心筋と心外膜側心筋の活動電位持続時間が等しい下等動物や肥大などでリモデリングを受けた病態下では正常ヒト心電図とT波の極性が異なる（a）．

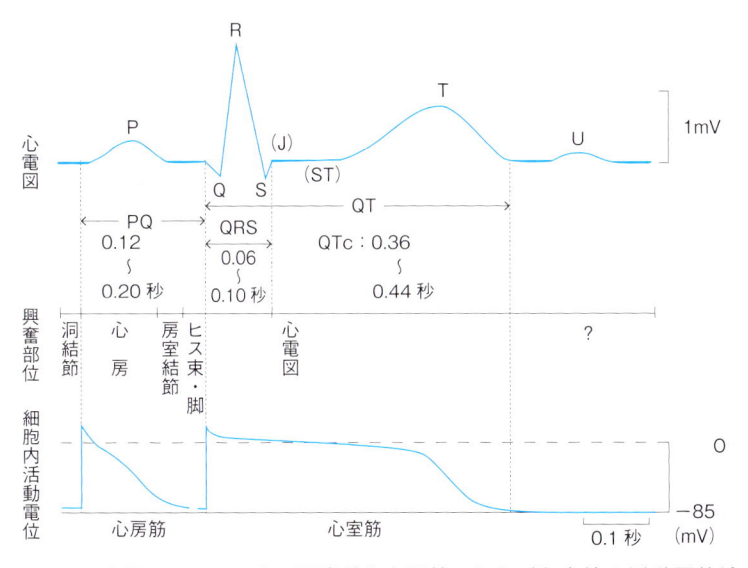

図2-11　心電図パラメータの正常値と心房筋，および心室筋の活動電位波形の関係

心房筋の活動電位の発生，心室筋の活動電位の発生がそれぞれP波，QRS波の開始と一致する．心室筋の活動電位の終末（第3相終末）は心電図のT波の終末と一致するが心房筋の活動電位の終末は心電図上は明らかでない．

C　作業心筋の活動電位　29

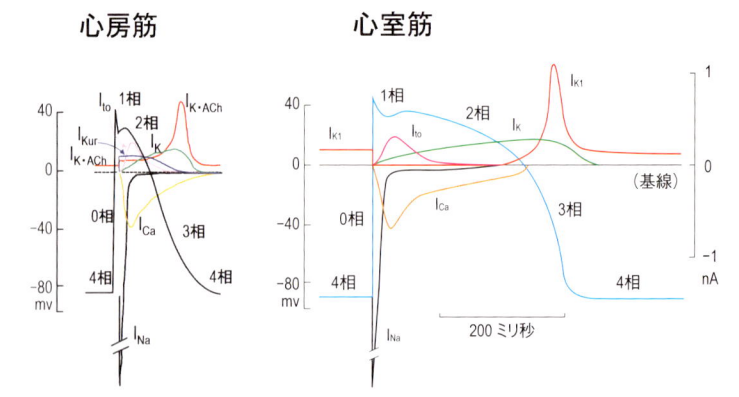

図 2-12　心房筋と心室筋の活動電位波形と膜電流の違い

心房筋の活動電位持続時間は心室筋の活動電位持続時間より短く，心電図のPQ時間と概ね一致する（200ミリ秒）．心室筋の活動電位持続時間は心電図QT時間と概ね一致する．心房筋の静止膜電位の形成と再分極の主体には$I_{K\cdot ACh}$の関与が大きく，心室筋の静止膜電位の形成と再分極の主体にはI_{K1}がかかわる．ここではI_{Kr}とI_{Ks}をまとめてI_Kで示す．心房筋には心室筋と異なり，再分極に超急速活性化遅延整流カリウム電流（I_{Kur}）の関与が加わる．

電図の関係を，**図2-12**に活動電位を形成する細胞膜電流を示す．心房筋，心室筋，プルキンエ線維の活動電位の第0相は電位依存性Na$^+$チャネルの急速な活性化，第1相は一過性外向き電流（I_{to}），プラトー相はCa^{2+}電流とK$^+$電流とのバランスで形成される．プラトー相後半の再分極は遅延整流K$^+$チャネル電流（I_{Kr}, I_{Ks}）の増大が反映されており，引き続き内向き整流K$^+$チャネル電流（I_{K1}）が増大して心室筋やプルキンエ線維は静止電位に戻る．心房筋はI_{K1}が乏しく，アセチルコリン感受性K$^+$チャネル電流（$I_{K\cdot ACh}$）や急速活性化遅延整流K$^+$チャネル電流（I_{Kur}）がI_{K1}に代わって再分極の役割を担う．$I_{K\cdot ACh}$はI_{K1}より内向き整流性が弱く，かつI_{Kur}の作用により，心房筋では心室筋のような明瞭なプラトー相が形成されない．

D　自動能を有する心筋の活動電位

　自動能を有する心筋細胞，すなわち洞房結節や房室結節の活動電位は作業心筋の活動電位と大きく異なる．洞房結節は規則正しい間隔で脱分極を繰り返すことで心臓の収縮と拡張のタイミングを支配し，安定した心拍と血圧の維持に働く．心臓全体の興奮は洞房結節細胞からの興奮伝播によって起こるが洞房結節の周囲には交感神経と副交感神経（迷走神経）の分布が豊富であり生理的刺激によって活動が変化する．
　洞房結節細胞の最大の特徴は拡張期に自発的な脱分極が生じることである．この脱分極は最大拡張期電位－65mV付近から－40mV付近までは比較的緩やかに進行するが，この時相を緩徐脱分極相という．膜電位が－40mV付近に達した時点で比較的速やかな脱分極が生じるが，洞房結節細胞には電位依存性Na$^+$チャネルが乏しく，しかも－65mVではNa$^+$チャネルは不活性化を受けているため，この比較的急速な立ち上がりはすべて

膜時計とカルシウム時計
洞房結節の自動能は細胞膜に存在する複数のイオンチャネル（I_K, I_{CaL}, I_{CaT}, I_f）の機能の協調で形成される．これは膜時計 membrane clock 作用と呼ばれる．一方，洞房結節細胞内の筋小胞体からのCa^{2+}放出とその細胞外への汲み出し機構であるNa$^+$-Ca^{2+}交換機構（NCX）が歩調取りで主要な作用であるとする説も唱えられている．これをカルシウム時計（calcium clock）作用という．両者がどの程度に自動能の形成に関与するかは最終的な結論が得られていない．

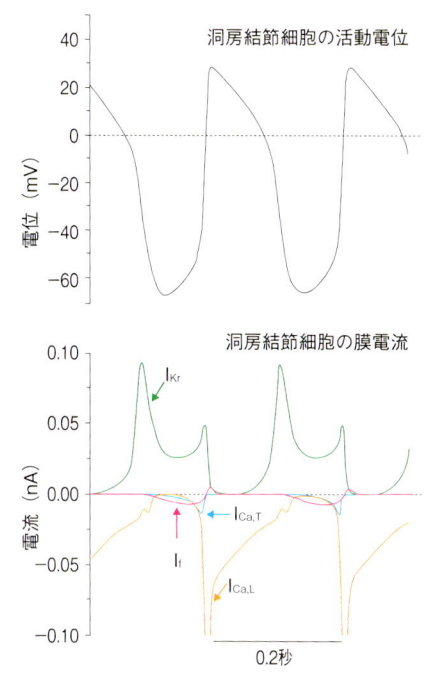

図2-13 洞房結節の活動電流と活動電位を形成する膜電流
自動能を有する結節細胞では，I_K，I_{Ca-T}，I_{Ca-L}，およびI_f電流が協調して安定した緩徐脱分極相を形成する．

Ca^{2+}チャネル電流依存性である．脱分極後は直ちにI_K電流の活性化による外向き電流が流れるため心室筋のようなプラトー相が認められない（図2-13）．

結節細胞の特徴である緩徐脱分極相には少なくとも5種類の膜電流が関与している．定常状態で緩やかに外向きに流れるI_{Kr}電流，およびI_{Ks}電流の再分極にともなう緩やかな減少が緩徐脱分極を形成する．その一方，I_f電流やI_{Ca-T}，およびI_{Ca-L}の窓電流を介する内向き電流が緩徐脱分極電位を安定させ，どれかの電流が変調をきたしても緩徐脱分極相が維持できるような機構が備わっている（図2-13）．

交感神経刺激（アドレナリン刺激）は細胞内のcAMP濃度を上昇させてI_f電流やI_{Ca-L}電流を増大して緩徐脱分極相を加速して発火頻度を増し心拍を促進させる．一方，副交感神経刺激（アセチルコリン刺激）はM_2ムスカリン受容体を介してアデニル酸シクラーゼの活性を抑制することでI_f電流やI_{Ca-L}電流を抑制すると同時に，洞房結節を取り囲む心房筋のI_{K-ACh}を活性化させることで洞房結節の最大拡張期電位をより深くすることで発火頻度を抑制して心拍を徐拍化する（図2-14）．

simple point
自動能を形成するイオンチャネル
- I_K（I_{Kr}, I_{Ks}）チャネル
- I_{Ca-L}チャネル
- I_{Ca-T}チャネル
- I_fチャネル

E 不応期

活動電位が発生しているときに心筋に新たに別の刺激を加えても活動電

図2-14 心筋細胞におけるβアドレナリン受容体，アセチルコリン（ムスカリン）受容体，およびプリン受容体によるイオンチャネルの調節

アセチルコリンとアデノシンの受容体を介するI_K,AChチャネル開口は心房筋だけで起こり，アドレナリンとアセチルコリン，およびアデノシンを介するPKAの活性化，さらにその標的チャネルであるL型CaチャネルとI_Ksチャネルの活性化は心房筋と心室筋で生じる．ACはアデニル酸シクラーゼ，Gi, GsはGTP結合蛋白，PDEはホスホジエステラーゼを示す．

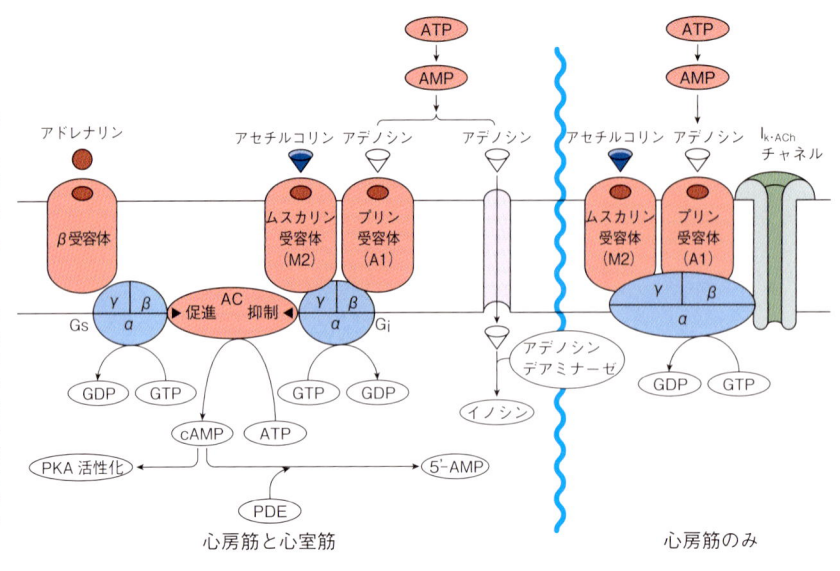

位は発生しない．刺激に反応しないこの時間帯を**不応期refractory period**という．心筋にはこのような不応期が存在するため骨格筋のように強縮tetanusが生じることはない．単一心筋細胞を用いた実験では心筋の**絶対不応期absolute refractory period**と**相対不応期relative refractory period**を測定することができる．絶対不応期とは活動電位の途中にいくら強い刺激を加えても新たな活動電位を生じない時期を指す．相対不応期とは絶対不応期を過ぎてさらに活動電位の再分極が進むと加えた刺激によって形や大きさが不完全な次の活動電位を生じる時期を指す（**図12-13**）．

心房筋や心室筋などの作業心筋と洞房結節や房室結節などの結節細胞では不応期の成り立ちが異なる．作業心筋の不応期は膜電位依存性である．電位依存性Na⁺チャネルの不活性化からの回復が膜電位依存性であり，いかに再分極が進み膜電位が静止膜電位に近づいているかが作業心筋の不応期を規定する．それに対して結節細胞の不応期は膜電位と先行活動電位からの時間の2成分に依存する．それは結節細胞の第0相が電位依存性Ca^{2+}チャネル依存性でありCa^{2+}チャネルの不活性からの回復がNa⁺チャネルの不活性化からの回復に比べて著しく遅いことが原因である．

絶対不応期や相対不応期の考えは心筋の活動電位の成り立ちを理解することを助けるが，臨床ではあまり役に立たない．なぜなら興奮は隣接する心筋に伝導することではじめて意味をなすものであり，伝導の有無を問わない活動電位の形成は心臓全体の興奮や収縮性に影響を及ぼさないからだ．そのため臨床では心臓全体における不応期を考慮して**有効不応期effective refractory period（ERP）**と**機能的不応期functional refractory period（FRP）**の概念が取り入れられている．有効不応期とは，伝導しうる興奮を生じる早期刺激のうち先行刺激から最短のものまでの時間間隔を指す．一方，機能的不応期とは伝導された興奮と最短の時間間隔で伝導された興奮までの時間間隔を指す．ERPやFRPは房室伝導系の機能を表す1つの指標として用いられる．

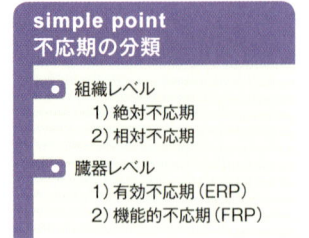

---

simple point
不応期の分類
- 組織レベル
  1) 絶対不応期
  2) 相対不応期
- 臓器レベル
  1) 有効不応期（ERP）
  2) 機能的不応期（FRP）

3章 心筋の収縮と弛緩

A 心筋の微細構造

　心室筋は直径25μm，長さ100～200μmの筒状形態をもつ．心房筋は心室筋よりやや小型である．隣り合った心筋細胞は介在板によって密着しており細胞間は機械的な結合を強めるデスモゾームという接着と，電気的伝導度を高めるギャップ結合という接着の2つの構造により，多数の心筋細胞があたかも1つの細胞であるかのような**機能的合胞体**として振る舞う．

　デスモゾーム（接着斑）はカドヘリンという糖蛋白によって構成されており，この蛋白の細胞内構造はカテニンや細胞骨格を形成する線維と結合している．

　ギャップ結合gap junctionとは微小チャネルのことであり，隣接する細胞間に6つの**コネキシン（Cx）**蛋白が1つの**コネクソン**というチャネルを形成する．細胞膜のコネクソンは隣接する細胞膜のコネクソンと接合し内部をイオンや電子を通過させる．コネキシンは心臓の部位によってアイソフォームの分布が異なる．心房筋や心室筋ではコネキシン43（**Cx43**）が主であり，刺激伝導系ではコネキシン45（**Cx45**）やコネキシン40（**Cx40**）が多い．

　心筋の筋原線維は細い**アクチンフィラメント**と太い**ミオシンフィラメント**という2つの主な収縮蛋白によって構成される．アクチンフィラメントはZ線で区切られており，Z線とZ線の間を**筋節（サルコメア）**という．筋節は収縮の基本単位であり静止長は約2μmである．顕微鏡下でみられ

ギャップ結合のリモデリング
作業心筋ではギャップ結合は介在板付近に高密度に分布し心筋組織の電気的特性を担う．肥大心筋や不全心筋などの病的心筋ではギャップ結合が介在板から筋細胞の側壁に移動し心筋線維に沿った伝導速度が低下して不整脈の発生の原因となる．これをギャップ結合のリモデリングという．

simple point
コネキシン（Cx）の局在
- 洞房結節，房室結節：Cx45
- ヒス束，脚，プルキンエ線維：Cx40（Cx45）
- 心房筋：Cx43
- 心室筋：Cx43

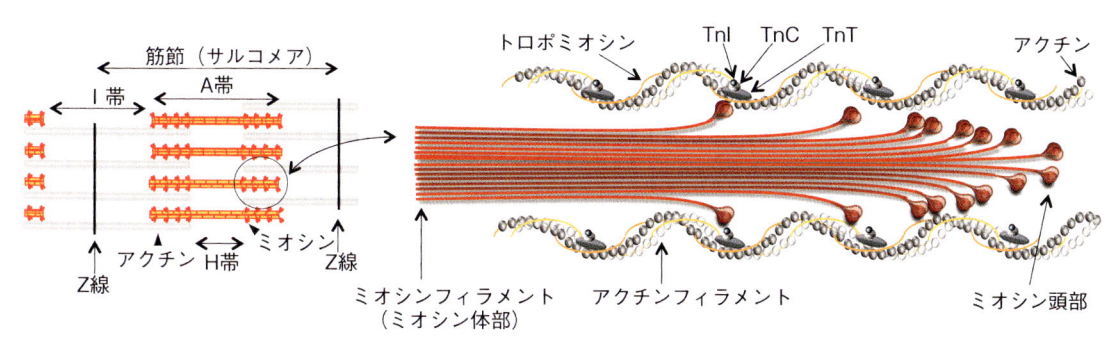

図3-1　心筋の筋原線維微細構造
アクチンフィラメントはアクチン，トロポミオシン，トロポニンT（TnT），トロポニンC（TnC），トロポニンI（TnI）からなる．ミオシンフィラメントの先端は可動性の頸部の先にアクチンと結合するミオシン頭部を有する．

simple point
トロポニン複合体の構成
▶ トロポニンT(TnT)
▶ トロポニンC(TnC)
▶ トロポニンI(TnI)

る横紋の明るくみえる明帯がI帯に相当し，暗くみえる暗帯がA帯に相当する．細いアクチンフィラメントは球状アクチン（Gアクチン）が数珠状につながったものであり，2本の数珠がらせん状にねじれている．この2重らせんの溝にはトロポミオシンという蛋白が存在する．トロポミオシンに沿って，**トロポニンT(TnT)**，**トロポニンC(TnC)**，および**トロポニンI(TnI)** からなるトロポニン複合体が等間隔に配置されている（図3-1）．

B 興奮収縮連関（E-Cカプリング）

1 心筋の収縮機序

心筋細胞が活動電位を発生してその結果として心筋収縮が生じる一連の過程を**興奮収縮連関**excitation-contraction coupling（E-Cカプリング）という．活動電位による細胞膜の脱分極は横行小管（T管）に密に分布するL型Ca^{2+}チャネルを開口させ，流入したCa^{2+}は**筋小胞体（SR）** の**リアノジン受容体（RyR）** と結合してSRから大量のCa^{2+}が細胞質に放出される．SRは心筋細胞内のCa^{2+}貯蔵庫としての機能をもつ．Ca^{2+}チャネルの活性化によってSRから大量のCa^{2+}が放出されることを「**Ca^{2+}によるCa^{2+}放出（Ca^{2+}-induced Ca^{2+} release，CICR）**」と呼ぶ．SRからリアノジン受容体を介して細胞質に放出されたCa^{2+}はSRに存在するCa^{2+}ポンプ，すなわち**SERCA**(sarcoendoplasmic reticulum calcium ATPase)によって再びSR内に取り込まれる（図3-2）．

SERCA活性は通常は近傍蛋白**ホスホランバン（PLN）** によって抑制を受けているが，PLNがリン酸化されると抑制が解除されてSERCA活性が高まり細胞質のCa^{2+}濃度は急速に低下する．PLNのリン酸化はPKA依存性リン酸化とCa^{2+}-**カルモジュリンキナーゼⅡ（CaMKⅡ）** 依存性リン酸化の二重支配を受ける．この周期的な細胞内Ca^{2+}濃度の増減が心筋の収縮期と拡張期を決定する．ヒト心筋では収縮にかかわる細胞質でのCa^{2+}濃度の上昇の約2割がL型Ca^{2+}チャネルを介したものであり，約8割がSR由来のCa^{2+}である．L型Ca^{2+}チャネル由来の細胞質Ca^{2+}は**Na^+-Ca^{2+}交換機構（NCX）** と**細胞膜Ca^{2+}ポンプ（PMCA）** によって細胞外に排出されるがNCXが主要な機能を担う（図3-2）．

アクチンフィラメントとミオシンフィラメントの滑り込みによって心筋は収縮する．個々の球状アクチン（Gアクチン）にはミオシン頭部と結合する部位がある．しかし，この部位は筋の静止状態ではトロポミオシンとトロポニン複合体によって隔離されている．トロポニン複合体とは，Ca^{2+}結合蛋白であるトロポニンC(TnC)，アクチンとミオシンの結合を直接隔離するトロポニンI(TnI)および複合体をトロポミオシンに付着させるトロポニンT(TnT)からなる（図3-1）．細胞質のCa^{2+}濃度が上昇すると

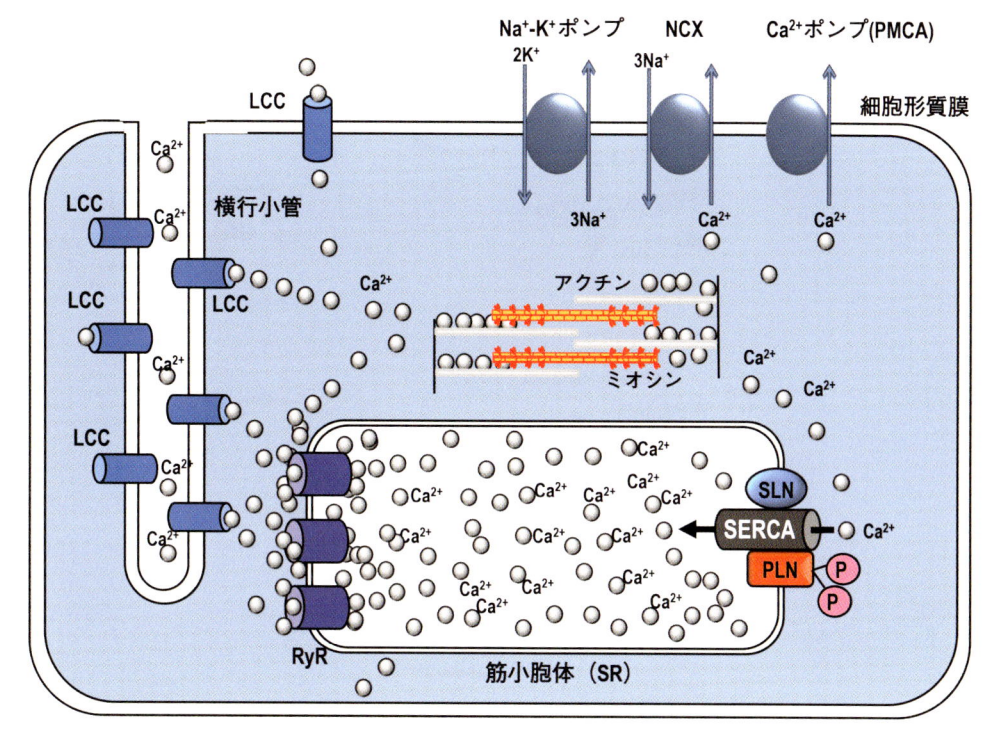

図3-2 心筋の収縮と弛緩に関与するCa^{2+}動態

横行小管（T管）にはL型Ca^{2+}チャネル（LCC）が豊富に存在しており，LCCから流入したCa^{2+}は近接する筋小胞体（SR）のリアノジン受容体（RyR）から大量にCa^{2+}を細胞質に放出させる．これを「Ca^{2+}によるCa^{2+}放出」という．このCa^{2+}は収縮蛋白トロポニンC（TnC）と結合してアクチンとミオシンの滑り込みが生じる．その後TnCからCa^{2+}が解離しCa^{2+}は筋小胞体ATPase（SERCA）によって筋小胞体内へ運ばれて細胞質のCa^{2+}濃度は低下し拡張期にいたる．ホスホランバン（PLN）とサルコリピン（SLN）はSERCAの機構を調節する．

　TnCがCa^{2+}と結合してトロポミオシンとトロポニン複合体の立体構造が変化する．その結果，アクチンのミオシン頭部結合部位が露出してアクチンとミオシンが**連結橋（クロスブリッジcrossbridge）**を形成して収縮が生じる．

　アクチンとミオシンのクロスブリッジ周期はミオシン頭部とアクチンフィラメントの結合と解離の繰り返しからなる．そのなかで最も重要な役割を果たすものはミオシン頭部の分子構造の変化である．ミオシン頭部にはATP結合ポケットがあり，ATPの結合によってアクチンに対する強い結合状態から弱い結合状態になる（**図3-3**②）．その結果，ミオシンはアクチンから一時解離してミオシン頭部はアクチンを滑るように移動する．その後，ATPはミオシン頭部のATPase活性によってADPとPiに加水分解され，ミオシン頭部（頸部）は新しいアクチンと向き合って弱く結合する（**図3-3**③）．Piがミオシン頭部から放出されると分子構造の変化によってアクチンとの強い結合状態となり（**図3-3**④），同時にミオシン頸部が屈曲する．その結果，アクチン分子は5〜10nm移動する（**図3-3**⑤）．その後，ADPが放出されて硬直状態になり，ATP結合ポケットにATPが結合して硬直状態が終わる（**図3-3**⑥，①）．1つのクロスブリッジサイクルに1つのATPの加水分解が必要であるため心筋全体では常に

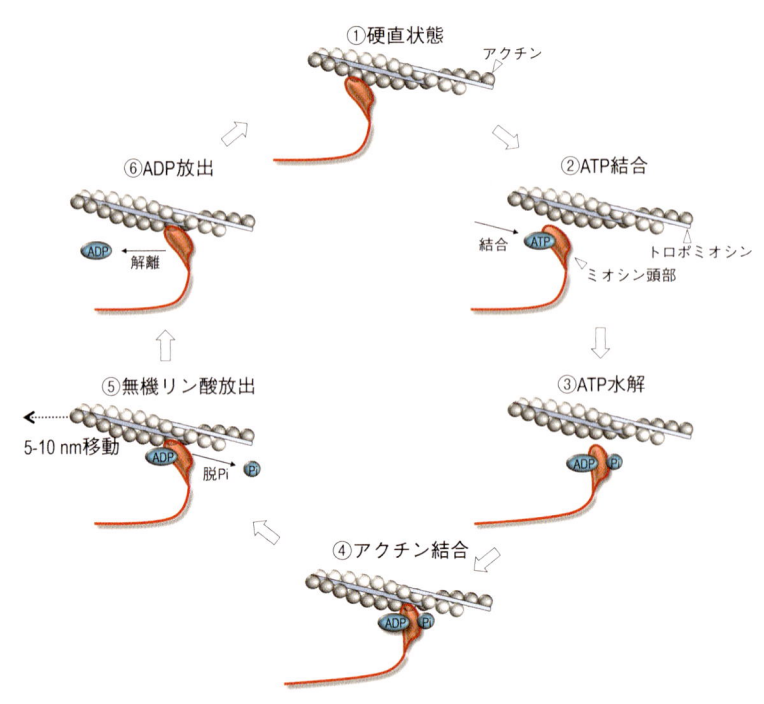

図3-3 心筋の収縮分子機構
①硬直状態(リゴール),②ミオシン頭部へのATPの結合でミオシン頭部はアクチンと解離,③ATPはADPと無機リン酸(Pi)に水解してミオシン頭部の角度が変化,④ミオシン頭部はアクチンに結合,⑤Piの放出によってミオシン頭部の屈曲が生じ,頭部の角度が変化して5〜10nmのフィラメントの移動(収縮力の発生),⑥ADPを放出してリゴール状態になる.

ATPが大量に産生され続けられる必要がある.したがって心筋細胞には他の細胞よりも多くのミトコンドリアが必要であり,心筋細胞容積の約30%がミトコンドリアによって占められる.

　心筋収縮における細胞内Ca^{2+}の役割は骨格筋収縮におけるCa^{2+}の役割と異なる.骨格筋収縮では1回の収縮で細胞内Ca^{2+}濃度が10μM程度まで上昇しトロポニンCはCa^{2+}で飽和状態となり,クロスブリッジの形成は常に最大となる.よってすべての単収縮は最大の収縮力を呈する.一方,安静時の心筋収縮では,通常は細胞内Ca^{2+}濃度は1μM程度に上昇しクロスブリッジは部分的に形成されるだけである.よって安静時の心筋収縮は最大収縮の40%程度である.交感神経刺激などによって心筋細胞内Ca^{2+}濃度が上昇すると,上昇したCa^{2+}濃度に見合うクロスブリッジが形成されるため,心筋の収縮力は細胞内Ca^{2+}濃度に比例する(図3-4).

2 心筋の収縮・弛緩調節

　心筋の収縮・弛緩は生体機能によってさまざまな調節を受けているが,そのなかでも筋細胞内Ca^{2+}濃度,筋長,収縮蛋白のリン酸化の3つの機序が主要な役割を果たす.

a 細胞内Ca^{2+}による収縮調節

　交感神経緊張下ではβアドレナリン受容体を介するL型Ca^{2+}チャネルの

---

simple point
E-Cカプリングの過程
- 活動電位発生
- Ca^{2+}の細胞内流入
- 筋小胞体のCICR
- Ca^{2+}のTnCへの結合
- 連結橋の形成
- 張力発生

simple point
心筋の収縮調節因子
- 細胞内Ca^{2+}濃度
- 筋節長(サルコメア長)
- 収縮(補助)蛋白リン酸化

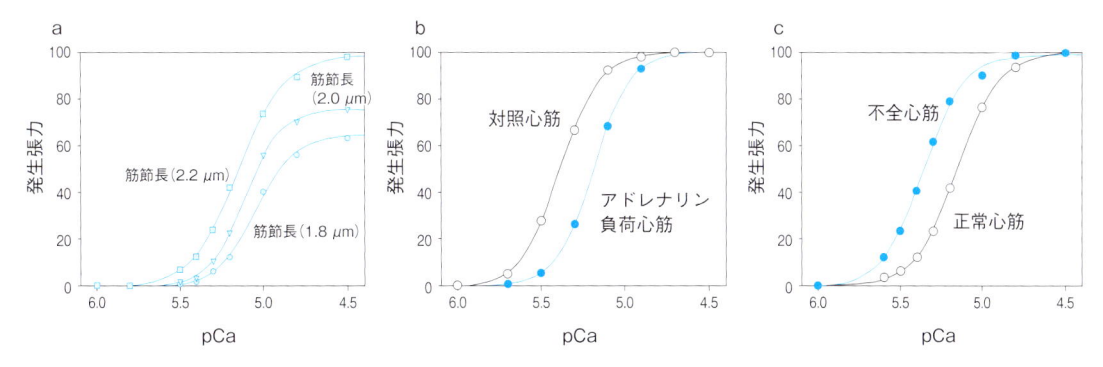

図3-4 心筋のカルシウム感受性に作用する筋節長，アドレナリン刺激および心不全の影響

心室筋の単一線維の細胞内遊離Ca^{2+}濃度（横軸）と発生張力（縦軸）の関係を示す．a．筋節長を変えて収縮張力をCa^{2+}感受性を指標に比較したもの．b．ヒト心筋単一線維にアドレナリンを作用させてCa^{2+}感受性を評価したもの．TnIのリン酸化によってTnCのCa^{2+}感受性が低下する．c．正常ヒト心筋と不全心筋のCa^{2+}感受性の比較．不全心筋ではTnIの脱リン酸化によってTnCのCa^{2+}感受性が亢進している．pCaは$-\log[Ca^{2+}]$を示す．

リン酸化が心筋細胞内のCa^{2+}濃度を増加させて収縮力が増強される．強心配糖体ジギタリスはNa^+-K^+ポンプ機能を抑止して心筋細胞内のCa^{2+}濃度を上昇させて心筋の収縮を強める心不全治療薬である（図21-1）．高濃度のカフェインはSRに直接作用してSRのCa^{2+}放出チャネルから大量のCa^{2+}が心筋細胞質に送り出される．交感神経の過度の興奮などの理由でSRが過リン酸化されるとSRの機能が不安定になり貯蔵Ca^{2+}が断続的に細胞質に漏れ出る．このような細胞内Ca^{2+}濃度の上昇は収縮張力と拡張期の静止張力の両方の増大に作用する．

b 筋節長とLmax

弛緩している心筋を引き伸ばすと張力が生じる．この力を静止張力という．一方，心筋をある程度の力で引き伸ばし等尺性収縮を発生させたときに生じる張力を発生張力という．発生張力が最大となるときの**筋節長（サルコメア長）**をLmaxという．心筋のLmaxは弛緩期の筋節長が2.2μmの時に相当する．よって心筋はLmaxが2.2μmになるまで引き伸ばせば伸ばすほど張力は増加するため，pCa-発生張力関係は筋節長が大きくなるほど上に偏位する（図3-4a）．筋節長（サルコメア長）が1.7μm程度の短い長さから2.2μmまでは伸展とともに収縮力が増加するが，筋節長が2.2μmを超えると収縮力は逆に低下する．左室は静脈還流が増加するにつれて心拍出量が増加するが，これを**スターリングの法則（フランク・スターリングFrank-Starling機構）**という．この臓器レベルの心筋伸展-心拍出力関係，すなわちスターリングの法則とサルコメア長を基準とした筋長-収縮張力関係はよく一致する（図3-4a，図15-15）．

c 収縮蛋白と収縮制御蛋白のリン酸化

交感神経刺激下，すなわちβ**アドレナリン作用**下では心臓のポンプ機能の増大がもたらされる．アドレナリンの作用によってA**キナーゼ（PKA）**

2つの"スターリングの法則"

医学分野では"Starling's Law"と呼ばれるものが2つある．ともに英国の生理学者Ernest Starlingが関わる．1つめは「心臓のスターリングの法則」と呼ばれるものである．ドイツの生理学者Otto Frankは収縮直前の心筋の伸展張力が強いほど強い収縮力が得られることを記述した．その後，Ernest Starlingは心臓が血液でより強く満たされ心筋が伸張するとより強く収縮して拍出量が増し，1回拍出量は拡張末期容積によって決定されることを実験的に示した．両者は「心筋の収縮の強さは弛緩期における心筋線維の長さの関数であり伸張が大きいほど収縮力が強くなる」とまとめられFrank-Starlingの法則と呼ばれている．
2つめは，「静水圧と浸透圧に関するスターリングの法則」であり次式で示される．

Qf=k[(Pc+πi)-(Pi+πp)]

ここでPc=毛細血管の静水圧，Pi=間質液の静水圧，πp=血漿の膠質浸透圧，πi=間質液の膠質浸透圧，k=毛細血管の濾過定圧を示す．この式は糸球体有効濾過圧を説明するためにも用いられる．なお，Ernest Starlingはセクレチンを発見し「hormone」の定義と造語にかかわった研究者としても名高い．

依存性にL型Ca^{2+}チャネルがリン酸化される．リン酸化されたL型Ca^{2+}チャネルでは，①活性化曲線が過分極側に偏位する，②チャネルのCa^{2+}透過性が増大する，の2つの機序によって素早く急速な細胞内Ca^{2+}濃度の上昇が得られ収縮力が増大するとともに収縮速度が増す（**図3-2**）．一方，交感神経の緊張は心拍数を増大させるが，速い心拍数でより大きな心拍出量を得るためには心筋は速やかに拡張して心房内や心室内に血液を充満させ次の拍出に備えなければならない．

PKAによってリン酸化される蛋白の2つめは**ホスホランバン**である．ホスホランバンは筋小胞体にあって**SERCA**による筋小胞体内へのCa^{2+}の取り込みを抑制している．しかしリン酸化を受けたホスホランバンはSERCAの抑制作用が弱まり細胞質のCa^{2+}は速やかに筋小胞体内へ汲み入れられる．その結果，心筋は速やかに拡張する．

PKAによってリン酸化される3つ目の蛋白は**リアノジン受容体**である．リアノジン受容体は筋小胞体のCa^{2+}放出チャネルである．このCa^{2+}放出機能はリアノジン受容体の付属蛋白である**FKBP12.6**によって細胞質のCa^{2+}濃度増減を正確に感知することで制御されている．PKAによってリアノジン受容体がリン酸化されるとFKBP12.6がそれを感知して速やかにCa^{2+}が放出され，チャネルは速やかに閉じられる．

PKAによってリン酸化される収縮蛋白の4つ目はトロポニンIである．トロポニンC-Ca^{2+}複合体は細胞質のCa^{2+}濃度の減少とともに解離するが，この解離速度はトロポニンIがPKA依存性にリン酸化されているときに著しく増大する．トロポニンCのCa^{2+}親和性の低下はpCa-発生張力関係を下に偏位させるため，Ca^{2+}がトロポニンCから速やかに放出されることで拡張速度が増加する（**図3-4b**）．心筋ミオシン軽鎖，トロポニンTおよびトロポニンCもPKA依存性にリン酸化を受けるがその機能に関しては明らかではない．

一方，ホスホランバンはPKAだけでなく**CaMK II**依存性にリン酸化を受けSERCAのCa^{2+}取り込みが促進される．CaMK IIは細胞Ca^{2+}濃度の上昇によって活性化されるためCaMK IIによるホスホランバンのリン酸化は細胞Ca^{2+}濃度の上昇に対するnegative feedback機構と見なされる．

> **simple point**
> **交感神経活動による E-Cカプリングの修飾**
> - L型Ca^{2+}チャネルのリン酸化
> - ホスホランバンのリン酸化
> - リアノジン受容体のリン酸化
> - トロポニンIのリン酸化

3 病態下の興奮収縮連関

病態下，とくに心不全における心筋ではさまざまな機能異常が生じている．L型Ca^{2+}チャネル-T管-筋小胞体を介するCa^{2+}動態を**Ca^{2+}ハンドリング**と呼ぶが，不全心では以下のようなCa^{2+}ハンドリング異常が生じている．

a L型Ca^{2+}チャネルの機能異常

不全心では細胞の興奮性を制御するさまざまなイオンチャネルの発現が変化して心筋の活動電位持続時間が延長する．このような変化を心不全にともなう心筋の**電気的リモデリング**と呼ぶ．L型Ca^{2+}チャネルの発現は

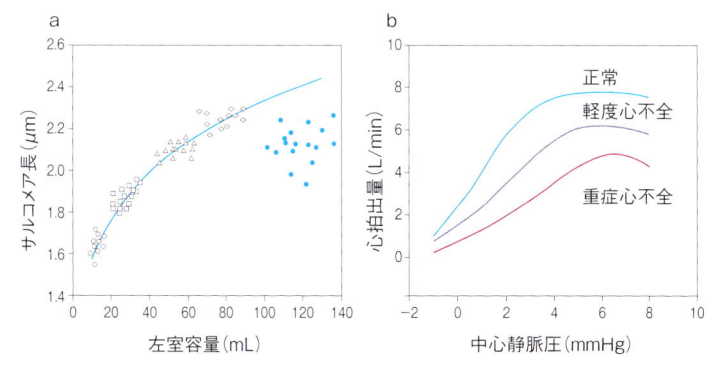

図3-5 左室容量-サルコメア長関係と中心静脈圧-心拍出量関係

a. 正常心筋の収縮期（□），拡張期（△），急速に過収縮させたとき（○），および容量負荷をかけて急速に拡張させたとき（◇）の左室容量とサルコメア長の関係．一方，慢性心不全時（●）の左室容量とサルコメア長の関係．慢性心不全心筋では正常の心筋の筋長-容量関係から下方に偏位した関係が認められる．
b. 正常心臓，軽度心不全，および重症心不全における中心静脈圧と心拍出量の関係．フランク・スターリング曲線．

大きく変化しないものの，T管に発現する割合が減ることで正常なCa^{2+}応答機能が働かない．

b 筋小胞体内のCa^{2+}減少

心筋細胞質内で増加したCa^{2+}を細胞外に排出するNCX機能が亢進し，さらにSERCA機能が低下するため筋小胞体内部の貯蔵Ca^{2+}は減少する．

c リアノジン受容体機能異常

FKBP12.6はリアノジン受容体のCa^{2+}による活性化感受性を制御してチャネル活性を低下させているが不全筋では交感神経活動の高まりによってリアノジンがPKA依存性に過剰にリン酸化されており，その結果FKBP12.6がリアノジンから遊離してリアノジン受容体のCa^{2+}感受性が過剰に亢進し常に筋小胞体からCa^{2+}が漏出する状態となる（図3-4c）．よって筋小胞体内部のCa^{2+}は減少し，L型Ca^{2+}チャネルの開口に始まる「Ca^{2+}依存性Ca^{2+}放出」の機能が低下した状態を示す．

フランク・スターリングFrank-Starling曲線に従うと中心静脈圧を上げると心拍出量は増大する．これは中心静脈圧の上昇が左室の拡張末期圧筋長を増加させその結果，筋収縮力が増加するためである（図3-4a，3-5a）．しかし中心静脈圧（右房圧）が4〜8mmHg以上になると心拍出量は最大となりそれ以降は拍出量は増加しない．しかし不全心ではフランク・スターリング曲線が下方に偏位するとともに，中心静脈圧（右房圧）の上昇，すなわち前負荷の上昇は逆に心拍出量を低下させる．この心拍出量の低下相を下降脚という．心不全が進行するほど下行脚は顕著となる（図3-5b）．

リアノジン受容体の過リン酸化

リアノジン受容体（RyR）は約5,000個のアミノ酸からなり4量体構造を持つ．RyRはFK506結合蛋白（FKBP12.6）と結合することで拡張期に閉鎖され安定状態となる．心不全患者心筋ではRyR数が減少する．また不全心筋ではPKAによってRyRが過リン酸化状態となりRyRに結合しているFKBP12.6の多くが解離してRyRの機能が不安定になる．その結果，拡張期でもRyRからCa^{2+}が放出され心筋は異常機能を示す．

---

simple point
不全心のCa^{2+}ハンドリング異常

- L型Ca^{2+}チャネルの機能異常
- 筋小胞体のCa^{2+}貯蔵低下
- リアノジン受容体の過リン酸化

4章 血管生物学

A 血管平滑筋の構造

多くの平滑筋細胞smooth muscle cellは直径2〜5μmで長さは400μmの紡錘形を示す．細胞はほぼ中心部に単一の核をもつ．血管平滑筋は心筋と比べると構造も収縮-弛緩機構も大きく異なる（図4-1）．血管平滑筋細胞内には太い**ミオシンフィラメント**と細い**アクチンフィラメント**が存在するが，心筋細胞と異なりトロポニンが存在しない．平滑筋のミオシンは心筋のミオシンと異なり，**ミオシン軽鎖キナーゼ（MLCK）**によってリン酸化を受けて収縮する．また，平滑筋には心筋に相当するZ線が存在しない．そのかわり，アクチンフィラメントは細胞膜内側に位置する緻密帯と細胞質内に存在する緻密体に付着して固定される．筋小胞体（SR）はCa^{2+}貯蔵庫の役目を果たすが心筋細胞に比べて発達がわるい．そのため細胞外からの電位依存性Ca^{2+}チャネルを介するCa^{2+}流入が平滑筋の収縮に直接関与する．一方，SRは細胞膜（形質膜）に近接する位置に存在するためアゴニスト刺激によるCa^{2+}放出に有利に作用する．また，SRの膜を横切るよう

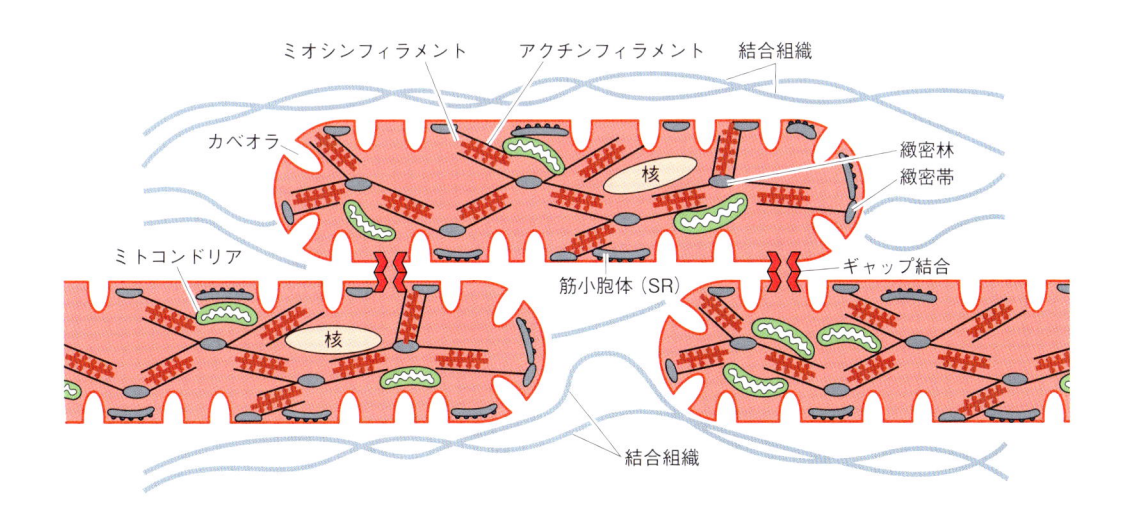

図4-1 血管平滑筋細胞の構造
平滑筋細胞は紡錘形で直径は2〜5μm，長さは400μmほどの大きさであり，1つの核がほぼ中央部に位置する．細胞内部は，主としてアクチンからなる細い線維と，主としてミオシンからなる太いフィラメントが存在し，収縮を担う．細胞膜にはカベオラと呼ばれる陥入部がある．隣り合う細胞間にはギャップ結合が存在し，電気的通路と機械的結合の両作用を果たしている．

に分布しているCa²⁺センサーSTIM1が形質膜のストア作動性チャネル（SOC）に作用する上でも有利に働く（図4-3）．隣接する平滑筋細胞間にはgap junctionと呼ばれるギャップ結合の橋渡しがあり，イオン電流が伝播される．一方，血管平滑筋の最内腔側に位置する平滑筋細胞は血管内皮とギャップ結合をもち，この連絡通路を介して血管内皮の過分極電位変化が平滑筋に伝播されて血管の弛緩反応にかかわる．

平滑筋細胞膜にはCa²⁺チャネル，K⁺チャネル，TRPチャネルなどのさまざまなチャネルが存在するが，カベオラと呼ばれるたこつぼ様の小窩にイオンチャネルだけでなく，β受容体，アデニル酸シクラーゼ，Cキナーゼなどのさまざまなシグナル伝達物質が高密度に分布しており特殊なシグナル小体を形成している．

> **simple point 心筋と異なる平滑筋の特徴**
> - 横紋を表すZ線を欠く
> - トロポニンを欠く
> - ミオシンがリン酸化を受ける
> - ミオシンキナーゼとミオシンホスファターゼの作用で収縮/弛緩が制御される

B 血管平滑筋の電気生理学と収縮機構

平滑筋の活動電位は平滑筋の種類に依存して大きく異なる．その一方，細胞膜電位の変化をともなわない筋収縮を示す血管平滑筋も存在する．よって血管平滑筋の収縮機序はさまざまであり，臓器，部位，さらに長期的なホルモンの影響を受けて多様な特性を示す．血管平滑筋の膜電位の起電力はNa⁺-K⁺ポンプの作用が大きい．さらに種々のK⁺チャネルの透過性が細胞内部を負の電位に維持しており，血管平滑筋細胞の膜電位はおおよそ−60mV付近に維持されている．Na⁺-K⁺ポンプ活性やK⁺チャネルの透過性が変化すると膜電位の緩徐な変動が生じる．膜電位が閾値に達すると電位依存性Ca²⁺チャネルの活性化によって細胞内にCa²⁺が流入し，筋収縮の引き金となる．

1 自動能のある血管

血管のなかには特殊心筋のように自動能をもつものがある．その代表は門脈であり活動電位は規則的な**徐波（slow wave）**と呼ばれる緩徐脱分極-再分極波と**棘波（Ca²⁺スパイク）**の合成によって構成される．緩徐脱分極相は，①先行波の再分極時に活性化されるI_f電流と，②Ca²⁺の細胞外排

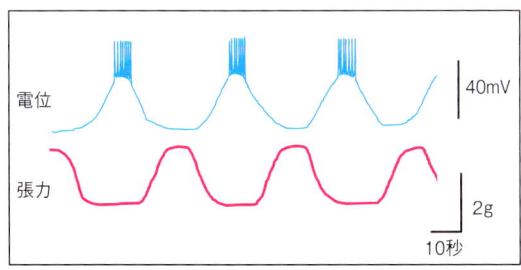

a. 自動能のある血管

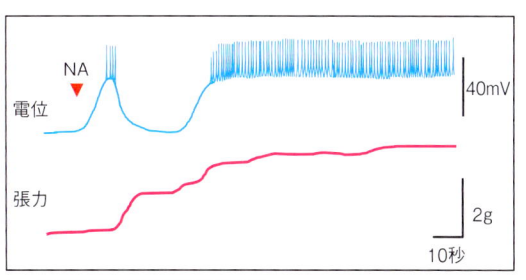

b. 脱分極依存性収縮を示す血管

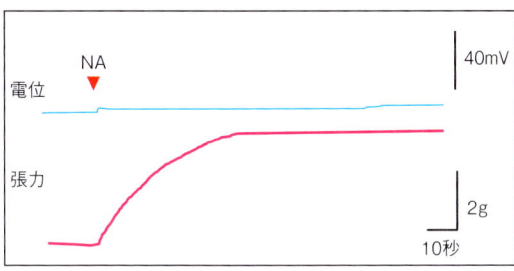

c. 脱分極非依存性収縮を示す血管

図4-2 血管平滑筋の電位と収縮

血管平滑筋は臓器，部位，ホルモンの長期作用などの影響によって多様な特性を示す．
a. 門脈は自動能を有し自発的収縮・縮弛を示す代表的血管である．slow waveと呼ばれる周期的な緩い脱分極波の頂上にCa^{2+}スパイクと呼ばれる棘波の集まりがあり，その後に収縮が始まる．
b. ノルアドレナリン（NA）などの存在によって血管平滑筋は脱分極を始め，Ca^{2+}スパイクの後に収縮が惹起される．血管は引き続き脱分極とCa^{2+}スパイクを示し，収縮は長く続く時相に移行する．
c. ノルアドレナリン（NA）などの作用によっても膜電位はほとんど変化を示さず，血管平滑筋は脱分極しないまま収縮する．

出にかかわるNa^+-Ca^{2+}交換機構の活性化によって形成される．slow waveによって膜電位がL型Ca^{2+}チャネルの閾値に達すると振動性に細胞内にCa^{2+}が流入して棘波が形成される．細胞内のCa^{2+}濃度の高まりにより，①$I_{K(Ca)}$チャネルと，②$I_{Cl(Ca)}$チャネルが活性化し，細胞膜の再分極によって徐波の緩徐再分極相が形成される（**図4-2a**）．

2 脱分極依存性収縮を示す血管

ノルアドレナリン（NA）などのリガンドによって徐々に脱分極が生じ，その後L型Ca^{2+}チャネルを介したCa^{2+}スパイクによる棘波を示す電位変化は多くの血管で一般に認められる活動電位波形である．NA刺激後の緩徐な脱分極相の形成は以下のステップに従う．①$α_1$受容体の刺激，②Gq蛋白活性化，③PLC活性化によるIP_3とDGの産生，④IP_3によるSRからのCa^{2+}放出，⑤［Ca^{2+}]$_i$上昇によるI_{NCX}の活性化，⑥DGによる**受容体作動性チャネルROC**（receptor operated channel）の活性化とCa^{2+}の流入，⑦SR内のCa^{2+}減少を感知したSTIM1によるストア作動性チャネルSOC（store operated channel）の活性化とCa^{2+}の流入などの経路によって脱分極が進み，前述のL型Ca^{2+}チャネルの開口によって棘波（Caスパイク）が形成される．血管平滑筋には心筋とは異なるイオンチャネルが発現しており機能も異なる（**表4-1**）．NAなどの作用によって活性化される受容体刺激作動性チャネル（ROC）の本体はTRPC3，TRPC6であり，**ストア作動性チャネル（SOC）**はTRPC1であるとみなされている（**図4-2b**）．

表4-1　血管平滑筋のイオンチャネル

	チャネル種	特性	機能
K⁺チャネル	内向き整流K⁺チャネル（Kir）	静止膜電位で開口 [K⁺]で開口確率が増加	細胞膜電位の形成に関与
	ATP依存性K⁺チャネル（K_ATP）	[ATP]ᵢの減少で開口	低酸素による代謝状態に基づいて血管トーヌスを調節
	電位依存性K⁺チャネル（Kv）	脱分極で開口	活動電位の再分極相に関与
	Ca²⁺依存性K⁺チャネル（K_(Ca)）	[Ca²⁺]ᵢの増加で開口	膜電位の維持に関与 β刺激によるAキナーゼ依存性にリン酸化を受け血管拡張に関与
Ca²⁺チャネル	電位依存性L型Ca²⁺チャネル	カルシウム拮抗薬で遮断される	活動電位の棘波を形成
非選択的陽イオンチャネル	受容体作動性チャネル（ROC）（TRPC3, TRPC6が主体）	Gq蛋白共役型受容体刺激でDGにより活性化される	NAやヒスタミン AngⅡなどの収縮機序に関与
	ストア作動性チャネル（SOC）（TRPC1が主体）	IP₃刺激で小胞体内部のCa²⁺が減少する時に活性化される	STIM1が小胞体内の情報をチャネルに伝達して開口
	伸展活性化陽イオンチャネル（SAC）	細胞膜の伸展で開口	平滑筋の収縮反応
Cl⁻チャネル	Ca²⁺活性化Cl⁻チャネル（Cl_(Ca)）	[Ca²⁺]ᵢ＞200μMで開口	膜電位の調節と活動電位の維持

simple point　ROCとは

- 受容体作動性チャネル
- TRPC3, TRPC6が主体
- Gq共役型受容体で活性化
- 膜電位依存性収縮と膜電位非依存性収縮の両方に関与

simple point　SOCとは

- ストア作動性チャネル
- TRPC1が主体
- IP₃がトリガーとなる
- STIM1が介在する
- 膜電位依存性収縮と膜電位非依存性収縮の両方に関与

3　脱分極非依存性収縮を示す血管

　電位依存性K⁺チャネルや電位依存性Ca²⁺チャネルの乏しい血管ではNAやAngⅡ，ACHなどの存在によって血管平滑筋細胞は膜電位の変化をともなわずに収縮を示す．この収縮機構にはRhoキナーゼを介したミ

オシン軽鎖ホスファターゼ(**MLCP**)のリン酸化が主要な役割を果たす(**図4-2c**).

C 血管の収縮と弛緩

　血管平滑筋の収縮は一般に細胞内Ca^{2+}と**カルモジュリン**(**CaM**)によって介在され,最終的にはミオシン軽鎖のリン酸化によってアクチンとクロスブリッジを形成して収縮が開始される.平滑筋のミオシンは心筋のミオシンと異なり軽鎖がリン酸化しているときだけにアクチンと結合する.

　ミオシン軽鎖キナーゼ(**MLCK**)はミオシン軽鎖をリン酸化する酵素であり,筋細胞内のCa^{2+}濃度の上昇とその後のCa^{2+}-CaM複合体の形成によって活性化される.よってMLCKの活性化には細胞内のCa^{2+}濃度の上昇が必須であり,膜電位の変化の有無にかかわらず,平滑筋細胞内のCa^{2+}濃度の上昇をきたすシグナルが収縮シグナルとなる.脱分極依存性収縮機構における細胞内Ca^{2+}濃度の上昇の機序は前述のとおり,電位依存性L型Ca^{2+}チャネルの活性化によるCa^{2+}の流入に依存するが(**図4-2b**),脱分極非依存性収縮機構におけるMLCKの活性化にはL型Ca^{2+}チャネルは関与しない.

　NAやAng IIなどのリガンドは受容体に結合後,Gq蛋白の活性化を経てDGとIP_3を産生する.DGによって活性化されるROCやIP_3の作用によってSR内のCa^{2+}含量が減少するとSOCは活性化される.その結果,筋細胞内のCa^{2+}濃度は上昇するが大きな膜電位変化をきたすにはいたらない.その理由として,①ROCやSOCを通過する陽イオン量は少ない,②細胞内Ca^{2+}の増加によって$Cl^-_{(Ca)}$チャネルと$K^+_{(Ca)}$チャネルが活性化するため膜電位変化が相殺される,などによる(**図4-3**).

　このようにIP_3などを介して平滑筋細胞内のCa^{2+}濃度を上昇させる**血管収縮物質**としてNA,Ang II,ET,TXA_2,ACh,セロトニン,バゾプレシンなどがある.

　ミオシン軽鎖ホスファターゼ(**MLCP**)はリン酸化を受けたミオシン軽鎖を脱リン酸化させる酵素であり,この働きによって平滑筋は弛緩する.MLCPは脱リン酸化状態で活性が高く**Rhoキナーゼ**でリン酸化を受けると酵素活性が低下し,リン酸化ミオシン軽鎖を脱リン酸化できず平滑筋収縮は持続する.Rhoキナーゼ活性はGTP-Rho複合体によって活性化され,GDP-Rho複合体はRhoキナーゼを活性化しない.よって,NAやAng IIなどのリガンドは**GDP/GTP交換因子活性**を介してGTP-Rhoに依存してRhoキナーゼの活性を高めMLCPをリン酸化することでMLCPの酵素活性を弱めミオシンを持続リン酸化状態にして平滑筋を弛緩させない.

　一方,MLCPは**Gキナーゼ**によってもリン酸化を受ける.MLCPのGキナーゼによるリン酸化部位はRhoキナーゼによるリン酸化部位ときわ

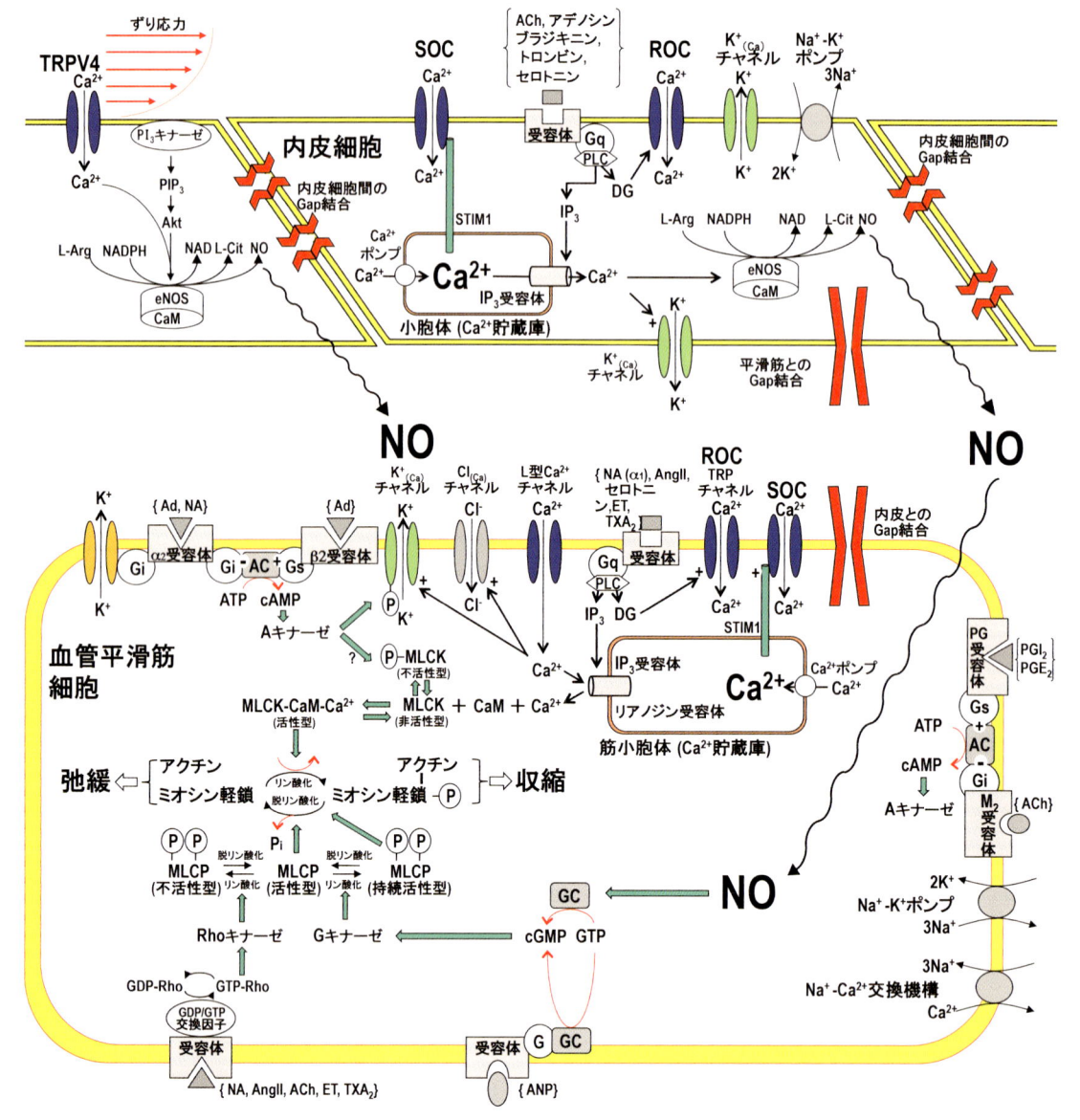

図4-3　血管平滑筋の収縮・弛緩機構

血管平滑筋収縮と弛緩は平滑筋細胞固有の機能と内皮機能によって制御される機能の2つのメカニズムによって調節を受ける．血管平滑筋特有の機能は，脱分極による電位依存性Ca^{2+}チャネルの活性化に起因する細胞内カルシウム（Ca^{2+}）濃度の上昇がカルモジュリン（CaM）の活性化とミオシン軽鎖キナーゼ（MLCK）の作用によってミオシン軽鎖をリン酸化する機序と，ノルアドレナリン（NA）などのリガンドによって，①イノシトール三リン酸（IP_3）を介した筋小胞体からのCa^{2+}放出機序によるもの，および②Rhoキナーゼの活性化からミオシン軽鎖ホスファターゼ（MLCP）の不活性化によって収縮を持続させる，平滑筋細胞を脱分極させずに収縮させる2つの機序に大別される．

一方，血管内皮はアセチルコリン（ACh）などのリガンドによって内皮細胞内のCa^{2+}濃度が増加する．このメカニズムには，①Gq蛋白がホスホリパーゼC（PLC）を刺激しジアシルグリセロール（DG）の産生を介し受容体作動性チャネル（ROC）を活性化させて細胞内Ca^{2+}を増加させる機序と，②Gq蛋白がIP_3の産生によって筋小胞体からのCa^{2+}動員を刺激し，その結果，筋小胞体内部のCa^{2+}の減少を感知したSTIM1蛋白の活性化によって開口するストア作動性チャネル（SOC）から流入するCa^{2+}による機序の2つによる．Ca^{2+}は内皮細胞内でCaMの活性化を介してNO産生酵素（eNOS）を刺激し，L-アルギニン（L-Arg）とNADPHの作用を介してL-シトルリン（L-Cit）とNOを産生する．NOは速やかに細胞膜を通過して平滑筋細胞内に至り，Gキナーゼを活性化して平滑筋細胞を弛緩させる．

めて近接しているため，Gキナーゼによってリン酸化を受けたMLCPはRhoキナーゼの影響を受けない．その結果，MLCPは活性が持続して速やかにミオシン軽鎖を脱リン酸化して平滑筋を弛緩させる．内皮由来の**一酸化窒素（NO）**は細胞質内の**グアニル酸シクラーゼ（GC）**の刺激によってcGMP-Gキナーゼシグナルを活性化しMLCP機能を介して平滑筋を弛緩

させる（図4-3）．β受容体刺激はAキナーゼを介したK$^+_{(Ca)}$チャネルのリン酸化を促進し，平滑筋細胞が過分極するため，電位依存性L型Ca^{2+}チャネルの作用が抑制されて平滑筋は弛緩する（図4-3）．

D 血管内皮機能

　血管内皮は0.2〜0.3μmの厚さのきわめて薄く平坦な単層の細胞であり血管の内張りとして働くほか，毛細血管では単独に管腔を構成する．細胞内にはCa^{2+}貯蔵庫としての小胞体（ER）をもつ．隣接する内皮細胞間は粗な空間であり，水，電解質，ブドウ糖などの栄養素を血液−組織間で交換する．

　内皮細胞膜にはさまざまなイオンチャネルが発現しており，その多くは細胞内Ca^{2+}の調節に関与する．しかし，内皮には電位依存性Na$^+$チャネルや電位依存性Ca^{2+}チャネルが発現しておらず，**非興奮性細胞**であり活動電位を発生しない．内皮細胞内は約−30mVから−70mVに保たれているが，その維持は主にKirチャネルと**Ca^{2+}依存性K$^+$チャネル（K$_{(Ca)}$チャネル）**の透過性に依存する．細胞内を負電位に保つことはROCやSOCを介して細胞外からCa^{2+}を流入させるための電気化学的駆動力の維持機構として重要な意味をなす．アセチルコリン（ACh）やブラジキニン（BK）が内皮の受容体に結合するとGq蛋白を介してDGとIP$_3$のシグナルが活性化され，それぞれがROCとSOCの開口を促進させることで内皮細胞内のCa^{2+}濃度が増加し，Ca^{2+}−CaM複合体が形成される．内皮細胞内の**NO合成酵素（eNOS）**はCa^{2+}によって活性化されたCaMの作用によって刺激を受けL−アルギニン（L−Arg）からNOを産生する．このような作用を示すアゴニストとして，アセチルコリン（ACh），ブラジキニン，トロンビン，セロトニン，ヒスタミン，サブスタンスP，ATP，ADP，VIPなどがある．NOは細胞膜を自由に通り抜けるため平滑筋細胞内のGキナーゼ活性の亢進を介して血管の弛緩をもたらす．一方，内皮細胞内では血流によって生じる「**ずり応力（壁応力）**」(shear stress)によって①PI$_3$キナーゼ（Bキナーゼ）の活性を介したeNOSの刺激によるNOの産生経路，②TRPV4チャネルの活性化によるCa^{2+}の流入がeNOSを刺激してNOを産生する経路も存在する．

> **NO合成酵素（NOS）**
> NOSには，内皮型NO合成酵素（eNOS），神経型NO合成酵素（nNOS），誘導型NO合成酵素（iNOS）の3種が存在する．eNOSのNO産生の主刺激はずり応力であり持続的なNO産生の約70％を占める．炎症組織ではブラジキニンやトロンビンなどがeNOSを活性化して血管拡張が生じる．nNOSは勃起神経（NO作動性副交感神経線維）軸索に存在しており，陰茎海綿体の平滑筋の拡張に関わる．iNOSは血管平滑筋，マクロファージ，内皮細胞などでエンドトキシンショックの病態にかかわる．

---

simple point　内皮と平滑筋のCa^{2+}の果たす役割

- 内皮細胞内ではNOを産生して血管を弛緩させる
- 平滑筋細胞内ではMLCKを活性化して血管を収縮させる

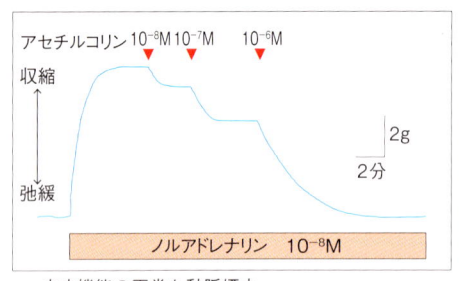

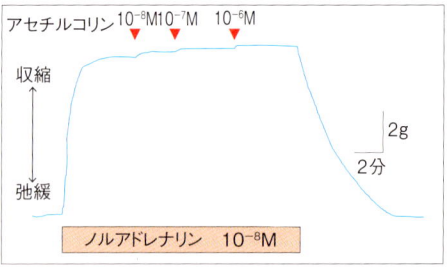

a. 内皮機能の正常な動脈標本　　　　　　　　　　b. 内皮を除去した動脈標本

図4-4　内皮機能に依存する血管平滑筋の収縮と弛緩

アセチルコリンに対する血管平滑筋の作用波は内皮の有無によって異なり，正常内皮を有する血管（a）は弛緩するが，内皮機能を失っている血管（b）は弛緩反応を示さず，血管は収縮する．
a. 内皮機能が保たれている血管ではノルアドレナリン（NA）によって収縮した動脈はアセチルコリンによって濃度依存性の弛緩反応を示す．b. 内皮を除去した血管ではアセチルコリンによる弛緩反応が失われており，血管は収縮する．

内皮は**傍分泌機序 paracrine**によって様々な血管作動物質を分泌し血管の緊張を調節する．

①**一酸化窒素（NO）**：従来はendothelium-derived relaxing factor（**EDRF**）と呼ばれていたが，現在ではその本体がNOであることが明らかにされている．

②**プロスタサイクリン（PGI₂）**：PGI₂はNOと同様に血管拡張を引き起こす．内皮は特別な刺激を必要とせず持続的にプロスタサイクリンを産生する．

③**エンドセリン（ET）**：ETは血管内皮細胞で産生され，平滑筋細胞のET_A受容体を介して平滑筋を持続的に収縮させる．この収縮はNAに依存する収縮，すなわちGq-PLC-(IP₃, DG)-(ROC, SOC)経路を介するものと同一である．ETは長期的には血管平滑筋細胞の増殖や心筋肥大作用を示す．血管内皮でのETの産生はAngⅡ，トロンビン，バゾプレシンによって増加する．

④**内皮由来過分極因子（EDHF）**：endothelium-derived hyperpolarization factor（EDHF）とは血管平滑筋の膜電位を過分極させて拡張させる働きをもつものが想定されているが，それが化学的因子なのかあるいは内皮と平滑筋を結ぶギャップ結合を介した電位変化に起因するものであるのか現時点では明らかではない．化学的因子としては，過酸化水素，CNP，エポキシエイコサトリエン酸などが候補にあげられている．

内皮機能が正常に働く場合と機能が低下した場合ではリガンドに対する効果が大きく異なる．内皮はAChなどに反応して細胞内Ca²⁺を増加させeNOSの活性を高めてNOを産生し，血管を弛緩させる（**図4-4a**）．しかし，内皮機能が十分でない場合はNOの産生が見込まれず，むしろAChが血管平滑筋に直接作用することで血管の収縮が惹起される（**図4-4b**）．高血圧や糖尿病などの疾患，さらにアテローム性病変を示す動脈では内皮依存性血管拡張機能が低下しており冠状動脈の狭窄に起因する虚血性心疾患の発症を増加させる．

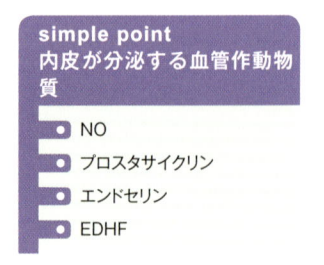

simple point
内皮が分泌する血管作動物質
- NO
- プロスタサイクリン
- エンドセリン
- EDHF

E 循環調節オータコイドと循環調節ホルモン

　血管平滑筋の張力は血管トーヌスと呼ばれる．血管トーヌスはさまざまな因子によって調節を受けるが，①血管平滑筋の圧反射，温度変化，オータコイド，内皮から分泌されるNOやプロスタサイクリン（PGI₂）などによる内因性調節因子と，②交感神経性血管収縮，血管拡張神経，内分泌因子（アドレナリン，アンジオテンシン，バゾプレシンなど）などの外因性調節因子の2つに大別される．

1 循環調節オータコイド

　オータコイドとは傍分泌血管作動化学物質，すなわち局所で産生分泌され周囲の血管平滑筋に局所的に作用する物質を指す．

a ヒスタミン

　毛細血管～細静脈の**ヒスタミンH₁受容体**Gq-PLC経路を介して静脈の透過性の亢進にかかわり，動脈平滑筋のヒスタミンH₂受容体はGs-アデニル酸シクラーゼ経路を介して血管の拡張反応にかかわる．

b ブラジキニン

　内皮はブラジキニンB₂受容体を発現しており，Gq-PLC-IP₃経路を介してNOの産生にかかわる（図4-3）．ブラジキニン代謝酵素キニナーゼIIはアンジオテンシン変換酵素と同一であるため降圧薬ACE阻害薬はブラジキニンの代謝も阻害する．その結果，ACE阻害薬は内皮におけるブラジキニンの作用を増大させてNOの産生を増加させる作用も示す（図21-10）．

c セロトニン（5-HT）

　セロトニンは血小板内に高濃度に蓄積されている（図21-26）．血管壁が傷害を受けると血小板は血管のコラーゲンと接触しセロトニンが血清中に放出される．セロトニンは平滑筋細胞膜の5HT₂ₐ受容体と結合するとGq-PLC-IP₃経路を介して強い血管収縮が生じる．心臓カテーテル検査などで用いられるエルゴノビンはセロトニン受容体アゴニストとして働く（図4-3）．

d プロスタグランジン（PG）

　PGは主にマクロファージ，白血球，血管内皮細胞で産生される．PGFは血管収縮作用を示し，PGE₂とプロスタサイクリン（PGI₂）は血管拡張作用を持つ（図4-3）．

e　トロンボキサン A₂（TXA₂）

　TXA₂は血小板内で**シクロオキシゲナーゼ1（COX1）**の作用によって合成され，血栓形成作用と血管収縮作用ともつ（図21-26）．アテローム性変化を有する血管では傷害血管壁によって血小板が活性化されセロトニンとともに放出されたTXA₂はGq-PLC-IP₃経路を介して冠状動脈の攣縮を引き起こす．

f　血小板活性化因子（PAF）

　platelet activating factor（PAF）は活性化されたマクロファージや白血球で産生される血管作動性脂質である．PAFは血小板に対する作用よりも平滑筋収縮作用のほうが強く，喘息時の気管支収縮や冠攣縮性狭心症の発症にかかわる．

> **simple point**
> 血管トーヌスを調節するオータコイド
> - ヒスタミン
> - ブラジキニン
> - セロトニン
> - プロスタグランジン（PGF, PGE₂）
> - トロンボキサンA₂
> - 血小板活性化因子

2　循環調節ホルモン

　循環調節の外因性制御には神経機能とホルモンによる調節に大別される．交感神経性血管収縮神経の作用は神経終末膨大部からのノルアドレナリン（NA）の放出によって主に$α_1$受容体を介した作用で説明される．副交感神経性血管拡張神経の作用はAChと非アドレナリン性・非コリン性（NANC）伝達物質であるVIP，サブスタンスP，NOの作用による．交感神経性血管拡張神経はヒト汗腺に認められる交感神経コリン作動性神経を指す．AChの血管内皮作用により手掌皮膚血管の拡張と発汗が生じる．

　ホルモンによる血管トーヌスの調節は臓器と血管の種類によって異なることが多い．ホルモンによる循環調節は自律神経ほど急速な対応を示さないが病的状況では主要な役割を果たす（図21-5）．

a　アドレナリンとノルアドレナリン

　両者は副腎髄質で産生されるが，ともに交感神経の作動物質であるため，自律神経の調節系と作用機序が大部分重複する．両者は血管平滑筋$α_1$受容体に結合してG_q-PLC-IP₃（DG）シグナルを経て血管収縮に作用し，$α_2$受容体に結合してG_i-I_Kirシグナル，およびG_i-アデニル酸シクラーゼ抑制を経て血管収縮に作用する．一方，Adは$β_2$受容体を経てアデニル酸シクラーゼの活性化-Aキナーゼ活性化を経て最終的には$K^+_{(Ca)}$チャネルのリン酸化による細胞の過分極による血管弛緩作用を示す（図4-3）．

b　バゾプレシン

　バゾプレシンは腎集合管のV₂受容体と血管平滑筋V₁受容体に作用する．**V₁受容体はV₂受容体**よりバゾプレシンに対する親和性が低いため，血管作用が現れるためには高濃度のバゾプレシンが必要である．V₁受容体刺激はGq-PLC経路を介して血管収縮に働く．

c アンジオテンシン（第8章 第三部参照）

アンジオテンシンⅡ（AngⅡ）は副腎皮質球状層でアルドステロンの分泌を促進して血圧の制御にかかわるほか，直接に血管平滑筋に作用してこれを収縮させる．AngⅡはAT₁受容体に結合し，Gq-PLC経路の活性化，さらに受容体結合後に**GDP/GTP交換因子**の作用を経てRhoキナーゼ活性による作用で脱分極依存性収縮と脱分極非依存性収縮の両機序で血管トーヌスを上昇させる（**図4-3**）．

d ナトリウム利尿ペプチド（第8章 第三部参照）

ナトリウム利尿ペプチドは心房性ナトリウムペプチド（**ANP**）と脳性ナトリウムペプチド（**BNP**），および内皮型ナトリウムペプチド（**CNP**）の3つの種類がある．ANPは正常の循環血中にも見い出せる．BNPは歴史的には脳での分泌が先に発見されたが，脳より心房や心室での産生のほうが多い．ANPやBNPは血管平滑筋の受容体に結合後はグアニレートシクラーゼを介してGキナーゼ活性が高まる（**図4-3**）．その結果，血管は弛緩反応を示す．一方，BNPや**NT-proBNP**は不全心の心筋ストレスマーカーとして価値が高い．現時点ではBNPとNT-proBNPの心不全評価における有用性は同等であると考えられている．心筋細胞では壁応力の増加によってpre-proBNPが産生され，切断されてproBNPに変化した後は離断されてNT-proBNPとBNPが1：1のモル比で産生される．NT-proBNPは血中で安定性が高く血清での測定が可能であるが，腎機能の低下によって排泄が遅延し血中濃度が上昇するという側面も有する．CNPは血管内皮で産生され血管平滑筋に作用してその膜電位を過分極させるEDHFの働きをもつ．

ANP：atrial natriuretic peptide
BNP：brain natriuretic peptide
CNP：C-type natriuretic peptide

---

simple point
血管トーヌスを調節するホルモン

- アドレナリン，ノルアドレナリン
- バゾプレシン
- AngⅡ
- ANP，BNP，CNP

E　循環調節オータコイドと循環調節ホルモン

5章 循環器診療の基本

A 診察の基本

　診療の基本は患者をよくみること（観察すること）から始まる．これは基本的には外来でも入院でも同様である．患者の話をよく聞いて，鑑別診断を考えながら，頭から足先まで全身を診察していくことに尽きる．問診は鑑別診断上必要な陽性所見，陰性所見の有無を確認しながら，必要に応じて聞き直す．

　外来診察の場合は患者を診察室に呼び込む前に，情報がある場合は年齢，性別，住所，あるいは職業を確認する．診察は患者の入室時から始まる．診察室内に入ってくるときの歩き方，身振り，そぶり，手振り，話し方，あるいは付き添う人の様子など，そして席に着くまでのすべてが診察対象となる．入室時には，身長，体重などのおおまかな体格，容貌，あるいは風貌そして栄養状況なども評価する．このときに迅速な対応を必要とするか，時間をかけてみてよいのかも判断する．

　はじめに自己紹介をした後，受診した理由（主訴）をまず聞いて，以後の問診を始める．これは入院患者の場合も同様である．ただし，入院患者の場合は対面したら，まず自己紹介をしてから始める．その後**氏名**，**性別**，**年齢**などを確認して，**主訴**，そして**現病歴**，**既往歴**，**家族歴**，**生活歴**の順に以下のように進める．

　図5-1に診察から診断までの流れをフローチャートで示した．

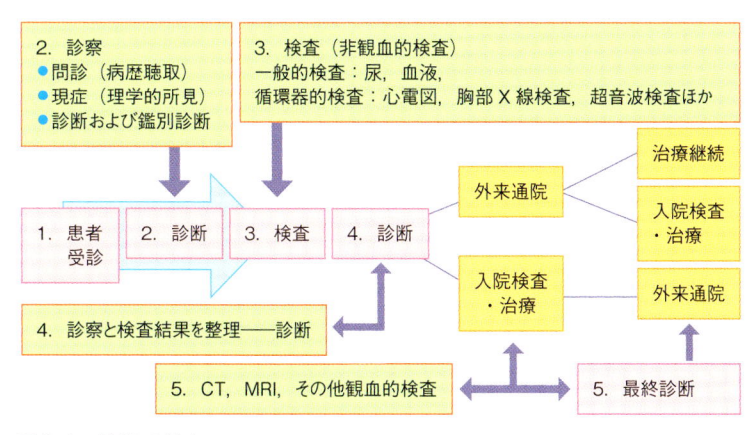

図5-1　診察の流れ

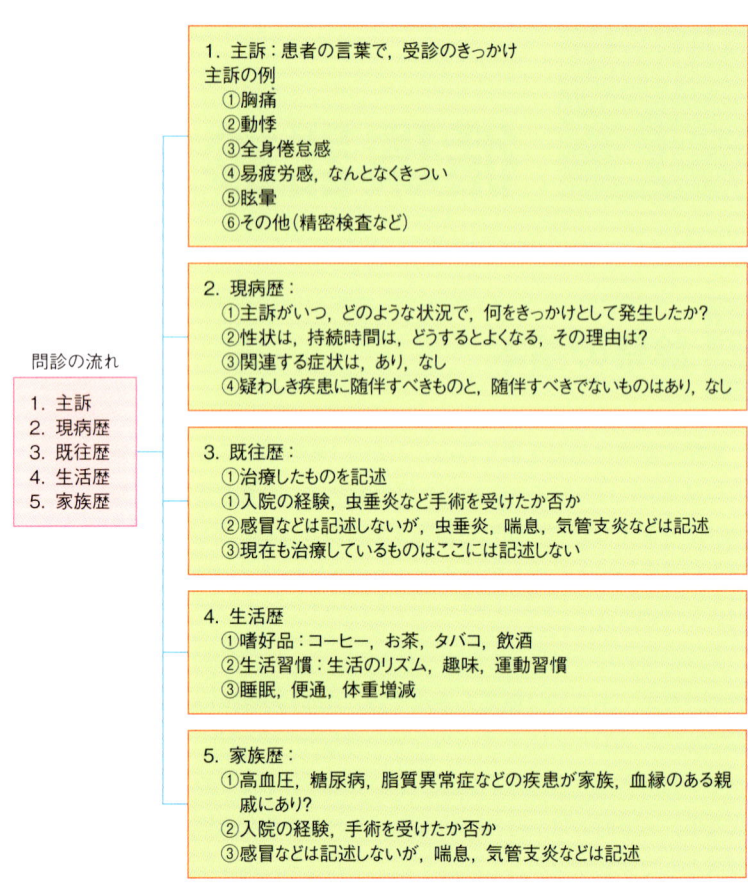

問診の流れ
1. 主訴
2. 現病歴
3. 既往歴
4. 生活歴
5. 家族歴

1. 主訴：患者の言葉で，受診のきっかけ
主訴の例
　①胸痛
　②動悸
　③全身倦怠感
　④易疲労感，なんとなくきつい
　⑤眩暈
　⑥その他（精密検査など）

2. 現病歴：
　①主訴がいつ，どのような状況で，何をきっかけとして発生したか？
　②性状は，持続時間は，どうするとよくなる，その理由は？
　③関連する症状は，あり，なし
　④疑わしき疾患に随伴すべきものと，随伴すべきでないものはあり，なし

3. 既往歴：
　①治療したものを記述
　①入院の経験，虫垂炎など手術を受けたか否か
　②感冒などは記述しないが，虫垂炎，喘息，気管支炎などは記述
　③現在も治療しているものはここには記述しない

4. 生活歴
　①嗜好品：コーヒー，お茶，タバコ，飲酒
　②生活習慣：生活のリズム，趣味，運動習慣
　③睡眠，便通，体重増減

5. 家族歴：
　①高血圧，糖尿病，脂質異常症などの疾患が家族，血縁のある親戚にあり？
　②入院の経験，手術を受けたか否か
　③感冒などは記述しないが，喘息，気管支炎などは記述

図 5-2　問診のコツ

病歴を聞き終わったときには，以下のように整理されていることが望ましい．

1 症　例

氏名：○○○○，年齢：○○歳，男性，（職業）

2 主　訴

受診にいたった動機，症状を記述する．できるだけ患者の言葉で表現することが望ましい．近年はPCI（percutaneous coronary intervention）後の再評価，あるいは確認造影の場合もあるが，そのときは初診時の主訴を括弧（　）に入れて記述する．

健診で精査を勧められて受診というパターンも多い．その場合は「○○の精査」として，現病歴に「○○の精査のため受診」といれる．具体的に主訴の例を図に示した（**図5-2**）．現病歴ではこの主訴に関する症状の経過を時系列に従って，問診して記述する．

3 現病歴

主訴の経過である．簡潔に，かつ記述形式で述べる．箇条書きにはしな

い．このとき，症状はあるか，ないか，あるいは不快に感じていることがないかをよく聞く．患者によっては聞かれないと答えない場合もある．胸痛は，程度は，放散は，持続時間などできるだけ詳細な問診をしてまとめる．

陽性の所見と陰性の所見をよく聞いて整理することも必要である．**最近，高血圧症，糖尿病，脂質異常症を既往歴に記入しているものがあるが，それは間違いである**．基本的にこれらは治癒するものではなく，コントロールしていくものである．これら，**現在治療中の疾患は既往歴に入れてはいけない**．そのような場合は現病歴の最後の行に，現在糖尿病治療中であるとか，高血圧症の治療中であると記述する．その際は，疾患のコントロールの状況や，治療薬に関することも確認しておくことが必要である．

確認造影ならば，初診時の主訴からの経過を簡潔に書いてよい．そして現在までの経過である．

4 既往歴

既往歴とはすでに済んでいるものであり，現在も持続しているものには用いない．主訴と関連したものを中心に述べていく．感冒などのようなものは，ここでは不要である．疾患名，症状，重症度，治療状況もできる限り確認する．

5 家族歴

近年遺伝性疾患が次々に発見され，かつ遺伝子異常のチェックもかなりのものができるようになり，家族歴は重要である．心臓突然死，あるいはペースメーカ pacemaker（PM）植込みをしている親戚など，関連する病態についてよく聞く．糖尿病，高血圧症（脂質異常症）も大切．

6 生活歴

患者の生活習慣を適切に把握しておく．また最近の国内外への出張・旅行なども重要な情報になる．睡眠，食欲，便通の状況は必ず確認する．とくに嗜好品として，コーヒー，喫煙，飲酒などの情報は必要である．

7 まとめ

上記の情報は究極の個人情報である．それを患者に述べてもらうには，**適切な環境・場所も大変重要である**．情報を提供しやすい環境整備は不可欠である．複数の患者がいる大きな部屋で，周りにもよく聞こえるような場所，外来で十分な環境整備もないところで，患者に対して問診をすることは避けるべきである．個人情報を取り扱うには，それなりに相手の立場への配慮を忘れてはならない．

得られた情報は，適切に整理して遅滞なくカルテに記述するべきである．これらの詳細な情報は，1回だけでは，全体を収集・把握できないこともある．患者と繰り返し，話をすることにより，得られるべきものであることを肝に銘じる必要がある．こうして患者と担当医との間にコミュニケー

診察の順番，チェック事項など
1. 頭頸部
    眼球結膜：黄疸の有無（肝疾患）
    眼瞼結膜：貧血の有無（血液・腫瘍など）
    黄色腫
    頰部：毛細管拡張，発疹・紅斑，
    口腔内：口臭（肝疾患），齲歯の有無，舌苔，アフタ，口内炎
    頸部：静脈怒張，血管雑音（動脈硬化性疾患）
    甲状腺の腫脹
2. 胸部
    微細血管怒張・膨隆の有無，ひっかき傷など
    呼吸音，心音，心尖拍動
3. 腹部
    膨満，膨隆，血管怒張（波動チェック）
    腸音，体位による変化チェック（腹水貯留）
    血管雑音
4. 四肢
    四肢の色調，爪，出血斑，浮腫（pitting）
    四肢の血管触知（動脈硬化性疾患），静脈瘤
    潰瘍，外傷（糖尿病他）
    アキレス腱肥厚の有無

ションがとれていく．

図5-2に問診で注意すべき点を整理した．現症の取り方（全身の診察）については診察の項を参照．

B 診察（現症）

　内科においては，全身の診察は必要不可欠であり，系統的に上から下へ，順々に診察を進めることが見落としを避けることになる．**患者の体を頭頸部に始まり，足の先まで自分の"五感"を総動員して，患者の病態を的確に把握する．**

　一般に全身を診察していく場合は，上から下へ①頭頸部，②胸部，③腹部，④四肢（上下肢の順に，それぞれの部位で），①視診，②触診，③打診，④聴診，⑤嗅診と診察していく．

　診察は，内科学全般あるいは臨床医学全般に共通する．必ず前面と背部の両面を診察することを忘れてはならない．

1 視　診

1）頭頸部
　患者の顔貌，あるいは湿疹，傷跡，引っ掻いた痕などあるいは出血の後，あるいは虫刺されなどさまざまな所見をみつける．頭部の外傷にも注意．眼瞼，浮腫，強膜の黄疸，貧血，出血などの所見，あるいは黄色腫の有無などに注目する．蝶形紅斑など疾患特異的な表現型を見逃してはならない．

2）頸　部
　頸部では動脈の拍動，静脈系の怒張の有無など．頸部の動静脈の拍動，怒張，また首飾りのような湿疹などを見逃すことのないように丁寧にみていく．加えて甲状腺などの腫大の有無もチェックする．

3）胸　部
　図5-3に頸静脈の怒張を示す．
　胸部では，左右の胸壁の対称性，膨隆，手術痕跡のほか，微小血管の拡大の有無，心尖拍動などを確認する．また必ず背部の診察も行う．先天性心臓病では，胸壁の一部の膨隆がみられたり，拍動がみられたりする．

4）腹　部
　腹部では，血管拡張，膨隆，拍動の有無，また皮膚線条などをみる．

5）四　肢
　四肢では，上下肢どちらも針刺しの後，湿疹，外傷，虫刺されなど関連のある所見を見逃してはならない．左右のサイズの差などにも注目する．手指の皮膚の様子，光沢，硬さなどあるいは潰瘍の有無など前面，背部をもれなく評価する．下肢足背のむくみを図5-4に示す．

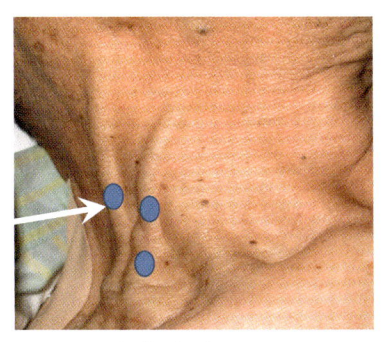

図 5-3　頸部静脈の怒張

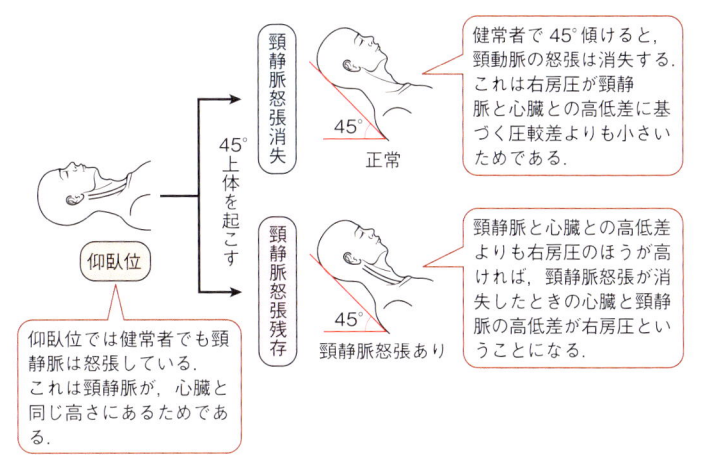

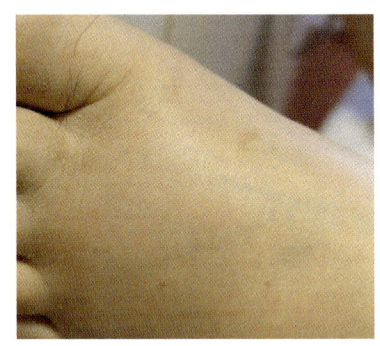

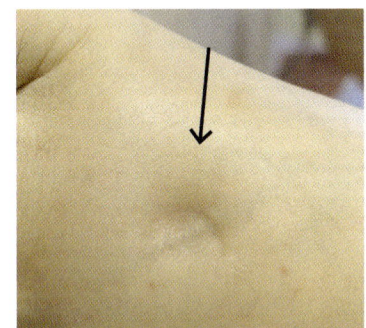

図 5-4　下肢のむくみ（足背部の指圧痕）

2　触　診

系統的に頭部より四肢へ観察する．

1）頭　部

外傷の有無，側頭部などに腫脹，圧痛などを確認する．転倒の有無，打撲などに注意する．

2）頸　部

頸動脈，リンパ節，頸動脈洞の触診，頸部の拍動性の腫瘤の触知など，さまざまに所見を見逃さないようにする．

3）胸　部

鎖骨上窩，腋窩のリンパ節のなどの触知，心尖拍動，心雑音が大きければ振戦の（thrill：心臓内の狭窄や短絡による振動を胸壁で触知）の触診．

4）腹　部

肝臓，腎臓，脾臓などの触知など試みる，あるいは腫瘤の有無など．

5）四　肢

脛骨前面に浮腫のチェック，大腿，膝窩，脛骨，足背，後脛骨動脈などの触知．外傷，潰瘍の有無，白癬の有無などもチェックをする．

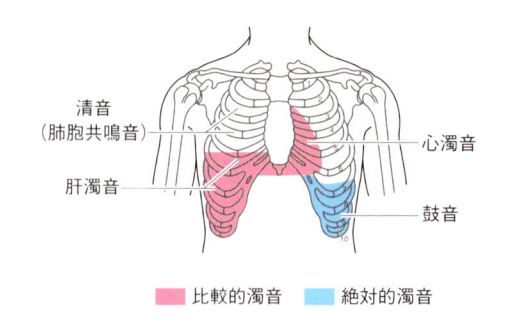

図5-5 正常胸郭の打診所見
(武内重五郎(著),谷口興一(改訂):内科診断学,改訂第17版,p182,南江堂,2011)

3 打　診

近年あまり打診をしなくなり胸部心濁音界などは死語になった．打診を行う際には胸部の肺-肝境界，そして呼吸による上下移動などを確認することが重要である．通常は左手中指の末節部の手掌面を患者体に密着させ，基部を右手中指の指頭で，スナップをきかせて軽く叩く．胸部では，清音（肺胞共鳴音），肝濁音界，心濁音界，鼓音が確認できる（図5-5）．

4 聴　診

聴診器は膜型とベル型がペアになったものと，膜型のみで胸壁に当てて，押さえる力の強弱で聞き分ける方式のものがある．通常ベル型と膜型を備えたものが多いが，膜型の圧迫の度合いで低調音用になったり（ランブルやⅢ音など），高調音（大動脈弁逆流症の逆流音など）用に使用するものも多い．腹部の腸音聴取，イレウス時の腸の動き，金属音などを聴取できればさらによい．血管性雑音も聞き逃さないようにしたい．音の信号を電気的に増幅できる電子聴診器もある．聴診器の種類や価格は心臓用あるいは循環器専門医仕様，そうでないものなどいろいろある．聴診に習熟するには，正常音も十分聞いて慣れておくことも必要である．

1）頭頸部
頸部の血管雑音を聞く．大動脈弁狭窄症の頸部への放散を聞く．

2）胸　部
呼吸音と心音，血管雑音を聴取する．心音は別の項で詳述するので，ここではⅠ音，Ⅱ音，Ⅲ音，Ⅳ音，駆出音，クリックなどがあることのみ指摘する．そのあとで心雑音を収縮期と拡張期に分けて，レイバンLevine分類に準じて記述する．血管性雑音および連続性の雑音にも注意する．

3）腹　部
腸音，血管雑音などの聴取を行う．循環器疾患患者でもときに腸閉塞をきたすこともある．先入観を捨てて，聴診を心がける．聞くべき音を予想して聞くことも必要である．

	視　診	触　診	打　診	聴　診
頭頸部	●黄疸 ●貧血 ●紅斑 ●チアノーゼ ●発疹 ●微小血管の拡大 ●甲状腺 ●頸部の動静脈拍動・拡大	●頸部，顎下リンパ節腫大 ●腫瘍，甲状腺 触診の原則： ●頭頸部と胸部は座位で ●腹部・四肢は仰臥位で ●仰臥位の診察の場合は右利きなら患者の右側に立って，診察	とくになし	●頸部血管雑音 ●甲状腺血管雑音 ●その他血管雑音 聴診器： ●角度を調整した耳管 患者面： ●膜面，ベル面 ●高調な音は膜型 ●低調な音はベル型
胸部	●胸郭形態，変形ほか ●微少血管拡張 ●心尖拍動 ●咬傷，外傷ほか	●腋窩リンパ節腫大 ●心尖拍動 ●心雑音スリル	●心濁音界 ●肺・肝境界の移動性 ●胸水のチェック	●心音 ●呼吸音 ●血管雑音
腹部	●腹部形態 ●微少血管拡張 ●心尖拍動 ●凹凸 ●微小血管状況 ●皮膚線条	●肝・脾・腎の触知 ●腹部動脈 ●腹水 ●鼠径部リンパ節 ●鼠径部血管	●ガスの貯留状態 ●腹水の有無	●腸音 ●血管雑音 ●鼠径部血管雑音 ●鼠径部血管
四肢	●四肢形態 ●チアノーゼ ●血管形状 ●咬傷，外傷	●動脈の触知 ●浮腫 ●四肢の大きさ，左右差	とくになし 一般に左手中指末節基部を右手中指指頭でスナップをきかせて打つ	●動脈の触知 ●浮腫 ●四肢の大きさ，左右差

図5-6　診察の流れとチェック項目

4）四 肢

血圧を測定するときなど，聴診器を上肢や下肢の動脈に当てることがある．人工透析の患者では，下肢でしか血圧が測定できなくなっている患者もいる．人工透析，下肢の閉塞性動脈硬化症の患者では当てただけで血管雑音が聞こえることもある．腹部の腸音聴取，腸閉塞時の腸の動き，金属音などを聴取できればよい．また血管性雑音も聞き逃さないようにする．

5　嗅　診

最近は重要度が減少してきたが，やはり必要・大事である．ある種の肝症患者では，この嗅診により，迅速診断にいたる場合もある．口臭にはタバコによる口臭，口腔内ケアが不十分による口臭，歯肉炎などによるものがある．また"simple point　口臭"にあるような疾患によるものも知っておくとよい．全身的には創部の感染による異臭，衛生面の不徹底によるものなどがある．ただし，アルコール臭の場合は，思い込みを避けて，多疾患の可能性を考えることが重要である．

図5-6に視診，触診，打診，聴診の流れをまとめた．

simple point　口臭
- アルコール臭
- アンモニア臭
- アセトン臭
- 肝疾患臭

C 脈拍測定

脈拍測定は，患者の状況の把握にも有用である．通常は患者の右手を自分の左手で保持し患者の右の橈骨動脈を自分の右手の示指から環指の3本で圧迫して，血管の緊張度，硬化度，遅速度を評価しながら，脈の不整の有無も同時にみる．

一般に不整脈がなければ，10～20秒心拍を計測して，1分間に直すことがよく行われる．**しかし脈が不整であったり，心房細動などの際は1分間計測することが必要である**．脈拍をみることは，単に心拍数をみるだけではなく，さまざまな情報を同時に評価できる．橈骨動脈では，血管の硬さ，速脈か遅脈かを意識しながら心拍数を評価する．心音を聞きながら，同時に脈をみることにより，脈拍欠損 pulse deficit を評価できる．最近は自動血圧計で，血圧と同時に心拍数も表示される機器が多いが，そのような場合でも必ず一定時間は脈を自らみる．

このように理学的所見を順次とっていくことは，同時に患者の状況，態度，精神的状態など，さまざまな情報を収集することになる．あるいは考え方，反応態度など，性格などを把握するのにも有用である．患者のほうからも，自分をチェックしてもらっているという認識をもってもらえる．

初診時は，脈拍と血圧は左右を評価する．通常，人の動脈で触知できるのはいくつかあるが，左右の橈骨動脈で触知し，心拍数を計測するのが一般的である．他に触れる動脈としては，**頸動脈，腋窩動脈，肘動脈，尺骨動脈，大腿動脈，膝下動脈，後脛骨動脈，足背動脈**などがある．

脈拍の見方を**図5-7**に示す．

脈拍欠損
心拍数と脈拍数の差をいう．心房細動や心房期外収縮，心室性期外収縮で連結期が短いとよくみられる．

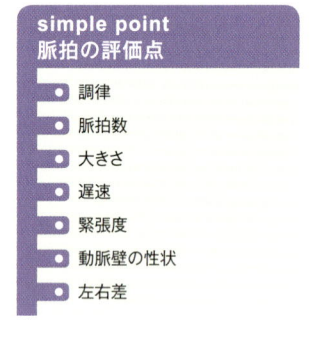

simple point
脈拍の評価点
- 調律
- 脈拍数
- 大きさ
- 遅速
- 緊張度
- 動脈壁の性状
- 左右差

D 血圧測定

昨今は病院のなか，あるいは診察室で自動血圧計を用いて計測することが多くなった．患者が自宅で血圧測定をして，病院に持参することも増えてきた．しかし病院で血圧を測定する意義が消失したわけではない．診察する医師が自分で血圧を測定すれば，そこでの血圧を知り，脈の不整の有無も明らかにでき，省略してはいけない．

血圧は座位で，数分間安静にしたうえで，測定する．とくに高齢者では，歩行自体の影響が座位になってもしばらく残り，座位での定常状態になるまでに，時間がかかることを理解しておくことが必要である．回数は1～2回で，3回を超えて計測する意義は少ない．

血圧の測定には，聴診法と触診法がある．聴診法による測定は，**図5-7**に示す．

脈拍のみかた

1. 脈拍は3本の指（示指，中指，環指）を患者の橈骨動脈に当てて15〜20秒数えて1分あたりの脈拍に変換する
2. 調律は規則正しいか，不規則か，不規則でも一定のリズムがある場合，例：3〜4拍に1回触れないことがある．（脈がとんで，次のを触れる）
   全く規則性がない場合は1分間の脈を数える
3. 脈拍欠損：脈を触れながら心音を聴くと，心音は聴取するのに，脈が触れないことがある
   例：心房細動で頻脈のときなど
4. 緊張：脈拍を触れながら，触れる力に強弱を加えて感知する
5. 左右差；左右の緊張度の差異の有無を確認
   必要に応じて上下肢の差を評価する

血圧の計測法

1. 椅子に座ってもらい，リラックスするよう声をかける
2. 血圧計を使用できる状態にセットする
3. マンシェットの大きさが適切であることを確認する（成人用では12cm幅）
4. 枕や支持台を利用して，上腕の位置が心臓の高さとなるように調節する（右房の中心の位置）
5. 上腕を露出する
6. 上腕動脈を触診して位置を同定する
7. マンシェットのゴム袋の中央が上腕動脈の真上にくるように巻く（ゴム管は上でも下でもよいが近位側になるようセットする）
8. マンシェットの下端と肘窩との間隔は約2cmあけて巻く
9. マンシェットを腕に巻き，指が1〜2本入ることを確認する
10. 橈骨動脈を3本の指（示指，中指，環指）の指尖をあてて触診で同定する
11. 水銀柱を70mmHgまで速やかに上昇させその後10mmHgずつ上げて橈骨動脈の脈が触れなくなる値を確認する
12. 聴診器をイヤーピースの方向に注意して耳にかける
13. 聴診器を肘窩の上腕動脈の上に置く（膜部，ベル部のどちらでもよいが，マンシェットのなかに押し込まない．通常は膜型を用いる）
14. 触診法で脈を触れなくなったところから20〜30mmHg上まで，内圧を速やかに上げる
15. 1秒間に2mmHgずつゆっくり内圧を下げる
16. コロトコフKorotkoff（Korotkov）音が聞こえ始めたら，2mmHg/1心拍程度のスピードで内圧を下げる（1秒ごとに2〜3mmHg低下させる）
17. コロトコフ音が聞こえなくなっても10mmHgはゆっくり内圧をさげ，再度聞こえることがないのを確認する（聴診間隙auscultatory gapの確認．スワンSwan第2点とスワン第3点の間に認められることがある）
18. それ以降は急速に内圧を下げる
19. スワン第1点とスワン第5点をそれぞれ収縮期血圧，拡張期血圧とし，000/000 mmHgとして記録する
20. 必要がある場合は左右上腕血圧の測定を行いその数値を比較する．下肢の血圧を測定する必要がある場合もある（幅広いマンシェット）
    （初診の場合は必ず左右上腕の血圧を測定する）

脈 拍

- 大きさの異常と正常の異常
- 大きさは無視
- 正常のみ

速脈：立ち上がりと立ち下がりが急峻

遅脈：立ち上がりと立ち下がりがゆっくり

身体各部の触知できる動脈の位置
- 頸動脈
- 上腕動脈
- 橈骨動脈
- 大腿動脈
- 膝窩動脈
- 後脛骨動脈
- 足背動脈

橈骨動脈の触知法
脈拍の触知は，示指，中指，環指を当てて行う．

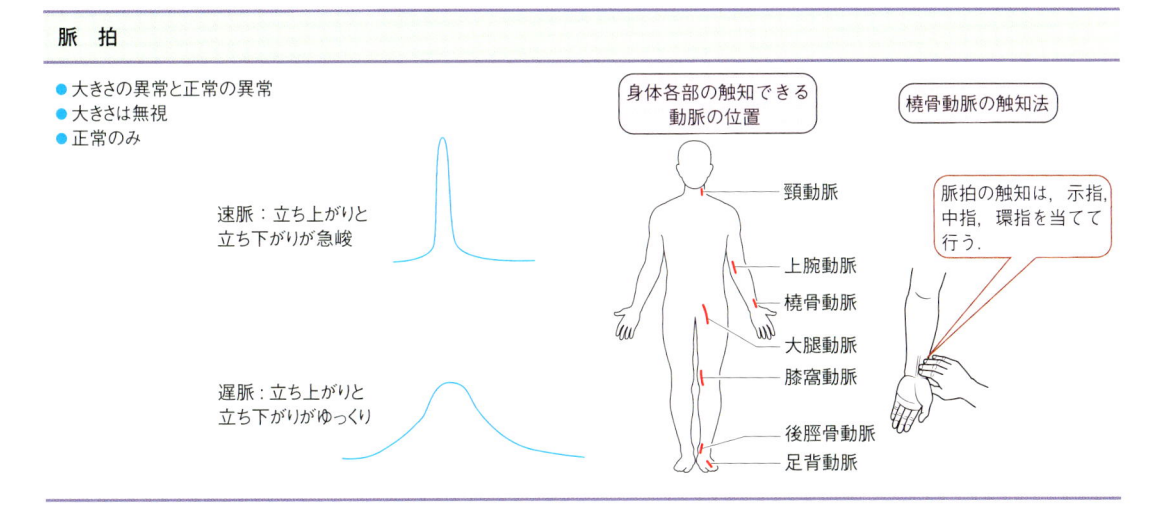

図5-7　脈拍・血圧測定法

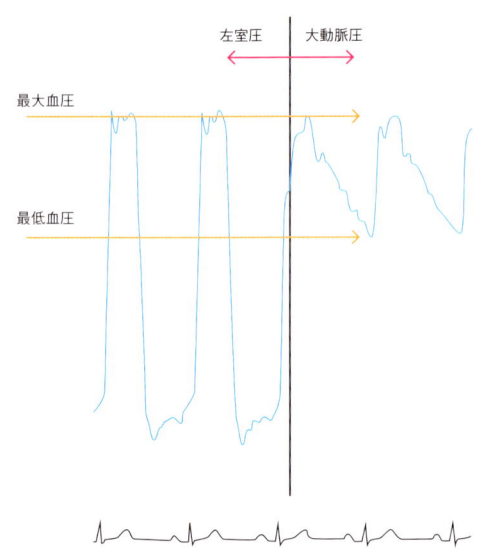

図5-8　左室圧と大動脈圧
スワン・ガンツカテーテルを用いて左室より大動脈へ引き抜き，圧を測定．機器の追従性と圧は水を用いての測定により，圧と心電図の曲線は時相が多少ずれているのに注意．

　血圧測定中の注意事項としては，測定中話しかけないで，会話を一時休むこと，他の労作を同時にしないこと，させないことが重要である．かつ初回は左右両側とも測定することが重要である．それにより疾患に気づくことがある．通常20mmHgを超える左右差は病的な意義がないか検索が必要である．まれに減圧の途中で一時的に音が聞こえなくなり，その後再び聞こえるようになることがある．これを聴診間隙という．

　なんらかの理由で，音が聞こえなかったり，聞けなかったりする際は脈の拍動を触知しながら，加圧し，減圧すると脈を触れ始める．触れ始めたその時点の血圧を最大血圧とする．これは触診法による血圧測定であるが，この場合最低血圧は測定できない．

　図5-7に血圧測定法（姿勢と血圧計），図5-8に左室から大動脈への圧曲線を示した．血圧は連続変数であり，最大と最低はその上下をみているに過ぎない．

---

simple point　脈拍調律，脈拍のリズムが不整の場合

- **正常**：脈拍リズムが規則正しく，大小も認めない．
- **絶対性不整脈**：脈拍リズムに規則性を見いだしえない．
- **交互脈**：脈拍が交互に大小を繰り返す．この大小差が大きくなると見かけ上小さい脈を認知しないと徐脈と間違えることがある．
- **期外収縮**：一定のリズムで脈拍を触れているとき，想定される脈拍が欠損あるいは小さくなり，その後一定のリズムを刻む場合．
- **頻脈**：規則正しいリズムでレートが速い場合（脈拍>100/分）とリズムが不整の場合と両方ある．
- **徐脈**：規則正しいリズムでレートが遅い場合（脈拍<50～60/分）とリズムが不整の場合と両方ある．

6章 循環器疾患の主要徴候

A 胸痛

　循環器の領域で，胸痛は最も重要な症候の1つであり，かつよく遭遇するものである．胸痛は急性冠症候群の主要な症候の1つでもある．**胸痛を呈する患者をみるときは，心臓起源と非心臓起源，鑑別疾患を考えながら患者の問診，診察をする．**

　通常狭心症や急性冠症候群は問診で半数以上が診断できる場合が多い．胸痛に関して，鑑別診断のために注意すべき問診のポイントを**表6-1**に，胸痛をきたす疾患を**表6-2**にあげた．

　狭心症や急性冠症候群に起因する胸痛は文字通り，痛みと表現される場合，圧迫感，絞扼感，息苦しい感じなどさまざまに表現される．患者の数ほど表現があると考えればよい．カルテへの記述は患者の表現をそのまま記述する．

　一般に急性冠症候群にともなう胸痛は重篤感があり，持続が30分を超えて長く，胸部全体におよぶことが多く，ニトログリセリン（NT）あるいはニトロール舌下では容易に軽快しない．冷汗，嘔気，嘔吐，気分不良をともなうことが多く，心拍の異常や血圧の異常（血圧低下）をともなう場合が多い．それにより症状は消長する．自然に寛解することはまれである．

　狭心症によるものは自然寛解し，持続も30分を超えることはまれである．一般には左前胸部に症状を自覚することが多いが，ほかにも前胸部，下顎部，咽喉部，左肘から肩にかけてなど，さまざまな部位の痛み，不快感を訴える．しかし**ピンポイントで痛みの場所を指示できることはまれ**で，このあたりが苦しいということになる．性状としては，鋭い痛みというより，鈍痛あるいは明確な痛みといえない場合も多い．圧迫感，絞扼感，呼吸困難などの表現が多い．左の肘から肩にかけて，下顎から咽頭へかけての不快感を訴える患者もいる．

　一方，**気管支，胸膜の炎症，さらには気胸といった肺疾患による胸痛**はむしろ**鋭い痛みが多く**，性状でも鑑別できることがある．鋭い刺すような痛みは，概して狭心症や急性心筋梗塞などの心臓起源の症状というより，むしろ呼吸器系，筋肉痛，神経痛，その他の原因によると考えられる．

　ときに狭心症と間違われる胸骨裏部の胸痛，あるいは不快感のなかにgastro-esophageal regurgitation disease（GERD）がある．胸骨裏の不快感などを訴える場合は，食道の疾患もあり，鑑別が必要であるが，順序

表6-1　問診のポイント

①部位
②性状
③持続時間
④放散の有無
⑤誘因
⑥軽快の要因
⑦頻度

表6-2　胸痛をきたす疾患

①急性心筋梗塞：左前胸部の部位を特定しにくい鈍痛，左肘，肩，下顎のこともある．
　持続時間30分以上．嘔気・嘔吐，発汗をともない重篤感あり．
②狭心症：同上，持続が短い，重篤感が薄い．
③気胸：鋭い痛み，呼吸困難をともなう．
④肺・気管支・胸膜の炎症：鋭い痛み，呼吸に連動．
⑤筋・骨格系疼痛：鋭い痛み．
⑥逆流生食道炎 reflux esophagitis：胸痛というより胸焼け，食事に関連，体位にも影響される．
⑦その他；大動脈解離：前から背部にかけての激しい，引き裂かれるような疼痛と重篤感，乖離の進行とともに移動．
　肺動脈塞栓：限局性の胸痛で呼吸困難．

心臓起源胸痛随伴症状
①冷感
②嘔気，嘔吐
③苦悶様顔貌
④低血圧による症状

図6-1 診察の流れ

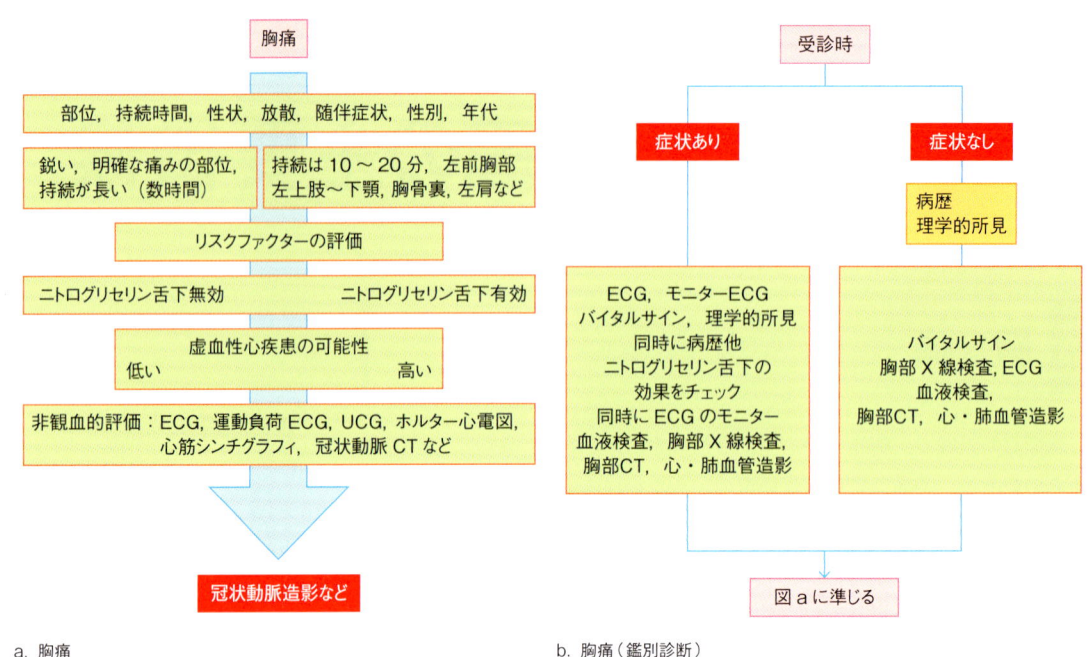

a. 胸痛

胸痛 → 部位，持続時間，性状，放散，随伴症状，性別，年代

- 鋭い，明確な痛みの部位，持続が長い（数時間）
- 持続は10〜20分，左前胸部，左上肢〜下顎，胸骨裏，左肩など

リスクファクターの評価

ニトログリセリン舌下無効 ／ ニトログリセリン舌下有効

虚血性心疾患の可能性　低い ／ 高い

非観血的評価：ECG，運動負荷ECG，UCG，ホルター心電図，心筋シンチグラフィ，冠状動脈CTなど

→ 冠状動脈造影など

b. 胸痛（鑑別診断）

受診時 → 症状あり／症状なし

- 症状あり：ECG，モニターECG，バイタルサイン，理学的所見，同時に病歴他，ニトログリセリン舌下の効果をチェック，同時にECGのモニター，血液検査，胸部X線検査，胸部CT，心・肺血管造影
- 症状なし：病歴，理学的所見 → バイタルサイン，胸部X線検査，ECG，血液検査，胸部CT，心・肺血管造影 → 図aに準じる

としては，まず心疾患を除外した後に，食道を含む消化管疾患を鑑別することが重要である．

「症状」には，年齢，個人差や性差の影響が非常に大きい．女性の場合は，何となくきつい，苦しいなどの非定型的な症状が多い．あわせて来院のタイミングが男性に比して遅い傾向があり，観血的な検査や治療に積極的でない傾向がある．

重症感が強いときは，まずバイタルサインをチェックし，問診を継続できるか確認した上で，診察を進める．高度の徐脈，血圧低下をみたら，そちらへの対応を優先する．迅速な対応が必要で，見逃してはいけない疾患としては，急性冠症候群，急性大動脈解離，肺塞栓症などがあげられる．

図6-1に診断へのフローチャートを示す．

無症候性発作

一般に虚血発作が発生すると，何らかの症状があることが普通である．しかし病態によって典型的な症状が自覚されない場合や，非典型的な症状になったり，時には全く症状がない場合もある．とくに高齢者，女性は典型的な症状はないことが多い．また高齢者や糖尿病では無症候性発作は少なくない．このように症状のない虚血性発作を"無症候性発作"と呼ぶ．

---

simple point　心臓虚血による胸痛の特徴

- 部位がピンポイントで示せず，漠然としたところ
- 鈍痛であり，鋭い痛みは虚血以外の原因が多い
- 持続が短い．急性心筋梗塞は20分以上〜30分以上の持続は急性心筋梗塞以外は虚血ではない
- 半日以上の持続は重症の急性心筋梗塞以外は虚血は考えにくい
- 女性，高齢者では虚血によるものでも非典型的な痛み，不快感のことが多い

B 呼吸困難

呼吸困難とは「呼吸に際して，苦痛をともなう状態」をいい，循環器疾患や呼吸器疾患で訴えることが多い．しかし，患者の訴えは「呼吸困難」という表現ではなく，「息苦しい」「息が上がる」「空気が薄く感じる」などから「胸が苦しいあるいは絞扼感のようなもの」まで多彩である．症状が意味するところを医学的に明確になるように，吸気性と呼気性の呼吸困難の区別を含めて，的確に聞き取る修練と知識が必要である．また基礎疾患として，呼吸器疾患と心疾患に分けられるが，呼吸困難をきたす疾患を表6-3に示す．呼吸器疾患としては，喘息発作によるもの，肺炎，気管支炎，塞栓症などがあり，心疾患としては心不全，急性冠症候群によるもの，あるいは狭心症によるものなどが考えられる．喘息には気管支喘息と心臓喘息があり，治療は全く異なるので鑑別が重要である．前者は既往がある喘鳴発作で，呼吸困難があれば，診断も容易である．一方，夜間仰臥位で呼吸困難と喘鳴をともなう発作をきたし，咳・喀痰が多ければ，気管支喘息より心臓喘息を疑うべきである．すなわち呼吸困難にどのような症状がともなうか，喀痰はどの程度あるか否か，さらに呼吸にともなって痛みがあるか，血圧はどうかなど，随伴する他の症状の有無と程度にも注意を払うことが重要である．

急性の呼吸困難の原因疾患として，近年肺塞栓症は重要になってきている．下半身の術後，長期の臥床の後などはとくにリスクが高く，治療を迅速にしないと危機に陥る可能性がある．呼吸困難へのとっさの対応として，注意すべきことは酸素投与により，CO_2ナルコーシスが発生する可能性である．低酸素血症が著明なとき，同時に二酸化炭素分圧も上昇している場合は酸素投与により，呼吸が止まる可能性がある．そのような場合は，気管内挿管を想定した上で酸素投与を行う．

呼吸困難の機序として，心不全による息切れは労作により肺うっ血を生じ，血中酸素分圧の低下，心拍出量の減少が起こるため，酸素分圧を上げ，二酸化炭素分圧を下げようと過換気が起こるためである．

呼吸不全でも酸素分圧低下，二酸化炭素分圧の上昇が過呼吸を引き起こす．過換気により軽度ないし中等度の心不全では酸素分圧は正常に回復し，二酸化炭素分圧は正常以下に低下するが，呼吸不全では二酸化炭素分圧が正常以下に低下しても酸素分圧は上昇しないことが多い．

心不全，呼吸不全の他にヘモグロビン減少，末梢組織の代謝亢進などによっても酸素不足を生じ，息切れを生じる．

問診は，呼吸困難の重症度，出現時期，日内変動（体位，食事，睡眠時などの影響），随伴症状（喀痰，咳嗽，浮腫など）の評価，血圧や心拍数などバイタルサインの評価なども必要である．加えて診察時には，呼吸運動中の胸郭の変化，呼吸数，深さ，チアノーゼの有無，ばち指，貧血，肥

表6-3 呼吸困難をきたす疾患

呼吸器疾患	心疾患
①慢性閉塞性肺疾患 ②気管支炎，肺炎 ③気管支喘息 ④胸膜炎 ⑤肺塞栓症 ⑥肺高血圧症 ⑦肺癌 ⑧気胸 ⑨その他	①心不全 ②急性冠症候群 ③狭心症 ④不整脈（心房細動など） ⑤その他

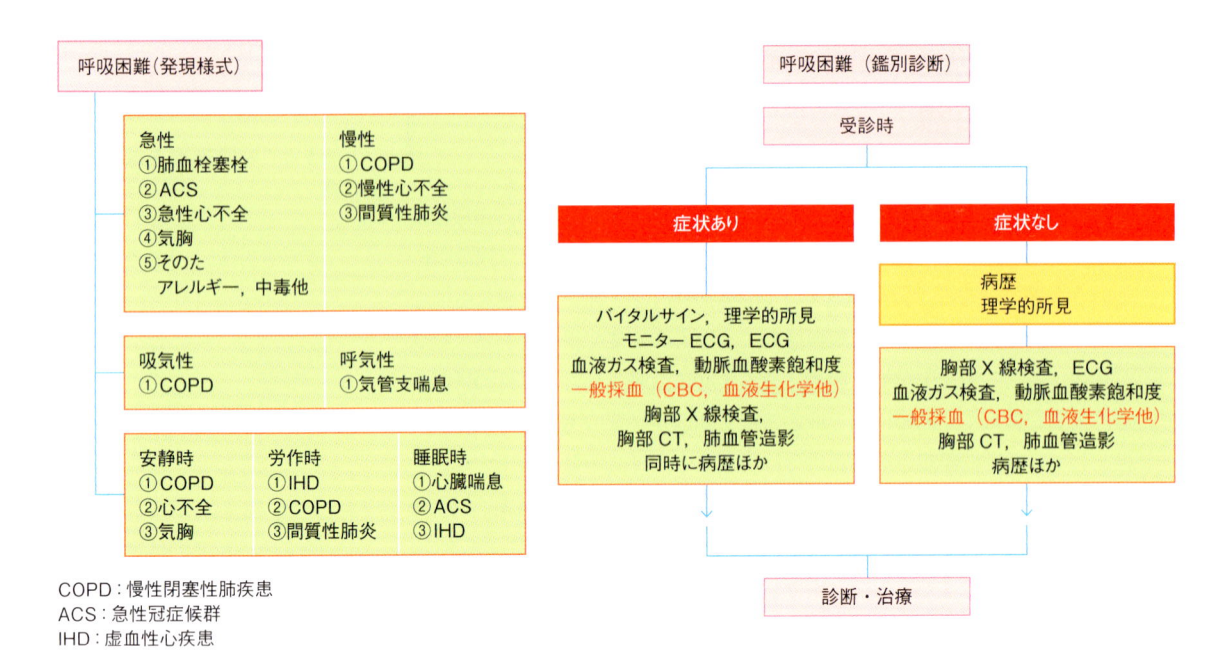

図6-2 呼吸困難（鑑別診断A）

呼吸困難（発現様式）

急性
①肺血栓塞栓
②ACS
③急性心不全
④気胸
⑤そのた
　アレルギー，中毒他

慢性
①COPD
②慢性心不全
③間質性肺炎

吸気性
①COPD

呼気性
①気管支喘息

安静時
①COPD
②心不全
③気胸

労作時
①IHD
②COPD
③間質性肺炎

睡眠時
①心臓喘息
②ACS
③IHD

COPD：慢性閉塞性肺疾患
ACS：急性冠症候群
IHD：虚血性心疾患

図6-3 呼吸困難（鑑別診断B）

呼吸困難（鑑別診断）
→ 受診時
→ 症状あり／症状なし

症状あり：
バイタルサイン，理学的所見
モニターECG，ECG
血液ガス検査，動脈血酸素飽和度
一般採血（CBC，血液生化学他）
胸部X線検査，
胸部CT，肺血管造影
同時に病歴ほか

症状なし：
病歴
理学的所見
胸部X線検査，ECG
血液ガス検査，動脈血酸素飽和度
一般採血（CBC，血液生化学他）
胸部CT，肺血管造影
病歴ほか

→ 診断・治療

満，甲状腺などの評価も必要である．

近年はすぐに酸素飽和度を測定できるようになり，動脈血酸素分圧を測定しなくなっているが，治療条件を変更したときは適宜検査すべきである．

図6-2に診断へのフローチャートを示す．

C 動　悸

一般に動悸とは「心臓の拍動を不快に感じるもの」と定義できる．しかし動悸ほど訴える患者により表現が異なるものはない．患者が動悸を訴える時，多くの場合は不整脈であるが，心不全，急性冠症候群，慢性閉塞性肺疾患（COPD）などさまざまな病態により症状が惹起されていることを忘れてはならない．**表6-4**に動悸を訴える疾患を示す．

患者の訴えをよく聞いて，それが医学的にはどんな病態を意味しているのか，鑑別診断を考えながら問診する．

たとえば，規則正しい脈拍のリズムを刻んでいて，ときにポンと1つ飛んだ感じであるとか，規則正しく3～4拍に1つ脈が飛ぶ感じ，あるいはびっくりしたときや激しい運動をしたときの後に規則正しいが1分間に100を超えて脈が打っている感じ，あるいは全く不規則に脈が乱れている感じなどをよく聞き取る．それによりある程度の診断がつく．

食道，咽頭，または胸部中央に一瞬つまるような違和感を訴えるのは期外収縮そのものより，期外収縮後の代償期に続く強い心拍の動きを感知し

表6-4 動悸をきたす疾患

①不整脈（洞性頻脈，期外収縮，心房細動，発作性上室頻拍，心室頻拍，また徐脈性不整脈もある）
②狭心症により，血圧が上昇・下降した際
③不安，ストレス
④嗜好品の過剰摂取のほか（甲状腺機能亢進症など）

```
                    ┌─────────┐
                    │  受診時  │
                    └────┬────┘
              ┌──────────┴──────────┐
        ┌─────▼─────┐         ┌─────▼─────┐
        │  動悸あり  │         │  動悸なし  │
        └─────┬─────┘         └─────┬─────┘
     ┌────────▼────────┐      ┌─────▼─────┐
     │  バイタルサイン   │      │    病歴    │
     │ モニター ECG, ECG │      │  理学的所見 │
     └────────┬────────┘      └─────┬─────┘
     ┌────────▼────────┐      ┌─────▼──────┐
     │      病歴       │      │ ECG, 胸部 X 線, │
     │   理学的所見     │      │   UCG 他    │
     └────────┬────────┘      └─────┬──────┘
     ┌────────▼────────┐
     │  ECG, 胸部 X 線,  │
     │     UCG 他      │
     └─────────────────┘
```

異常なし
- 発作時 ECG
- ホルター心電図
- イベントモニター
- 植込み型モニター

異常あり
- 各種不整脈
- 呼吸器疾患
- その他
- 貧血, 各種内分泌疾患

図6-4　動悸

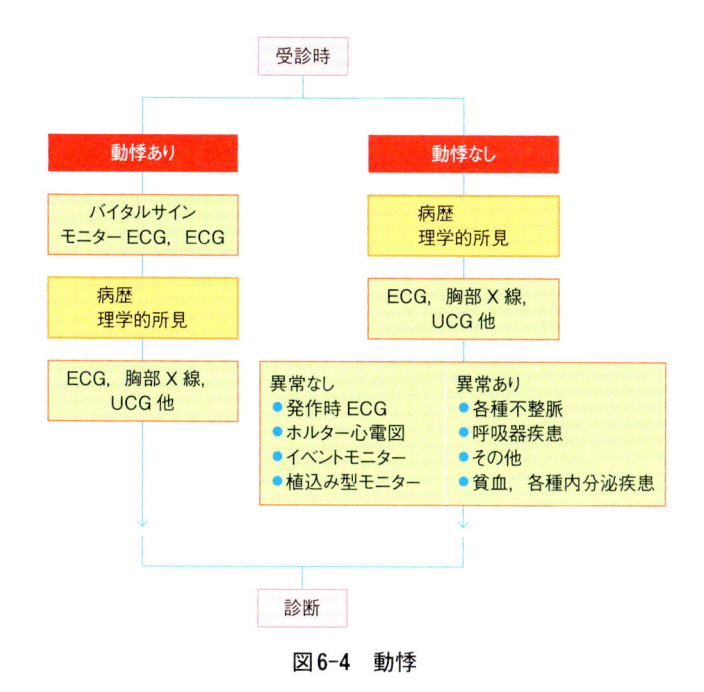

ていることが多く，心臓がこのまま止まってしまうように感じるのは期外収縮後の長い代償期と関係がある．

　徐脈で動悸を訴えるのは，房室ブロック，洞不全症候群による1回拍出量増加のため，強い心拍を感じるから．突然始まり，突然おさまる頻拍性動悸は発作性心房または上室頻拍，発作性心房細動，または粗動を意味する．息を詰める，嘔吐させるなど迷走神経緊張亢進によって軽快する頻拍発作は発作性上室頻拍と考える．

　動悸に続いて失神の既往があれば，頻拍発作の停止時にoverdrive suppressionが過剰に作用して心停止，あるいは極端な除脈をきたしてアダムス・ストークスAdams-Stokes発作を招来したと考えられる．頻拍性動悸でも開始・停止ともにゆっくりしており，いつ始まり，いつおさまったか明らかでない場合は洞性頻拍と考えられ，不安状態を示唆する．

　不安神経症の動悸は乏しい他覚的所見に比し，桁違いに深刻な動悸に対する不安ないし恐怖を形成する　喉のなかの塊，めまい，手や顔の感覚異常をともなえば，過呼吸症候群をともなった不安状態と診断される．心疾患以外には，甲状腺機能亢進症，貧血，発熱，低血糖，褐色細胞腫，各種薬物（アドレナリンadrenaline，ノルアドレナリンnoradrenaline，イソプロテレノールisoproterenol，エフェドリンephedrine，アトロピンatropine），コーヒー，アルコール摂取により動悸を訴えることがある．

　図6-4にフローチャートを示す．

問診のコツ
問診では，頻脈性か徐脈性か？近年家庭血圧計が普及してきたので，血圧を測定させると心拍も同時に表示されることが多い．そのうえで，リズムが規則正しいか，あるいは乱れて不規則か，さらには時々飛ぶ感じかなど，想定される不整脈をリズムに反映させて，問診することが"コツ"である．

表6-5 浮腫の成因

全身性	局所性	甲状腺性	突発性
①心原性 ②腎性 ③肝臓性 ④薬剤性 ⑤栄養性 ⑥内分泌性 ⑦アレルギー性	①静脈性 ②リンパ性 ③炎症性	①指圧痕が残らない	

D 浮腫

　成人の体重に占める液体成分（体液）量は約60％である．女性はやや少なく55％程度といわれる．この体液のなかにわれわれ生体の細胞は浸っている状況にある．体液は細胞内液と細胞外液に分かれ，細胞外液はさらに血管内と血管外の組織に分布する血管外液，すなわち組織液に分けられる．この組織液，すなわち間質液が増えたものが浮腫と考えられる．

　浮腫とは「間質の液体成分が異常に増加した状態」である．原因・基礎疾患による分類と局所と全身の分類がある．この増加は体重増加に反映される．多くの場合は，血管内から間質に漏れてくるわけであるが，そのためには浸透圧がキーとなる．浸透圧にはナトリウム，血糖，尿素窒素などが関係する．**表6-5**に原因による分類を示す．

ECF 浸透圧（mOsm/kgH₂O）

$$\fallingdotseq 2 \times PNa + \frac{ブドウ糖（mg/dL）}{18} + \frac{尿素窒素（mg/dL）}{2.8}$$

　浮腫は基礎疾患により，出現部位が異なる．アレルギー性，あるいは薬剤性のものは局所にみられることが多く，眼瞼，顔面，腹部，下肢などに特徴的に認められる．全身性の基礎疾患によるものなどは全身にみられるが，浮腫は一般に下肢脛骨前面や足背部で認めやすい（**図6-5**）．脛骨前面で，指圧痕が残るか否か，残らないものは粘液水腫が多い．まれに足背部のみに浮腫がみられる．

　局在性の浮腫は，原因がアレルギーであったり，薬物による可能性がある．

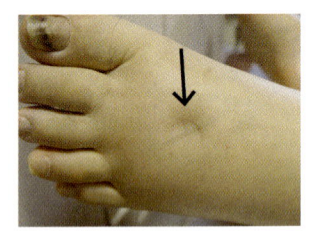

図6-5　足背浮腫例（指圧痕）

E チアノーゼ

　口唇，指の爪，頬部，鼻翼，耳介が暗赤色ないし青紫色を呈する状態をいう．白人では平均毛細血管中の還元型ヘモグロビンが4g/dL以上，動脈血酸素飽和度が85％以下になればチアノーゼが認識できる．有色人種

表6-6 チアノーゼの分類

中心性	末梢性
酸素飽和度低下 ● シャント，または肺機能低下 　　動脈血酸素濃度の低下 　　ばち指や多血症をともなう 　　口唇，頬部粘膜で最も観察されやすい ● 肺疾患（肺炎，肺癌，肺塞栓） ● 右-左シャント ● 肺動静脈瘻	皮膚血管収縮 ● 心拍出量低下または寒冷 ● 血流遅延のため，組織での酸素濃度の低下．動脈血酸素含量は低下しても僅少 ● 四肢末梢，顔面などに限局する ● 心不全，ショック，末梢循環不全 ● 局所静脈還流障害 ● 上大静脈症候群，レイノー Raynaud 症候群，凍傷，寒冷曝露

では還元型ヘモグロビンがより多く，酸素飽和度がより低くならなければ認識できない．**日本人では還元型ヘモグロビンが5g/dLを越えるとチアノーゼが出現するといわれる．チアノーゼは還元型ヘモグロビンの絶対量に依存するから**，多血症患者は起こしやすく，貧血患者は起こしにくい．一般に中枢型と末梢型があり，前者は肺内ガス交換障害，または肺内動静脈混合，あるいは心内左-右短絡により生じ，後者は低心拍出量または寒冷による皮膚血管収縮による．**表6-6**に分類を示す．

　チアノーゼとばち指 clubbed finger は同伴するが，程度はさまざまで，左-右短絡をともなう先天性心疾患，慢性閉塞性肺疾患では両者は随伴するが，後天性心疾患，急性肺水腫，肺梗塞，肺炎などでは認められないことが多い．

F ショック

　ショックとは，**急激な血圧および心拍数の異常をきたし，意識障害や乏尿に陥る病態であり，単一の疾患名ではない**．ほとんどの場合に基礎疾患があり，治療はその基礎疾患をしっかり治療することにある．多くの場合**図6-6**に示すように病因により4つに分類される．なかでも急激な心機能の低下によるものを心原性ショックといい，図にあげるような原因が考えられる．心原性ショックは，機能的・機械的な心機能低下により，血圧の低下，尿量の減少をきたし，全身の循環不全をきたしてくる病態である．

　実際には収縮期血圧が80〜90mmHgあるいは平常より30mmHg以上の低下がみられ，意識障害，呼吸困難，著明な全身倦怠感，乏尿，四肢の冷感，チアノーゼなどがみられる．詳細はそれぞれの項を参照．

1 問　診

　①病歴（聴取が可能であれば！）
　②バイタルサイン，血圧，心拍数，呼吸，体温などをチェックする．
　③基礎疾患の検索：急性心筋梗塞，大動脈解離，急性心筋炎，その他心血管系の疾患，重症不整脈

ショックの病態による分類
1. 心原性ショック cardiogenic shock：心筋梗塞や心筋炎などによる心機能低下による．
2. 循環血液量減少性ショック hypovolemic shock：出血や脱水による体液量の減少による．
3. 血液分布不均一性ショック distributive shock：アナフィラキシーや敗血症などによる血管透過性・拡張性の異常による．
4. 心外閉塞・拘束性ショック obstructive shock：肺塞栓や心タンポナーデなどによる心室充満不良による．

2 検査

①血液，生化学，炎症反応，BNPほか
②ECG，X-P，UCG

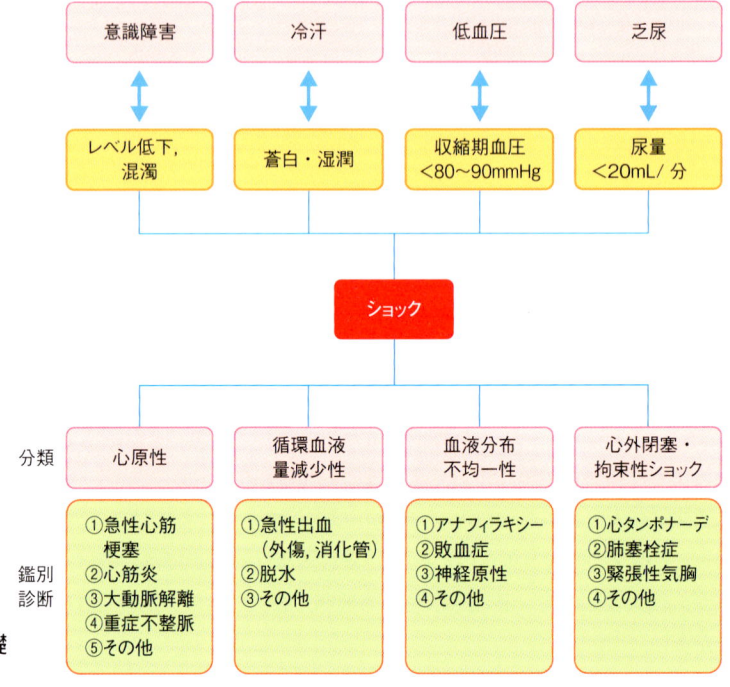

図6-6　ショックの症状と分類，基礎疾患

---

simple point　ショックの5P

- 1. 顔面蒼白　　Pallor
- 2. 全身虚脱　　Prostration
- 3. 脈触知不能　Pulselessness
- 4. 冷　汗　　　Perspiration
- 5. 呼吸障害　　Pulmonary insufficiency

simple point　循環の3要素

- 1. 血液（体液）量
- 2. 血管
- 3. 心臓ポンプ機能
- 全身に血液が循環し，各組織に必要な酸素が供給されるためには，血管が適切に分布しており，血液が血管内に充満しており，その血液を心臓が駆動できることが不可欠であり，どれが欠けても循環は破綻する．それが高度になるとショックとなる．

7章 心音と心雑音

A 心周期と心機図

　心臓は収縮と拡張を周期的に繰り返しており，これを心周期という．心周期は心室が収縮する収縮期と，心室が弛緩して拡張する拡張期に二分される．

　図7-1に正常心周期における左室，左房および大動脈の圧の関係（心機図）を示す．

　拡張期には僧帽弁は開放されているので左室と左房の圧は等しく，拡張後期に左房が収縮することで左房と左室の圧は軽度上昇する（a波）．収縮期の開始，すなわち左室の収縮により左室圧が上昇し左房圧を上回ると僧帽弁が閉鎖し，I音を生じる．左室圧が大動脈圧を超えると大動脈弁が開

等容性収縮期と等容性拡張期
- 等容性収縮期
房室弁の閉鎖後，大動脈弁（肺動脈弁）が開放するまでの時間．心室容積は不変
- 等容性拡張期
大動脈弁（肺動脈弁）の閉鎖後，房室弁が開放するまでの時間．心室容積は不変

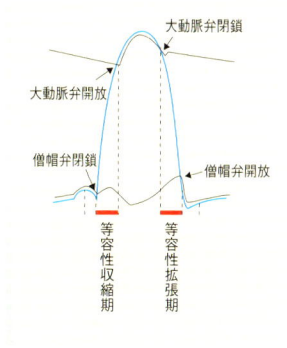

収縮期・拡張期と心拍数の関係
収縮期の時間はほぼ一定であるが，拡張期の時間は心拍数によって変化する．
拡張期は徐脈時に延長し，頻脈時に短縮する．

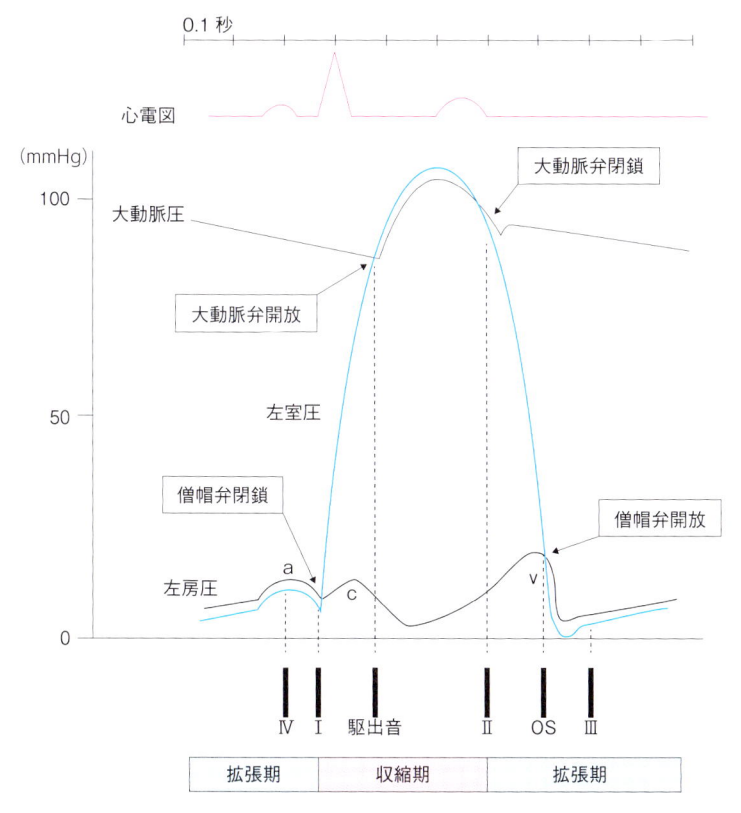

図7-1　正常心周期における圧曲線と心音の関係

く．心室の弛緩が始まり左室圧が大動脈圧より低くなると大動脈弁が閉鎖しⅡ音を生じる．さらに左室圧が低下し左房圧を下回ると，僧帽弁が開く．左房圧曲線は僧帽弁が閉鎖して左房側に少し膨らむときに圧が上昇し（c波），肺静脈からの血液の流入，充満によりv波を生じる．

正常では弁の開放時には心音を生じない．収縮期はⅠ音とⅡ音の間，拡張期はⅡ音とⅠ音の間である．

> **simple point**
> **心周期**
> ● 収縮期はⅠ音とⅡ音の間
> ● 拡張期はⅡ音とⅠ音の間

頸動脈波
頸動脈波の立ち上がり開始点up stroke（US）は大動脈弁の開放に一致する．急速に頂点percussion wave（PW）に達した後，二次波tidal wave（TW）を形成しながら下降し切痕dicrotic notch（DN）にいたる．DNは大動脈弁の閉鎖に一致する．その後，小隆起dicrotic wave（DW）を形成しながら下降する．

遅脈
立ち上がりが遅く，頂点に達するまでの時間が長く，振動shudderをともなう．大動脈弁狭窄症で認められる．

速脈
急峻に立ち上がり2峰性脈を呈し急速に下降する．大動脈弁閉鎖不全症で認められる．

spike and dome型
急峻な第一波の後にドーム状の第2波を呈する二峰性脈である．閉塞性肥大型心筋症に特異的な波形である．

頸静脈波
頸静脈波は右房の圧変化を反映し，a,c,v波とx,y谷からなる．
a波：右房収縮による圧上昇を反映．
c波：a波に続く陽性波で成因は不明．
x谷：右房および頸静脈の弛緩を反映．
v波：三尖弁閉鎖時の右房の充満と圧上昇を反映．
y谷：三尖弁開放後，右房から右室へ血液が急激に流入するための右房，頸静脈の虚脱を反映．
三尖弁閉鎖不全症ではx谷の浅化とv波の増高がみられる．

心尖拍動図
左室の機械的現象および血行動態を反映する．
A波：左房の収縮を反映．
C点：左室の収縮開始点．
E波：心室収縮波．頂点（E点）は大動脈弁開放と一致．
O点：僧帽弁開放に一致．

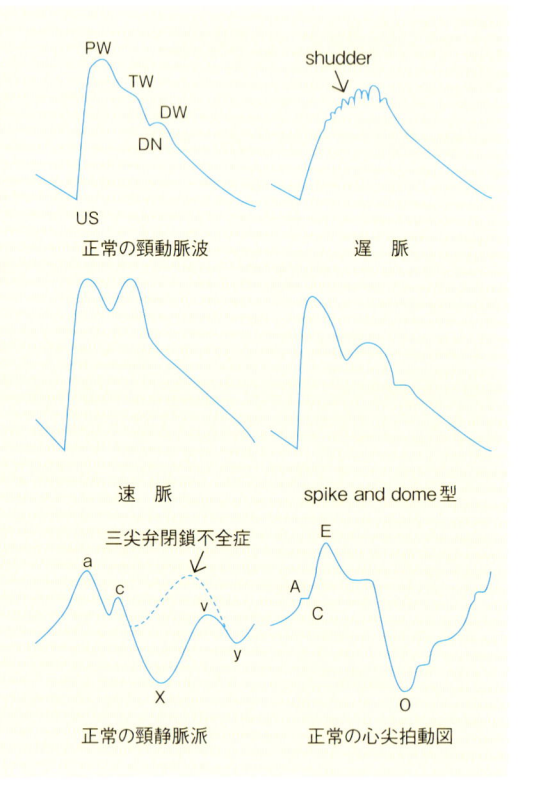

正常の頸動脈波／遅脈／速脈／spike and dome型／正常の頸静脈派／正常の心尖拍動図

> **聴診器**
> ベル部：すべての成分，とくに低調音（Ⅲ音,Ⅳ音,拡張期ランブル）を聴取．
> 膜部：皮膚に密着させ，高調音を聴取．
>
> ベル部／膜部

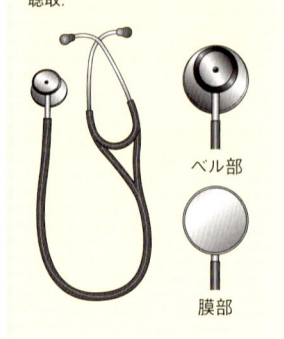

B 心音

1 正常心音

a Ⅰ音

Ⅰ音は収縮期の開始時，僧帽弁と三尖弁が閉鎖するときに生じる心音であり，心尖部で最もよく聴取される高調な音であり，聴診器の膜部で聴く．通常は僧帽弁が三尖弁よりわずかに先行して閉鎖するが，聴診上は1つの音として聴こえる．例外として，右脚ブロックでは三尖弁の閉鎖が遅れるためⅠ音が分裂して聴こえる．

Ⅰ音の強度は，①心室収縮開始時における僧帽弁開放位での弁尖間の距

離，②弁尖の可動性，③心室内圧上昇速度の3つの要素によって決定される．I音の強度が変化する病態を**表7-1**に示す．

b Ⅱ音

Ⅱ音は収縮期終了時に，大動脈弁と肺動脈弁の閉鎖により生じる心音であり，**大動脈弁成分（ⅡA）**と**肺動脈弁成分（ⅡP）**で構成される．Ⅱ音は高調な音であり，聴診器の膜部を用いて第2肋間胸骨左縁の肺動脈領域で聴取する．ⅡAとⅡPは呼吸性に変動し，呼気時には融合して1つの音となるが，吸気時には2つに分裂して聴こえる（生理的分裂）．吸気時には胸腔内圧が陰圧になるため静脈還流量が増加し，右室容積が増加し，右室駆出時間が延長するため肺動脈弁の閉鎖が遅れる．また胸腔内圧が陰圧になるため肺血管の容積が増え，結果として肺動脈弁を閉めるのに必要な後方圧のタイミングが遅れる．そのためⅡPが遅れて出現する．一方，肺血管の容積増加により左房への静脈還流は一時的に減少するため心拍出量も減少し，大動脈弁の閉鎖が早くなる．ⅡAの出現が早くなり，ⅡPが遅れるためⅡ音が分裂して聴こえる．

Ⅱ音の強度は，①心室収縮後に動脈から大動脈弁，肺動脈弁に向かってくる血液の流速と，②弁の閉鎖により血液の流れが急に停止することで決定される．Ⅱ音の強度が変化する病態を**表7-2**に示す．

Ⅱ音は生理的分裂以外に**図7-2**に示すような病的な分裂が認められる．

1) 病的分裂　pathological splitting

ⅡAとⅡPの間隔が広がり，呼気時でも分裂が認められ，吸気時ではさらに分裂が広がる．肺動脈弁の閉鎖（ⅡP）が遅れる肺動脈弁狭窄症や右脚

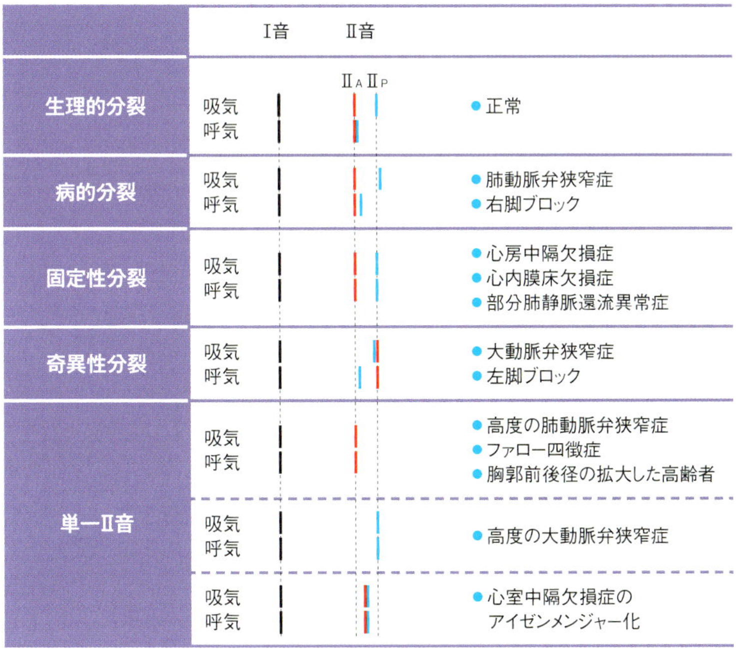

表7-1 I音の強度が変化する病態

I音亢進		高心拍出量状態 心収縮力亢進時
		僧帽弁狭窄症
		三尖弁狭窄症
		PQ時間短縮（WPW症候群，LGL症候群）
I音減弱		心拍出量低下時（心筋梗塞など）
		僧帽弁閉鎖不全症
		PQ時間延長（I度房室ブロック）
		大動脈弁閉鎖不全症
		心嚢液貯留

表7-2 Ⅱ音の強度が変化する病態

Ⅱ音亢進	ⅡA亢進	高血圧
		大動脈弁閉鎖不全症
		高度の動脈硬化
	ⅡP亢進	肺高血圧症
		肺動脈弁閉鎖不全症
		僧帽弁狭窄症
		心房中隔欠損症
Ⅱ音減弱	ⅡA減弱	大動脈弁狭窄症
		低血圧
	ⅡP減弱	肺動脈弁狭窄症

		I音	Ⅱ音	
生理的分裂	吸気 呼気		ⅡAⅡP	● 正常
病的分裂	吸気 呼気			● 肺動脈弁狭窄症 ● 右脚ブロック
固定性分裂	吸気 呼気			● 心房中隔欠損症 ● 心内膜床欠損症 ● 部分肺静脈還流異常症
奇異性分裂	吸気 呼気			● 大動脈弁狭窄症 ● 左脚ブロック
単一Ⅱ音	吸気 呼気			● 高度の肺動脈弁狭窄症 ● ファロー四徴症 ● 胸郭前後径の拡大した高齢者
	吸気 呼気			● 高度の大動脈弁狭窄症
	吸気 呼気			● 心室中隔欠損症のアイゼンメンジャー化

図7-2　Ⅱ音の分裂

ブロックで認められる．

2）固定性分裂　fixed splitting

ⅡAとⅡPの間隔が呼気でも吸気と同様に分裂し，呼吸に関係なく一定である．心房中隔欠損症で最もよく認められる．心房中隔欠損症では右心系の慢性容量負荷により右室駆出時間が延長するため肺動脈弁の閉鎖が遅れ，呼気時でもⅡPは遅れる．一方，吸気時には右房への静脈還流は増加するが，心房中隔欠損を通る左右シャント量は減少するため相殺されて右心系への血流増加はなくなり，Ⅱ音の分裂に対する呼吸の影響は消失する．

3）奇異性分裂　paradoxical splitting

呼気時にⅡ音が分裂し，吸気時に分裂がなくなり，生理的分裂とは逆になる．大動脈弁狭窄症や左脚ブロックで認められる．左室駆出時間が延長するため大動脈弁の閉鎖が遅れ，ⅡAが遅れて出現するためである．吸気時には正常と同様にⅡPは遅れるが，ⅡAも遅れるため，分裂が小さく単一の音となる．一方，呼気時にはⅡAが遅れるため，ⅡP，ⅡAの順序で出現し，分裂して聴こえる．

4）単一Ⅱ音

吸気時にもⅡ音が分裂せず，単一の音として聴こえるもので，50歳以上では約半数の人が単一Ⅱ音となるといわれている．ⅡA主体のⅡ音は，高度の肺動脈弁狭窄症，ファローFallot四徴症，胸郭前後径の拡大した高齢者で認められ，ⅡP主体のⅡ音は高度の大動脈弁狭窄症で認められる．心室中隔欠損症のアイゼンメンジャーEisenmenger症候群では両室の駆出時間が等しくなるため，ⅡAとⅡPが重なり単一で強勢なⅡ音となる．

---

simple point　Ⅱ音の分裂

- 生理的分裂は吸気＞呼気
- 固定性分裂は吸気＝呼気（心房中隔欠損症）
- 奇異性分裂は吸気＜呼気（大動脈弁狭窄症）

2　過剰心音（図7-3）

a　Ⅲ音

Ⅲ音は拡張早期に心房から心室へ血液が急速流入する際に，心室の拡張にともない腱索が硬直する結果，出現する低調な音である．左側臥位にし，心尖部において聴診器のベル部で聴く．Ⅲ音は小児期や青年期では正常でも聴取されるが，中年や高齢者で聴こえるⅢ音は病的である．うっ血性心不全による容量負荷時，高度な僧帽弁閉鎖不全症や三尖弁閉鎖不全症など房室弁を通過する血流が増加したときに出現する．

b Ⅳ音

Ⅳ音は拡張後期に心房収縮に一致して起こる低調な音で，Ⅲ音と同様に左側臥位にし，心尖部において聴診器のベル部で聴く．伸展性が低下した心室に対して心房が強く収縮するときに発生する音である．Ⅳ音の存在は病的であり，虚血性心疾患や高血圧性心臓病，大動脈弁狭窄症，肥大型心筋症，心不全などで出現する．

c 奔馬調律　gallop rhythm

Ⅰ音とⅡ音以外にⅢ音やⅣ音が聴取されるときに，馬の歩みに似た心音となる．心不全時に聴かれることがある．Ⅰ音，Ⅱ音とⅢ音の**三部調律**を心室性奔馬調律ventricular gallop rhythm，Ⅰ音，Ⅱ音とⅣ音の三部調律を心房性奔馬調律atrial gallop rhythmと呼ぶ．Ⅰ，Ⅱ，Ⅲ，Ⅳ音のすべてが揃うと**四部調律**quadruple rhythmとなる．頻脈時にはⅢ音とⅣ音が合体して1つの音になり，**重合奔馬調律**summation gallopと呼ぶ．

d 駆出音　ejection sound（駆出性クリック）

収縮早期に大動脈弁や肺動脈弁が開放するときに発する高調な音であり，大動脈弁や肺動脈弁領域において聴診器の膜部で聴く．駆出音の存在は大動脈弁狭窄症や肺動脈弁狭窄症，あるいは大動脈や肺動脈の拡張を示す．大動脈弁狭窄症では駆出時に弁腹が大動脈に向かって持ち上がった後，弾性的限界を超えて急速に減速する一連の動きで音が発生する．

e 収縮中期クリック

収縮期に閉鎖している僧帽弁の弁腹が心房側に異常に張り出すために生じる高調な音で，心尖部で聴かれる．僧帽弁逸脱症で出現する．

奔馬調律
心室性奔馬調律
心房性奔馬調律
四部調律

聴診時の体位
聴診はまず座位か仰臥位で行う．その他，左側臥位や座位前屈位，肘膝位などの体位で聴診する場合がある．

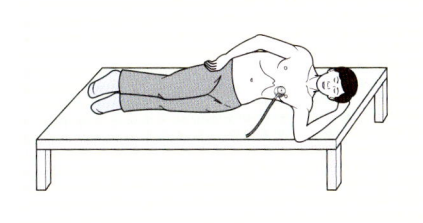

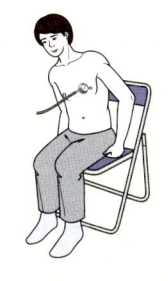

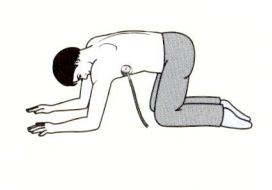

左側臥位：心尖部が胸壁に近づくため，Ⅲ音，Ⅳ音，僧帽弁雑音（僧帽弁狭窄症の拡張期ランブル，僧帽弁閉鎖不全症など）を聴取しやすい．

座位前屈位：大動脈弁領域が胸壁に近づくため，大動脈弁閉鎖不全症の拡張早期雑音を聴取しやすい．

肘膝位：心臓と心膜が接しやすくなるため，心膜摩擦音を聴取しやすい．

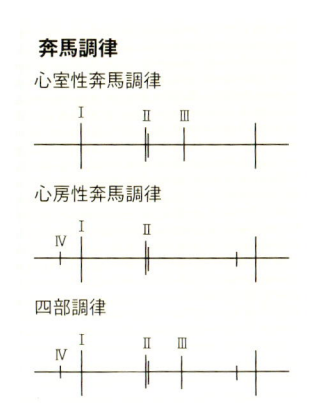

f 僧帽弁開放音

硬化した僧帽弁が開くときに発する音でⅡ音の直後に聴こえる高調な弾発音で，opening snap (OS) と呼ばれ，心尖部で聴取する．僧帽弁狭窄症で出現し，吸気時にはⅡA，ⅡPに引き続いてOSと3つの音が聴こえるが，呼気時には合体し単一化したⅡAとⅡPの後にOSが聴こえる．僧帽弁狭窄が高度になるほどⅡ音（ⅡA）とOSの間隔は狭くなる．僧帽弁狭窄が高度になると左房圧が上昇するため僧帽弁の開放が早くなり，OSが早く出現するからである．

g 心膜ノック音　pericardial knock sound

Ⅱ音の直後に現れる高調な音で心尖部にて聴取される．収縮性心膜炎に特徴的な音で，心膜の硬化のために，拡張早期の心室急速充満が突然妨げられる際の振動により生ずると考えられている．僧帽弁開放音（OS）やⅢ音と混同されることがある．

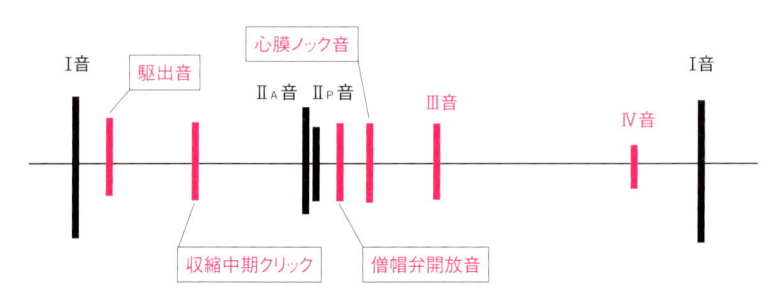

図7-3　過剰心音

---

simple point　心音の成因

- Ⅰ音は房室弁（僧帽弁と三尖弁）の閉鎖音
- Ⅱ音は大動脈弁（ⅡA）と肺動脈弁（ⅡP）の閉鎖音
- Ⅲ音は拡張早期に心房から心室へ血液が急速流入するときに発生する音
- Ⅳ音は心房の収縮により発生する音

C 心雑音

心雑音とは乱流によって発生する音であり，正常では心臓内の血液の流れは層流であるため雑音は生じない．しかし，解剖学的あるいは血行力学的異常があると乱流が発生し，心雑音が生じる．心雑音の記載は，心周期における出現タイミング，音の強度や高さ，パターン，部位，放散について明記し，必要な場合は負荷に対する反応についても表記する．

表7-3 レバインLevine分類

Ⅰ度	きわめて微弱で,注意深い聴診でかろうじて聴き取れる
Ⅱ度	弱い雑音だが,聴診器を当てるとすぐに聴こえる
Ⅲ度	高度の雑音だが振戦thrillをともなわない
Ⅳ度	振戦をともなう高度の雑音
Ⅴ度	聴診器の端を胸壁に当てるだけで聴こえる強大な雑音で振戦あり
Ⅵ度	聴診器を胸壁に当てなくても聴こえる強大な雑音で振戦あり

肺動脈弁領域
（第2～3肋間胸骨左縁）
・肺動脈弁狭窄症
・肺動脈弁閉鎖不全症
・心房中隔欠損症
・動脈管開存症

大動脈弁領域
（第2肋間胸骨右縁）
・大動脈弁狭窄症

第3肋間胸骨左縁
・大動脈弁閉鎖不全症

三尖弁領域
（第4肋間胸骨左縁）
・三尖弁狭窄・閉鎖不全症
・心室中隔欠損症

僧帽弁領域
（心尖部）
・僧帽弁狭窄症
・僧帽弁閉鎖不全症

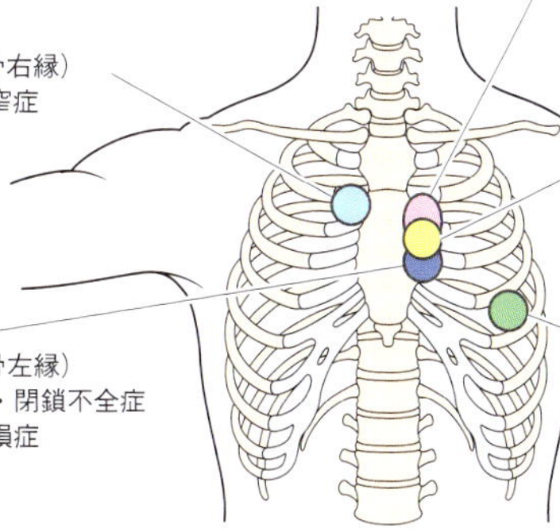

図7-4 標準的な聴診部位および各疾患における主となる雑音聴取部位

図6-5参照

　心雑音の出現タイミングは収縮期,拡張期,あるいは連続性かに分類される.心雑音の強度は一般に**レバインLevine分類**が使用される（**表7-3**）.

　心雑音の高さは,周波数により高調な音と低調な音におおまかに分けられる.高調な心雑音は2つの腔の間の圧勾配が高い場合（たとえば大動脈弁狭窄症や閉鎖不全症,僧帽弁閉鎖不全症,心室中隔欠損症など）,低調な心雑音は2つの腔の間の圧勾配が低い場合（たとえば僧帽弁狭窄症）に発生する.

　心雑音のパターンは,雑音の強度の変化を表したもので,たとえば漸増型,漸減型,漸増-漸減型（ダイヤモンド型）,均一型などがある.部位は雑音が最も大きく聴取される胸壁上の部位を記す.**図7-4**に標準的な聴診部位である5つの領域を示す.乱流の向く方向により,雑音は頸部,腋窩,背部などに放散する.負荷には姿勢（臥位,左側臥位,座位,前屈位など）や呼吸による変化,**バルサルバValsalva手技**（深吸気後に口を閉じたまま息を吐かずに腹部に力を入れて息ませる）による変化を観察する.

simple point 心音・心雑音の高さ

- 2腔間の圧勾配が高い場合は高調な音（Ⅰ音,Ⅱ音,大動脈弁狭窄症・閉鎖不全症,僧帽弁閉鎖不全症,心室中隔欠損症など）
- 2腔間の圧勾配が低い場合は低調な音（Ⅲ音,Ⅳ音,僧帽弁狭窄症の拡張期ランブル）

1 収縮期雑音　systolic murmur

a 収縮期駆出雑音　systolic ejection murmur

　大動脈弁狭窄症，肺動脈弁狭窄症および閉塞性肥大型心筋症で出現する漸増-漸減型（ダイヤモンド型）の高調な雑音である．

　大動脈弁狭窄症の場合，雑音はⅠ音から少し遅れて開始し，Ⅱ音（ⅡA）の直前で終了する．Ⅰ音と雑音の開始までの時間は等容性収縮期（僧帽弁閉鎖後大動脈弁が開くまでの時間）に相当する．軽度の大動脈弁狭窄症の場合は駆出音（駆出性クリック）の後から雑音が開始する．狭窄の程度が高度になると雑音のピークが遅れ，ⅡAが小さくなる．雑音の最強点は第2肋間胸骨右縁で，頸部に放散するが，心尖部を含めた幅広い領域で聴取されることもある．座位で増強，臥位で減弱する．

　肺動脈弁狭窄症の場合，雑音はⅠ音あるいは駆出音の後から始まり，ⅡAの後まで続きⅡPの直前で終わる．雑音の最強点は第2肋間胸骨左縁で，時に頸部や左肩に放散することもある．

　閉塞性肥大型心筋症では，大動脈弁狭窄症に類似した雑音を呈するが，雑音の最強点は第3～4肋間胸骨左縁であり，頸部に放散しない．

　貧血，高熱，甲状腺機能亢進症，運動などで心室が過収縮したり高心拍出状態のときに，第2肋間胸骨左縁から心尖部で機能性の収縮期駆出雑音が聴こえるが，座位にすると軽減したり消失することがある．

b 全収縮期雑音　holosystolic murmur
　 汎収縮期雑音　pansystolic murmur

　僧帽弁閉鎖不全症，三尖弁閉鎖不全症および心室中隔欠損症で聴取される高調な収縮期雑音で，雑音の強さは均一である．弁閉鎖不全の場合は心室圧が心房圧を越えるタイミングで即座に逆流が起こるので，Ⅰ音からすぐに雑音が開始する．心室中隔欠損症の場合は左室圧が右室圧を越えるタイミングで短絡が起こるので，やはりⅠ音からすぐに雑音が開始する．

　高度僧帽弁閉鎖不全症では，心尖部において高調で爆発するような音（blowing murmur）が聴取され，しばしば左腋窩に放散するが，強度は呼吸性に変動しない．三尖弁閉鎖不全症による雑音は第3～4肋間胸骨左縁が最強点である．吸気時には胸腔内圧が陰圧になり静脈還流が増加するため，右室の拍出量とともに逆流量も増加する結果，雑音強度も増大する（リベロ・カルバイヨ Rivero Carvallo 徴候）．

　心室中隔欠損症による雑音は第4肋間胸骨左縁を最強点とする高調な雑音で，振戦をともなうこともある．雑音強度は呼吸性に変動しない．欠損孔が小さいほど乱流が大きくなり，雑音も増大する．

c 収縮後期雑音　late systolic murmur

　収縮中期または後期に始まりⅡ音まで持続する．僧帽弁逸脱症による僧

帽弁逆流に特徴的な雑音である．収縮中期クリック後に始まり，漸増しⅡ音（ⅡA）まで持続する雑音が心尖部で聴取され，強大な雑音が腋窩や背部に放散する場合もある．

2 拡張期雑音　diastolic murmur

a 拡張早期雑音　early diastolic murmur

　大動脈弁閉鎖不全症および肺動脈弁閉鎖不全症で聴かれる高調なやわらかい雑音で灌水様雑音とも呼ばれる．大動脈弁閉鎖不全症の場合は，第3肋間胸骨左縁が最強点で，Ⅱ音（ⅡA）から始まり漸減してⅠ音の前で終わる．拡張期の急速な左室弛緩にともない，大動脈弁閉鎖（ⅡA）後に大動脈と左室の間に急速に圧勾配が生じるため，雑音も開始時に最大となる．逆流が高度になると雑音は拡張期全体で聴取される．雑音は比較的小さく聞き取りにくい場合もあるが，座位で前傾姿勢の呼気時に聴こえやすくなる．

　肺動脈弁閉鎖不全症の場合は第2～3肋間胸骨左縁を最強点とし，吸気時に増大する．弁自体に異常がなく，肺高血圧症によって起こる機能性の肺動脈弁逆流の雑音を**グレーアム（グラハム）・スティールGraham Steell 雑音**と呼ぶ．

b 拡張中期雑音　mid diastolic murmur

　僧帽弁狭窄症および三尖弁狭窄症において，狭窄した弁を通過する乱流によって生じる低調な雑音で，聴診器のベル部で聴く．左側臥位の心尖部で最も聴取しやすく，ゴロゴロした輪転様雑音で，通常**拡張期ランブル**と呼ばれる．僧帽弁狭窄症の場合は僧帽弁開放音（opening snap）の後に引き続いて起こり，左房–左室間の圧勾配が低下するにつれて漸減する．狭窄が高度になると僧帽弁開放音がⅡ音に近くなり，雑音の持続は長くなる．

　また，僧帽弁閉鎖不全症，動脈管開存症，心室中隔欠損症などで僧帽弁を通過する血流量が増加すると相対的な僧帽弁狭窄状態となり，Ⅲ音に引き続き拡張中期雑音を生じる（**カーリー・クームスCarey Coombs雑音**）．大動脈弁閉鎖不全症において拡張期に大動脈弁からの逆流ジェットが僧帽弁前尖の開放を制限し，機能的な僧帽弁狭窄を起こす結果生じる拡張期ランブルを**オースチン・フリントAustin Flint雑音**と呼ぶ．

　三尖弁狭窄症の頻度は少なく，第4肋間胸骨左縁を最強点とする．また，三尖弁閉鎖不全症や心房中隔欠損症のために三尖弁を通過する血流量が増えると，相対的三尖弁狭窄症となり拡張期雑音が聴取されることもある．

　貧血，高熱，甲状腺機能亢進症，運動などで高心拍出状態のときに，僧帽弁，三尖弁を通過する血流量が増加し，機能性の拡張期雑音が聴こえることがある．

	雑音の種類	心音・心雑音	主な疾患	最強点と特徴
収縮期雑音	収縮期駆出雑音	駆出音 (I-II-I, 菱形)	大動脈弁狭窄症	第2肋間胸骨右縁(頸部へ放散)
			肺動脈弁狭窄症	第2肋間胸骨左縁
			閉塞性肥大型心筋症	第3〜4肋間胸骨左縁(頸部へ放散せず)
	全収縮期雑音	(I-II-I, 矩形)	僧帽弁閉鎖不全症	心尖部
			三尖弁閉鎖不全症	第3〜4肋間胸骨左縁(Rivero Carvallo's 徴候)
			心室中隔欠損症	第4肋間胸骨左縁(thrillをともなう)
	収縮後期雑音	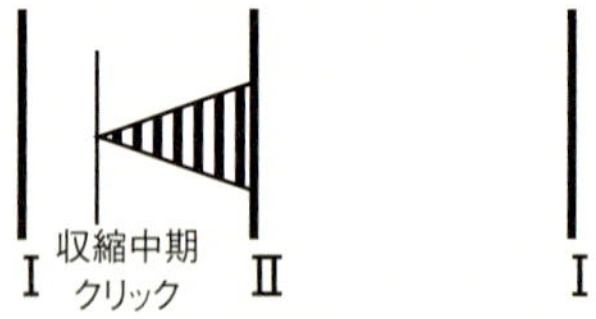 収縮中期クリック (I-II-I)	僧帽弁逸脱症	心尖部(左腋窩・背部に放散)
拡張期雑音	拡張早期雑音	(I-II-I, 漸減形)	大動脈弁閉鎖不全症	第3肋間胸骨左縁
			肺動脈弁閉鎖不全症	第2〜3肋間胸骨左縁(Graham Steell雑音)
	拡張中期雑音 拡張後期雑音 (前収縮期雑音)	OS (I-II-I)	僧帽弁狭窄症	心尖部(拡張期ランブル)
			三尖弁狭窄症	第4肋間胸骨左縁
その他の雑音	連続雑音	(I-II-I, 菱形連続)	動脈管開存症	第2肋間胸骨左縁(II音を超えて持続)
			バルサルバ洞動脈瘤破裂 冠動静脈瘻 肺動静脈瘻	短絡部位による
	往復雑音 to and fro murmur	(I-II-I)	大動脈弁狭窄症+閉鎖不全症 高度大動脈弁閉鎖不全症	第2肋間胸骨右縁〜第3肋間胸骨左縁(II音で途切れる)
			肺動脈弁狭窄症+閉鎖不全症	第2〜3肋間胸骨左縁

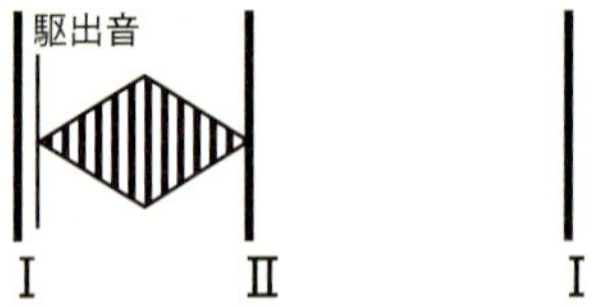

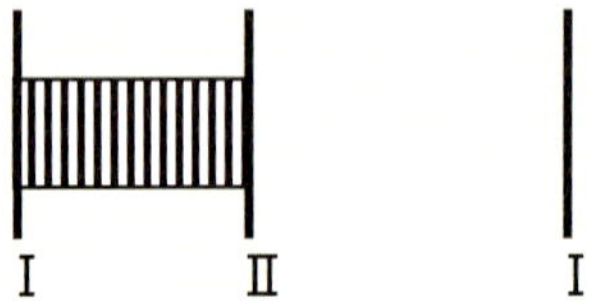

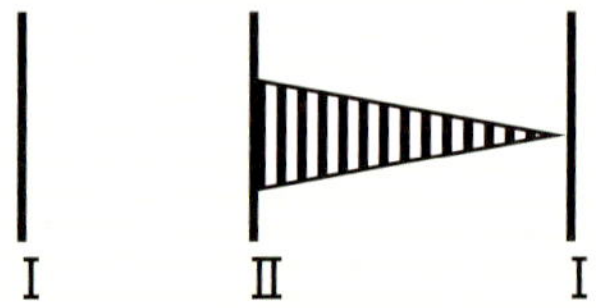

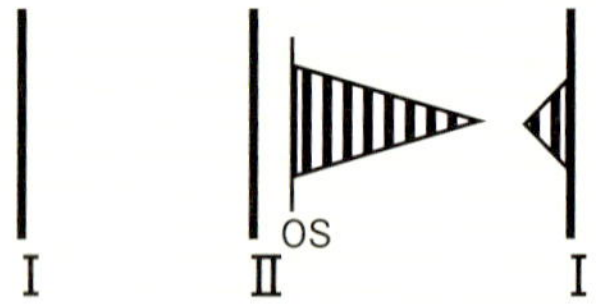

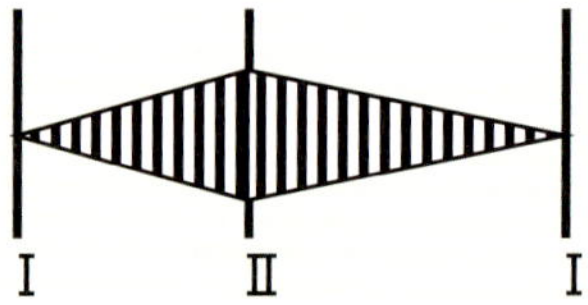

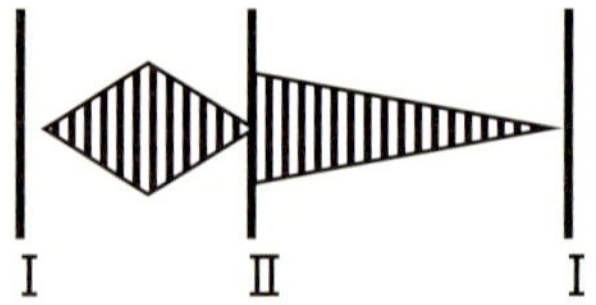

図7-5 心雑音の種類と主な疾患

c 拡張後期雑音　late diastolic murmur

洞調律の僧帽弁狭窄症患者において，拡張末期に左房が収縮して血液が僧帽弁を通過する際に生じる低調な雑音で，I音まで持続する．前収縮期雑音とも呼ばれる．心房細動になると，心房収縮が消失するため雑音も聴こえなくなる．

3 連続雑音　continuous murmur

連続雑音とは全心周期にわたって持続する雑音であり，収縮期と拡張期のいずれにおいても2つの構造間に持続的な圧勾配が生じている状態である．代表的なものは動脈管開存症である．収縮期も拡張期も大動脈圧は肺動脈圧より高いため，動脈管を介して持続的に大動脈から肺動脈へ短絡血流が流れる．雑音は収縮早期に始まり漸増しII音でピークとなった後漸減する．他にバルサルバValsalva動脈瘤破裂，冠動静脈瘻，肺動静脈瘻などで聴取される．

また，大動脈弁狭窄症と大動脈弁閉鎖不全症の両方を合併した場合には，収縮期駆出雑音と拡張早期雑音が聴取され，連続雑音と間違われることがある．これは**往復雑音to and fro murmur**と呼ばれ，雑音はII音でいったん途切れ，II音を超えて持続しない．同様な往復雑音は高度の大動脈弁閉鎖不全症において，逆流血液量が多いため相対的大動脈弁狭窄になった場合にも出現する．また，肺動脈弁狭窄症と肺動脈弁閉鎖不全症の合併，心室中隔欠損症と大動脈弁閉鎖不全症の合併でも出現する．

4 無害性雑音　innocent murmur

器質的異常のない心臓で聴かれる機能的な駆出性収縮期雑音で，多くは第2肋間胸骨左縁で聴取されるレバイン3度以下の短くやわらかい音である．主に胸壁の薄い若年者に聴取され，体位や運動で変動し恒常性に乏しい．小児に多く認められる第4肋間胸骨左縁から心尖部に聴かれる「ブゥン」という楽音様雑音を**スチルStill雑音**，内頸静脈の血流が増大する呼気時や，座位で増強し臥位で消失する頸静脈の低調な連続雑音を**静脈コマ音**という．

図7-5に心雑音の種類と主な疾患をまとめて記した．

連続雑音と往復雑音の違い
連続雑音は収縮期と拡張期で血流の方向は同じで，II音を超えて持続する．
往復雑音to and fro murmurは収縮期と拡張期で血流の方向が逆なので往復雑音という．II音を超えて持続しない．

8章 検　査

第一部　放射線学的検査

A　胸部単純X線検査

胸部単純X線検査とは

　心臓の画像診断における最も基本的な検査法であるが，近年のCT，MRIの技術的進歩とその普及にともない，胸部単純X線検査が施行される頻度は年々減少している．しかしながら，簡便に検査が行え，かつ心臓以外に肺実質や肺動静脈，大動脈などの重要な情報を網羅することから，今なお胸部単純X線検査は胸部領域の画像診断における第一選択として位置づけられている．

　心臓の評価に関しては，心臓が空気に富む肺に囲まれるため，その輪郭は明瞭であり，心臓の大きさや形状を容易に推測することが可能である．また，心陰影には冠状動脈や弁，心筋などが含まれるため，これらの組織における石灰化沈着の有無も評価することもできる．ただし，心血管系の解剖学的知識が不十分だと胸部単純X線写真の解釈は大変難しいことを心得ておく必要がある．

1　撮像法

　心臓を構成する左右の心房および心室はX線透過性に差がないため，各房室の異常の評価は，正面像posteroanterior view，側面像lateral view，右前斜位像right anterior oblique view（第1斜位），左前斜位像left anterior oblique view（第2斜位）など多方向からのX線撮像法で行われていた．しかしながら，CT，MRIが普及してからは，両前斜位像を撮像することはほとんどなくなり，現在では正面像と側面像の2方向にて心血管の評価を行うのが一般的である．

a　正面像（図8-1）

　心臓の拡大率を小さくするため，X線を背中側から入れる背腹方向（吸気状態）で撮像される．心血管陰影は正面像では，胸郭の中央，やや左側寄りに位置する．これまで，心血管陰影は右2号（上大静脈，右房），左4号（大動脈弓，肺動脈，左心耳，左室）からなるとされてきたが，実際，

胸部単純X線撮影では現像されたX線フィルムを用いて評価が行われていたが，最近では多くの施設がCR (computed radiography)と呼ばれるコンピュータX線撮影を利用している．CRとは広義にはコンピュータでの画像処理をしたX線撮影法を，狭義にはX線フィルムの代わりにイメージングプレートを用いたX線撮影法を指す．
CRシステムで撮像されたデジタル画像は，モニター上で条件を自由に変えることができ，詳細な評価を可能にしている．

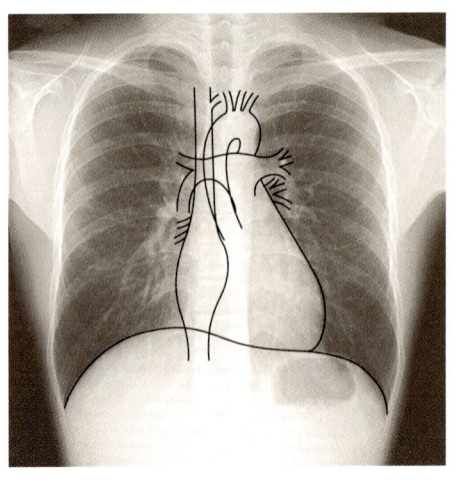

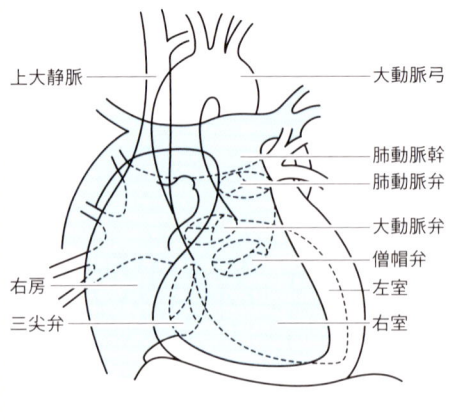

図8-1　胸部単純X線撮影　正面像
(松永尚文：西谷弘ほか(編), 標準放射線医学, 第7版, p263, 医学書院, 2011より改変)

> **心胸郭比(CTR)** は，正面像において心陰影の最大横径（心横径）と胸郭の最大内径（肋骨の内縁）との比によって算出される（図）．心胸郭比は，胸郭の前後径，横隔膜の高さ，呼吸状態，撮影体位（立位，仰臥位），年齢などにより左右されるため，注意が必要である．側面像が撮影されていれば，必ず側面像と合わせて心拡大の評価をすべきである．
> また，心囊水が貯留している場合も，心胸郭比が増大することを認識しておくべきである．
>
> 心胸郭比(％) = $\dfrac{b+c}{a}$
>
> = $\dfrac{心横径}{胸郭最大内径}$

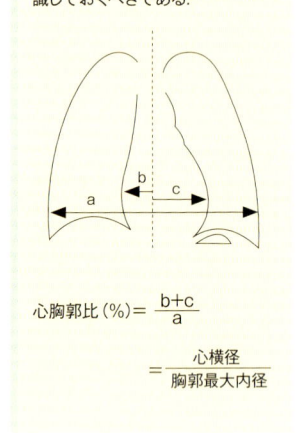

これらのうち弓（外側へ突出と定義）を形成するのは，右第2弓（右房），左第1弓（大動脈弓），左第4弓（左室）だけである．このような"弓"を呼称するのはわが国だけであり，国際的には通用しないことを知っておく必要がある．したがって，「心陰影」を指す場合は，単に心右縁，心左縁，また「心血管陰影」を指す場合は，**右縁上部（上大静脈），右縁下部（右房），左縁上部（大動脈弓），左縁中部（肺動脈，左心耳），左縁下部（左室）** と呼ぶのがふさわしい．

心血管陰影の上部は上大静脈と胸部大動脈からなり，心臓を上方から吊り下げているようにみえることから血管柄 vascular pedicle と呼ばれる．また，左縁中部は，彎入した形状を呈することから，心腰 cardiac waist と呼ばれる．心右縁と横隔膜とで形成される右心横隔膜角は，下大静脈や肝静脈の陰影によりしばしば鈍化する．一方，左の心横隔膜角は，心臓周囲の脂肪塊 fat pad により輪郭が不鮮明になることがある．正面像で胸部大動脈陰影を確認できる部位は，大動脈弓と下行大動脈の外側縁のみである．

両側の肺動脈は肺門部から放射状に枝分かれし，末梢に向かうにつれ，細くなりながら両肺に分布する．通常，肺門陰影は左が右に比べて高い．心拡大の評価には，正面像における**心胸郭比 cardiothoracic ratio(CTR)** が一般的に用いられる（コラム参照）．成人では50％以下が正常であるが，小児では十分な吸気での撮影が困難であり，60％前後でも正常とみなす場合がある．

b 側面像（図8-2）

標準的な撮影は，左側面像である．すなわち，両上肢を挙上した状態で，右から左方向にX線を入れ，撮影される．側面像では，心陰影の前縁はゆるやかな弧状を描き，下方から右室洞部，右室流出路，肺動脈幹が位置し，その上方には上行大動脈が存在する．しかしながら，上行大動脈の輪

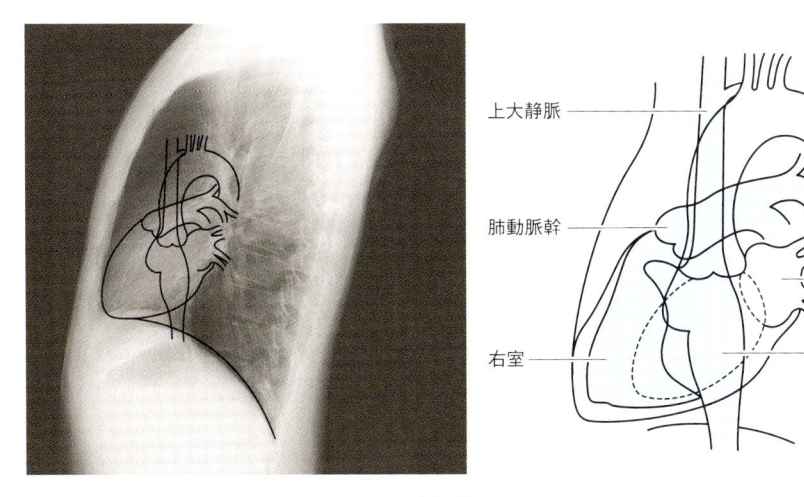

図 8-2 胸部単純 X 線撮影　左側面像
（松永尚文：西谷弘ほか（編），標準放射線医学，第 7 版，p263，医学書院，2011 より改変）

表 8-1 心陰影の輪郭変化を及ぼす代表的心疾患

■右房の拡大 （右縁下部，右第 2 弓）	■左房の拡大 （左縁中部，左第 3 弓）
三尖弁膜症　　　エブスタイン奇形 心房中隔欠損症などの左-右短絡疾患	僧帽弁膜症　　　心室中隔欠損症 左房粘液腫　　　動脈管開存症

■右室の拡大 （高度では左縁下部，左第 4 弓）	■左室の拡大 （左縁下部，左第 4 弓）
肺動脈弁狭窄症　　三尖弁閉鎖不全症 ファロー四徴症　　心房/心室中隔欠損症 肺動脈性高血圧　　僧帽弁狭窄症	大動脈弁膜症　　　僧帽弁閉鎖不全症 心筋症　　　　　　高血圧症 心室中隔欠損症などの左-右短絡疾患

郭は多くが不鮮明である．一方，心陰影の後縁は，上方が左房，下方が左室から成り，下端では下大静脈の淡い陰影も認められる．

　肺動脈の弁口は大動脈の弁口より前上方に位置する．

2　心陰影の異常（表 8-1）

　心陰影の拡大には心内腔の拡張と心筋の肥大が含まれるが，両者の区別は胸部単純 X 線画像では難しく，心拡大という表現が一般的に用いられている．心陰影の輪郭における局所的な膨隆は，各房室や血管系の異常によるものであり，心陰影の輪郭異常をきたす疾患を理解することは，胸部単純 X 線画像を評価するうえで重要である．

a 右房の拡大

　正面像では右縁下部の突出がみられ，また側面像では胸骨後腔が狭まり，胸骨に近接するようになる．右房の拡大をきたす疾患として，三尖弁狭窄症・閉鎖不全症，エブスタイン Ebstein 奇形，心房中隔欠損症などの左-右短絡（シャント）疾患があげられる．

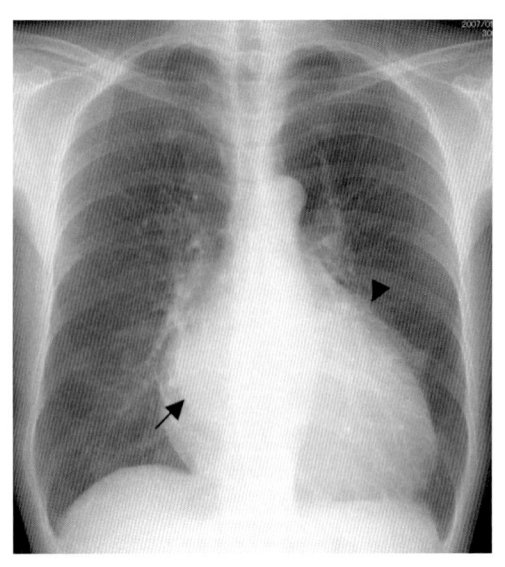

図8-3 僧帽弁狭窄症
心上縁下部の内側にもう1つ弧状の陰影（矢印）が認められ，いわゆる"double density"といわれる左房拡大を表す所見である．心左縁中部（心腰部）における突出像（矢頭）もみられる．

b 右室の拡大

　正面像では右室は心陰影の輪郭を構成していないため，軽度の右室拡大は輪郭の異常として反映されない．しかしながら，心拡大が中～高度になると，心臓の時計式回転（コラム参照）が加わり，心左縁の突出と心尖の挙上をともなう．側面像では，胸骨後腔が狭まり，胸骨と心前縁（拡大した右室）の接触面が拡大する．右室の拡大をきたす疾患として，肺動脈弁狭窄症，三尖弁閉鎖不全症，ファローFallot四徴症，心房／心室中隔欠損症などの疾患があげられる．

c 左房の拡大

　正面像では心腰部が突出し，気管支分枝角の開大を生じる．また，心右縁の下部にいわゆる"double density"と呼ばれる二重輪郭がみられるのも特徴的所見の1つである．側面像では心後上縁が突出し，椎体に近接するようになる．左房の拡大をきたす疾患として，僧帽弁狭窄症（**図8-3**），僧帽弁閉鎖不全症，心室中隔欠損症，左房粘液腫などの疾患があげられる．

d 左室の拡大

　正面像では心左縁下部が弧状に膨らんでくるが，左室の拡大が強くなると心尖部は外下方へ移動し，高度な場合は横隔膜下に心尖部は位置することとなる．左室が拡大するにつれ心臓は反時計方向に回転し，その結果心腰部の切れ込みが深くなる（コラム参照）．側面像では，心後縁の下部が後下方に突出し，下大静脈との交差点が下方へと移動する．その結果，左室拡大が強くなると，心後縁と下大静脈との交差点は横隔膜下に存在する．

心臓の血行力学的回転とは，心臓の長軸を軸として，時計式に心臓が回転するか反時計式に回転するかを表現したものである．右室拡大では心臓は足からみて，時計軸回転するため，右室が心左縁を形成することとなり，心腰部のくびれはなくなる．一方，左室拡大では，反時計軸回転をきたすため，心腰部の切れ込みが深くなる．右室負荷，左室負荷を判断する際のよい指標となる．

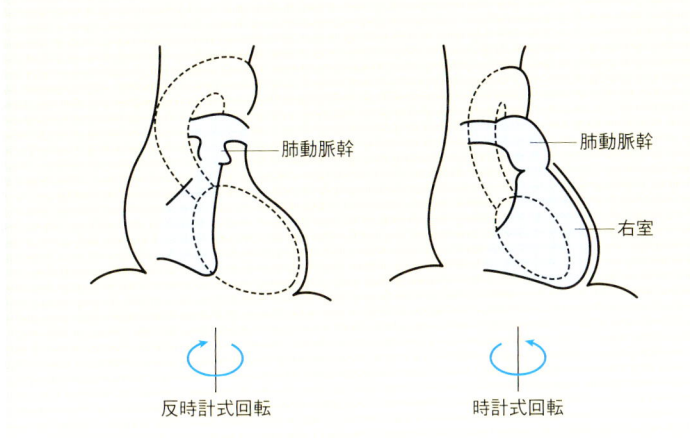

反時計式回転　　　時計式回転

（松永尚文：西谷弘ほか（編），標準放射線医学，第7版，p273，医学書院，2011）

表8-2 肺血管陰影の変化をともなう主な先天性心疾患

肺血管陰影の増強	肺血管陰影の減弱
●チアノーゼ性疾患 総肺静脈還流異常　完全大血管転位 総動脈幹残遺　　　両大血管右室起始 ●非チアノーゼ性疾患 心房/心室中隔欠損　バルサルバ洞動脈瘤破裂 部分肺静脈還流異常　動脈管開存 修正大血管転位　　　心内膜欠損	ファロー四徴症 三尖弁閉鎖 エブスタイン奇形 肺動脈狭窄

左室拡大は多くの疾患で認められ，とくに高血圧症，左心不全，大動脈弁狭窄症・閉鎖不全症，僧帽弁閉鎖不全症，心筋症，心室中隔欠損症や動脈管開存症などの左 – 右短絡疾患があげられる．

3 肺血管陰影の異常（表8-2）

肺血管陰影の評価は肺循環動態の異常の有無を推測するのに重要である．肺血管陰影の状態は，肺血流量や肺動静脈圧を反映する．したがって，肺血流量の増加や低下をきたす疾患，ならびに肺血管抵抗の異常をきたす病態を知っておくことは，X線画像を評価するうえで重要である．

a 肺血流の増加

肺血流量の増加にともない，肺動脈幹の拡張と末梢肺血管陰影は増強する．ただし，肺血管陰影は，肺体血流量比が2：1以下では変化をきたさず，2：1を超えると全肺野における血管拡張所見が認識できるとされる．右肺動脈下行枝が肋骨幅と比べ大きければ肺血流量の増加あり，とみなすこともある．しかしながら，肺血管陰影のみえ方は，個人差やX線画像撮

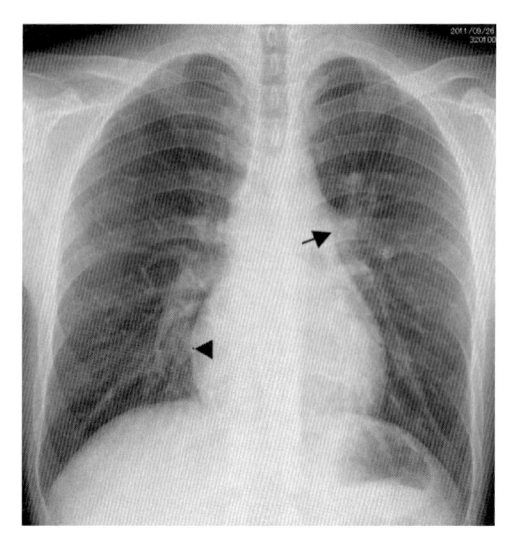

図8-4 心房中隔欠損症

肺動脈幹の軽度突出（矢印）がみられ，両側肺門は拡大している．右肺動脈下行枝は肋骨幅と比べ大きく，肺末梢レベルまで肺血管陰影を追うことができる．肺流量の増加を反映する所見である．右房の拡大にともない心右縁下部の突出（矢頭）をみる．

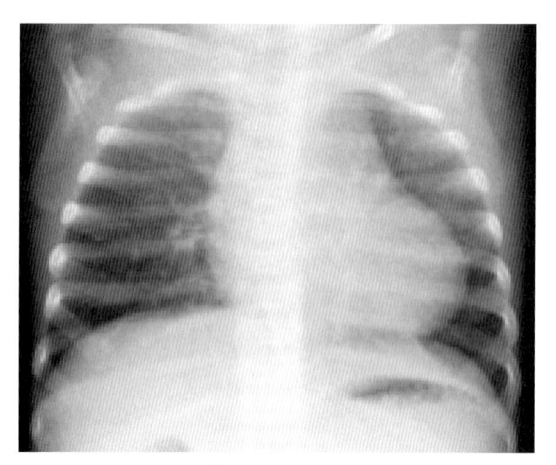

図8-5 ファロー四徴症

ファロー四徴症に合併する肺動脈狭窄にともない，肺血管陰影は全体的に減少している．心臓はファロー四徴症に特徴的な木靴心といわれる形状を呈す．

影条件に影響されるため，読影にあたっては注意が必要である．肺血流量の増大をきたす疾患としては，①甲状腺機能亢進や貧血などの心拍出量が増大する病態，②心房／心室中隔欠損症（**図8-4**），動脈管開存症などの左-右短絡疾患，③大血管転位や総肺静脈還流異常などの動静脈血が混合する病態，などがあげられる．

b 肺血流の低下

肺血流の低下にともない，肺血管陰影の減弱と肺野の透過性亢進がみられる．しかしながら，肺血流の増加と比べてX線画像による評価が一般的に難しい．肺血流の低下を示す疾患の多くは，肺動脈狭窄をともなう先天的な右-左短絡疾患であり，チアノーゼをきたすものがほとんどである．代表的疾患として，ファロー四徴症（**図8-5**），三尖弁閉鎖症，肺動脈弁狭窄症があげられる．その他，後天的には肺動脈血栓塞栓症においても肺血流の低下がみられる．

c 肺動脈性高血圧

前毛細血管性高血圧とも呼ばれ，肺血管抵抗が増強した病態である．肺動脈圧の上昇にともない，血管攣縮，末梢血管収縮および血管壁の肥厚をきたし，末梢血流は減少する．X線画像では末梢肺血管の狭小化と末梢肺野の透過性亢進を認める一方で，肺動脈幹から肺門部肺動脈は明瞭な拡張を示す．慢性的な肺動脈性高血圧が存続する場合，肺動脈壁に石灰化を認めることがある．

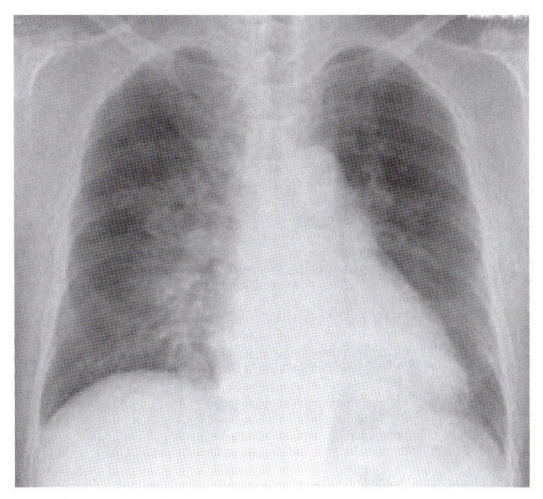

図8-6　肺水腫（左心不全）
左心不全にともなう肺浮腫を反映して，とくに右肺門側には"butterfly shadow"と呼ばれる境界不鮮明な斑状陰影がみられる．

d 肺静脈性高血圧

　後毛細血管性高血圧とも呼ばれ，肺静脈圧が正常の8〜12mmHgを超えた状態である．

　左心不全，僧帽弁狭窄症などで多くみられる．最初の段階は肺うっ血であるが，18mmHgになると間質性浮腫が，25mg以上になると肺胞性浮腫が生じるとされる．肺うっ血のX線画像所見として，肺血管陰影の増強や肺血管の再分布現象（下肺の肺血管は細く，上肺の肺血管が拡張）などがみられる．間質性肺水腫では血管または気管支周囲の浮腫により，肺門影の不鮮明な拡大や気管支・肺血管の断面像がぼやけてみえる．また，肺小葉間隙の浮腫を反映してカーリーラインKerly's line（コラム参照）もしばしば認める．さらに，肺胞性浮腫が生じると，肺門側から両肺野（末梢側は保たれる）に拡がる蝶形butterflyまたはコウモリの翼bat wingsと称される境界不鮮明な斑状陰影が出現する（図8-6）．胸水の合併も多くみられ，肋骨横隔膜角が鈍化する．

4　その他の異常

a 弁・弁輪，冠状動脈，心膜の石灰化

　僧帽弁，大動脈弁の石灰化は軽度な場合，X線画像で同定するのは難しい．X線画像で石灰化が明らかな場合は，有意な狭窄性病変をともなうものとされる．僧帽弁輪部の石灰化が広範で弁尖に及ぶ場合には，僧帽弁狭窄症や閉鎖症を合併することが多い．また，大動脈弁輪部の石灰化は上行大動脈や心室中隔に及ぶことがある．冠状動脈の石灰化はCTほどの検出能はないものの，ある程度の石灰化では冠状動脈の走行に一致して石灰化陰影をみることができる．とくに，最近のCR（computed radiography）

間質性肺水腫でみられるカーリーラインKerly's lineには，A，B，Cラインが含まれる．
Aは肺門部から末梢肺に向かう長さ2〜6cmの直線状の細い線状陰影である．上肺野にみられることが多く，一過性である．Bは，肺底部にみられる長さ2cm以下の細い線状陰影である．左心不全でよくみられるが，癌性リンパ管症や肺線維症，サルコイドーシスなどの間質のリンパ管に影響を及ぼす疾患においてもしばしば認められる．Cは肺野にみられる網状陰影であるが，AやBほどはっきりしない．

画像では，モニター上で条件を自由に変えることができるため，冠状動脈や弁輪の石灰化検出能はX線フィルムに比べ向上している．

心膜の石灰化は陳旧性心膜炎や外傷などに起因する．心膜と心筋の石灰化は機序と部位が異なり，心膜は右房，右室辺縁，房室間溝に好発する．左房後壁は心膜を欠損しており，また左室では心拍動による動きが強いため石灰化をきたしがたいとされる．収縮性心膜炎は，心膜炎後に心膜の肥厚と線維化を生じた病態であるが，50%以上で心膜の石灰化をもたらす．ただし，注意しなければならないのは，X線画像でみられる石灰化の程度は，必ずしも臨床的重症度を反映しないということである．

b 心囊液の貯留

心囊液とは心臓を包むように心外膜が存在するが，その間の腔（心囊）にみられる液体を指す．通常，心囊腔には10〜50mLの生理的心囊液が存在するが，生理的レベルを超え異常な貯留を示すと**心囊液貯留 pericardial effusion**として扱い，心タンポナーデをきたす原因となる．X線画像では，心囊液貯留が250mL程度では心左縁が直線状となるが，500mLを超えると両側心横隔膜角が鈍化する．

c 胸部大血管陰影の異常

胸部単純X線画像でみられる大動脈陰影の異常は多くあり，右側大動脈弓，重複大動脈弓，胸部大動脈瘤，大動脈解離などがあげられる．また，心血管右縁上部における上大静脈の異常として，上大静脈症候群，奇静脈の拡大などがあげられる．したがって，心血管陰影の輪郭をしっかりチェックすることが大切である．

B コンピュータ断層撮影（CT）

コンピュータ断層撮影 computed tomography（CT）は1970年代の初期に登場した検査法で，コンピュータを用いて合成したX線断層法のことである．

1 基本原理

X線管球から発生された細いX線ビームを使用する．X線ビームの一部は生体組織に吸収されるが，吸収されなかったX線ビームは身体から出てくると電子検出器でとらえられ，体内での吸収率として測定される．その後，コンピュータで画像をフーリエ Fourier 変換して，人体端面の点のデータ（画素 pixel）とした後，それらの点のデータを画像化する．

2 ヘリカルCT：多検出器型CT（MDCT）/マルチスライスCT（MSCT）

MDCT：multidetectoer row CT
MSCT：multislice CT

　ヘリカルCT（helical CT）は，人体を載せた寝台が一定速度で移動している状況下で，X線管球が円軌道で回転し続けながらX線ビームを発生し，撮像する．人体を固定したと想定した場合，X線管球の軌道はらせん形を描く．従来のヘリカルCTは身体の長軸方向に1列の検出器しかなく，1回の回転で1枚の画像しか得られなかった．1990年代末に登場した多検出器型CT（MDCT/MSCT）は，身体の長軸方向に複数の検出器が配置されており，1回の回転で広範囲の撮像が行えるようになった．初期のMDCT/MSCTの列数は4であったが，現在では最大320列の検出を備えたMDCT/MSCTが普及しつつあり，全胸腹部大動脈や躯幹部-下肢という広範囲かつ高画質なデータを短時間で取得できるようになっている．

3 CTの特徴

a 空間分解能が高い

　MDCTの出現により0.5〜2mmの薄いスライス厚で，大動脈全体を1回の呼吸停止下で撮像することが可能となっている．また，あらゆる断面においても高画質が得られ，3次元再構成画像volume rendering（VR）像，multiplanar reformation（MPR）像などの作製も可能である．

b 低侵襲である

　従来，冠状動脈や大動脈，末梢動脈の評価は血管造影検査がgold standardであった．血管造影検査は経動脈的穿刺にて目的動脈までカテーテルを進め検査を行うため，頻度は低いが穿刺部合併症（動脈損傷，仮性動脈瘤，感染による膿瘍形成），カテーテル操作にともなう内膜損傷など，ときに合併症をともなう侵襲的な検査であった．
　CT angiography（CTA）はMDCTの出現によりアンギオグラフィーangiographyという技術が可能となった．経静脈的な造影剤投与を行いながらCTを撮影することにより，低侵襲的にして血管造影と同程度の情報を得ることを可能とした．

造影剤とは
画像にコントラストをつける検査薬剤で，診断にあたり情報量を増やすために使用する．循環器領域の造影CTでは，経静脈的に非イオン性水溶性ヨード造影剤が投与される．

c 放射線被曝

　CT検査による患者の被曝線量は，単純撮影に比べて多い．また，従来のCTと比較してMDCT/MSCTを用いて薄いスライス厚で広い範囲を撮影する場合には，さらに被曝線量は増加する．とくに，循環器領域の疾患（冠動脈疾患，大動脈疾患など）で，短期間での経過観察が必要な場合や小児の大動脈先天性疾患にて撮影を行う場合は，被曝線量について厳重な注意を払う必要がある．

4 CT検査法

　造影剤を使用せずに撮影する単純CTと，造影剤を投与した後に撮影する造影CTがある．単純CTは石灰化の検出に優れており，手術や血管内治療において重要な情報を提供している．また，造影剤使用により高コントラストの画像が得られる結果，微細な血管描出が可能となり，心臓疾患，大動脈疾患・末梢血管疾患および下肢静脈疾患の評価において，造影CTは欠かせない検査法である．

a 冠動脈疾患

　心臓や冠状動脈は心拍にともなうmotion artifactのため，以前はCTでの評価が困難とされていた領域であった．しかし，MDCTの発達に加え，心電図同期撮影による再構成法の進歩により，擬似的に心臓や冠状動脈が静止した画像を作製することが可能となった．ただし，不整脈症例では評価が困難となる場合や心拍数の多い患者ではβ遮断薬の投与などの前処置が必要な場合がある．

1）適応疾患

①冠状動脈狭窄

　負荷心電図で不確定な患者や，症状はないが冠動脈疾患リスクの高い患者など，冠動脈疾患が強く疑われる場合は，冠状動脈造影を省略できる可能性があり，よい適応となる．読影にあたっては冠状動脈造影に準じて名称を記載する．冠状動脈CTでは血管内腔のみではなく，冠状動脈プラークの性状やサイズの評価も可能である．ただし，動脈硬化が進行した場合や慢性腎不全など，高度の壁石灰化をともなう場合は評価が困難となる．

②川崎病など先天性冠動脈疾患

　川崎病は，全身に血管炎を生じる原因不明の疾患であり，冠状動脈に動脈瘤や狭窄をきたすことがある．また，先天奇形には冠状動脈起始異常，単冠状動脈，冠状動静脈瘻などがあり，冠状動脈CTが有用なこともしばしばある．ただし，小児では高頻拍であることや放射線感受性が成人に比べて高いことから，適応は限られる．

③経皮的冠状動脈形成術や冠状動脈バイパスグラフト術後

　経皮的冠状動脈形成術では，しばしばステント留置が行われるが，20〜30％程度で再狭窄をきたすといわれている．ステントの開存性の評価については3mmより大きな径であれば評価可能とされるが，小さい径であれば金属アーチファクトにより評価困難となり，経過観察には冠状動脈造影が必要となる．

④その他

　心筋梗塞後の左室瘤や心房細動にともなう左房内血栓などは，通常心エコーで経過観察が行われるが，客観的な評価として，心臓の四腔像や長軸像，短軸像などのCT再構成画像が有用な場合がある．

心電図同期撮影とは
心電図データを取得しながら全心位相データを撮影し，撮影後に心臓心周期の任意の位相データを選んで画像を再構成する方法retrospecting gateと事前に撮影する心拍位相を決め，その部分だけ撮影して再構成をする方法prospecting gateの2種類がある．現時点では検査前に最適な撮影タイミングを決定することは困難なため，前者が主流であるが，被曝量が多くなる欠点がある．

β遮断薬とは
心筋のβ受容体を遮断する．自律神経の働きを抑えることで，心拍数を下げて良好な画像を得ることができる．血圧を下げる効果もあり，高血圧や狭心症などの治療薬としても広く使用されている．

2）画像表示法（図8-7）

冠状動脈CTでの画像表示法はVR像，MIP像，CPR像，cross section法が基本となる．

① volume rendering (VR) 像

画像を3次元に構成する方法であり，各画像のCT値に応じて色づけを行い，連続した多数の画像を合成して表示する方法である．冠状動脈と心筋の解剖学的位置関係の評価や，術後であればバイパスの走行を評価することが可能である．

② maximum intensity projection (MIP) 像

最大値投影法とも呼ばれ，3次元に構築されたデータの任意面で最大CT値をその断面でのCT値とみなし，表示する方法である．冠状動脈の全体的な把握と石灰化の分布などの評価が可能であり，心臓カテーテル検査画像に近い内腔情報を提供する．

③ curved planner reconstruction (CPR) 像，stretched MPR像

CPR像は蛇行した面や曲面に沿って，3次元的に収集されたCT値情報の任意断面を抽出して表示する方法である．冠状動脈を直線的に引き伸ばしたstretched MPR像と冠状動脈の各分枝の長軸方向での画像により，狭窄，プラーク，石灰化などを評価する．また，病変部の短軸像（cross section）では狭窄率を算定する．

b 大動脈疾患，末梢血管疾患

大動脈瘤や大動脈解離などの大動脈疾患においては，迅速な診断と治療

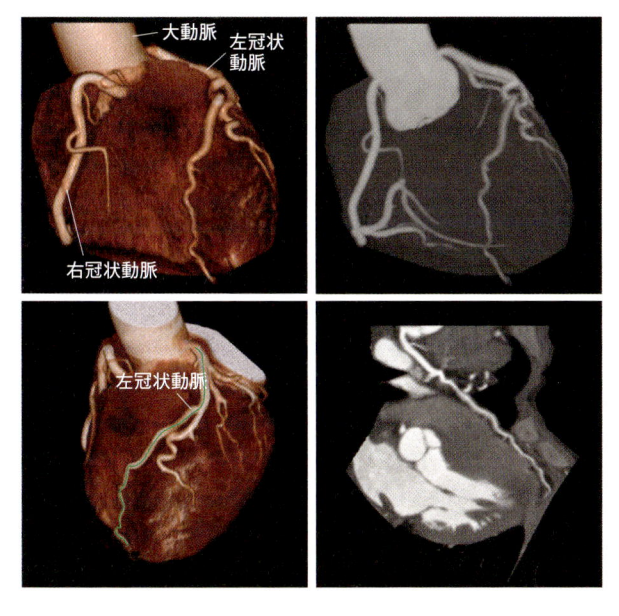

図8-7 冠状動脈の表示方法
a. VR像：冠状動脈と周囲の構造物との位置関係が把握できる．
b. MIP像：冠状動脈造影と類似した画像を得ることができる．
c, d：CPR像：VR像（図c）で緑線が入っている左冠状動脈前下行枝の走行に沿う任意の断面が表示されている．

を行うことが，その後の生命予後に大きく関与するため，低侵襲，かつ短時間で検査が行えるCTが第一選択となっている．

1）適応疾患

①大動脈瘤，腸骨動脈瘤

「大動脈壁の脆弱化により全周あるいは一部が生理的限界を超えて拡大した状態」と定義されており，動脈硬化（最多），外傷，感染，先天性などが原因となる．一般的に，大動脈瘤は上行大動脈で5cm，胸部下行大動脈で4cm，腹部大動脈で3cm以上の拡張を示す場合に診断される．

②大動脈解離

「大動脈壁が中膜レベルで2層に剥離し，動脈走行に沿ってある長さを持ち，2腔になった状態」，と定義されており，突然の背部痛で発症し急激な転帰をとる危険性がある重篤な疾患である．

③末梢動脈の閉塞性疾患

閉塞性動脈硬化症arteriosclerosis obliterans（ASO），バージャー病Buerger disease（閉塞性血栓性血管炎 thromboangitis obliterans：TAO）などが原因となる．間欠性跛行（動脈の狭窄／閉塞による歩行時の虚血症状）を主訴として受診することが多い．

2）画像表示法（図8-8）

大動脈，末梢血管CTでの画像表示法は通常の短軸像のほか，VR像，MIP像，CPR像などの表示方法が多く用いられる．

c 下肢静脈疾患

深部静脈血栓症，下肢静脈瘤などが適応疾患となる．とくに，深部静脈血栓症は肺動脈血栓塞栓症の原因となる疾患であるため，造影CTは胸部

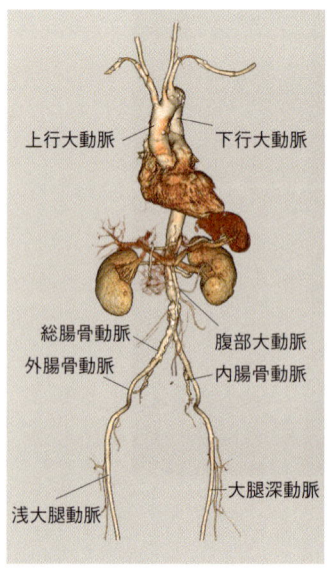

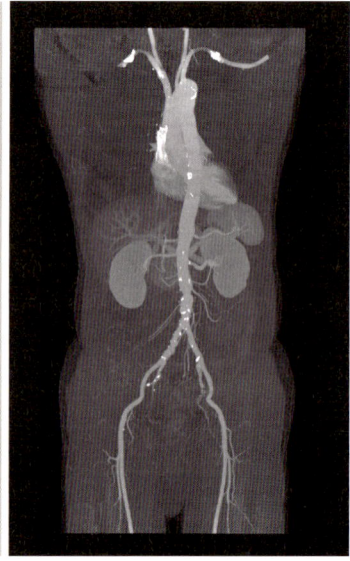

図8-8 大動脈の表示方法

a. VR像，b. MIP像

領域における動脈相と胸部 - 下肢領域における静脈相の2相撮像が早期治療に役立つ．

C MRI

MRI：magnetic resonance imaging

1 心臓MRI（図8-9）

核磁気共鳴現象を利用して生体内部を画像化する検査法であり，機能的診断や組織性状の診断を非侵襲的に行うことができる．核医学検査よりも空間解像度が高く，精度および再現性にも優れる．

しかしながら，MRI検査自体に制約があり，ペースメーカ植込み患者や人工内耳手術を行った患者，体内に磁性体金属が挿入されている患者におけるMRI検査は一般的には**禁忌**である．また，精密機器を用いて血圧管理や呼吸管理が行われている患者では，検査中にその精密機器が使用できなくなるため，検査自体は不可能ではないものの，患者管理が難しい状態となる．

2 代表的な心臓MRI検査法

a シネMRI

心臓の動画を得る検査法である．心筋梗塞による壁運動不良部位の確認や心室瘤の描出，心筋症による壁運動評価など，局所的/全体的な壁運動の評価が可能である．また，心室の容積および駆出率の計測も行うことができ，最も精度・再現性の高い検査法と考えられている．

b 遅延造影MRI（図8-10）

造影剤投与後10〜20分後に撮像し，心室壁の造影効果をみる検査法である．**病理学的な心筋梗塞の範囲を明瞭に描出できる**．空間分解能が高いため，**内膜下梗塞や右室梗塞の診断も可能である**．造影剤は細胞外液腔に非特異的に分布するため，細胞外液分画/細胞内液分画の比が増加した状態を反映しており，心筋梗塞だけでなく，肥大型心筋症，サルコイドーシス，アミロイドーシスなどでも遅延造影は認められる．

c 負荷パーフュージョンMRI

冠血管拡張薬による薬物負荷をしたうえで，造影剤を急速静脈注入して心筋のダイナミックMRIを撮像し，心筋血流分布を評価する検査法である．空間分解能が高いため，心内膜下虚血の診断が可能である．冠動脈インターベンションの適応決定や治療効果判定，冠動脈ステント再狭窄の診断などに有用である．

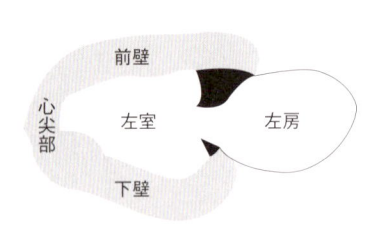

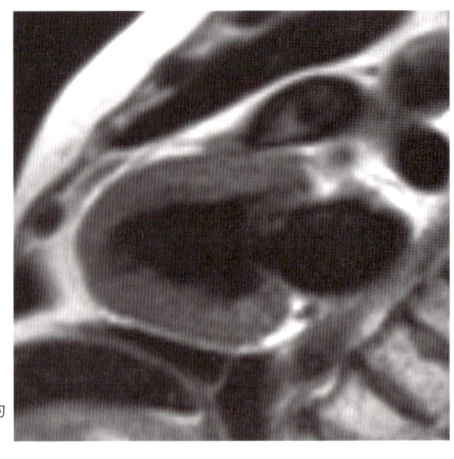

図8-9　心臓MRI（長軸矢状断像）
形態および組織性状の評価を高解像度で行うことができる．シネMRIを用いれば機能的評価も十分可能である．

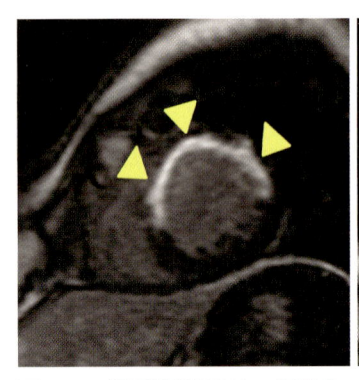

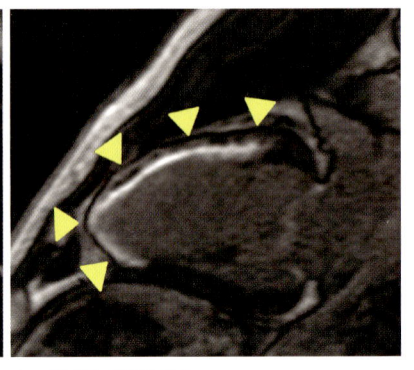

図8-10　遅延造影MRI（a：短軸像　b：長軸矢状断像）
心尖部および前壁中隔（▽の範囲）に造影効果を認め，心筋梗塞の範囲が明瞭に確認できる．

MRA：magnetic resonance angiography

d 冠状動脈MRA（図8-11）

　冠状動脈をMRA撮影法にて描出する検査法である．**①造影剤を用いる必要がない**，**②冠状動脈の高度石灰化症例でも狭窄の診断が妨げられない**，**③放射線被曝がない**，などの利点を有する．造影剤を使用しないため腎不全患者にも安全に検査を行うことができ，ヨードアレルギー患者においては有用である．また，小児の冠状動脈評価も放射線被曝をともなわず，施行することが可能である．

3 MRA（図8-12，表8-3）

　MRIによる血管内腔の形態的な描出法の総称である．さまざまな手法が利用されており，**造影剤を用いなくても血管を描出することが可能である**．そのため，腎機能障害のある患者や造影剤アレルギーのある患者でも，血管内腔の評価を行うことができる．また，**放射線被曝がないため**，小児の血管評価にも有用である．しかし，①撮像時間が長い，②乱流や撮像断面に平行な血流が存在すると，血管の描出が不良となる，などの欠点がある．造影剤を用いたMRAを撮像することもでき，撮像時間の短縮や空間分解能の向上，血流アーチファクトの軽減をはかる場合に有用である．

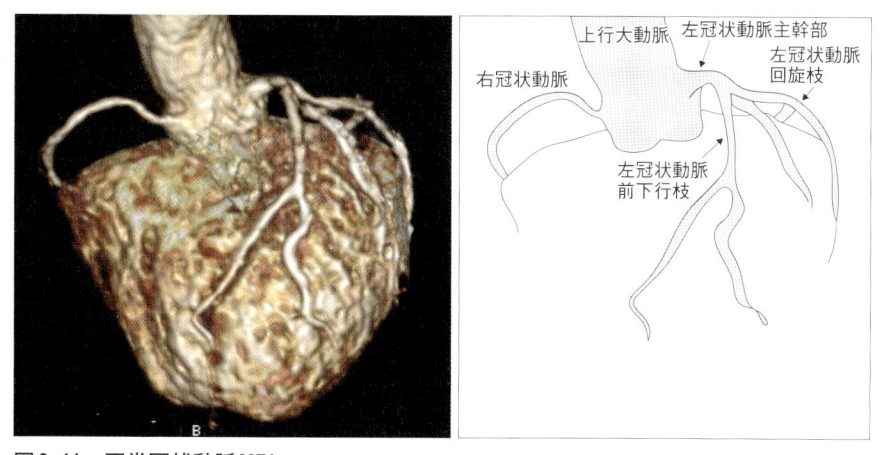

図8-11 正常冠状動脈MRI
造影剤を投与することなく,非侵襲的に冠状動脈の状態を確認することが可能である.
(大分先端画像診断センターより提供)

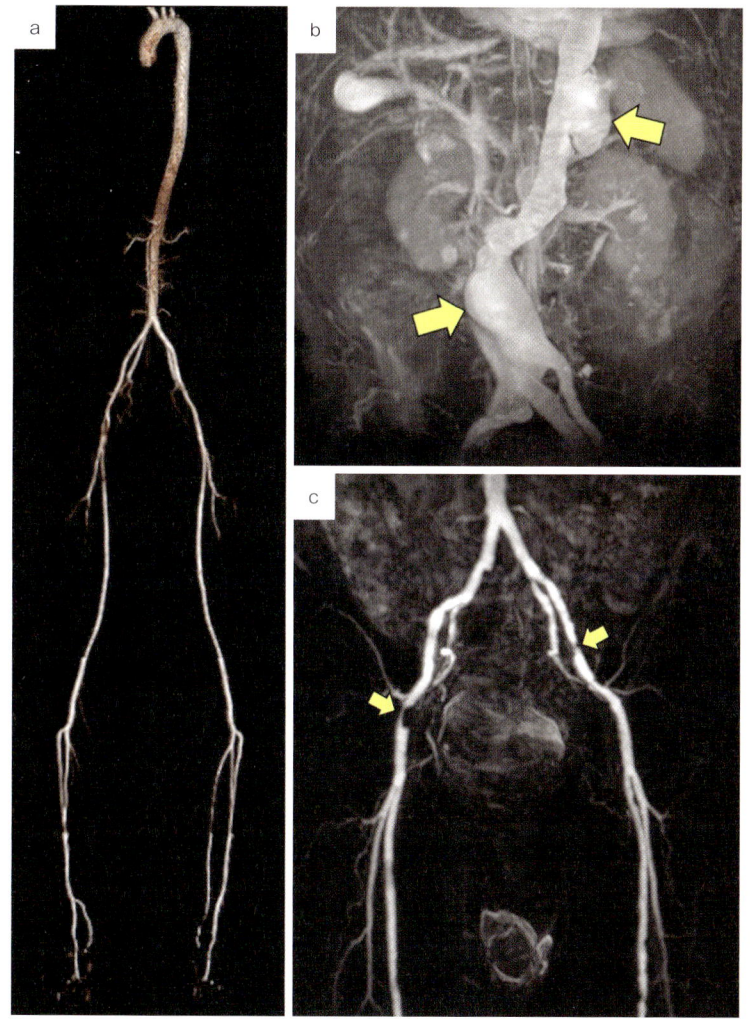

図8-12 MRA
a. 正常MRA(大分先端画像診断センターより提供)
b. 腹部大動脈瘤.腹部大動脈に2カ所動脈瘤を認める.
c. 閉塞性動脈硬化症.両側の外腸骨動脈に高度狭窄を認める.

表8-3 MRAの利点と欠点

利　点	欠　点
● 非侵襲的に血管を描出することができる ● 腎機能障害のある患者や造影剤アレルギーのある患者でも，血管内腔の評価を行うことができる ● 放射線被曝がない ● 動脈壁の石灰化や骨による影響がない	● MRI禁忌の患者では検査することができない ● 撮影時間が長い ● 血流の流速や方向によるアーチファクトが生じることがある

MRV：magnetic resonance venography

4 MRV

　MRIにて下肢静脈の描出も可能である．使用装置により最適な撮像法は異なるものの，再現性が高く，非侵襲的に静脈を描出することができる．造影剤を使用する場合でも，造影剤の静脈注射のみで撮像可能である．

D 核医学検査

心臓核医学検査とは

　核医学検査とは，特定臓器や細胞に集まる性質をもった物質にガンマ（γ）線を出す核種（放射線同位元素）を結合させたものを注射して，体外からガンマカメラで撮影して画像を作成する検査である．放射線同位元素のことをラジオアイソトープ radio isotope といい，核医学 nuclear medicine 検査のことを，RI（アールアイ）検査と呼ぶのは radio isotope を用いた検査であるからである．撮像された画像は**シンチグラム**と呼ばれる．

　心臓核医学検査は，心筋細胞に取り込まれる物質に核種を結合させ撮像した**心筋シンチグラフィ**と，赤血球や血漿に核種を結合させ，心臓内を流れる動的な様子を撮像した**心プールシンチグラフィ**に大別される．一般的に行われる検査は心筋シンチグラフィで，心プールシンチグラフィは，心臓超音波検査や心臓カテーテル検査，CTなどで詳細なデータを収集できるため，**右心機能**の観察以外には現在ではあまり行われていない．

1 心筋血流シンチグラフィ

a 心筋血流シンチグラフィの種類（表8-4）

　現在行われている心筋血流シンチグラフィは以下の3種類である．
　^{201}TlCl：塩化タリウムであるが，一般に「タリウム」といわれる
　^{99m}Tc-MIBI（2-methoxyisobutyl-isonitrate）：一般に「ミビ」といわれる
　^{99m}Tc-TF（tetrofosmin）：一般に，「テトロフォスミン」といわれる
　これらの薬剤を静脈注射すると，それぞれ心筋細胞に取り込まれるが，

心筋シンチグラフィ
心筋シンチグラフィには，心筋の血流を観察する心筋血流シンチグラフィと，心筋の交感神経の分布とその機能を観察する心筋交感神経シンチグラフィ，心筋のエネルギー代謝を観察する心筋脂肪酸代謝シンチグラフィが含まれる．心筋梗塞部に集積する心筋梗塞シンチグラフィもあるが，カテーテル治療が普及し，心筋梗塞急性期にはこれを行う時間的余裕はなく，現在あまり行われていない．心筋シンチグラフィで最も行われている検査は心筋血流シンチグラフィである．また，近年はPET（positron emission tomography）を用いた心筋シンチグラフィも行われている．

^{201}Tlの201は質量数を表す．^{99m}Tcのmは核異性体で励起状態にあることを示す．たとえば^{99m}Tc-MIBIとは，MIBIという筋細胞に取り込まれる化学物質に^{99m}Tcという核種を結合させた薬剤を意味する．^{201}TlClは，血中で，^{201}Tl$^+$となり，心筋細胞に取り込まれる化学物質である同時に，γ線を出す核種でもある．

表8-4　心筋血流シンチグラフィ製剤の特徴

	^{201}TlCl	^{99m}Tc-MIBI　^{99m}Tc-TF
半減期	長い(73時間)	短い(6時間)
投与量	少量 (111MBq)	大量投与可能 (400～800MBq)
γ線エネルギー	低い(70～80keV)	適当(140keV)
集積機序	能動輸送	受動拡散
洗い出し	早い	遅い
再分布	あり	なし
心プールシンチグラフィ	できない	できる

　取り込まれる機序が若干異なり，タリウムはK$^+$と類似の体内動態を示し，**能動輸送的**に全身の筋細胞内に取り込まれる．とくに，筋活動の活発な心筋に多く取り込まれる．したがって，虚血などの血流障害のある心筋部位では取り込みが減少する．一方，ミビ，テトロフォスミンといったテクネシウム(^{99m}Tc)を用いた薬剤は，**受動拡散的**に心筋細胞に取り込まれる．テクネシウム製剤もタリウムと同様，血流障害のある心筋部位において取り込みが減少する．

　心筋細胞への取り込み機序が異なるように，タリウムとテクネシウム製剤では心筋細胞からの流出程度も異なり，**タリウム製剤は比較的流出が早い**．したがって，タリウム製剤に関しては集積状態のみならず，流出の様子を観察することでも有用な心筋情報を得ることができる．

　図8-13は，タリウムが心筋細胞に取り込まれた後に流出する様子を模式図で描いたものである．正常心筋の取り込み・流出に比べると，虚血により障害をきたした心筋細胞は，遅い取り込みと取り込み量の低下を示し，流出も遅くなっている．そのため，早期相では，正常心筋部と比べ集積低下を示すのに対し，遅延相では残存集積量が近似するため正常心筋と障害心筋との違いが不明瞭となる．この現象を**再分布**と呼ぶ．したがって，再分布がみられる心筋領域では，障害が存在するものと診断できる．「再分布」という言葉は誤解を招きかねないが，決して障害心筋に再度取り込まれるという意味合いではなく，残存集積量に関して，正常心筋との差が縮小するということである．

　実際の検査施行時には，心筋に薬剤や運動による**負荷**を与え早期相を撮像し，その後は安静として遅延相を撮像することが多い．心筋の虚血が出現しやすいようにするためである．

　一般的に，この再分布という概念はタリウムにだけ使用され，テクネシウム製剤では用いられない．この点が，タリウムとテクネシウム製剤の大きな違いであり，心筋血流シンチグラフィを施行する際の使用薬剤選択に大きく関与する．ただし，テクネシウム製剤も，負荷時に薬剤投与・撮像

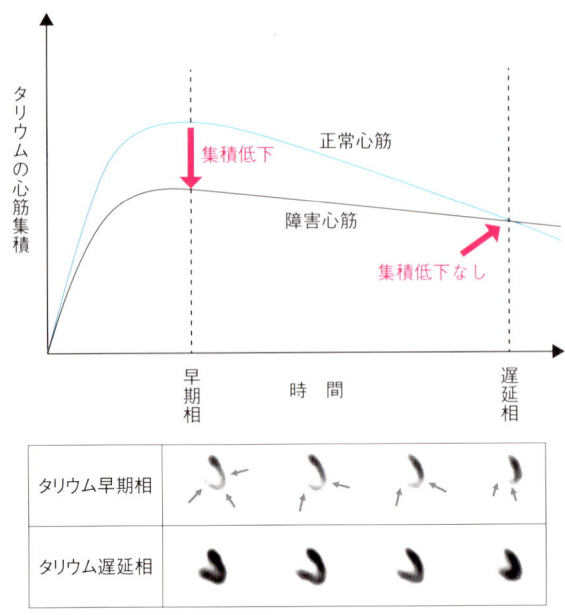

図8-13 タリウムの取り込み・流出

し，その後，時間を置き薬剤を追加して安静時の撮像を行い，両者を比較して心筋虚血を判断する方法がある．この場合，テクネシウム製剤を追加投与することから，薬剤は文字通り「再分布」の状態にあるが，タリウムの「再分布」と区別して「**fill-in**」ということがある．いずれにせよ，虚血心筋を表現していることに変わりない．

　再分布が観察できるのであれば，心筋血流シンチグラフィではタリウムを用いるのがよさそうだが，テクネシウム製剤にはタリウムにはない利点がある．1つめは，半減期がタリウムに比べて短く，タリウムより多くの放射線量が投与可能な点である．2つめは，テクネシウムから発生するγ線エネルギーはタリウムより強く，データ収集の際，強過ぎもせず適当な点である．この2点において，テクネシウム製剤により撮像された心筋画像は，タリウムのそれより明瞭でわかりやすいものとなる．また，テクネシウムはタリウムより多く，かつ十分量の放射線量を有するため，心筋の評価だけではなく，心電図同期による心内腔の様子（→**QGS**）や，心プールシンチグラフィとして肺循環，大動脈を含めた心臓の循環動態を観察することも可能である．

b 心筋血流シンチグラフィの観察方法

　心筋血流シンチグラフィでは，心筋細胞への取り込みの様子を心臓の短軸断面，垂直長軸断面，水平長軸断面の3方向から観察する（**図8-14**）．

　実際の撮像・出力された画像は**図8-15**のようになる．CT画像のように輪切りの断面として観察する方法を，SPECT（single photon emission computed tomography）と呼び，通常の心筋血流シンチグラフィは

QGS（quantitative gated SPECT）
心電図に同期させ，心内腔の形状，容積を定量解析して拡張末期左室容積，収縮末期左室容積，左室駆出率などを算出する方法で，経時的に心内腔の形状を観察して壁運動の評価も可能となる．なお，近年，テクネシウム製剤のみならずタリウムでもQGSが可能となっている．

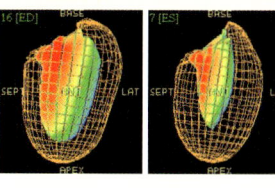

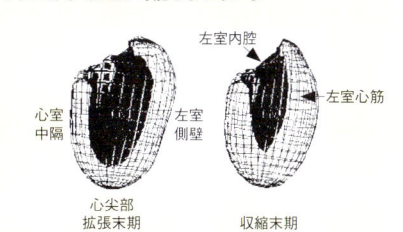

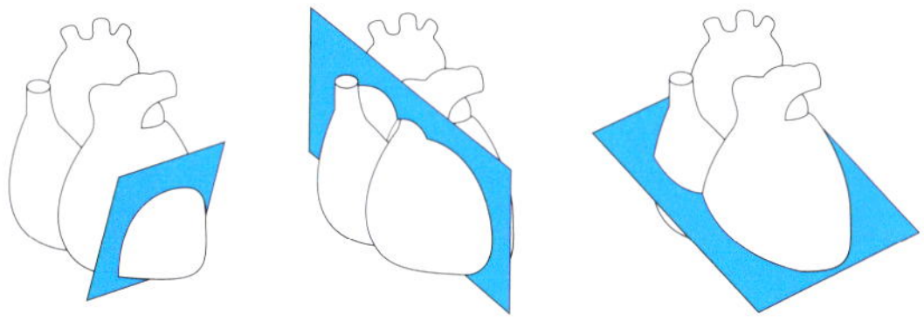

図8-14 観察断面

この様式で観察する．

正常の心筋血流シンチグラフィは，**図8-15**のシンチグラムのように，**左室心筋だけが均一に描出される**．心筋の肥厚や左室内腔の拡大は，全体的なバランスで評価する（正確な壁肥厚，左室内腔拡大の評価は心臓超音波検査などで行う）．右室が描出される場合は，右室の壁肥厚が存在し，病的な状態である．**図8-15**のシンチグラムでは左室の下に心筋以外の集積がみられるが，これは肝臓や脾臓への取り込みである．

心筋血流シンチグラフィは，心筋細胞への血流量によって集積が左右され，正常な血流量であれば心筋への集積は均一になるが，虚血があれば**集積低下**を示し，梗塞があれば**集積欠損**となる．**図8-16**は心室中隔から心尖部に集積低下がみられ，**図8-17**は心室中隔から心尖部が集積欠損となっている．虚血と梗塞の所見である．

異常な集積部位については，冠状動脈がどの領域を灌流しているかを知っておく必要がある．右冠状動脈，左冠状動脈前下行枝，左冠状動脈回旋枝の大まかな灌流域は**図8-18**の通りである．

c 評価方法

心筋血流シンチグラムでは，**表8-5**のように虚血の有無を評価する．

2 心筋交感神経シンチグラフィ

使用される薬剤は，^{123}I-MIBG（metaiodobenzyl guanidine）であり，通常，エムアイビージーと呼ばれる．ノルアドレナリンの類似物質で交感

「SPECT」のCTは，「MRIとCT」と呼称するときのCTと同じ意味である．single photonとは一方向だけに出るγ線を撮影することであり，これに対し，PET（positron emission tomography）のpositronは，それぞれ逆方向に2方向放出されるγ線を検出して撮影する方法である．PETはpositron emission computed tomographyのcomputedが省略されていると理解しておいてよい．

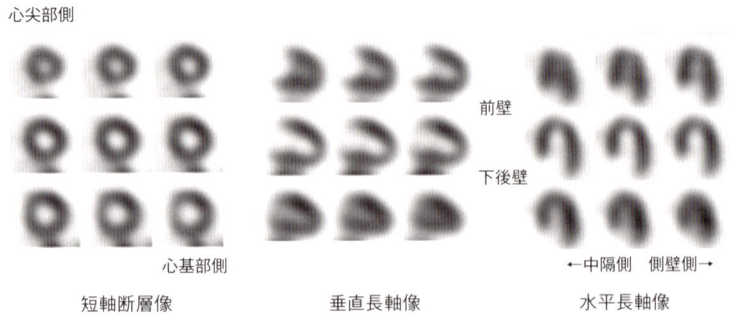

図8-15 正常な心筋血流シンチグラム

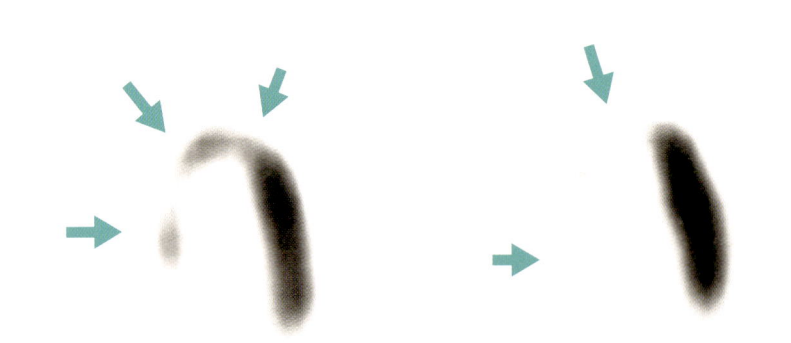

図8-16 水平断面：虚血

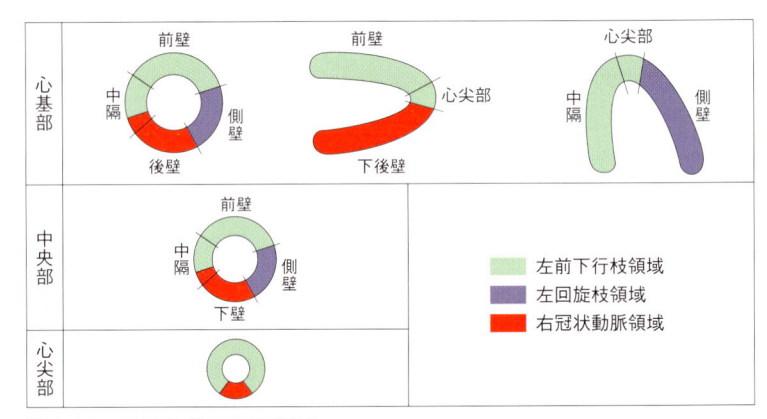

図8-17 水平断面：梗塞

図8-18 冠状動脈の支配領域

　神経終末に能動的，あるいは拡散的に摂取された後，心筋受容体に向かって放出されるが，受容体には作用しない．^{123}Iの半減期は13時間である．撮像は，15分後に早期相を，3〜4時間後に遅延相を撮像する．
　正常心筋であれば，心筋血流シンチグラフィと同様に左室壁に均一な集積がみられ，シンチグラムの性状は血流シンチグラムに類似する．交感神経障害がみられる場合，血流シンチグラフィと同様に集積が低下ないし欠損する．交感神経障害の原因としては，虚血や梗塞のほか，心不全，心筋症，心筋炎，糖尿病，**パーキンソンParkinson病やレビーLewy小体型認知症**などがある．

表8-5 虚血の評価方法

早期相	遅延相	所　見	判　定
正　常	正　常	正常	正常
低　下	正　常	完全再分布	心筋虚血
低　下	一部正常	不完全再分布	心筋虚血
低　下	さらに低下	逆再分布	梗塞後再灌流
欠　損	欠　損	固定性欠損	梗塞部

　観察方法は，心筋血流シンチグラフィと同じである．評価時のポイントは，早期相は交感神経分布を，遅延相は交感神経機能を表すといわれる点である．虚血が存在する場合，一般的には**血流シンチグラフィより広範囲の集積低下**がみられる．血流シンチグラフィは正常であるのに，交感神経シンチグラフィで集積低下・欠損がみられる場合，両者に**ミスマッチ**があるとされ，交感神経が障害されているが心筋細胞は生きている状態 denervated but viable myocardium を反映し，心筋機能が回復する可能性がある虚血部と考えられる（図8-19）．

MIBGでは年齢とともに下壁の集積が低下し，とくに中年以降の男性に目立つ傾向がある．また，心筋症や糖尿病の場合は，遅延相での下壁の集積低下（＝流出（wash out）の亢進）が特徴とされる．

3　心筋脂肪酸代謝シンチグラフィ

　用いられる薬剤は，^{123}I-BMIPP（β-methyliodophenyl-pentadecanoic acid）である．直鎖型脂肪酸で，心筋に摂取された後，脂肪酸代謝経路に入り代謝の途中でβ酸化されずに留まる．

　正常心筋の主なエネルギー源は**遊離脂肪酸のβ酸化**である．虚血になると脂肪酸代謝は抑制されブドウ糖代謝に移行し，軽度虚血で**好気性解糖系**，重度虚血では**嫌気性解糖系**の糖代謝により心筋はエネルギーを得る．したがって，虚血心筋や心筋症では脂肪酸代謝が抑制されているためBMIPPの集積低下として描出される．梗塞部ではエネルギー代謝は停止しており欠損となる．虚血が存在する場合，一般的には**血流シンチグラフィより広範囲の集積低下**がみられる．

4　心筋梗塞シンチグラフィ

　使用される薬剤は，^{99m}Tc-ピロリン酸，もしくは^{111}I-抗ミオシン抗体である．壊死心筋のミトコンドリア内にはカルシウムがヒドロキシアパ

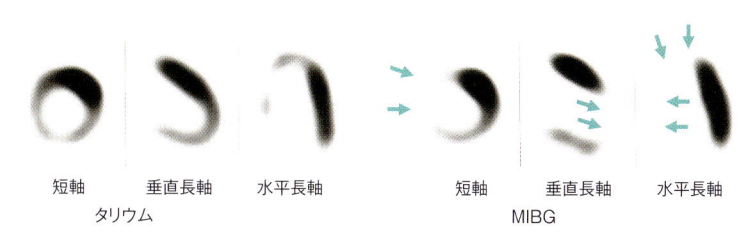

短軸　垂直長軸　水平長軸　　短軸　垂直長軸　水平長軸
　　　タリウム　　　　　　　　　　MIBG

図8-19　血流シンチグラフィと交感神経シンチグラフィのミスマッチの例

タイトの形で集積する．^{99m}Tc-ピロリン酸はヒドロオキシアパタイトと非常に強い親和性を有するため，壊死心筋に集積する．また，心筋梗塞で細胞膜が破壊されると^{111}I-抗ミオシン抗体が心筋細胞内に入りミオシンと結合し，壊死心筋に集積する．このような集積機序から，^{111}I-抗ミオシン抗体は**心筋梗塞巣**のみならず，心筋症や**心筋炎**で**心筋細胞膜が破壊**された際にも集積を示す．

5 PET

PET：positron emission tomography

PETは使用核種の**半減期の短さ**から，核種を取り出してから検査するまで短時間で行う必要があるため，可能な施設が限られるが，今後，大いに発展する検査と思われる．

心筋血流に関してはSPECTよりPETのほうが感度・特異度とも優れているとされている．また，**癌や炎症巣**の検知に広く用いられている^{18}F-FDG(fluoro deoxy glucose)は心筋のグルコース代謝を観察することで虚血の評価が可能である．

心筋血流を評価する核種：^{82}Rubidium(半減期76秒)，^{15}O water(半減期2分)，^{13}N ammonia(半減期10分)
心筋代謝(グルコース)を評価する核種：^{18}F-FDG(半減期110分)

6 心プールシンチグラフィ

使用される薬剤は，^{99m}Tc-HSA(human serum albumin)，もしくは^{99m}Tc-RBCで，それぞれ血中のアルブミンや赤血球をテクネシウムで標識し，上大静脈から各心房・心室，大動脈へと循環する様子を観察する．右室壁がほとんど描出されない心筋シンチグラフィと異なり，**右室内腔が陽性描出**されるため，右室の壁運動が観察でき，右室機能の評価が可能である(図8-20)．

> **simple point　心臓核医学**
>
> ● 心筋シンチグラム(血流，交感神経，脂肪酸代謝，梗塞)と心プールシンチグラム，心筋血流シンチグラムは，タリウムを用いるものとテクネシウムを用いるものがある

E カテーテル検査

超音波検査，CT，MRIなど非侵襲性画像診断法の進歩により，血管造影の適応や診断プロセスにおける位置づけも変化しつつあるが，血行動態の評価や血管内治療など治療を目的とする場合では不可欠となる検査法である．

1 心臓カテーテル検査

心臓カテーテル検査は，1929年にフォルスマンForssmannが自らの左

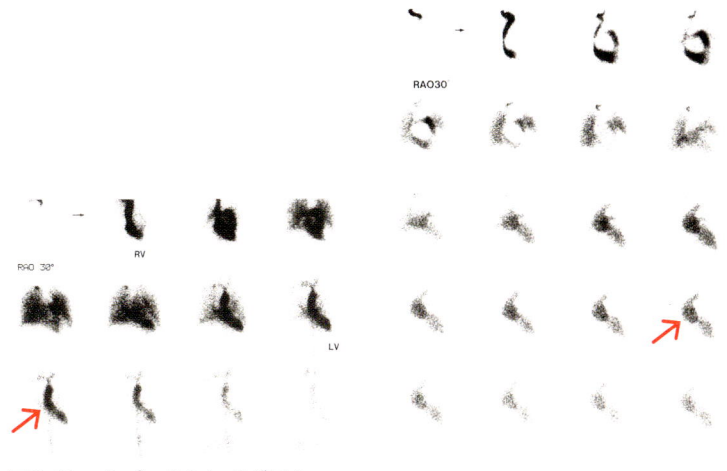

図8-20　心プールシンチグラム
a：正常例（3秒ごとの撮像．RV：右室，LV：左室，RAO：右前，矢印：左房の位置）
b：僧帽弁狭窄例（1秒ごとの撮像．拡張した左房（矢印）からRIがなかなか流出しないことがわかる）

前肘静脈にネラトンカテーテルを挿入し，右房まで進めてX線写真を撮ったというのが，右心カテーテルの始まりである．

◆ **適応と禁忌** ◆

狭心症／心筋梗塞などの虚血性心疾患，弁膜症，先天性心疾患，心筋症などが心臓カテーテル検査の適応となるが，心臓超音波検査などの非侵襲的検査で代用できる場合には適応とならない．また，相対的禁忌として，重症心不全を有する患者，重症全身性感染症や発熱している患者，著明な出血傾向がある患者，重篤なヨード造影剤過敏症などがあげられる．

a 心血管内圧（図8-21，表8-6）

心臓各部分の圧波形を心電図同期下に表示して，心機能評価，先天性心疾患，弁疾患評価を行う検査である．実際の方法としては，右心カテーテル法と左心カテーテル法がある．

右心カテーテル法：静脈（主として大腿静脈）から，肺動脈カテーテルを挿入し，右房圧，右室圧，肺動脈圧，肺動脈楔入圧の測定や心拍出量，心係数などの測定を行う．

左心カテーテル法：動脈（上腕動脈，橈骨動脈，大腿動脈など）から，逆行性にpig tailカテーテルを挿入し，大動脈圧，左室圧を測定する．

1）心房圧

①右房圧

右房は，大静脈との間に静脈弁がなく，受動的に血液が還流するため，正常では中心静脈圧と等しい値である．圧波形は3つの陽性波（a波，c波，v波）と2つの陰性波（x波，y波）からなる．a波は拡張末期の右房収縮，c波は三尖弁の閉鎖，v波は収縮期（三尖弁閉鎖時）の心房充満により生じる．また，x波は右房の弛緩，y波は三尖弁開放後の右房から右室へ血液が流入することにより生じる．

肺動脈カテーテル
先端孔のあるバルーン付きカテーテルであり，カテーテル先端から4cmほどの所にサーミスター，25～30cmの所に側孔がある．静脈から挿入したカテーテルは，先端のバルーンを拡張することにより，血流に乗せて肺動脈まで進めることができる．スワン・ガンツ Swan-Ganzカテーテルと呼ばれることも多い．

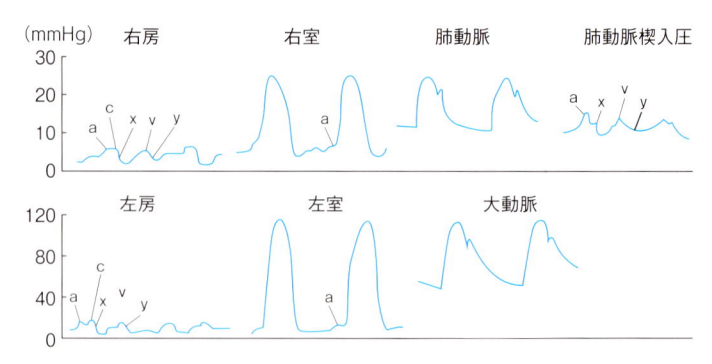

図8-21 正常の心血管内圧波形

表8-6 正常心血管内圧

圧		平均 (mmHg)	正常範囲 (mmHg)
右 房	a波	6	2〜7
	v波	5	2〜7
	平 均	3	1〜5
右 室	収縮期	25	15〜30
	拡張末期	9	4〜12
	平 均	15	9〜19
肺動脈	収縮期	25	15〜30
	拡張期	9	4〜12
	平 均	15	9〜19
肺動脈楔入圧	平 均	9	4〜12
左 房	a波	10	4〜16
	v波	12	6〜21
	平 均	8	2〜12
左 室	収縮期	130	90〜140
	拡張末期	8	5〜12
大動脈	収縮期	130	90〜140
	拡張期	70	60〜90
	平 均	85	70〜105

　平均右房圧は右心不全，収縮性心膜炎，心タンポナーデなどで上昇し，脱水では低下する．また，a波は三尖弁狭窄，右室肥大，房室解離などで，v波は三尖弁閉鎖不全で増高する．

②左房圧

　臨床的に左房圧の測定は困難であるため，通常は肺動脈楔入圧を左房圧

とする．圧波形は右房と同様である．

左房圧は僧帽弁狭窄あるいは閉鎖不全，左心不全，心タンポナーデなどで上昇する．

2）心室圧

右室，左室ともに同様の波形を呈し，いずれもa波は心房収縮期に生じる．

右室圧は右室不全で上昇する．とくに，収縮期圧は肺動脈弁狭窄，肺高血圧で上昇する．また，左室収縮期圧は高血圧や大動脈弁狭窄，拡張末期圧は収縮性心膜炎，拡張型心筋症などで上昇する．

3）肺動脈楔入圧

肺動脈カテーテルを肺動脈の深い位置まで進め，バルーンを膨らませ肺動脈を塞いだ状態（楔入）として圧を計測する．つまり，肺動脈楔入圧は右室側からの圧力を遮断することで肺静脈－左房圧を反映する圧とみなし，圧波形も左房に類似する．

肺動脈楔入圧は左心不全，僧帽弁狭窄・閉鎖不全など左房圧の上昇にともなって上昇する．

b 心拍出量，心係数

心拍出量cardiac output（CO）とは1分間に左室から駆出される血液量のことである．心拍出量は心拍数，前負荷，後負荷に影響されるため，体表面積で補正した心係数cardiac index（CI）を心機能の指標として用いることが多い．実際の検査では，肺動脈カテーテルの側孔（右房レベルに位置する）から冷却生理食塩水を注入し，カテーテル先端（肺動脈に位置する）で温度計測を行い，熱希釈法により心拍出量を算出する．

◆ 正常値 ◆

心拍出量CO：3.5〜7.0L／分

心係数CI：2.5〜4.0L／分／mm^2（CI＝CO／体表面積）

c 血管抵抗

血管抵抗は，中枢側と末梢側における圧較差を血流量で除して算出される．先天性心疾患，弁膜症，心不全の評価などに用いられる．

$$体血管抵抗（SVR）＝\frac{80×（平均大動脈圧－平均右房圧）}{心拍出量}$$

正常値700〜1,600 dynes／秒／cm^3

$$肺血管抵抗（PVRI）＝\frac{80×（平均肺動脈圧－平均肺動脈楔入圧）}{肺血流量係数}$$

正常値20〜130 dynes／秒／cm^3

SVR：systemic vascular resistance index

PVRI：pulmonary vascular resistance index

d 血液ガス

心臓各部分でカテーテルから採血を行い，ガス分析装置で酸素飽和度など血液ガス濃度を測定する．左－右短絡があれば右心系で急激な酸素飽和

短絡性心疾患
肺循環と体循環の血液が異常に混入する状態で，心室中隔欠損症，心房中隔欠損症，動脈管開存症などがある．体循環から肺循環に向かうものを左-右短絡（シャント），肺循環から体循環に向かうものを右-左短絡（シャント）と呼ぶ．

度の増加がみられ，この現象を酸素飽和度のステップアップと呼ぶ．また，肺血流量（Qp），体血流量（Qs），有効肺血流量（Qeff），肺体血流比（Qp/Qs），短絡血流量や短絡血流率などが算出可能であり，短絡性心疾患の治療方針の決定において必要となる検査である．

$$肺体血流比（Qp/Qs）=\frac{大動脈血酸素飽和度－混合静脈血酸素飽和度}{肺静脈血酸素飽和度－混合静脈血酸素飽和度}$$

$$左-右短絡血流率=\frac{肺動脈血酸素飽和度－混合静脈血酸素飽和度}{肺静脈血酸素飽和度－混合静脈血酸素飽和度}\times 100$$

$$右-左短絡血流率=\frac{肺静脈血酸素飽和度－大動脈血酸素飽和度}{肺静脈血酸素飽和度－混合静脈血酸素飽和度}\times 100$$

e 弁口面積

血流量と弁前後の圧較差を用いて算出する．ただし，弁逆流のある場合は弁口面積が過小評価される．

◆ **正常値** ◆
僧帽弁口面積 $4\sim 6cm^2$ 大動脈弁口面積 $3.5\sim 4.5cm^2$

肺体血流比（Qp/Qs）
正常値は1である．右-左短絡があれば肺血流が減少するので<1，左-右短絡があれば≧1となる．

f 心血管造影（とくに，冠状動脈，左室および大動脈）

カテーテルを特定の位置に挿入し，造影剤の注入にともなって目的部位を追いながら連続的にX線画像を撮影する．シネアンギオグラムcineangiogramと呼ばれる撮影法である．

1）左室造影

左室造影は，左室容量と左室収縮機能（駆出率，壁運動など），僧帽弁閉鎖不全の有無などを評価する目的で施行される．通常，右前斜位30°と左前斜位60°の2方向で撮影する．

左室駆出率ejection fraction（EF）
左室拡張末期および収縮末期の容積から算出する．左室収縮能の重要な指標である．

$$EF\%=\frac{拡張末期容積－収縮末期容積}{拡張末期容積}$$

◆ **正常値** ◆
左室拡張末期容積 $54\sim 89mL/m^2$，左室拡張末期容積 $17\sim 24mL/m^2$，左室駆出率 $64\sim 77\%$

2）冠状動脈造影

冠状動脈の動脈硬化性変化と狭窄/閉塞の評価を行う．また，冠攣縮誘発試験を行うことにより，狭心症の原因となりうる冠攣縮の有無を評価する．さらに，検査と同時に治療を行うことも可能である．

◆ **AHA分類（図8-22，8-23）** ◆
冠状動脈分枝の分類は，American Heart Association（AHA）分類が頻用される．AHA分類はsegment 1～15に分けており，segment 1～4までが右冠状動脈，segment 5が左主幹部動脈，segment 6～9が左冠状動脈前下行枝，segment 9，10が対角枝，segment 11～15が左冠状動脈回旋枝を示している．

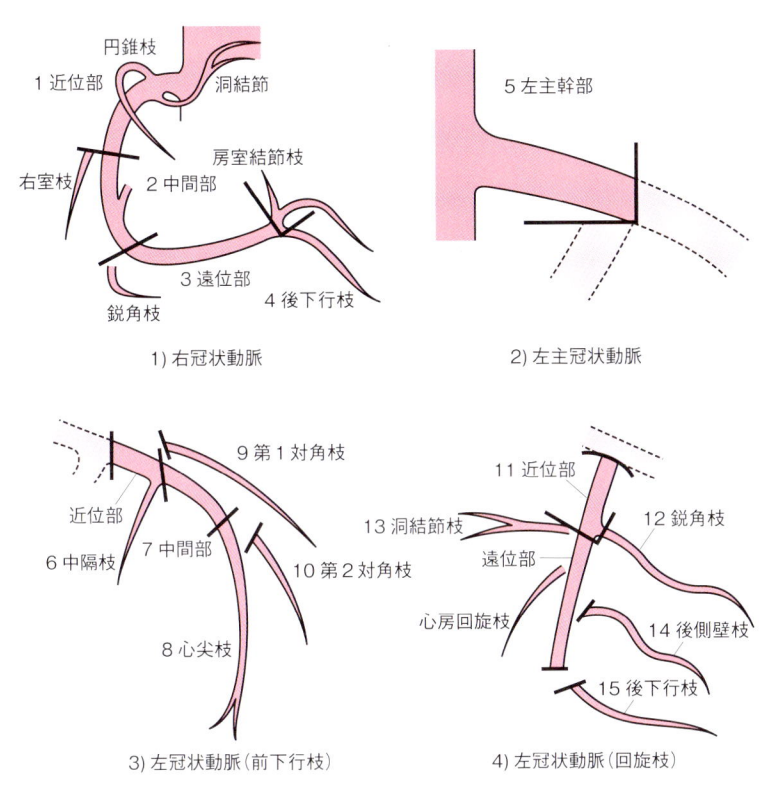

図8-22 AHAによる冠状動脈の分類

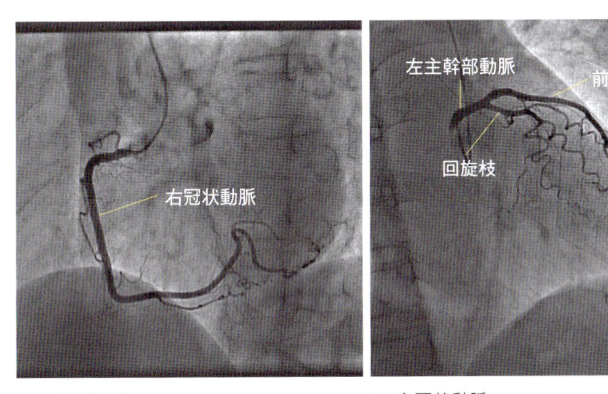

図8-23 冠状動脈造影
a. 右冠状動脈 LAO 50° CRA0°
b. 左冠状動脈 RAO 30° CRA0°

g 心内膜心筋生検

　心筋組織を心内腔から鉗子にて採取し，特発性心筋症（肥大型，拡張型，拘束型），心サルコイドーシス，心アミロイドーシス，心筋炎，心臓腫瘍，僧帽弁逸脱症候群，心臓移植後拒絶反応の判定，心臓手術前検査や予後判定などの評価に用いる検査法である．重篤な合併症とされる心穿孔は患者の0.3〜0.5％程度にみられ，侵襲的な検査法であることから経験豊富な術者が施行すべきである．

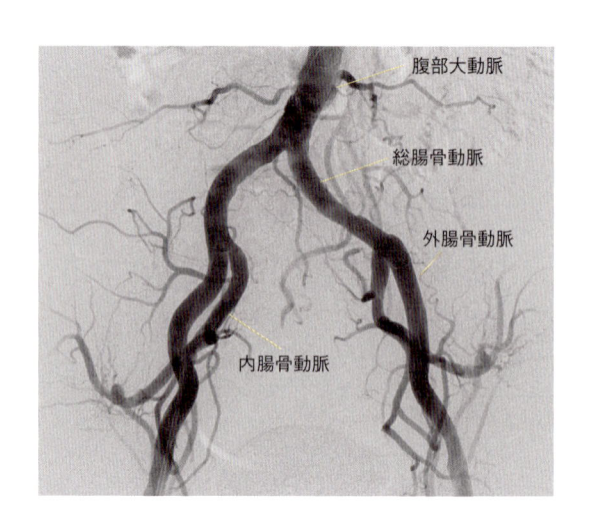

図8-24 骨盤動脈造影
右総大腿動脈からカテーテルを挿入して骨盤動脈造影を施行. DSA法で画像を表示しており, 造影された血管のみが描出されている.

DSA法
造影剤投与前後で写真を2度撮影し, 造影剤投与後から投与前のデータをコンピュータ処理にて差し引き(サブトラクション)し, 骨やその他の器官など余分な像を省いて血管のみを高いコントラストで描出する方法である. DSA法は撮影対象の静止が必要となるため, 心臓の撮影には適用されない.

2 血管造影検査(大動脈および分枝)

1953年スウェーデンのSeldingerがガイドワイヤーを用いて経皮的にカテーテルを血管内に挿入する手技(セルディンガー Seldinger法)を発案してから, 血管造影検査は一般的なルーチン検査として広く普及した. 通常, DSA(digital subtraction angiography)という方法を用いて血管像のみを描出させ, 血管系の評価を行う(図8-24).

◆ **適応と禁忌** ◆

狭窄, 閉塞, 動脈瘤, 血管損傷, 奇形など血管性病変の評価が適応となる. ただし, CTや超音波検査など代用可能な非侵襲的検査がある場合は, 心臓カテーテル検査と同様に適応とはならない. 相対的禁忌としては, 重症全身性感染症や発熱している患者, 著明な出血傾向がある患者, 重篤な腎機能障害, 重篤なヨード造影剤過敏症などがあげられる.

第二部　生理学的検査

A　標準12誘導心電図

1　標準12誘導心電図記録の基本

基本的には心電図は25mm/秒の速度で記録される．横軸，縦軸とも1mmごとの細い線と5mmごとの太い線が引かれている．横軸は時間（1mm＝0.04秒）を表し，縦軸は電位（1mm＝0.1mV）を表す．心電図には1mV＝10mmを示す矩形波（**較正曲線**）が記載されている（**図8-25**）．

2　誘　導

標準12誘導心電図は肢誘導と胸部誘導で構成される．

a　肢誘導

肢誘導には**双極肢誘導**（Ⅰ，Ⅱ，Ⅲ誘導）と**単極肢誘導**（aV_R，aV_L，aV_F）の6つの誘導がある（**図8-26**）．電極は左右の手首と左右の足首に装着するが，わかりやすいように色が決められている．左手首と右手首（Ⅰ誘導），右手首と左足首（Ⅱ誘導），左手首と左足首（Ⅲ誘導）の2極間の電位差を記録したものを双極肢誘導と呼ぶ．

右手首と左手首，左足首の3点を結んだ三角形を**アイントーベンEinthovenの三角形**という．アイントーベンの三角形の中心を不関電極（ウィルソンWilsonの中心電極）といい，電位が0に近くなる．不関電極（陰極）に対する右手首，左手首，左足首の電位を約1.5倍増幅したのが単極肢誘

カブレラ誘導
通常，12誘導心電図の肢誘導はⅠ，Ⅱ，Ⅲ，aV_R，aV_L，aV_Fの順番で記録するが，カブレラCabrera誘導は，aV_L，Ⅰ，−aV_R，Ⅱ，aV_F，Ⅲの順で表示する誘導方方である．aV_Rの極性を逆にし，肢誘導の記録順を並べ替えることで心電図の判読を容易にした誘導方法であり，ヨーロッパでは標準的に使用されている．

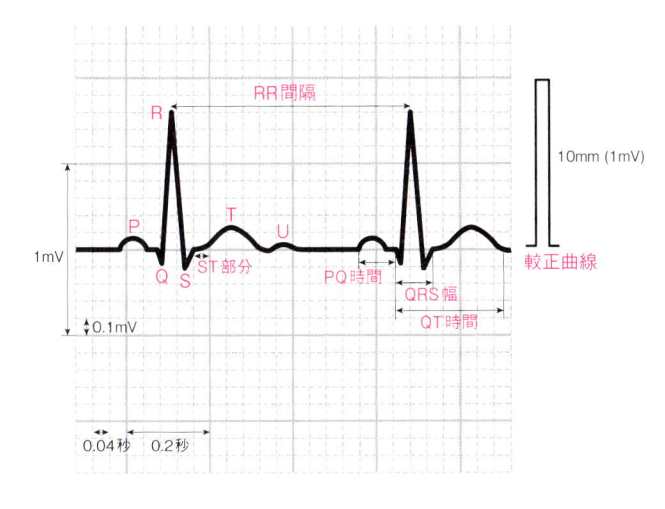

図8-25　心電図記録の基本

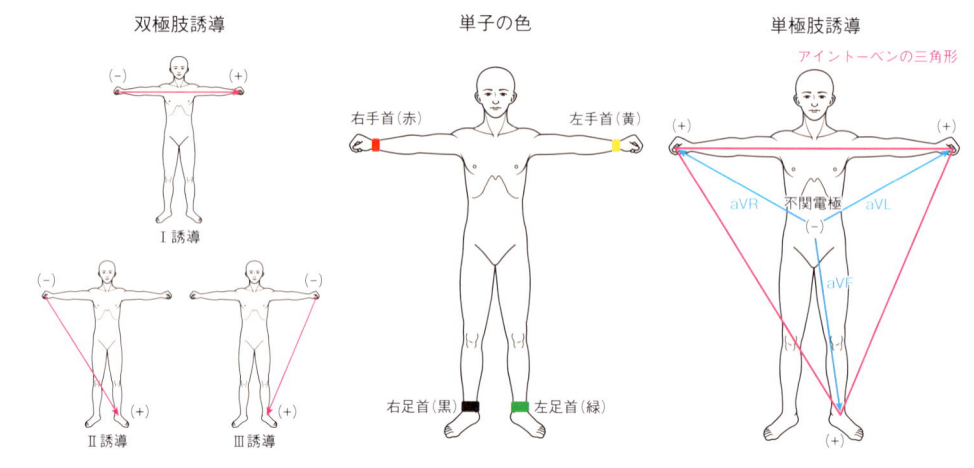

図8-26 肢誘導

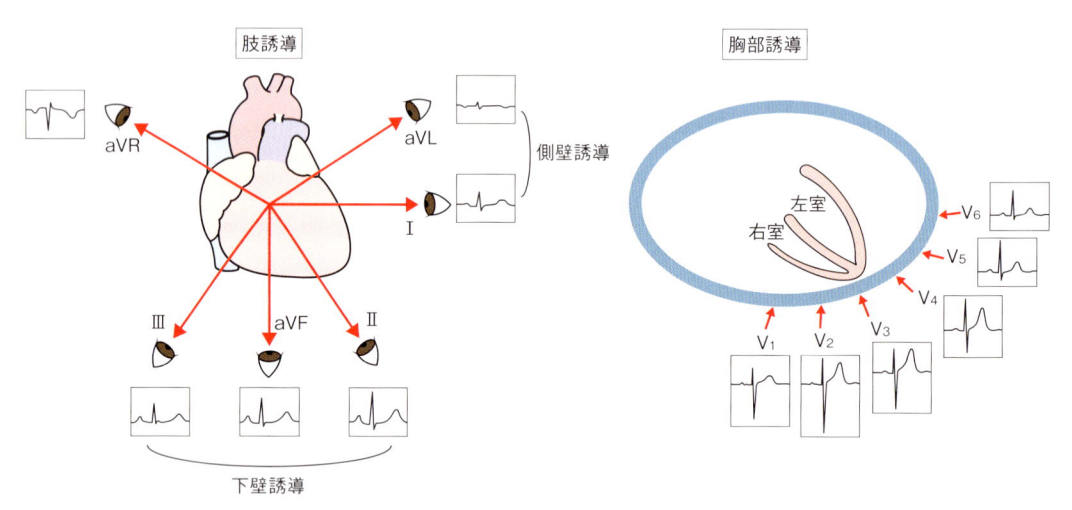

図8-27 誘導の概念

導のaV_R, aV_L, aVFである. 肢誘導は心臓の電気活動を前額面上にとらえたものである (図8-27). ⅠおよびaV_L誘導は心臓を左および左上からみる側壁誘導である. Ⅱ, Ⅲ, aV_F誘導は心臓を下から見上げる下壁誘導となる. aV_R誘導は心臓を右斜め上からみることになる.

simple point

- 心電図の(＋)電極の位置から(−)電極側を眺めていると考える
- Ⅰ誘導は心臓を左(＋)から右(−)へみている. Ⅱ誘導は左下から右上を, Ⅲ誘導は右下から左上を見上げている

b 胸部誘導

不関電極(陰極)と胸壁につけた6つの電極との間の電位差を記録した

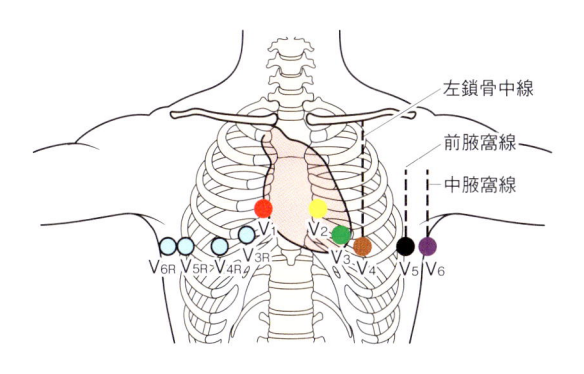

誘導	電極の位置	端子の色
V₁	第4肋間胸骨右縁	赤
V₂	第4肋間胸骨左縁	黄
V₃	V₂とV₄の中間	緑
V₄	左鎖骨中線と第5肋間の交点	茶
V₅	V₄の高さの水平線と前腋窩線の交点	黒
V₆	V₄の高さの水平線と中腋窩線の交点	紫

図8-28 胸部誘導

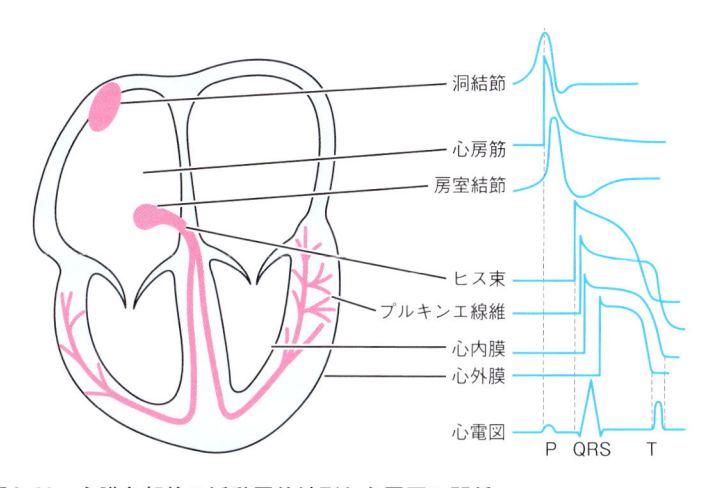

図8-29 心臓各部位の活動電位波形と心電図の関係

のが胸部誘導である．電極の位置と色は**図8-28**に示すように決められている．胸部誘導は心臓の電気活動を水平面でとらえたものと考え，V₁，V₂誘導は右室を，V₃，V₄誘導は心室中隔，V₅，V₆誘導は左室側壁を反映する（**図8-27**）．V₃，V₄，V₅，V₆の胸骨正中線を対称にして右側に電極をつけるV₃R，V₄R，V₅R，V₆R誘導は右室梗塞の診断に用いられる．

> **simple point　各誘導はどこの電気活動を反映するのか**
>
> - 肢誘導は心臓を前額面でとらえ，I，aVL誘導は左室側壁を，II，III，aVF誘導は左室下壁を表す
> - 胸部誘導は心臓を水平面でとらえ，V₁，V₂誘導は右室，V₃，V₄誘導は心室中隔，V₅，V₆誘導は左室側壁を表す

3　心電図波形の名称と意義

心電図とは心筋の電気的興奮を時間的変化として記録したもので，電極

に向かってくる興奮波を上向き（陽性），遠ざかっていく興奮を下向き（陰性）として表す．

心臓の電気的興奮は洞結節より開始し，心房内を通って房室結節に達する．その後，ヒス His 束，脚（右脚，左脚）を通ってプルキンエ Purkinje 線維となり心室筋に伝導する（図 8-29）．左脚は前枝と後枝に分かれる．

心電図波形には P，Q，R，S，T，U 波と名称がついている（図 8-25）．

1. **P 波**：心房の興奮により生じる．主として P 波の前半部分は右房の，後半部分は左房の興奮を表す．
2. **QRS 波**：心室の興奮（脱分極）により生じる．最初に現れる陽性波を R 波と呼び，R 波の前の陰性波を Q 波，R 波の後の陰性波を S 波と呼ぶ．R 波と S 波が 2 つ以上ある場合は 2 番目を R' 波，S' 波と呼ぶ．QRS 波全体が陰性波のみの場合は **QS パターン**と呼ぶ．
3. **ST 部分**：S 波の終わりから T 波の始まりまでをいう．
4. **T 波**：心室の興奮からの回復（再分極）により生じる．
5. **U 波**：心室の再分極の終了時に生じる．成因に関しては諸説あるが正確な機序は不明である．
6. **PQ 時間**：P 波の開始から QRS 波の開始までの時間，すなわち心房興奮の始まりから心室興奮の始まりまでの時間である．PQ 時間のほとんどを占めるのは伝導の遅い房室結節を興奮が通過する時間である（房室伝導時間）．
7. **QRS 時間**（幅）：心室の興奮開始から終了までの時間を表す．
8. **QT 時間**：Q 波の開始から T 波の終了までの時間で，心室筋の興奮が開始して再分極が終了し静止状態に戻るまでの時間である．

QRS 波の名称
振幅が大きい場合は大文字で，小さい場合は小文字で表す．

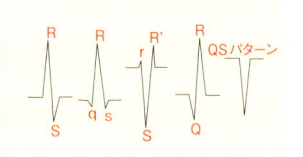

simple point 心電図の各波形は何を表すか？

- P 波は心房の興奮，QRS 波は心室の興奮，T 波は心室の再分極を表す
- PQ 時間は房室結節の伝導時間，QT 時間は心室の興奮と再分極時間の総和を表す

較正曲線
記録紙の最初か最後に表示され，感度（増幅度）を表す．心電図の振幅が大きすぎて上下の誘導と重なってしまう場合は，感度を 1/2（1mV＝5mm）に調整した記録を併記する．

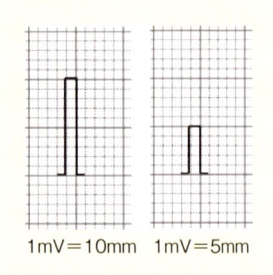

1mV＝10mm　　1mV＝5mm

4 心電図の基本的な読み方

標準 12 誘導心電図は以下の順序で判読を行う（図 8-30）．

a 記録条件の確認

記録速度，感度（較正曲線）の確認と，電極が正しく装着されていることを確認する．

b 調律（リズム）

基本的な調律（洞調律，心房細動（粗動），心房頻拍，異所性調律，補充調律，ペースメーカ調律など）を同定し，期外収縮，洞房ブロック，房室ブロックなどの不整脈の有無を確認する．

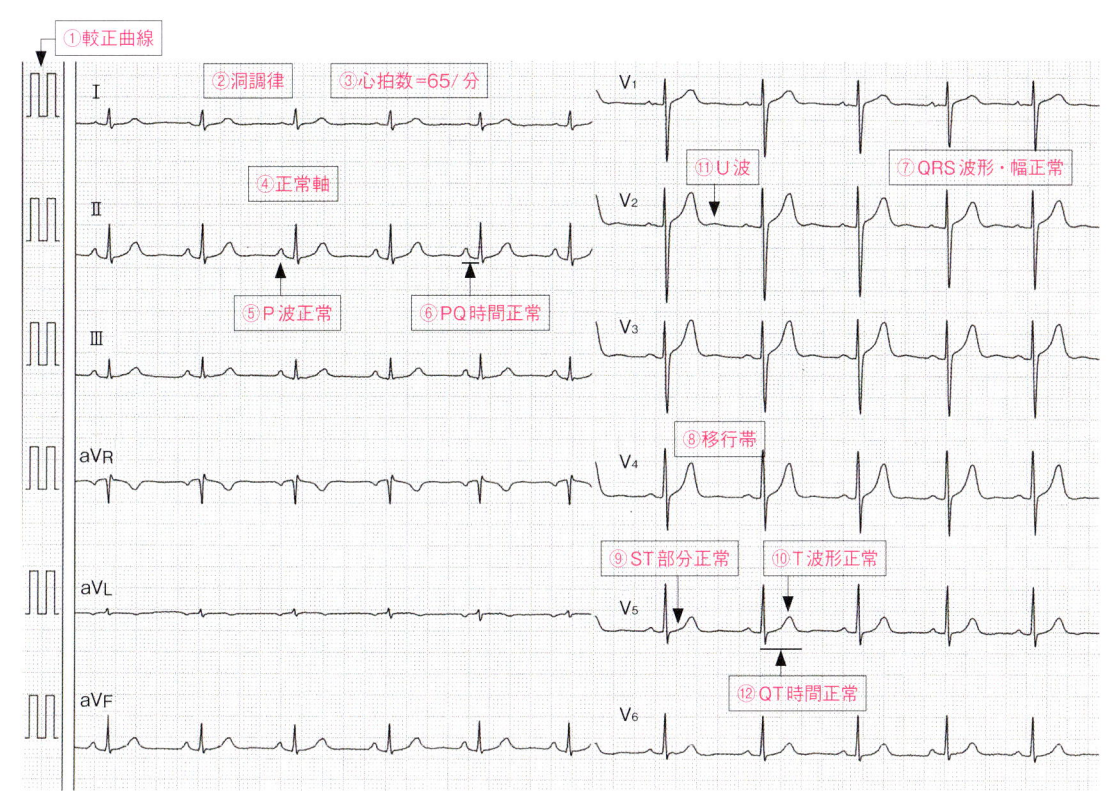

図8-30　正常心電図

c 心拍数

心拍数は以下のようにして求める．

心拍数（回／分）＝60／RR間隔（秒）

正常心拍数は60／分以上，100／分未満である．

50／分未満を徐脈，100／分以上を頻脈という．

d 電気軸

電気軸（QRS平均電気軸）とは，前額面でみた場合に心室興奮ベクトルの総和がどの方向に向いているかを示す指標である．

QRSの電気軸を以下の方法で求める（図8-31）．

① Ⅰ，Ⅱ，Ⅲ誘導より任意の2誘導を選び，R波はプラス，Q波とS波はマイナスとしてQRS波の振幅の総和を求める．

② 2点をそれぞれの座標上にプロットし，その点から各誘導軸に対して垂線を引き，2本の垂線の交点を求める．

③ 原点と交点を結んだ線とⅠ誘導の軸との角度が電気軸となる．

正常軸は−30〜110°，左軸偏位−30〜−90°，右軸偏位は110〜180°．

心拍数の簡便な求め方

RR間隔の実測距離（mm）を測定し，1500/RR（mm）で心拍数を算出する．
この場合は1500/23≒65（／分）

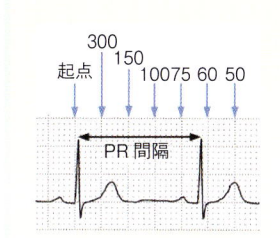

あるいは，5mmごとの太い線に重なったR波を探し，次のR波までを5mmごとに300，150，100，75，60，50と数えて，心拍数の概数を求める．

軸偏位をきたす病態

左軸偏位	左室肥大，左脚ブロック，左脚前枝ブロック，下壁梗塞，WPW症候群（B型），心内膜床欠損症，肺気腫，肥満など．
右軸偏位	右室肥大，左脚後枝ブロック，肺性心，WPW症候群（A型），やせ型体型など．

第二部　A　標準12誘導心電図　115

図8-31　電気軸

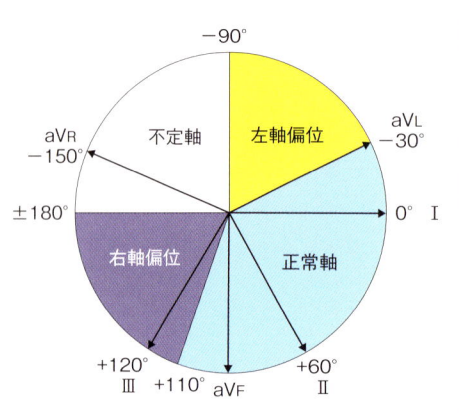

簡便な電気軸の見分け方

誘導と正負	軸
Ⅰ(＋)　Ⅱ(＋)	正常軸
Ⅰ(＋)　Ⅱ(－)	左軸偏位
Ⅰ(－)　Ⅱ(＋)	右軸偏位

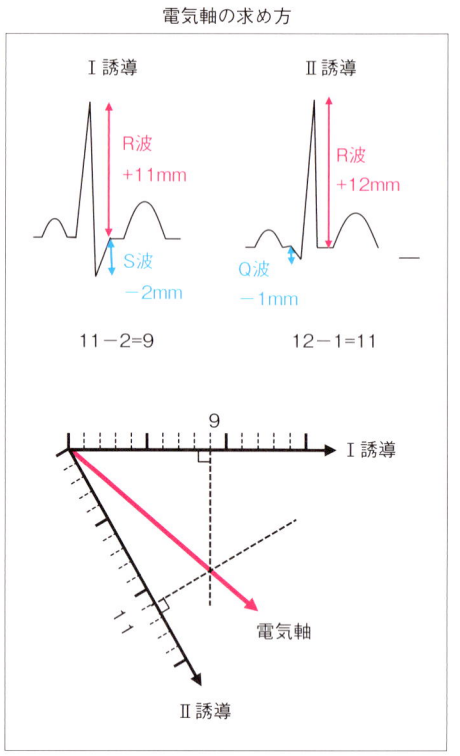

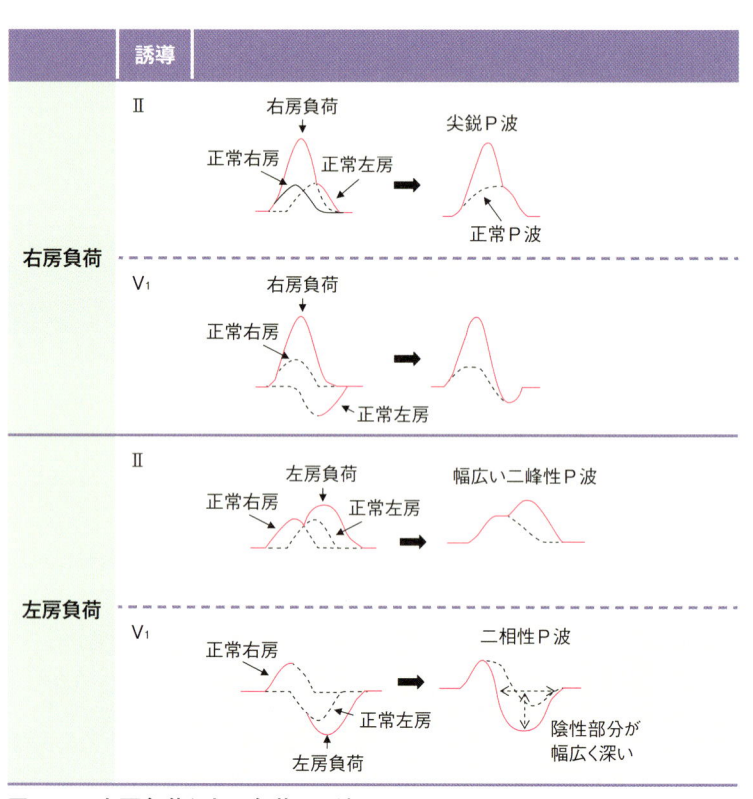

図8-32　右房負荷と左房負荷のP波

simple point

- 興奮が電極（＋）に向かってくる場合は上向きの波（R波）が現れる
- 興奮が電極（＋）から遠ざかっていく場合は下向きの波（Q波，S波）が現れる

e　P波形

　主としてⅡ，Ⅲ，aVFおよびV₁誘導をみる（図8-32）．**右房負荷**時のP波はⅡ，Ⅲ，aVF誘導で先鋭で（p≧0.25mV）（肺性P波という），V₁誘導で前半の陽性部分が増大している．**左房負荷**のP波はV₁誘導で二相性で後半の陰性部分が幅広く深く（≧0.04秒，≧0.1mV），Ⅱ，Ⅲ，aVF誘導で後半部分が増大して二峰性となる（僧帽性P波という）．

f　PQ時間

　正常値は0.12～0.20秒である．PQ時間は房室伝導時間を反映するので，**房室ブロック**時には延長する〔1度房室ブロック，2度房室ブロック（ウェンケバッハWenckebach型）〕．WPW（Wolff-Parkinson-White：ウォルフ・パーキンソン・ホワイト）症候群，LGL（Lown-Ganong-Levine：ラウン・ギャノン・レバイン）症候群および房室接合部調律では短縮する．

g　QRS波形と幅

　深く幅の広いQ波（深さがR波の振幅の1/4以上で，かつ幅が0.04秒以上：異常Q波）は心筋梗塞，心筋炎，心筋症など貫壁性心筋傷害を示唆する所見である．高度になるとR波が消失し，**QSパターン**を呈する．QRS幅の正常値は0.10秒以下である．脚ブロック，非特異的心室内伝導障害，WPW症候群，心室調律，心室ペーシング，高度の高カリウム血症では延長する．

1）右脚ブロック　right bundle branch block（RBBB）

　右脚に伝導障害があり右室の興奮が遅れるため，V₁誘導でrSR'型（T波は陰性），V₅,₆誘導で幅広いS波（T波は陽性）となる（図8-33）．QRS幅が0.12秒以上は**完全右脚ブロック**（CRBBB），0.10秒以上，0.12秒未満は**不完全右脚ブロック**（IRBBB）と呼ぶ．病的意義に乏しいが，心房中隔欠損症では不完全右脚ブロックを呈することが多い．

2）左脚ブロック　left bundle branch block（LBBB）

　左脚に伝導障害があり左室の興奮が遅れるため，V₁誘導のr波は小さくS波が幅広く深い（T波は陽性で増高）．V₅,₆誘導でQ波はなくR波が幅広く，分裂や結節を認める（T波は陰性）（図8-33）．左脚ブロックがあると心筋虚血，心筋症，心筋炎などの器質的異常を合併していることが多い．

3）左脚分枝ブロック（ヘミブロック）

　左脚前枝あるいは左脚後枝に伝導障害が生じたもので，**左脚前枝ブロッ**

心電図の正常値

指標	正常値
安静時心拍数	60～100/分
電気軸	−30～＋110°
PQ時間	0.12～0.20秒（3～5mm）
QRS時間	0.10秒以下（2.5mm以下）
QRS移行帯	V₃とV₄の間
補正QT（QTc）時間	0.36～0.44秒

異常Q波
Q波の幅≧0.04秒
Q波の深さ/R波の高さ≧1/4

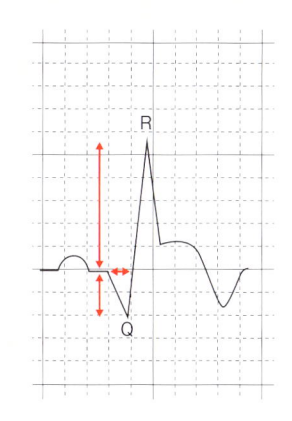

R波増高不良　poor R progression
正常では胸部誘導V₁からV₂，V₃へと順にR波の振幅は増高していくが，V₁～V₃誘導においてR波の増高が認められず，V₃のR波の振幅が0.3mV未満の場合を，R波増高不良poor R progressionといい，前壁中隔梗塞を疑う．他に左室肥大や左脚ブロックでみられることもある．

R波減高と異常Q波の発生機序

QRS波形は心室の電気的興奮の総和によって形成される．心筋梗塞により心室の一部が傷害されると，その部位に対応する誘導に向かう起電力が低下するためR波が減高する．さらに心筋が貫壁性に傷害されると，対応する誘導に向かう起電力が消失するため，逆方向に向かう起電力が優位となり異常Q波を生じる．

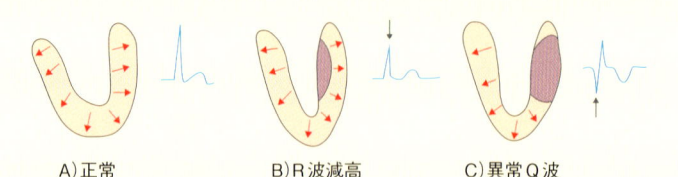

A)正常　　B)R波減高　　C)異常Q波

急性心筋梗塞の心電図変化と局在部位との関連

	I	II	III	aVR	aVL	aVF	V1	V2	V3	V4	V5	V6	V3R	V4R	責任冠状動脈
前壁梗塞								+	+	+					LAD
前壁中隔梗塞							+	+	+	+					LAD
広範囲前壁梗塞	+				+		+	+	+	+	+	+			LAD
側壁梗塞	+				+						+	+			LCX(LAD)
下壁梗塞		+	+			+									RCA(LCX)
後壁梗塞							*	*							RCA(LCX)
右室梗塞		(+)	(+)			(+)	+						+	+	RCA
心尖部梗塞		+	+			+				+	+	+			LAD

＋：12誘導心電図でST上昇，異常Q波，冠性T波のみられる誘導，＊：R波増高．

LAD：左前下行枝，LCX：左旋回枝，RCA：右冠状動脈

QRS波の減高（低電位）

全肢誘導のQRS波の振幅が0.5mV（5mm）以下，胸部誘導では1mV（10mm）以下の場合は，心嚢液貯留（伝導性の低下），あるいは心筋梗塞などによる広範囲な心筋傷害（心起電力の減弱）を示唆する．

クあるいは左脚後枝ブロックという（図8-34）．前枝のほうが後枝より障害を受けやすいため左脚前枝ブロックのほうが頻度は高い．左脚前枝ブロックでは著明な左軸偏位を示し，左脚後枝ブロックでは著明な右軸偏位（≧＋110°）を示す．

4）二枝ブロック

右脚ブロックと左脚前枝ブロックの合併（右脚ブロック＋左軸偏位），あるいは右脚ブロックと左脚後枝ブロックの合併（右脚ブロック＋右軸偏位）を二枝ブロックという（図8-34）．右脚ブロックと左脚前枝ブロックの合併のほうが多い．二枝ブロックの場合は，もし残りの1枝もブロックされると，心房の興奮が心室に伝導されなくなり，完全房室ブロックと同じ状態になるので注意を要する．

5）右室肥大

右室肥大には右室の圧負荷によるものと容量負荷によるものがある．圧負荷の原因として，原発性肺高血圧症，肺動脈弁狭窄症などがある．容量負荷の原因として，肺動脈弁閉鎖不全症，三尖弁閉鎖不全症，心房中隔欠損症などがある．右室肥大の診断基準としては，①V_1で幅広いQRS波，②V_1でのR波増高（7mm以上），③V_1のR波の高さ＞S波の深さ（R/S比が1以上），④右軸偏位（≧＋110°）などがよく用いられる（図8-35）．圧負荷ではV_1誘導でST低下とT波の陰転化がみられる．

図8-33 脚ブロック

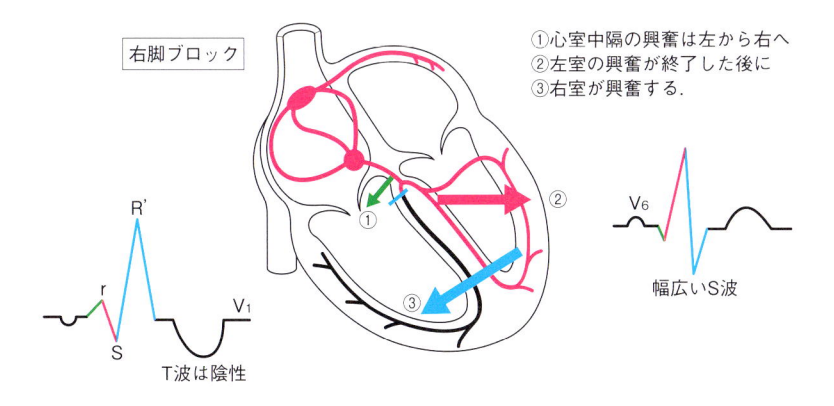

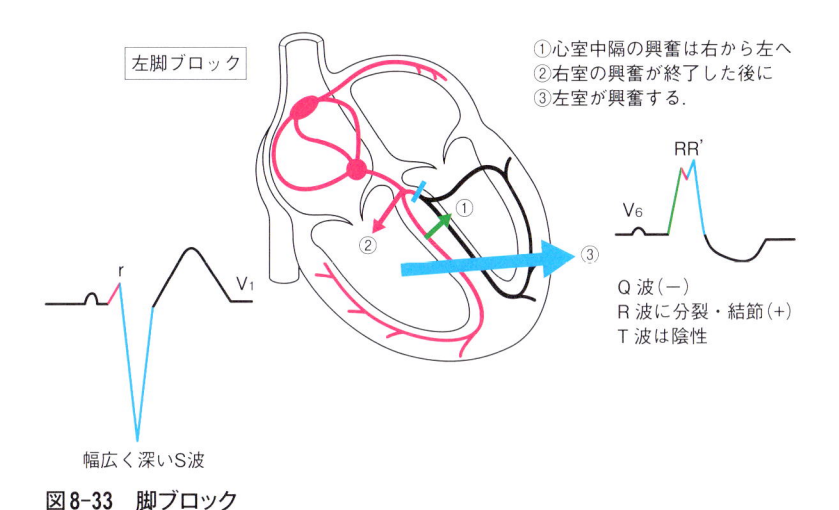

（水野杏一ほか（編）：循環器内科学，p79，丸善出版，2010より改変）

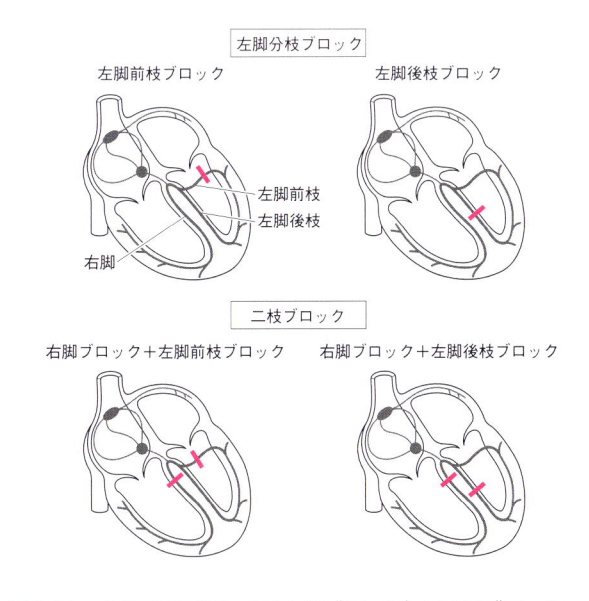

図8-34 左脚分枝ブロック（ヘミブロック）と二枝ブロック

三枝（束）ブロック
右脚，左脚前枝，左脚後枝の3枝が同時に障害された場合を三枝（束）ブロックといい，以下の心電図を示す．
①CRBBB＋左軸偏位＋I度あるいはII度房室ブロック
②CRBBB＋右軸偏位＋I度あるいはII度房室ブロック
③CLBBB＋I度あるいはII度房室ブロック

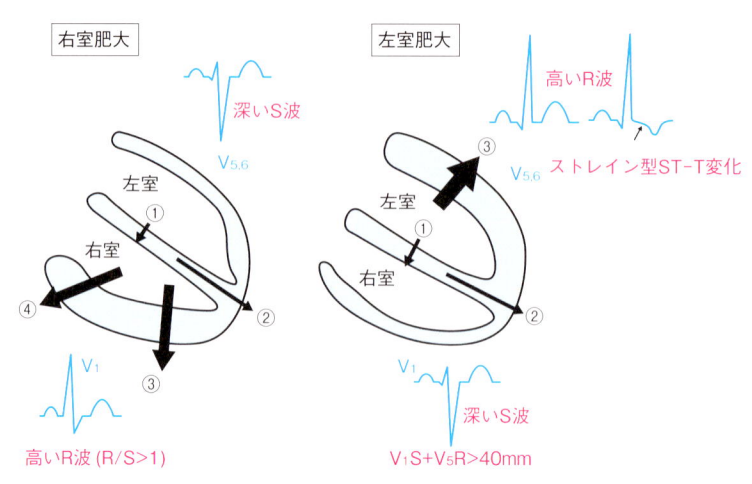

図8-35　右室肥大，左室肥大

6）左室肥大

左室肥大には左室の圧負荷によるものと容量負荷によるものがある．圧負荷の原因として，高血圧症，大動脈弁狭窄症，肥大型心筋症などがある．容量負荷の原因として，大動脈弁閉鎖不全症，僧帽弁閉鎖不全症，心室中隔欠損症などがある．左室肥大の診断基準としては，①V_5のR波の振幅が26mm以上，②V_1のS波の深さとV_5のR波の高さの合計が40mm以上などがよく用いられる（図8-35）．圧負荷ではV_5誘導で**ストレイン型**のST-T変化を示すことが多い．

---

simple point　右脚ブロックと左脚ブロックの心電図の違いは？

- 右脚ブロックはV_1誘導で幅広い上向き波（rSR'），$V_{5,6}$誘導で幅広いS波
- 左脚ブロックはV_1誘導で幅広く深いS波，$V_{5,6}$誘導で幅広い上向き波（RR'）

移行帯
この場合はV_3とV_4の間が移行帯である．

h　QRS移行帯

胸部誘導においてR/S=1（R波とS波の振幅が等しい）となる部位を移行帯と呼び，通常はV_3とV_4の間にある（図8-30）．移行帯が前方（V_2方向）にある場合は水平面での電気軸の回転が下からみて**反時計方向回転**counterclockwise rotationしており，後方（V_5方向）にある場合は**時計方向回転**clockwise rotationしていることを示す．

i　ST部分

STの上昇と下降の有無をチェックする（図8-37）．正常でも基線から2mmまでの接合部形ST上昇が認められることがある（早期再分極）．ST上昇には上に凸と下に凸の型がある．**上に凸**の場合は，異型狭心症，急性心筋梗塞，心室瘤などを疑う．**下に凸**のST上昇が広範囲の誘導で認められる場合は急性心膜炎を疑う．ST下降には**水平型，下降型，接合部型，**

a. 右脚ブロック

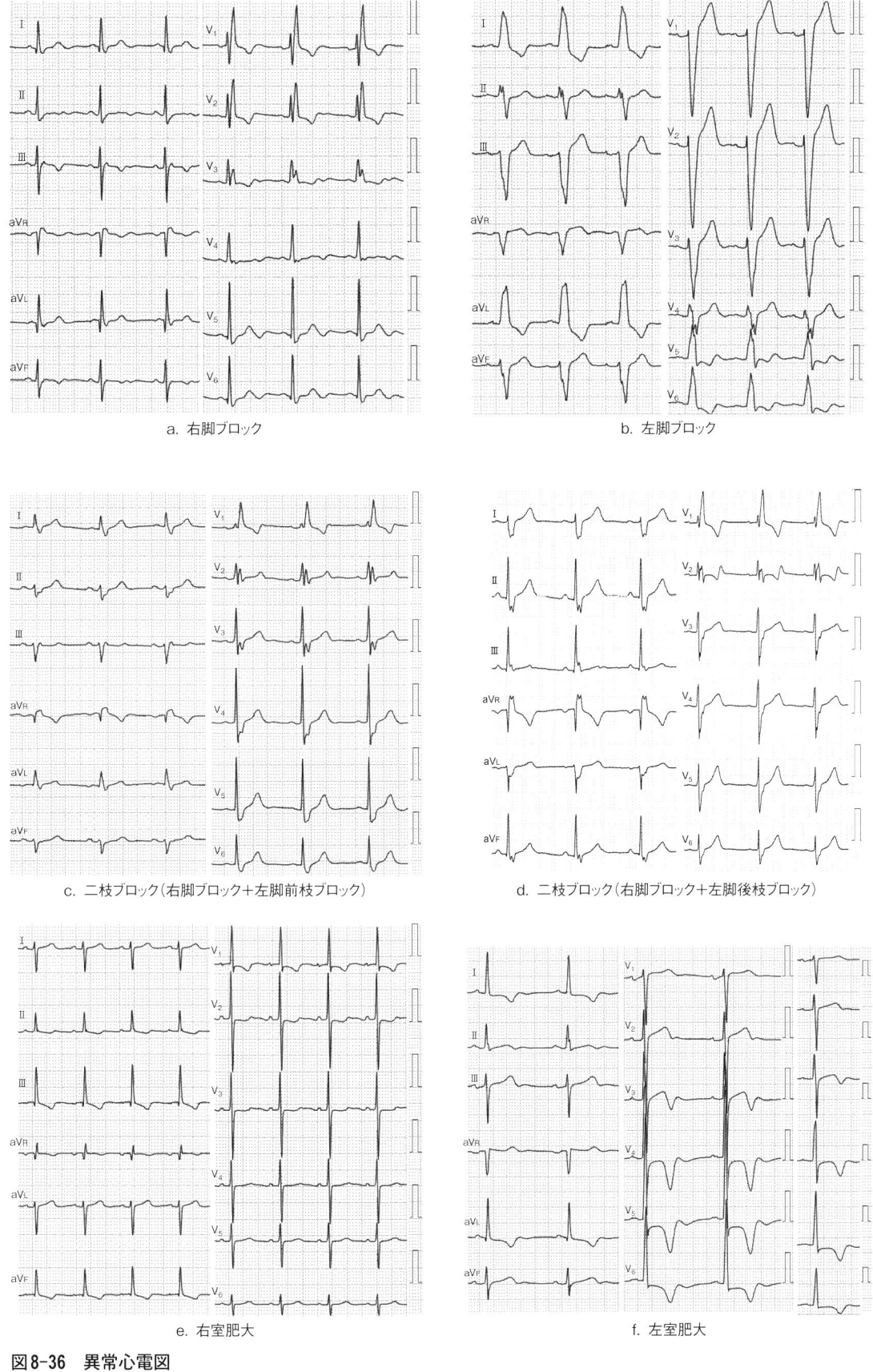

b. 左脚ブロック

c. 二枝ブロック（右脚ブロック＋左脚前枝ブロック）

d. 二枝ブロック（右脚ブロック＋左脚後枝ブロック）

e. 右室肥大

f. 左室肥大

図8-36　異常心電図

STの盆状下降
ジギタリス効果でみられる.

ST上昇
- 上に凸型
- 下に凸型
- 接合部型

ST低下
- 水平型
- 下降型
- 接合部型
- ストレイン型

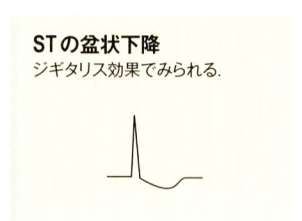

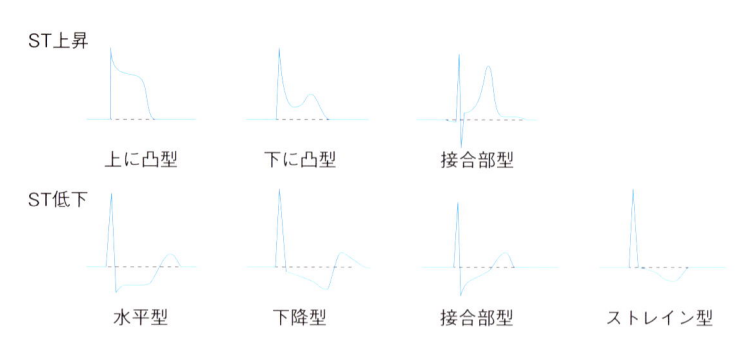

図8-37　ST部分の偏位

ストレイン型がある．水平型と下降型は虚血性変化である．接合部型は非特異的変化と考えられているが，接合部型でも2mm以上の低下は虚血性変化の可能性がある．ストレイン型は左室の圧負荷による左室肥大で認められ，陰性T波をともなっている．ジギタリスの効果としてSTの**盆状下降**がみられる．低カリウム血症ではST低下とU波の増大を認める．また，脚ブロックやWPW症候群による二次的なST低下がある．

心筋虚血によるST偏位の機序（拡張期傷害電流説）

虚血心筋の活動電位は，静止膜電位の上昇，第0相の立ち上がり速度の低下，第2相の電位の低下，活動電位持続時間の短縮が生じる．梗塞部位周囲の傷害心筋は異常にK^+を漏出しやすいため部分的に脱分極を起こし，この部位から離れていくような起電力を生じ，心電図の基線は下方にシフトするため，相対的にSTは上昇してみえる．一方，心内膜下虚血（狭心症）では，同様の脱分極は電極の方向に向かってくるため，基線は上にシフトし，STは低下してみえる．

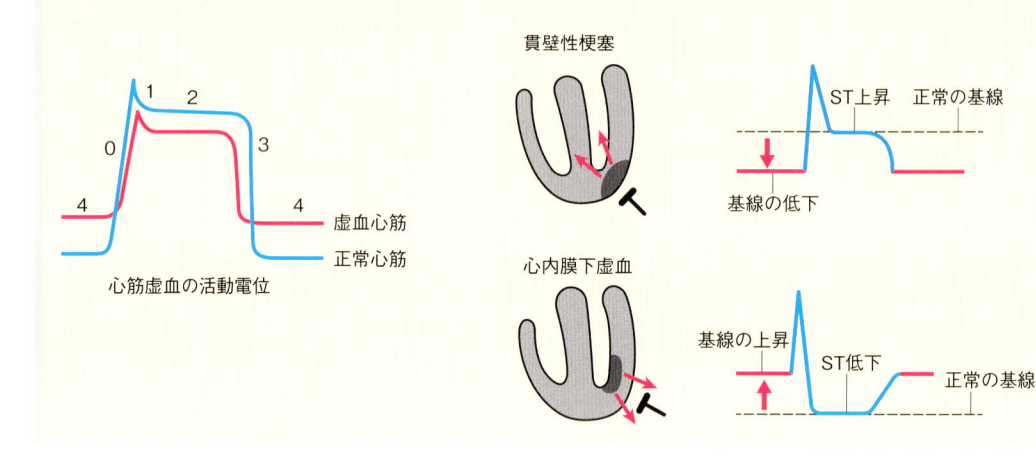

貫壁性梗塞
心内膜下虚血

心筋虚血の活動電位
虚血心筋
正常心筋

ST上昇　正常の基線
基線の低下

基線の上昇
ST低下　正常の基線

j　T波形

通常，aV$_R$以外の誘導ではT波は陽性である．ただしⅢ，aV$_L$，aV$_F$，V$_1$誘導のT波は正常でも陰性のことがある．心筋梗塞の超急性期にはSTが上昇する前にT波が増高する．異型狭心症ではST上昇にともないT波も増高する．また先鋭なテント状T波は高カリウム血症に認められる．T波の平低化（QRS波の最大振幅の1/20未満）は心筋虚血や低カリウム血症時に認められる．陰性T波は心筋梗塞（左右対称のT波，**冠性T波**），心筋虚血，左室肥大（**ストレイン型**），たこつぼ心筋症などでみられる．

急性貫壁性心筋梗塞の心電図の経時変化

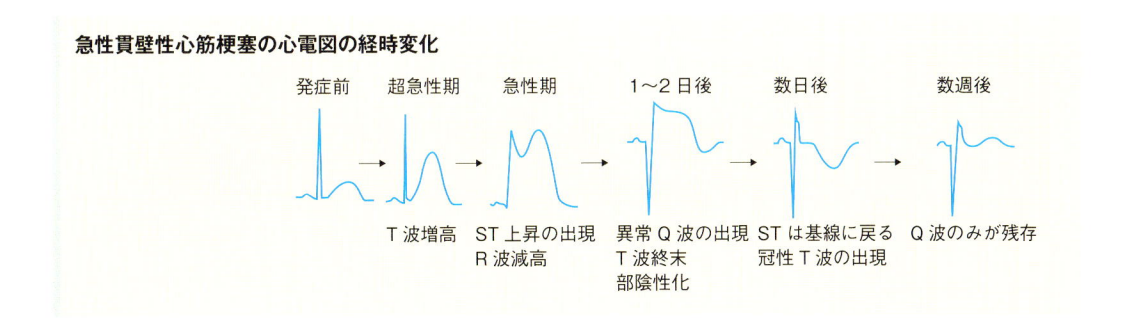

発症前 → 超急性期 → 急性期 → 1～2日後 → 数日後 → 数週後

T波増高　ST上昇の出現　異常Q波の出現　STは基線に戻る　Q波のみが残存
　　　　　R波減高　　　T波終末　　　　冠性T波の出現
　　　　　　　　　　　　部陰性化

また，脚ブロック，WPW症候群による二次的な変化として現れる．

k U波形

正常でもV_2～V_4誘導で小さい陽性U波を認めることがある．陰性U波は心筋虚血や左室肥大で認める．低カリウム血症やQT延長症候群ではU波が増大し，T波と区別がつきにくくなり，**T-U 複合体T-U complex**を形成する（図8-38）．U波の正確な機序はいまだ不明である．

l QT時間

QT時間は先行RR間隔で補正したQTc時間で判断する．補正式は複数あり，最も古くから使用されているのはバゼットBazettの補正式（$QTc=QT/RR^{1/2}$）であるが，最近はFridericiaの補正式（$QTc=QT/RR^{1/3}$）が推奨されている．QT時間の延長は**QT延長症候群**，電解質異常（低カルシウム血症，低マグネシウム血症，低カリウム血症），抗不整脈薬などの薬剤，クモ膜下出血などの脳血管障害，著明な徐脈などでみられる．QTcは男性より女性で長く，男性で0.45秒，女性で0.46秒以上のときはQT延長症候群を疑う．**トルサードドポアントtorsade de pointes**と呼ばれる多形性心室頻拍を発症し，失神や突然死の原因となるため注意が必要である（図8-38）．QT時間の短縮は高カルシウム血症で認められる．

> **QT時間の性差**
> QT時間には性差があり，思春期以降に女性が男性より長くなる．男性ホルモン（テストステロン）には心筋カリウム電流を増加し，QT時間を短縮する作用がある．先天性のみでなく後天性QT延長症候群も成人では女性患者のほうが男性より多い（女:男＝7:3）．

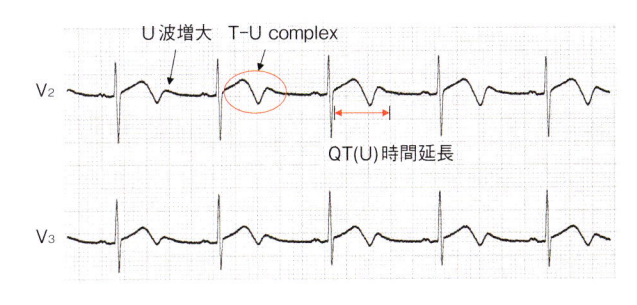

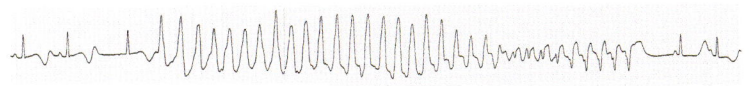

図8-38　QT延長症候群の心電図

QT時間が著明に短縮（QTc≦0.34秒）する**QT短縮症候群**は心室細動を合併することがあり，注意が必要である．

5 電解質異常の心電図変化

血清電解質の異常により心電図は特徴的な変化を示す．とくにCa^{2+}やK$^+$濃度の異常が存在する場合には，致死的な重症不整脈を生ずる危険性があり，注意を要する．電解質異常（**表8-7**）が心筋のイオンチャネルを介して，とくに心室筋の再分極過程に影響を与えるため，ST-T部分が変化する（**図8-39**）．

a 高カルシウム血症

細胞外Ca^{2+}濃度上昇により内向きCa^{2+}電流が減少し，活動電位第2相（Ca^{2+}が細胞内に入り，K$^+$が細胞外に出る）が短縮する．その結果，ST時間の短縮によるQT時間短縮が起こる．

b 低カルシウム血症

細胞外Ca^{2+}濃度の低下は，内向きCa^{2+}電流を増大し，活動電位第2相が延長する．その結果，ST時間の延長によるQT時間延長が起こる．

c 高カリウム血症

細胞外K$^+$濃度上昇により静止膜電位が浅くなり活動電位立ち上がり速度が低下する．また第3相は急峻化し，活動電位持続時間は短縮する．その結果，QRS時間が延長し，T波は増高・尖鋭化する（**テント状T波**）．また心室頻拍や心室細動を起こす危険性が高くなる．さらに血清K$^+$濃度が上昇（＞9mEq/L）すると，心房筋の興奮が抑制されるため，P波が消失し，**洞室調律** sinoventricular rhythmが出現する．

d 低カリウム血症

K$^+$平衡電位が増大し静止膜電位は深くなり，活動電位立ち上がり速度

細胞外Ca^{2+}濃度とCa^{2+}電流
細胞外Ca^{2+}濃度（血清Ca^{2+}濃度）を生理的範囲で増加させると，最大内向きCa^{2+}電流とCa^{2+}コンダクタンスは増加する．しかし同時に膜電位-Ca^{2+}電流曲線が脱分極側に偏位するため，活動電位プラトー相後半部分では逆にCa^{2+}電流は減少し，活動電位持続時間は短縮する．この効果を「細胞膜電荷作用 (Surface Charge Effect)」と呼ぶ．

細胞外K$^+$濃度とK$^+$電流
細胞外K$^+$濃度（血清K$^+$濃度）を生理的範囲で増加させると多くのK$^+$チャネル（とくにI$_{K1}$チャネル）をK$^+$は通過しやすくなる．K$^+$電流は生理的条件で外向きであるため濃度勾配に逆らうこの現象は不可解であるが分子機序は明らかではない．高カリウム血症ではI$_{K1}$の増大によって再分極が促進されて活動電位持続時間が短縮する．

洞室調律
血清K$^+$濃度が9mEq/L以上になると，心房筋の興奮が抑制され，P波は消失する．一方，洞結節は心房筋より血清K$^+$濃度の影響を受けにくく，ほとんどの心房筋で興奮性が失われていても洞結節の自動能は維持されるため，洞結節から結節間経路を通って直接心室へ電気的興奮が伝導する．

表8-7 電解質異常の原因

電解質異常	血清電解質濃度	主な原因
高カルシウム血症	≧12mg/dL	副甲状腺機能亢進症，悪性腫瘍
低カルシウム血症	＜6mg/dL	副甲状腺機能低下症，ビタミンD不足
高カリウム血症	≧5.5mEq/L	腎不全，消化管出血，外傷や熱傷，カリウム過剰摂取，カリウム保持性利尿薬連用，薬剤性（ACE阻害薬，ARB），代謝性アシドーシス
低カリウム血症	＜3.5mEq/L	摂食不良，下痢・嘔吐，利尿薬連用，代謝性アルカローシス，原発性／二次性アルドステロン症

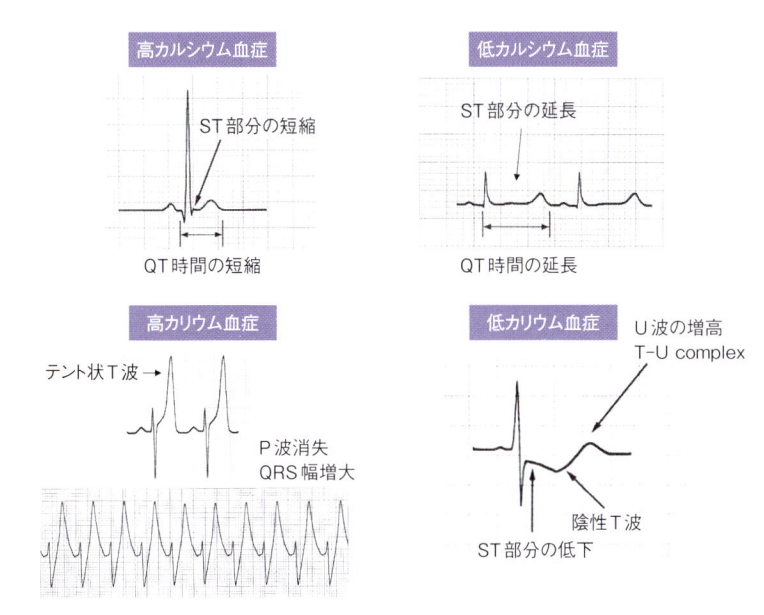

図8-39 電解質異常による心電図変化

は増加する．しかし静止膜電位が深くなりすぎてNa^+チャネル活性化までの時間がかかるので，むしろ伝導時間は延長する．第3相で流れるK^+電流は減少し，活動電位持続時間が延長する．この結果，QRS時間は延長し，ST部分の低下，T波の平坦化が起こる．またU波が増高し，T波の終末とU波が重なりT-U complexを形成し，QT(U)時間は延長する．

また，Na^+/K^+交換系の活性低下により細胞内Ca^{2+}が増加し，早期後脱分極（EAD）や遅延後脱分極（DAD）が出現しやすくなり，心室頻拍（**トルサードドポアント**）や心室細動を起こす．

B 特殊な心電図検査

1 運動負荷心電図

運動負荷心電図は，主に虚血性心疾患の診断，運動誘発性不整脈の検出や運動耐容能の評価の目的で行う．負荷の方法として，**マスター2階段法**，**トレッドミル**および**自転車エルゴメータ負荷試験**が一般的である（図8-40）．トレッドミル負荷試験は，電動で動くベルトの走行速度と傾斜角度を段階的に上げていき，運動中の心電図と血圧をモニターする方法で，プロトコールとしてはブルースBruce法が一般的に用いられている．エルゴメータ負荷試験は固定型自転車を用いて負荷量を調節する．運動負荷試験の絶対禁忌と相対禁忌を示す（**表8-8**）．また，運動負荷中止基準（**表8-9**）に従って安全に施行することが求められる．

マスター2階段法は簡便な方法であるが，トッレドミルやエルゴメータ

表 8-8 運動負荷試験の禁忌

1. 絶対禁忌	2. 相対禁忌
1. 急性心筋梗塞発症早期,不安定狭心症 2. コントロール不良の不整脈 3. 高度の狭窄性弁膜症 4. 急性あるいは重症心不全 5. 急性肺塞栓または肺梗塞 6. 急性心筋炎または心膜炎 7. 解離性大動脈瘤などの重篤な血管病変	1. 左冠状動脈主幹部の狭窄 2. 中等度以上の狭窄性弁膜症 3. 高度以上の電解質異常 4. 重症高血圧 5. 頻脈性または徐脈性不整脈 6. 閉塞性肥大型心筋症などの流出路狭窄 7. 運動負荷が十分行えない精神的,身体的障害例 8. 高度房室ブロック

表 8-9 運動負荷試験中止基準

1. 連発する心室期外収縮・心室頻拍の出現
2. 心房細動あるいは心房頻拍の出現
3. Ⅱ度以上の房室ブロックや新たな脚ブロックの出現
4. 胸痛の増悪
5. 2mm以上のST下降, 1mm以上のST上昇
6. 血圧の低下または異常な血圧の上昇(250mmHg以上)
7. 呼吸困難や強度の下肢の疲労
8. 関節痛や歩行障害出現
9. チアノーゼ,冷汗,顔面蒼白などの症状出現
10. 予測最大心拍数またはその85〜90%(目標心拍数)に到達.異常な徐脈

a. マスター2階段法　　b. トレッドミル負荷試験

ブルースのプロトコール

stage	速度 (mph)	傾斜 (%)	運動時間 (分)	運動強度 (Mets)
Ⅰ	1.7	10	3	4
Ⅱ	2.5	12	3	6〜7
Ⅲ	3.4	14	3	8〜9
Ⅳ	4.2	16	3	15〜16
Ⅴ	5.0	18	3	21
Ⅵ	5.5	20	3	

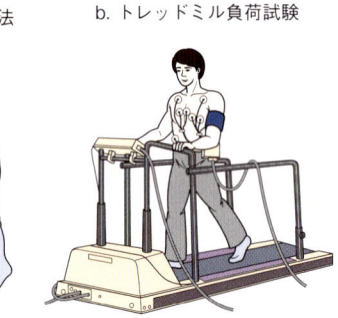

図 8-40 運動負荷心電図

a:2階段を5歩で昇降するのを1回と数えて,年齢,性,体重で決められた回数を1分30秒で行うのがマスターシングル負荷である.その2倍の回数を3分間で行うのがダブル負荷である.心電図を安静時,負荷終了直後,2〜3分後,5〜6分後の時点で記録する.
b:走行速度と傾斜角度を段階的に上げていく.

Mets (metabolic equivalent units)は運動強度の指標である. 1Metsは安静座位の酸素摂取量(3.5mL/kg/分)に相当する.

負荷試験と異なり,負荷中の心電図や血圧がモニタできないため,適応の決定には注意が必要である.

2 ホルター心電図

　ホルター Holter 心電図は携帯型の心電計を用いて,日常生活中の心電図を長時間(通常は24時間)連続記録する検査である(図8-41).不整脈の検出や虚血性心疾患の診断に非常に有用な検査法で,広く普及している.現在では小型・軽量の記録器が使用され,入浴が可能な防水型記録器や12誘導がすべて記録できる機器も開発されている.ホルター心電図記録に通常用いられる誘導は,CM5,CC5,NASA誘導である.検査中に出現した胸痛や動悸などの自覚症状と発生時間,就寝・起床・運動・食事などの行動と時間を行動記録カードに記入してもらい,心電図解析の参考にする.とくにST上昇が特徴的な異型狭心症発作は夜間から早朝に出現することが多いため,ホルター心電図が診断に有用である(図8-42).失神を主訴に受診し,ホルター心電図で診断された洞不全症候群(徐脈頻脈症候群)の心電図を図8-43に示す.最近では,RR間隔の変動を解析し自律神経機能を評価する**心拍変動**,**心室遅延電位**late potentialや**T波交互脈**

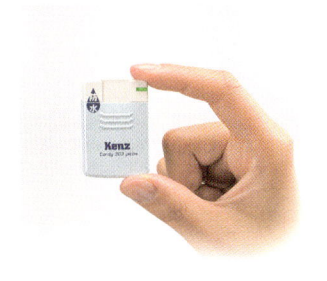

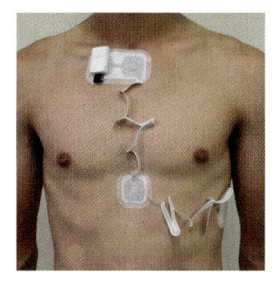

ホルター心電図記録器

製品名：超小型防水ホルター心電計 Kenz Cardy 303 pico+
メーカー：スズケン

ホルター心電図の誘導

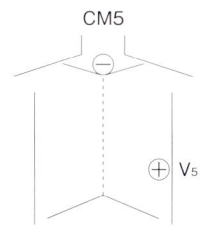

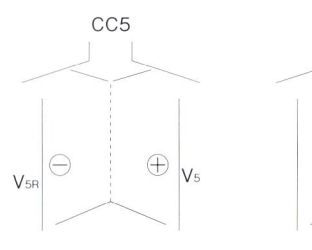

CM5　　　CC5　　　NASA

ホルター心電図の主な誘導

誘導名	＋極	−極	類似誘導
CM5	V_5	胸骨上端	V_5またはⅡ
CC5	V_5	V_5R	V_5
NASA	胸骨下端	胸骨上端	V_1またはaVF

図8-41 ホルター心電図

STトレンドグラム

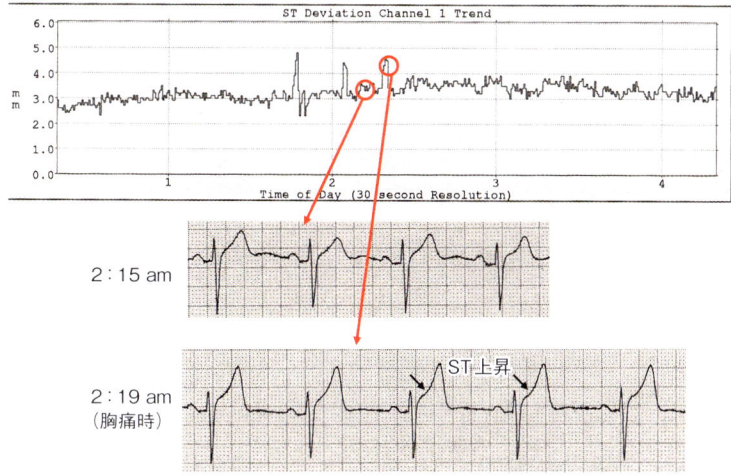

2：15 am

2：19 am（胸痛時）　ST上昇

図8-42 ホルター心電図により診断がついた異型狭心症

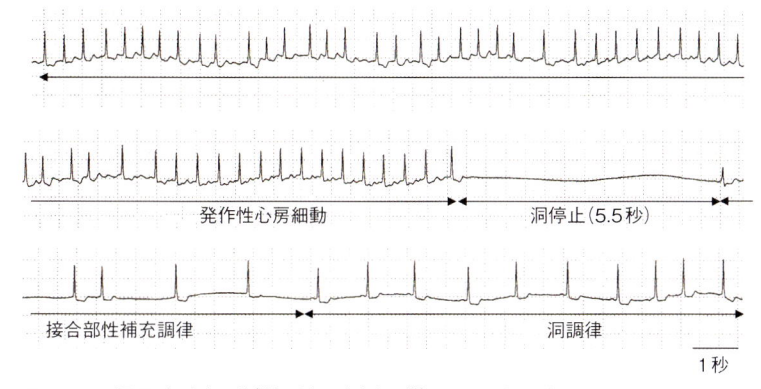

発作性心房細動　　洞停止（5.5秒）

接合部性補充調律　　洞調律

1秒

図8-43 洞不全症候群（徐脈頻脈症候群）のホルター心電図

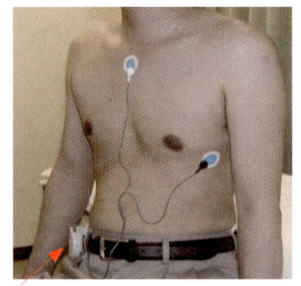

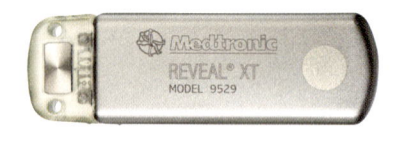

原因が特定できない失神のある患者に適応される．患者の皮下に植え込み，皮下心電図を記録，保存することによって診断を行う植込み型診断用医療機器である．
［写真提供：日本メドトロニック株式会社］

発作時にボタンを押す．

a. 携帯型イベントレコーダ　　　　　b. 植込み型ループレコーダ

図8-44　イベントレコーダ

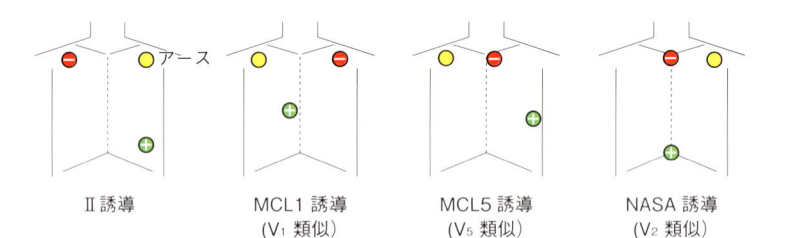

Ⅱ誘導　　MCL1誘導　　MCL5誘導　　NASA誘導
　　　　　（V₁類似）　　（V₅類似）　　（V₂類似）

図8-45　モニター心電図の誘導

T wave alternans（TWA）の検出も可能な機種が開発されている．

3　携帯型イベントレコーダ

患者自身が症状出現時に記録する携帯型心電計で，発作の出現頻度が比較的少ない場合に有用である（図8-44）．イベントボタンを押す前後の心電図を記録できるループメモリー式や，あらかじめ設定した条件の不整脈が出現すると，自動的に心電図が記録されるオートトリガー式がある．原因不明の失神患者の診断には，患者の皮下に植え込む，植込み型ループレコーダが有用である．

4　モニター心電図

モニター心電図とは不整脈や虚血性変化などを検出する目的で，通常は病院内で患者の心電図をモニタリングするために用いられる．目的とする異常波形が検出しやすい誘導を選択するが，最も標準的な誘導はⅡ誘導で，右上胸部に赤色，左上胸部に黄色，左下胸部に緑色の電極をつける（図8-45）．

C　心臓超音波検査

心臓超音波検査は非観血的に心臓の形態と機能を評価でき，現在では循

加算平均心電図と心室遅延電位
病的心筋内の伝導遅延部位の存在を体表面心電図により検出する目的で，加算平均心電図が記録される．類似した波形を多数加算平均することで微小電位が増幅され，QRS終末より遅れた微小電位，すなわち心室遅延電位が記録される．心室遅延電位の存在はリエントリー性不整脈（とくに心室頻拍）の発生素地となりうる伝導遅延部位の存在を意味し，心筋梗塞患者の予後予測因子の1つと考えられている．

T波交互脈
形の異なるT波が1拍ごとに交互に出現する現象で，心室再分極過程の異常を示し，とくに心筋梗塞患者における心臓突然死の予知指標として有用視されている．

BモードとMモード法の語源
Bはbrightness
Mはmotion

心エコー検査の基本体位
被検者は左側臥位（肺の影響を除去するため）．
検者は被検者の背側に座り，右手でプローブを操作．
心尖部アプローチは左半側臥位，心窩部アプローチでは仰臥位で膝を立てる．

環器疾患の診断には必要不可欠の検査となっている.心臓超音波検査には,①**断層法**,②**Mモード法**,③**ドプラ法**の3種類がある.また,標準的な検査法である胸壁上に探触子(プローブ)を置いて記録する**経胸壁心エコー法**と,特殊なプローブを食道に挿入して心臓を後方から観察する**経食道心エコー法**がある.

> **simple point　心エコー検査の種類**
> - 断層法(Bモード法):二次元断層像
> - Mモード法:横軸に時間軸をとって心臓内の構造物の動きを観察
> - ドプラ法:血流情報より弁逆流,心内シャントの評価,圧較差,心内圧の推定

1　断層法　two-dimensional echocardiography

多数の超音波ビームが1つのウィンドウから広角に発射され,組織に当たって戻ってきた反射波から心臓の二次元断層像が構築される.心臓内の解剖学的な位置関係や構造,形態,壁運動,弁の動きや性状,血栓や腫瘍などの異常構造物の評価ができる.経胸壁心エコー法の基本的な断面は,胸骨左縁左室長軸断面・短軸断面,心尖部四腔断面・2腔断面・3腔断面および心窩部断面である(図8-46).

a　胸骨左縁左室長軸断面　parasternal long axis view

プローブを第3ないし第4肋間胸骨左縁に置くことにより得られる最も基本的な断面である.肺の影響を除くため,左側臥位とし,検者は通常被検者の背部に座る.この断面は,左房,僧帽弁,左室,大動脈弁,大動脈起始部の観察に有用である.

b　胸骨左縁左室短軸断面　parasternal short axis view

プローブを長軸断面から90°時計方向に回転させると,短軸断面が得られる.プローブの傾きを心基部から心尖部方向へ変えることにより,大動脈弁,僧帽弁,左室乳頭筋レベルなどの異なったレベルの短軸断面が得られる.肺動脈弁や三尖弁,時に冠状動脈起始部の観察も可能である.

c　心尖部四腔断面・2腔断面・3腔断面　apical four-, two-, three -chamber view

心尖部からの断面は,プローブを心尖拍動の位置に置くことにより得られる.心尖部四腔断面は,左右の心室・心房を縦方向にスライスし同時に4つの腔を描出する断面であり,僧帽弁と三尖弁の動きや左室側壁,心室中隔,心房中隔,心尖部の壁運動が観察できる.心尖部2腔断面は四腔断面を反時計方向に45°回転して得られる断面で,左室前壁,下壁,心尖部の壁運動および僧帽弁が観察できる.心尖部3腔断面はプローブをさらに

(1) 左室長軸断面

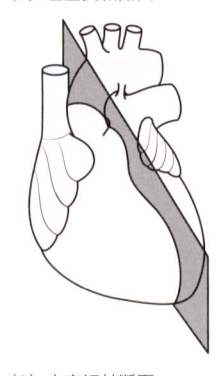

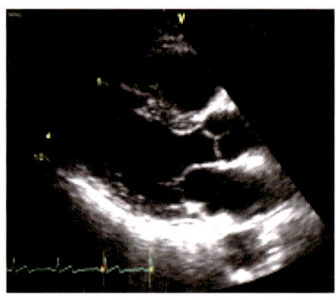

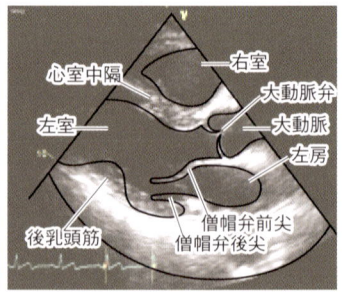

心室中隔／右室／大動脈弁／大動脈／左房／僧帽弁前尖／僧帽弁後尖／後乳頭筋／左室

(2) 左室短軸断面
　　大動脈弁レベル

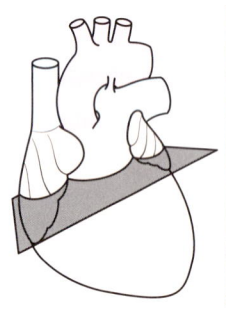

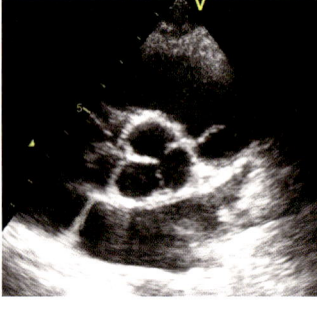

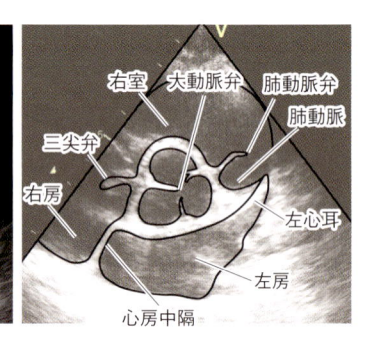

右室／大動脈弁／肺動脈弁／肺動脈／三尖弁／左心耳／右房／左房／心房中隔

(3) 左室短軸断面
　　僧帽弁レベル

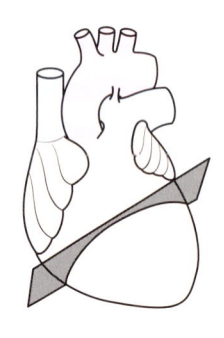

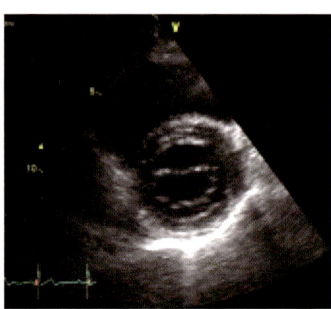

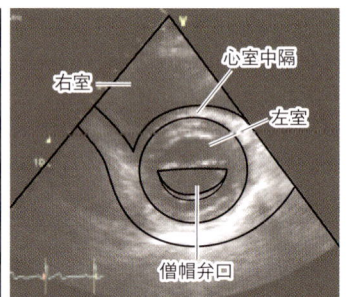

右室／心室中隔／左室／僧帽弁口

(4) 左室短軸断面
　　乳頭筋レベル

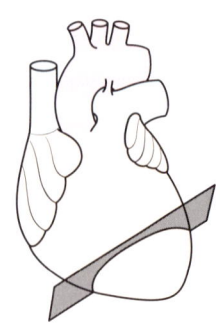

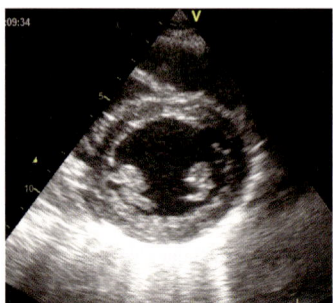

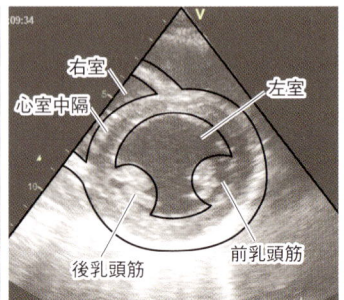

右室／心室中隔／左室／後乳頭筋／前乳頭筋

図8-46　断層法の基本断面

(5) 心尖部四腔断面

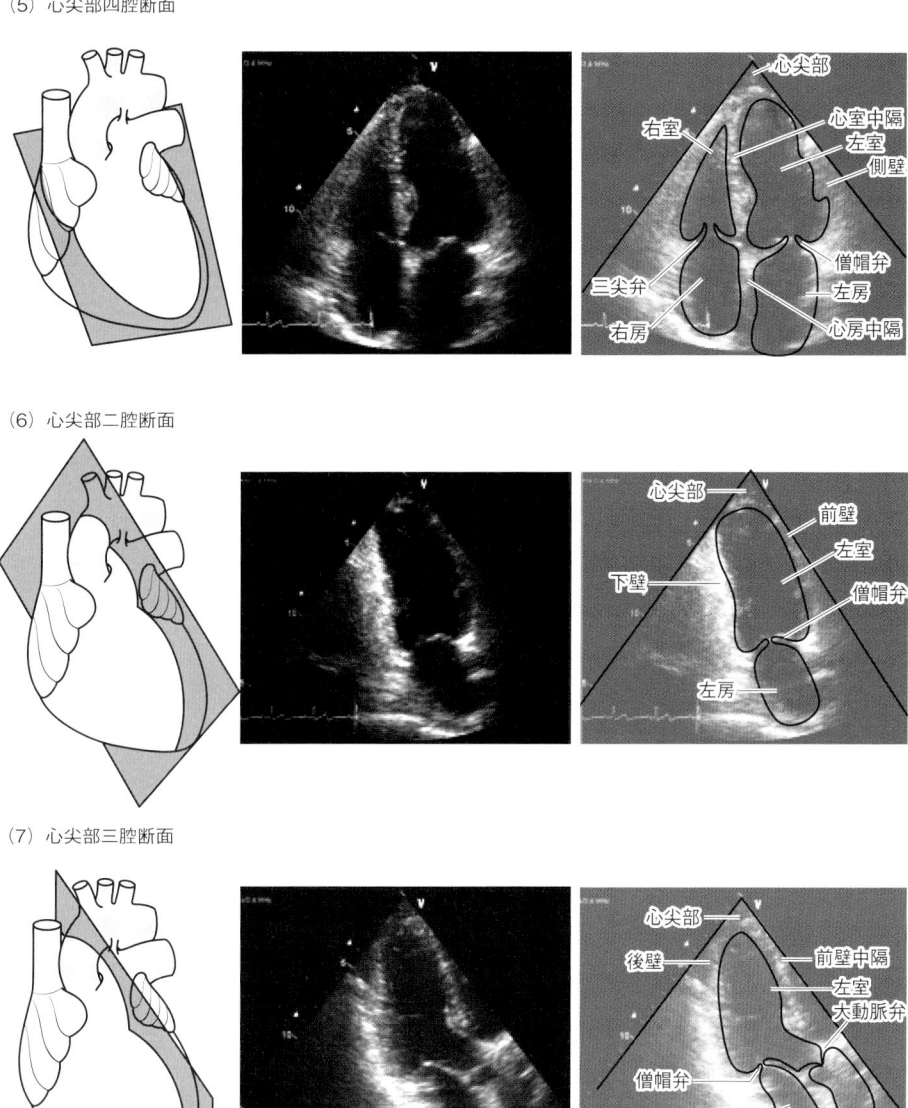

(6) 心尖部二腔断面

(7) 心尖部三腔断面

図8-46　断層法の基本断面(つづき)

反時計方向に45°回転させた断面で，心尖部左室長軸断面とも呼ばれ，左室後壁，前壁中隔，心尖部の壁運動，僧帽弁，左室流出路，大動脈弁，バルサルバ洞から上行大動脈近位部までの観察に適している．

d 心窩部断面　subxiphoid or subcostal view

　心窩部にプローブを置いて得られる断面で，閉塞性肺疾患や高度肥満のため上記の記録法では断層像が描出不良であった場合に適している．四腔すべてが観察できる．とくに心房中隔がドプラビームに垂直になるため，

カラードプラ法を用いた心房中隔欠損症の左-右短絡血流の描出の際に有用である．また下大静脈や肝静脈の観察は右心負荷の評価の際に重要である．
　上記以外に右室流入路長軸断面は右房，右室，三尖弁の観察や三尖弁逆流の評価に有用である．

2 Mモード法　M-mode echocardiography

　Mモード法は1方向の超音波ビームのみから得られる画像であり，時間分解能に優れている．心臓内の構造物の動きが横軸の時間経過として表現され，心内径や壁厚の測定，弁や心室壁の動きを詳細に評価するのに有用である．Mモード法は胸骨左縁左室長軸断面を用いて次の3方向を記録する（図8-47）．
　①**大動脈弁**レベル：大動脈径および左房径の測定，大動脈弁の観察に使用する．
　②**僧帽弁**レベル：僧帽弁のE波振幅，A波振幅，A/E比，僧帽弁前尖の**拡張期後退速度**diastolic descent rate（**DDR**）を測定する．
　③**左室**レベル：右室拡張末期径，心室中隔壁厚（IVST），左室拡張末期径（LVDd），左室後壁厚（PWT），左室収縮末期径（LVDs）を測定する．LVDdとLVDsからMモード法による**左室駆出率**ejection fraction（**EF**）を計測する（コラム参照）．

3 ドプラ法　doppler ultrasonography

　ドプラ法は心腔内の血流情報を非観血的に得ることができる検査法であり，カラードプラ法，パルスドプラ法，連続波ドプラ心エコー法の3つがある．

a カラードプラ法

　断層法にて血流の流れに色をつけ，血流の方向や大きさを判断する方法である．プローブに向かってくる血流を赤色で，遠ざかる血流を青色で表す．血流が乱流を生じている部位では数色が混在してモザイク状を呈する．弁の狭窄，逆流，心臓内や大血管内の異常短絡を描出することが可能である．たとえば図8-48のように，僧帽弁閉鎖不全症では心尖部4腔断面にて，収縮期に左房内に青色の逆流ジェットが，大動脈弁閉鎖不全症では心尖部3腔断面にて，拡張期に左室内に赤色の逆流ジェットが観察される．

b パルスドプラ法

　超音波をパルス状に発信し，任意の深さからの反射波のみを受信するため距離分解能を有している．任意の深さのサンプル部位での血流情報が得られるが，測定可能な血流速度に限界があるため，流速の速い狭窄血流や短絡血流速を測定する場合は連続波ドプラ心エコー法が用いられる．左室拡張能の評価に用いられる左室流入血流速波形の記録（図8-52参照）や，心拍出量測定時の大動脈あるいは肺動脈駆出血流波形にはパルスドプラ法を使用する．

Mモード法による左室駆出率(LVEF)および左室内径短縮率(fractional shortening：% FS)の求め方

$$LVEF = \frac{LVDd^3 - LVDs^3}{LVDd^3} \times 100 (\%)$$

$$\%FS = \frac{LVDd - LVDs}{LVDd} \times 100 (\%)$$

LVDd：左室拡張末期径
LVDs：左室収縮末期径

DDR
僧帽弁前尖の拡張期後退速度（diastolic descent rate）のことをいう．
E点とF点を結んだ線の傾き（E-F slope）で，僧帽弁狭窄症で低下する．心房細動になるとA波が消失して下図のようになる．

BB' step
左室拡張末期圧が上昇すると，僧帽弁前尖のBの領域に小さな段が形成される．

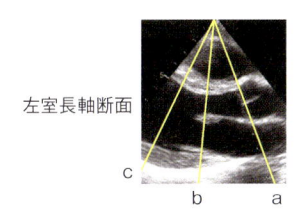

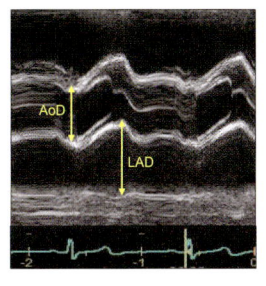

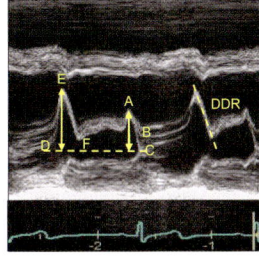

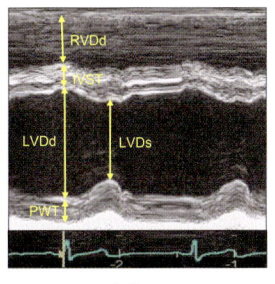

a. 大動脈弁レベル　　　　b. 僧帽弁レベル　　　　c. 左室レベル

図8-47　Mモード法

胸骨左縁左室長軸断面を用いてa. 大動脈弁レベル，b. 僧帽弁レベル，c. 左室レベルの3方向を記録する．
AoD：大動脈径，LAD：左房径，DDR：diastolic descent rate, RVDd：右室拡張末期径，IVST：心室中隔壁厚，LVDd：左室拡張末期径，LVDs：左室収縮末期径，PWT：左室後壁厚．

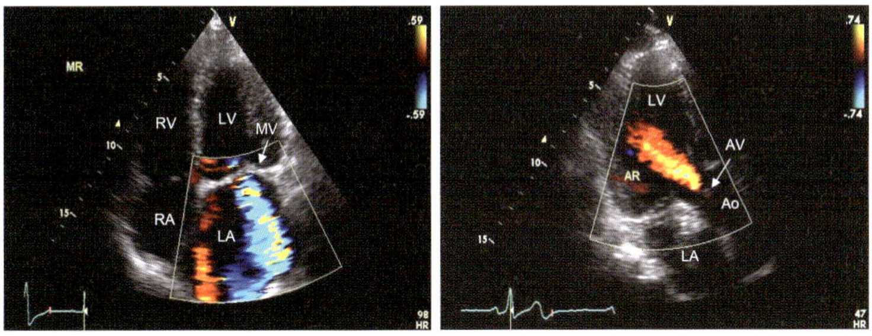

僧帽弁閉鎖不全症　　　　　　　大動脈弁閉鎖不全症
（心尖部4腔断面）　　　　　　　（心尖部3腔断面）

図8-48　僧帽弁および大動脈弁閉鎖不全症のカラードプラ像
RA：右房，LA：左房，RV：右室，LV：左室，Ao：大動脈，MV：僧帽弁，AV：大動脈弁

c　連続波ドプラ心エコー法

　断層像描出時に連続波ドプラ心エコー法を用いて心腔内の速い血流速度を非観血的に測定することができる．ドプラビーム上のすべての深さからの反射波の合成であるため，パルスドプラのように任意の深さにおける速度を測定することはできない．また最大血流速度からベルヌーイBernoulliの簡易式（メモ参照）を用いて，心内圧較差を推定することが可能である．正確な値を得るためには，ドプラビームを目的とする血流にできるだけ平行に入射することが重要である．

　連続波ドプラ心エコー法では①狭窄性病変前後の圧較差，②逆流性病変を有する2腔間の圧較差，③心室中隔欠損症や動脈管開存症などの異常交通存在下での2腔間あるいは大血管間の圧較差を測定することができる．図8-49に，三尖弁逆流血流速度から肺動脈収縮期圧を，肺動脈弁逆流血

Mモード法による正常値

AoD（mm）	25～35
LAD（mm）	28～36
RVDd（mm）	23～36
LVDd（mm）	41～52
LVDs（mm）	25～34
IVST（mm）	7～10
PWT（mm）	7～10
EF（%）	59～71

ベルヌーイの簡易式
$P = 4 \times V^2$
Pは2つの腔の圧較差（mmHg），
Vは最大血流速度（m/sec）．

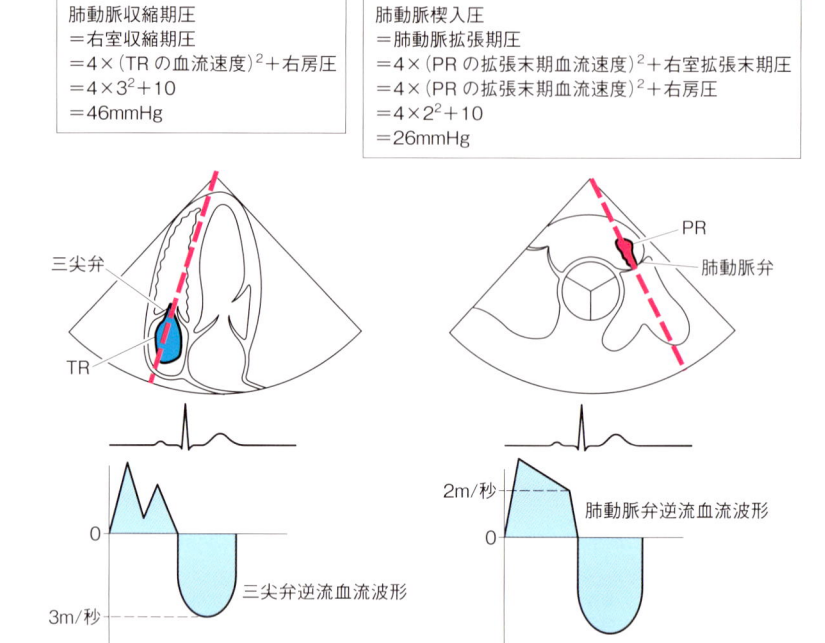

肺動脈収縮期圧
＝右室収縮期圧
＝4×(TRの血流速度)²＋右房圧
＝4×3²＋10
＝46mmHg

肺動脈楔入圧
＝肺動脈拡張期圧
＝4×(PRの拡張末期血流速度)²＋右室拡張末期圧
＝4×(PRの拡張末期血流速度)²＋右房圧
＝4×2²＋10
＝26mmHg

図8-49　連続波ドプラ心エコー法を用いた推定肺動脈圧の測定法
TR：三尖弁逆流，PR：肺動脈弁逆流，右房圧を10mmHgとする．
左は心尖部4腔断面，右は左室短軸断面大動脈弁レベル．

流速度から肺動脈楔入圧（肺動脈拡張期圧）を推定する方法を示す．

4　左室収縮能の評価法

　Mモード法による左室駆出率(EF)は左室壁運動異常がある場合は正確に評価できない．一般には，断層心エコー図を用いて左室内腔容積および左室駆出率を計測する．

a　シンプソンSimpson法

　左室内腔を左室長軸に対して垂直に等間隔の厚さでスライスした円盤状のディスクの積み重ねの合計として左室容積を求める方法である（図8-50）．

b　単断面エリア・レングス法　single plane area length法

　2腔または4腔断面のどちらか1断面を用いて，左室を回転楕円体と仮定し，左室容積を求める方法である．

c　左室壁運動の評価

　左室壁運動異常の重症度は図8-51に示すように5段階に分けて表示する．

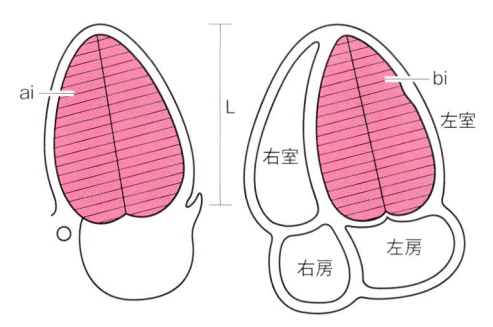

図8-50　biplane modified Simpson法による左室容積の計測法

左室駆出率 ejection fraction(EF)=(拡張末期容積-収縮末期容積)/拡張末期容積
V：左室容積，ai, bi：各ディスクの長径および短径，L：左室長径

$$V = \pi/4 \times \sum_{i=1}^{20} ai \times bi \times (L/20)$$

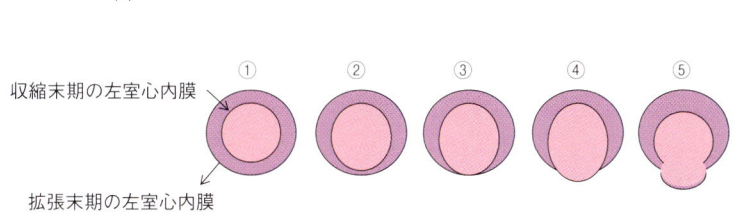

図8-51　左室壁運動異常の重症度分類
①normokinesis(正常)，②hypokinesis(収縮低下)，③akinesis(無収縮)，④dyskinesis(逆収縮)，⑤aneurysm(心室瘤)

simple point　左室駆出率とは？

- 1回拍出量　stroke volume(SV) = EDV - ESV(mL)
- 左室駆出率　ejection fraction(EF) = SV / EDV × 100 (%)
  EDV：左室拡張末期容積，ESV：左室収縮末期容積

5　パルスドプラ法による左室拡張能の評価法

　左室拡張能はパルスドプラ法による左室流入血流速波形を用いて評価する（**図8-52**）．左室流入血流速波形は左室−左房間の相対圧の時間的変化の反映である．**正常**，**弛緩異常** abnormal relaxation，**偽正常化** pseudo-normalization，**拘束型** restrictive patternに分類される．正常と偽正常化の鑑別に肺静脈血流速波形が参考になる（**図8-53**）．

simple point　左室流入血流速波形を用いた左室拡張能の評価

- E/A > 1　　　　　　　　　　　— 正常あるいは偽正常化
- E/A < 1，DcT延長（> 240m秒）— 弛緩異常
- E/A ≫ 1，DcT短縮（< 160m秒）— 拘束型

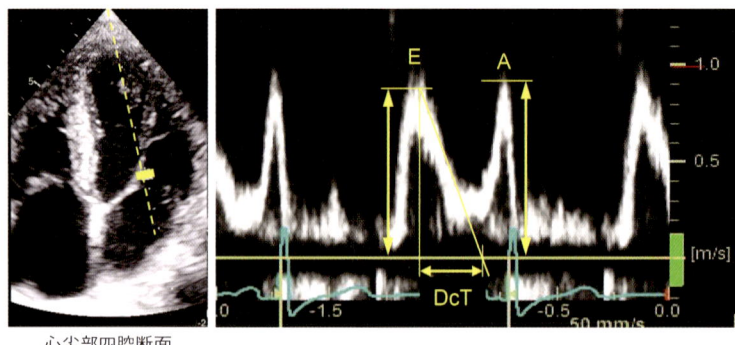

図8-52　左室流入血流速波形（パルスドプラ法）

心尖部四腔断面で僧帽弁尖先端にサンプリングボリュームを設定する．E波：拡張早期波，A波：心房収縮期波．E波高，A波高，E/A，DcT（E波の減速時間，deceleration time）を測定する．

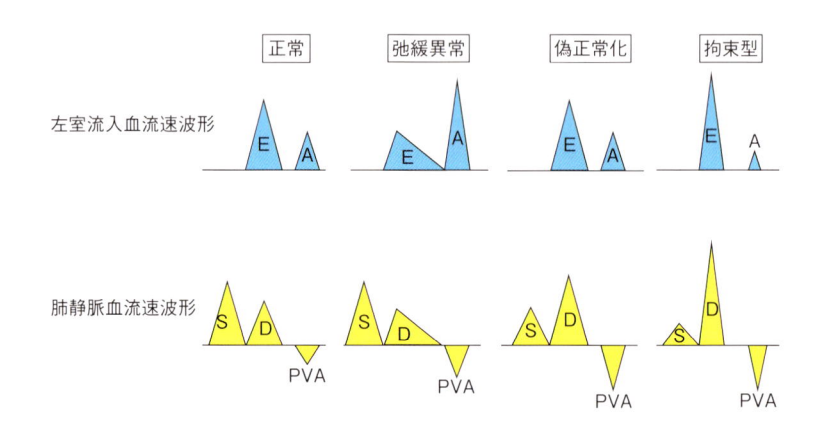

図8-53　パルスドプラ法による左室拡張能の評価法

左室拡張能はパルスドプラ法による左室流入血流速波形および肺静脈血流速波形を用いて評価する．E：拡張早期波，A：心房収縮波，S：収縮期順行性血流，D：拡張期順行性血流，PVA：心房収縮期逆行性血流．

コントラストエコー図法の適応
1. ドプラ信号の増強
2. 心腔造影
   - 心内膜面を明瞭に認識
   - 心腔内異常構造物（腫瘍，血栓など）の詳細な観察
   - 心腔内短絡の診断（卵円孔開存，左上大静脈遺残，肺動静脈瘻など）
   - 肺循環時間の計測
3. 心筋染影（心筋コントラストエコー図法）
   - 心筋灌流異常の診断

6 負荷心エコー図法

運動あるいはドブタミン，ジピリダモール，アデノシンなどの特定の薬剤を用いて心筋虚血を誘発し，左室壁運動の変化から可逆性の心筋虚血の有無を評価する目的で使用される．

7 コントラストエコー図法

断層像を描出中に，コントラスト剤（攪拌生理食塩水でも可）を末梢静脈（通常は上腕静脈）から急速に注入する．正常ではこのコントラスト剤はまず右心系を充満し，左心系には現れない．もし心内に右－左短絡がある場合は右心系と同時に左心系にも出現する．

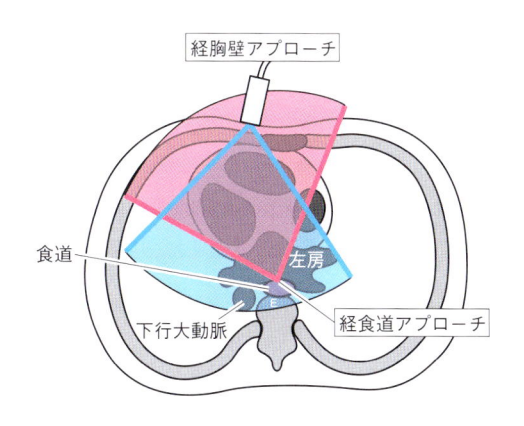

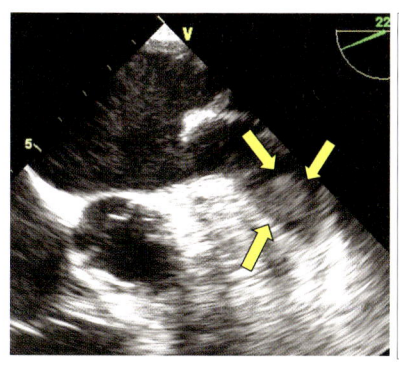

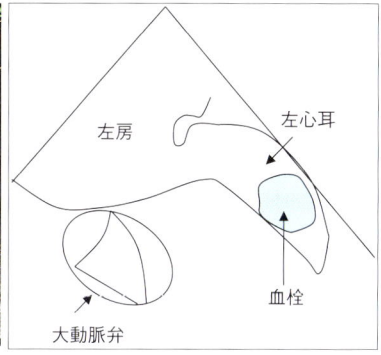

図8-54　経食道心エコー法

経食道心エコー法にて記録された左心耳内血栓.

表8-10　心エコーの異常所見

疾患	心エコーの特徴的所見
僧帽弁狭窄症	僧帽弁の肥厚，DDR低下，前尖のドーミング形成，後尖の異常前方運動，左房拡大
僧帽弁逸脱症	僧帽弁が収縮期に心房側へ逸脱，逆流ジェットは逸脱の反対側へ偏位，左房・左室拡大
大動脈弁狭窄症	大動脈弁の石灰化，開口制限，左室のびまん性肥厚，経弁性圧較差の推定
大動脈弁閉鎖不全症	大動脈弁の石灰化，逆流ジェット，僧帽弁前尖の拡張期fluttering，左室拡大
閉塞性肥大型心筋症	非対称性左室肥大(ASH)，僧帽弁前尖の収縮期前方運動(SAM)，左室内圧較差の推定
拡張型心筋症	心室の拡大，左室壁の菲薄化と壁運動の低下
心房中隔欠損症	心室中隔の奇異性運動，右室拡大，短絡血流，短絡率(Qp/Qs)の測定

TEE: transesophageal echocardiography

8 経食道心エコー法(TEE)

　経胸壁心エコー法では，超音波が胸壁や肺により著しく減衰するため，とくに肥満や肺気腫の症例で像が不明瞭となることが多い．一方，経食道心エコー法は心臓・大血管に近接した食道からの走査であるため，超音波の減衰が少なく明瞭な像が得られる．とくに肺静脈，下行大動脈，左房，大動脈弁，僧帽弁，心房中隔などの観察に優れている．心房細動患者における左房内（左心耳内）血栓の評価に有用である（図8-54）．
　表8-10に主な疾患の心エコー異常所見を列記する．

もやもやエコー smoky echo
心房細動時に左房内に認められるもやもやエコーは，血液のうっ滞による赤血球の凝集や連銭形成によって生じる．血栓形成のリスクが高いことを意味し，経食道心エコーで容易に観察できる．

第三部 循環器疾患に有用な血液検査，バイオマーカー

A 心不全の指標

1 心房性ナトリウム利尿ペプチド（ANP）

ANPは最初に発見されたナトリウム利尿ペプチドであり，主に心房から分泌される．BNPと同様に心房に負荷がかかると血中濃度が上昇するため心不全の病状の指標となるが一般にBNP値のほうが鋭敏に反応する．一方でANPはさまざまな生理活性作用を有するため心不全治療薬として使用されている．細胞膜上にあるナトリウム利尿ペプチドA型受容体を介して表8-11のような多彩な作用を発現し心不全を改善する．治療薬として使用中の患者血中濃度は数百〜数千pg/mLに達するため病態指標としては使えない．現在ではANPは心不全治療薬，BNPは心不全マーカーとしてある程度棲み分けができている．

ANP：atrial natriuretic peptide

表8-11 ANPの生理活性作用

- 利尿作用
- 血管拡張作用
- 交感神経系抑制作用
- 腎血流増加作用
- アルドステロン分泌抑制作用
- 抗レニン・アンジオテンシン作用

2 脳性ナトリウム利尿ペプチド（BNP）

BNPは1988年にブタの脳から発見されたことからこの名前がつけられた．しかしその後の研究からヒトにおいては脳における分布は少なく，主に心室で産生されることが判明した．BNPは心室壁にかかる負荷の上昇を反映してさまざまな心疾患で上昇するが，とくに心不全では顕著に反応する（図8-55）．慢性心不全患者のなかには，自覚症状や身体所見に乏しく診断や重症度判定に苦慮する場合があるが，そのようなケースにおいて血漿BNP値の測定は有用である．またBNP値は心不全の改善にも鋭敏に反応し低下する．そこで**BNP値をガイドとした心不全治療**が提唱されている（図8-56）．たとえば，BNP値が100pg/mL前後では病状は安定，200pg/mL以上では心事故の可能性あり，500pg/mL以上では治療抵抗性と判断できる．入院中の患者の場合は200〜250pg/mLが退院の目安となる．またBNP値を前立腺癌におけるPSA値のように心不全スクリーニングにも利用できる（図8-57）．ただし高齢者や腎機能障害がある場合には高値を示し，必ずしも心不全の病態を反映しないため注意が必要である．近年，BNPの前駆物質のN末端である**NT-proBNP**の測定が可能となり臨床現場で使われている．基本的にはBNP値と相関して変動するが，NT-proBNPの特徴として血清で測定できることと血中半減期が長いことがあげられる．したがって専用の採血管を必要としないため，他の生化学検査と同じ検体で検査可能である．また安定性も高いため検診における

BNP：brain natriuretic peptide

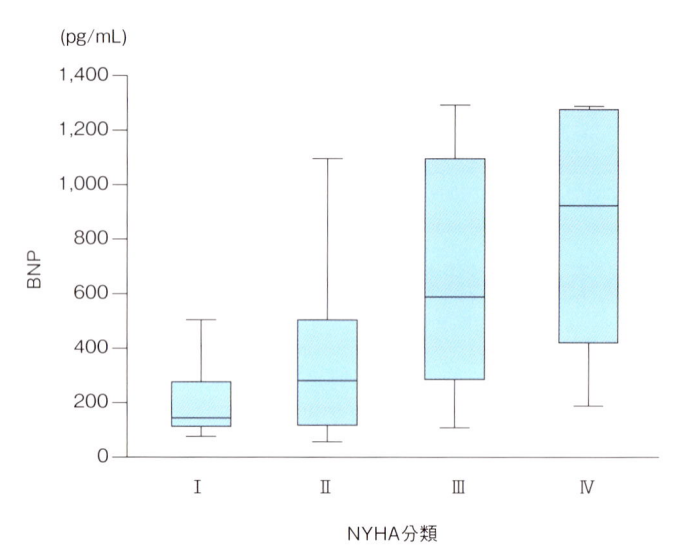

図8-55　NYHA分類と血漿BNP値

NYHA分類の重症度に応じてBNP値も上昇する.
(Maisel, A.S. et al.,: N Engl J Med 2002; 347: 161-167)

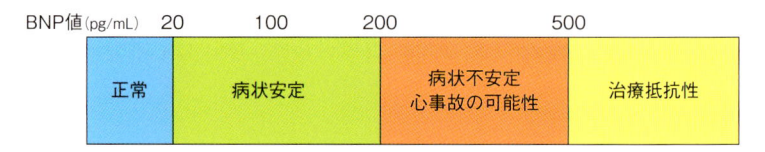

図8-56　BNPガイドによる心不全の病状判定

BNP値が100pg/mL前後では病状は安定, 200pg/mL以上では心事故の可能性あり, 500pg/mL以上では治療抵抗性と判断できる.

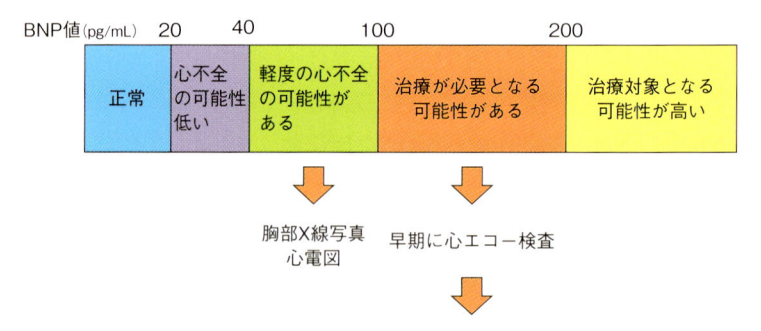

図8-57　血漿BNP値を用いた心疾患スクリーニング

BNP値を指標として心不全を早期発見できる. 血漿BNP値が上昇しているが100pg/mL未満の場合, 軽い心不全の可能性を考え胸部X線写真撮影, 心電図検査を行う. 100pg/mL以上の場合, 治療が必要な心不全を有する可能性があるため早期に心エコー検査を行う.
(日本心不全学会：血中BNPやNT-proBNP値を用いた心不全診療の留意点について, 日本心不全学会HPより改変)

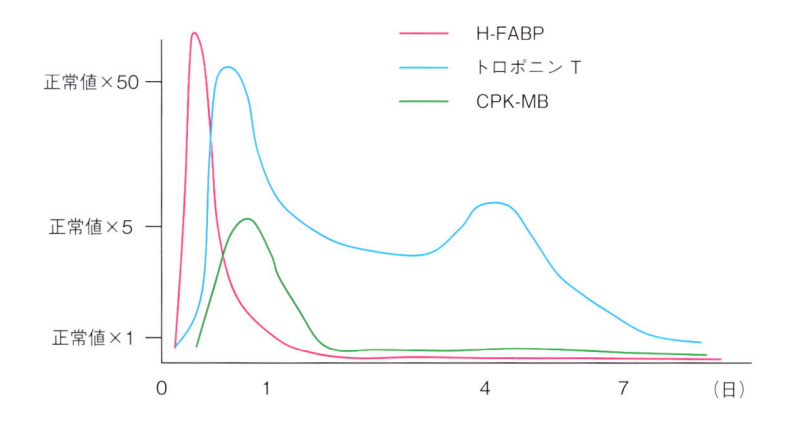

図8-58 急性心筋梗塞における心筋マーカーの上昇
最も早期に上昇するのはH-FABPであり，次にトロポニンT，CK-MBと続く．トロポニンTは4日目頃に再上昇がみられる．

心疾患のスクリーニングに有用である．難点としてはBNP以上に腎機能障害の影響を受けやすい．

B 急性心筋梗塞の指標

下記の各指標は心筋から逸脱することにより血中濃度が上昇するため急性心筋梗塞に限らず心筋炎などの急性心筋障害の指標でもある．各心筋マーカーの急性心筋梗塞後の上昇を**図8-58**に示す．

1 クレアチンホスホキナーゼ（CK）

CK：creatine phospho kinase

CKはクレアチンリン酸とADPからATPとクレアチンを可逆的に合成する酵素であり，筋肉のエネルギー代謝に関与している．心筋障害の指標のなかで最も一般的なマーカーであり，**心筋梗塞発症後4～8時間で上昇する**．血中CK値の最高値より心筋梗塞サイズの推定もできる．CKにはCK-MB，MM，BBの3種類のアイソザイムがあり，この中でCK-MBは心筋に特異的であり急性心筋梗塞の診断において臨床的意義は大きい．骨格筋障害の場合もCK値とともにCK-MB値も上昇するが，この場合CK-MBのCKに対する割合は5％を超えないため鑑別可能である．

2 心筋トロポニン

心筋トロポニンは筋原線維を構成する収縮調節蛋白であり，トロポニンT，トロポニンI，トロポニンCが存在する．このうちTとIは心筋特異性が高く心筋障害の指標として広く使われている．トロポニンT，Iともに健常者の血液中では検出されないため，その上昇はそのまま心筋障害を示唆する．**心筋梗塞発症後3～6時間で上昇し数週間検出されるため発症後**

心筋トロポニンTの高感度法が開発され微細な上昇も検出できるようになった．高感度トロポニンTは心血管イベントの予測や潜在的心筋障害の検出に有用と考えられている．
また血管におけるプラーク形成には慢性局所炎症が関与するため高感度CRPが急性心筋梗塞の発症予測因子として有用とされている．

数日経過した症例においても診断が可能である．また発症4日目頃に2回目のピークがみられ，心筋梗塞サイズや慢性期の心機能と相関する．感度，特異度ともに高く，急性心筋梗塞の血中マーカーとして最も優れた検査である．簡易検査キットを用いることにより簡便にかつ迅速に検査ができ，ベッドサイドで採血後10〜15分程度で結果を得ることができる．心筋トロポニンの上昇と予後との関係も検討されており，トロポニンの上昇の程度が心筋梗塞の予後予測因子として有用であることが示されている．注意すべき点として，腎不全患者では高値を示すため心筋障害との識別が困難である．

3 心臓型脂肪酸結合蛋白（H-FABP）

FABPは脂肪酸の細胞内輸送に関与する蛋白である．心筋細胞の細胞質内に低分子可溶性蛋白として存在しているため細胞膜の障害により容易に血中へ流出する．FABPのうち心臓型（H-FABP）は心筋特異性が高く急性心筋梗塞の診断に有用である．**心筋梗塞発症2時間以内**に血中にて検出されるため超急性期の診断においては他のマーカーより優れている．腎排泄蛋白であるため腎機能障害を有する場合は高値を示しやすい．

> **simple point**
> **急性心筋梗塞のバイオマーカー**
>
> 最も早く上昇するのはH-FABP
>
> ① H-FABP
> ② トロポニンT(I)
> ③ CPK-MB

C 血栓形成の指標

心房細動はわが国においても患者数が年々増加しており，70万人以上に達している．心房細動における最も重大な合併症は心房内血栓の形成とそれによる塞栓症であり，抗凝固療法が標準的治療として行われている．薬効の確認作業として定期的な凝固機能検査を必要とする．

1 プロトロンビン時間（PT）

血漿中の外因系凝固機能を反映する検査である（図8-59）．検査成績の表記方法には①凝固時間を秒で表す，②国際標準比 international normalized ratio（INR）で表す，③プロトロンビン濃度（PT%）で表す，などがある．PT-INRは経口抗凝固薬であるワルファリン*投与中の薬効モニタリングとして標準化された指標である．この検査で使われる組織トロンボプラスチンは生物由来物質であり製品ごとに力価が異なる．これを標準化するために製品ごとに国際感受性指標（ISI）を定め，検体のプロトロンビン時間の正常対照試料に対する比をISIで累乗したものがPT-INRである．日本循環器学会が示すガイドラインでは心房細動患者に対してワルファリンを投与する場合にはPT-INRで2.0〜3.0，70歳以上の高齢者では1.6〜2.6にコントロールすることが推奨されている．

*ワルファリンはビタミンKを競合阻害することよりⅡ，Ⅶ，Ⅸ，Ⅹ因子の肝臓における生合成を抑制する．ⅡとⅩ因子は共通系，Ⅸ因子は内因系であるためワルファリンによりAPTTも延長する．しかしⅦ因子はⅨよりも半減期が短いためAPTTよりもPTのほうが先に延長する．ワルファリン効果をより鋭敏に評価できるためモニタリングにはPTが使われている．

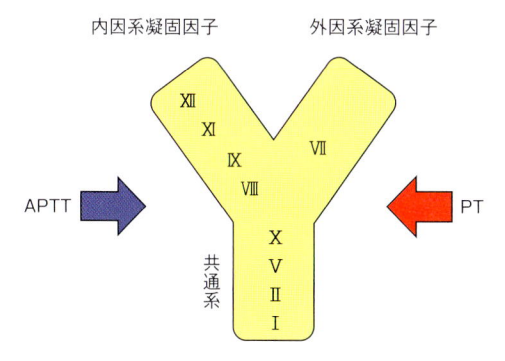

図8-59 血液凝固機能検査
APTTは内因系凝固機能検査であり，共通系を含めて，凝固因子I，II，V，X，VIII，IX，XI，XIIの機能を反映する．PTは外因系凝固機能検査でありI，II，V，X，VIIの機能を反映している．

2 活性化部分トロンボプラスチン時間（APTT）

血漿中の内因系凝固因子活性の指標である．トロンビン直接阻害薬やヘパリンなどの抗凝固薬を使用する際に，過度の抗凝固効果となっていないか判断する目安として使われる．しかしAPTTは個人差によるばらつきが大きく，ワルファリンに対するPT-INRのようにAPTTの効果基準値を定めることは困難である．

APTT：active partial thromboplastin time

3 Dダイマー

Dダイマーは血栓形成に関係する安定化フィブリンがプラスミンにより溶解された産物である．したがってDダイマーの上昇は血管内の血栓の存在を示唆し，大動脈瘤や急性大動脈解離，深部静脈血栓症などの血栓性疾患の早期診断に有用である．さらにDダイマーは血栓形成の前段階を反映しており，心房細動患者における血栓塞栓症や心血管イベントの発症予測に役立つと考えられている．

9章 血圧異常

A 高血圧の定義と診断基準

1 概念・定義

心臓のポンプ作用により，血液が全身に送り出される際に，動脈にかかる圧力のことを血圧と呼ぶ．心臓の収縮期の値を「**収縮期血圧**」，心臓の拡張期の値を「**拡張期血圧**」と呼ぶ．**血圧は心拍出量×末梢血管抵抗で表わされる**．収縮期血圧と拡張期血圧の差を脈圧と呼び，**平均血圧**は，拡張期血圧＋1/3×脈圧で計算される．

血圧が正常よりも高く維持された状態が高血圧である．高血圧は，放置すれば心血管病を誘発するが，心血管病のなかでもとりわけ脳血管障害の発症の原因となる．高血圧の約90％は原因を特定できない本態性高血圧であるが，その発症には遺伝的要因と環境要因が深くかかわっている．残り10％が二次性高血圧であるが，これは原因疾患を取り除くことで根治できる可能性が高い．

わが国の**高血圧治療ガイドライン（JSH2014）**では診察室での収縮期血圧が140mmHg以上，あるいは拡張期血圧が90mmHg以上の場合を高血圧と定義している．ただし，高血圧と診断するには複数回受診し，受診時には複数回血圧を測定し，安定した値（前値との差が5mmHg以内）の平均値が異なる2機会以上で基準を超えていなければならない．血圧測定法の詳細については6章 **C** に譲る．

> **simple point　高血圧の定義**
> - 収縮期血圧140mmHg以上，または拡張期血圧90mmHg以上

2 疫学

わが国における高血圧人口は約4,000万人と推定されており，慢性疾患のなかで頻度の最も高い疾患といえる．2000年の『第5次循環器疾患基礎調査』によると，30歳以上の日本人男性の48％，女性の44％が高血圧に罹患しているとされている．

B 血圧の制御機構

1 交感神経系の関与

交感神経と副交感神経の活動は循環系に対して，前者は促進的に，後者は抑制的に働く．頸動脈洞と大動脈弓に存在する圧受容体は動脈圧を制御している．たとえば，頸動脈洞からの頸動脈洞神経は延髄の孤束核に入り，動脈圧上昇の信号が孤束核に伝えられると，抑制性ニューロンを介して延髄からの交感神経信号が減少し，血圧は低下する（図21-8，21-9）．

2 レニン・アンジオテンシン・アルドステロン系の関与

腎臓の傍糸球体細胞よりレニンが分泌され，その基質である**アンジオテンシノーゲン**から**アンジオテンシンⅠ**が産生される．**アンジオテンシン変換酵素**がアンジオテンシンⅠを**アンジオテンシンⅡ**に変換する．このアンジオテンシンⅡは，平滑筋細胞の収縮，末梢血管抵抗増大，およびNa$^+$再吸収促進作用を示し，血圧を上昇させる．

3 腎性機序の関与

腎臓が過剰に摂取されたNa$^+$を体外へ排出する際に，血圧の変化が生じにくいような個体の性質を食塩非感受性と呼ぶ．一方，同じ量のNa$^+$を排泄させるために大きく血圧を上昇させなければならない個体の性質を食塩感受性と呼ぶ．前者は食塩摂取増大に対してナトリウム利尿ペプチドなどの血圧調節システムが効率よく作用するが，後者はこれらの血圧調節機構が障害されていると考えられる．前者は血管抵抗の増大するタイプの高血圧（虚血性腎症など），後者は糸球体腎炎などが相当する．このように，腎臓の食塩感受性により血圧の調整機構は異なる．米国国立衛生研究所によれば，7日間の10mmolのナトリウム摂取量から7日間の240mmolのナトリウム摂取量に変化したとき，平均血圧が10％以上上昇する場合を食塩感受性であると定義している．

> **日本人の1日食塩摂取量**
> 測定方法によって多少の誤差は認められるが，尿含量で測定すると日本人は2014年現在で1日に12g程度の食塩（NaCl）を摂取している．NaClのモル質量は58.44g/molである．したがって平均的な日本人は1日に200mmol（200mEq）のナトリウムを摂取していることになる．

simple point

● 食塩感受性とはナトリウムを排出する際に血圧が大きく上昇する個体の性質のことである

4 血管作動因子の関与

ナトリウム利尿ペプチドである心房性利尿ペプチドatrial natriuretic peptide（ANP），脳性利尿ペプチドbrain natriuretic peptide（BNP）は強力なナトリウム利尿作用を有しており，血管拡張作用，レニン・アンジ

オテンシン・アルドステロン系抑制作用，交感神経抑制作用をもあわせもつ．これらにより，体液量は減少し，血圧は低下する．

　一酸化窒素nitric oxide(NO)は一酸化窒素合成酵素によってアルギニンから生成される．NOは強力な血管拡張作用を有し，血圧を低下させる．

　エンドセリンendothelin(ET)は，内皮由来血管収縮因子であり，ET-1，ET-2，ET-3に分類される．ET-1は強い血管収縮作用を有しており，血圧を上昇させる．中性エンドペプチダーゼは，ANPおよびBNPを分解する酵素であり，血圧上昇作用を有する．バゾプレシンは腎集合管に作用して強い抗利尿作用を発揮し，さらに細動脈を収縮させて血圧上昇作用を示す．

　その他，血管拡張物質として，アドレノメジリン，ブラジキニン，プロスタグランジンI_2などがある．

C 本態性高血圧症

1 成　因

　本態性高血圧の成因は単一ではなく，種々の遺伝的および環境要因が絡み合って発症すると考えられている．

a 遺伝子多型の関与

　本態性高血圧との関連性が示唆されている遺伝子多型には多くのものがあり，アンジオテンシノーゲン遺伝子，アンジオテンシン変換酵素遺伝子，レニン遺伝子などのレニン・アンジオテンシン・アルドステロン系遺伝子の他に，糖質コルチコイド受容体遺伝子，$α_2$受容体遺伝子，およびインスリン受容体遺伝子などがある．これらの遺伝子には多くの多型が存在しており，高血圧発症に関与していると考えられている．

b 神経系の関与

　交感神経活動の亢進により，神経終末からノルアドレナリンが放出され末梢血管抵抗が上昇する．さらに，レニン分泌を促進させ，アンジオテンシンⅡを増加させる．

c 肥満・インスリン抵抗性の関与

　肥満が血圧上昇に関与することは，多くの報告で示されている．メタボリックシンドロームにおいては，交感神経の活性化，体液貯留，高インスリン血症，レニン・アンジオテンシン・アルドステロン系の亢進，食塩感受性の亢進，アディポネクチンの減少，および圧受容体反射の異常などの機序により，高血圧を発症するとされている．

遺伝子多型
同一種に属する生物であってもゲノムの塩基配列は多種多様である．その変化のうち，表現型に病的影響を与えないもので，人口の1％以上の頻度で存在する遺伝子の変異を遺伝子多型という．

d 環境因子

血圧上昇に関与する環境因子としては，喫煙，過度の飲酒，ストレス，ならびに食塩摂取過剰などがあげられる．食塩感受性に関しては，肥満，腎機能低下，高齢者などに多くみられる．

2 病態

高血圧が持続することにより，血管内皮機能障害，細動脈硬化と粥状硬化が引き起こされる．これにより，末梢血管抵抗は上昇し，さらなる高血圧持続の原因となる．引き続き各臓器は血流低下を生じる．心筋は伸展刺激により求心性左室肥大と間質の線維化を生じる．左室は拡張能低下を生じ，左室拡張末期圧は上昇する．これらの状況が進行することにより，高血圧性心不全を発症する．

3 症状

合併症を発症するまでは無症状に経過する（silent killer）．脳の細動脈硬化が進行すると，循環障害による頭痛，めまい，耳鳴，意識障害などを生じる．冠状動脈の粥状硬化により，狭心症（胸痛・胸部絞扼感）を発症する．腎臓は糸球体障害により蛋白尿，乏尿，浮腫が現れる．さらに，網膜動脈の狭細化，内径大小不同，網膜出血，乳頭浮腫がみられるようになる．

4 診断

日本高血圧学会高血圧治療ガイドライン2014によると，至適血圧は120/80mmHg未満とされ，正常血圧を120〜129/80〜84mmHg，さらに130〜139/85〜90mmHgを正常高値血圧と定めている．高血圧へ移行する可能性のある群として注意を促している．また，高血圧の血圧レベルをⅠ度，Ⅱ度，Ⅲ度として後述のリスク分類との混乱をさける工夫がなされている（表9-1）．

正しい診察室血圧測定の方法は，水銀血圧計，アネロイド血圧計，あるいは精度検定された自動血圧計を用い，カフを心臓の高さに保って測定する．血圧測定の方法には，コロトコフ法とオシロメトリック法がある．水銀血圧計やアネロイド血圧計を使用し，聴診法で測定するのがコロトコフ法である．通常，診察室での高血圧診断はこの方法で行われている（図6-8）．

コロトコフ法とは，カフという血圧計の腕に巻くバンドにより動脈を締めつけた後，カフを弱めていくときに発生する音を聴診器で聞き取り，測定する方法である．

このときに発生する音をコロトコフ音という．コロトコフ音は第1相から第5相まで分けられる．第1相は血流が始まるときの最初に聞こえる音で，収縮期血圧に相当する．第2相は雑音のような音に変化し，第3相は音が清音に変化する．第4相は弱い音に変化し，第5相では音が消失し，拡張期血圧とは，音が消失した時点の血圧値である．

コロトコフ法
カフを加圧した後，減圧していくと，血液が再度流れはじめる．血管に血液がぶつかる音（コロトコフ音）が発生するときのカフ圧を「収縮期血圧」，コロトコフ音が消えたときのカフ圧を「拡張期血圧」とする方法．

オシロメトリック法
カフを加圧した後，減圧していく段階で，途絶えた血流が流れはじめるときの動脈壁の振動を圧力センサーで検出し，血圧を測定する方法．振動が急激に大きくなったときのカフ圧を「収縮期血圧」，急激に小さくなったときのカフ圧を「拡張期血圧」とする．

表9-1 成人における血圧値の分類（mmHg）

分類		収縮期血圧		拡張期血圧
正常域血圧	至適血圧	＜120	かつ	＜80
	正常血圧	120〜129	かつ/または	＜80〜84
	正常高値血圧	130〜139	かつ/または	85〜89
高血圧	I度高血圧	140〜159	かつ/または	90〜99
	II度高血圧	160〜179	かつ/または	100〜109
	III度高血圧	≧180	かつ/または	≧110
	（孤立性）収縮期高血圧	≧140	かつ	＜90

（日本高血圧学会高血圧治療ガイドライン作成委員会：高血圧治療ガイドライン2014，日本高血圧学会，p19）

　家庭血圧の測定は，通常，上腕カフ・オシロメトリック装置で測定する．カフは急速に加圧し，排気速度は2〜3mmHg/秒とする．1〜2分の間隔をあけて，少なくとも2回測定し，安定した値（測定値の差が5mmHg未満）を示した2回の平均値を血圧値とする．高血圧の診断は少なくとも2回以上の異なる機会における血圧値に基づいてなされるべきである．

　朝は起床後1時間以内，排尿後，薬物服用前，食事前に座位で，1〜2分安静後に測定する．夜は就寝前，座位1〜2分安静後に測定する．家庭血圧測定においては，1機会1回の測定を朝晩それぞれ平均することで臨床的価値のある測定値が得られるとされているが，複数回測定した場合はすべての測定値を記載するように指導する．

　血圧は，測定時間，測定環境により異なる．医療機関の外来などで測定した血圧と，家庭血圧とが異なった値を示すことも少なくない（白衣高血圧，仮面高血圧）．早朝起床後の血圧がとくに高値である場合を，早朝高血圧と呼んでいる．これには，夜間血圧が低く，早朝に急激に上昇するモーニングサージと，夜間降圧のみられないnon-dipperがあり，心血管病のリスクとして注目されている．これらの診断には24時間自由行動下血圧測定ambulatory blood pressure monitoring（ABPM）が有用である．

5　検　査

a　一般検査

　一般的に実施すべき検査として，尿検査，血計，血液生化学検査（AST，ALT，γ-GTP，BUN，Cr，尿酸，電解質，中性脂肪，総コレステロール，HDLコレステロール，LDLコレステロール，血糖，総ビリルビン，推算糸球体濾過量），心電図，胸部X線画像などを行う．

白衣高血圧と仮面高血圧
家庭血圧は正常で，外来で測定すると高血圧．持続性高血圧に移行する可能性がある．仮面高血圧は家庭血圧は高値だが，外来血圧は正常であるもので，心血管病のリスクが持続性血圧と同程度．

ABPM
カフ・オシロメトリック法による自動血圧計により非観血的に15〜30分間隔で24時間自由行動下血圧測定することにより診察室以外の血圧情報を知ることができる．白衣高血圧の診断にとくに有用である．

b その他の検査

必要に応じて耐糖能障害の診断（HbA1c，75g経口ブドウ糖負荷試験），高感度CRP測定を考慮する．

表9-2 二次性高血圧を疑うべき所見

- 若年発症の高血圧
- 急性発症の高血圧
- これまで良好であった血圧管理が困難になった
- 悪性高血圧
- 低カリウム血症
- 高血圧の家族歴がない
- 腎疾患の既往
- 長期の糖尿病歴

D 二次性高血圧症

二次性高血圧は高血圧全体の約10%を占める．本症の多くは腎実質性高血圧であるが，原因除去により根治可能な疾患を見逃さないことが重要である（表9-2）．

1 腎実質性高血圧

腎実質性高血圧の頻度が最も高く，高血圧全体の約5%を占める．近年，透析導入患者の糖尿病性腎症の増加が顕著である．いったん顕性蛋白尿が出現すると腎実質障害から透析にいたる確率が高くなるため，微量アルブミン尿の段階で早期に診断し，積極的に治療を行うことが重要である．アンジオテンシン変換酸素阻害薬やアンジオテンシン受容体拮抗薬の有効性が証明されている．

ほかに，慢性糸球体腎炎，多発性嚢胞腎が原因としてあげられる．後者は腎臓に嚢胞が多発する疾患であり，常染色体優性遺伝が大部分を占める．

2 腎血管性高血圧

高血圧患者の約1%に認められる．腎動脈の高度狭窄により腎灌流圧が低下し，レニン・アンジオテンシン・アルドステロン系が賦活化されて血圧が上昇する．一側性狭窄が70〜80%と多い．原因疾患には，線維筋性異形成および粥状動脈硬化が多い．前者は女性に好発し，腎動脈の遠位3分の2の部分に発症することが多い．腹部の血管雑音を聴取することがあり，血管造影上，数珠玉状を示す．後者は中高年に多く，腎動脈の起始部に限局することが多い．他に，大動脈炎症候群も原因としてあげられる．腹部の血管雑音，カプトプリル負荷試験，腹部超音波，CT，MRI，および血管造影で確定診断し，経皮経管的腎動脈形成術やステント留置術が行われる．アンジオテンシン変換酵素阻害薬，アンジオテンシン受容体拮抗薬は両側狭窄症例には禁忌である．

3 内分泌性高血圧

a 褐色細胞腫

副腎髄質，交感神経節などに存在するクロム親和性細胞より発生するカテコラミン産生腫瘍であり，10%腫瘍（家族性，悪性，両側性，副腎外性が10%を占める）といわれる．高血圧の病型から持続型と発作型に分けら

れる．高血圧以外の自他覚症状としては，動悸，発汗過多，めまい，嘔気，嘔吐，頭痛，高血糖，体重減少，振戦などがみられる．カテコラミンおよびその誘導体（とくにメタネフリンやノルメタネフリンのメタ誘導体）尿中排泄量の測定，クロニジン試験，超音波，CT，ならびにMRIにより診断される．腫瘍径は20cmになるものもあり，比較的大型である．腫瘍は充実性で割面は暗赤色である．

治療はα遮断薬とβ遮断薬を用いた血圧コントロールを行いながら，外科的摘出術を行う．再発例の報告があり，注意深い経過観察が必要である．

b 原発性アルドステロン症

アルドステロン過剰にともなう低レニン性高血圧と低カリウム・低マグネシウム血症，代謝性アルカローシスを呈する．自他覚症状としては，低カリウム・低マグネシウム血症にともなう口渇，多飲，多尿，四肢脱力感，テタニー症状，耐糖能異常，血清尿酸値は正常ないしは低値傾向を示す．

本症の診断にはアルドステロン分泌の亢進とレニン分泌の抑制を証明することが必要である（図9-1）．血漿アルドステロン濃度（plasma aldosterone concentration; PAC, pg/mL）と血漿レニン活性（plasma renin activity, PRA, ng/mL/h）の比（aldosterone-renin ratio; ARR）がスクリーニングに多用されている．安静臥床ではARR＞200の場合，原発性アルドステロン症を疑う．また，PRA＜1.0ng/mL/hかつPAC≧12.0ng/dL（安静臥床）も一次スクリーニングとして用いられる．CTでは

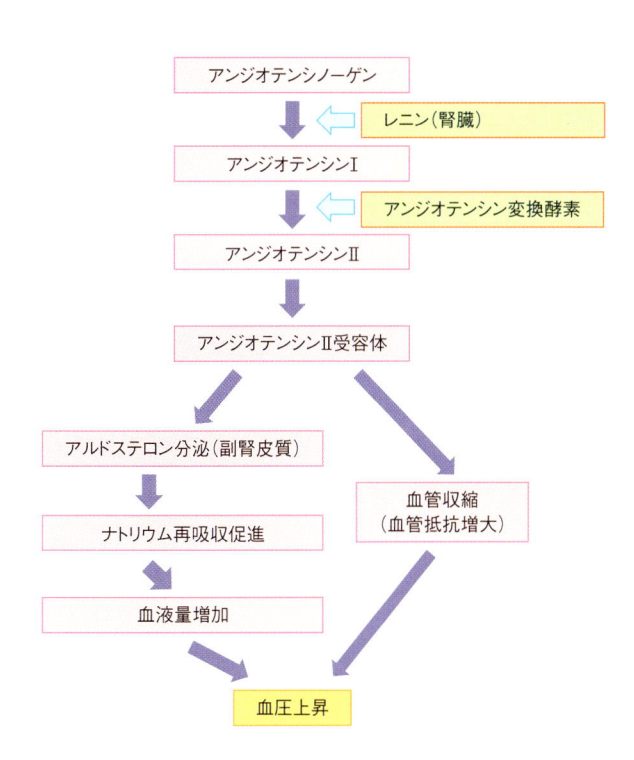

図9-1　レニン・アンジオテンシン・アルドステロン系

造影効果のない低吸収性の腫瘍として描出される．

治療は主として外科的治療により，腺腫または患側副腎を摘出（腹腔鏡下手術が一般的）する．

c クッシング症候群

糖質コルチコイド過剰による満月様顔貌，中心性肥満，伸展性皮膚線条，耐糖能異常などの特徴を有する疾患である．女性に多い．下垂体微小腺腫からのACTHの過剰産生によるもの（クッシングCushing病），副腎腫瘍や過形成によるもの，異所性ACTH産生腫瘍によるものがある．

内分泌学的に血中ACTH，血中コルチゾール濃度，尿中遊離コルチゾール，尿中17-OHCS測定，ならびにデキサメタゾン抑制試験を行い，診断する．画像診断にはCT，MRIが用いられる．副腎腺腫は原発性アルドステロン症に比較して大きい．副腎線種の治療における第一選択は手術療法である．

d 甲状腺機能亢進症

甲状腺ホルモン過剰分泌過剰に基づく心筋収縮能亢進，心筋β受容体増加，ならびにカテコラミンに対する心筋感受性亢進により血圧は上昇する．治療は，内科的治療，放射線治療，外科的治療（甲状腺亜全摘術）がある．内科的治療が第一選択である．放射線治療，外科的治療は甲状腺腫が大きい例，抗甲状腺薬治療で再発を繰り返す例などが適応となる．動悸，頻脈および収縮期高血圧にβ遮断薬が有効である．一方，レニン・アンジオテンシン・アルドステロン系抑制薬は有効性が低い．

e 末端肥大症

成長ホルモンの水・ナトリウムの再吸収促進作用により高血圧を生じる．下垂体腫瘍の摘出（ハーディ Hardy法が主）が根本的治療法である．

4 血管性高血圧

a 大動脈炎症候群

本症は女性に頻度が高く，脈拍・血圧の左右差，血管雑音の聴取，頸動脈洞反射の亢進などを主要所見とする．①腎血管性高血圧，②大動脈狭窄性高血圧（異型大動脈縮窄症）などによる血圧上昇を生じる．降圧療法は，腎血管性高血圧あるいは本態性高血圧に準じたものとなる．

b 大動脈縮窄症

大動脈狭窄部より近位側の上肢の高血圧と遠位側の下肢の低血圧をきたす．治療は，原則として小児期に外科的治療による狭窄の解除ないしバルーンカテーテルによる血管形成術が行われる．

5 薬剤誘発性高血圧

非ステロイド系抗炎症薬は，シクロオキシゲナーゼを阻害し，腎プロスタグランジン産生を抑制し，水・ナトリウム貯留と血管拡張の抑制をきたす．漢方薬に含まれる甘草（グリチルリチン）はグリチルリチンによる内因性ステロイドの作用の増強により，血圧上昇作用を示す（偽性アルドステロン症）．糖質コルチコイドは，腎鉱質コルチコイド受容体を介して高血圧の原因となる．他に，シクロスポリンエリスロポエチンでも血圧上昇をきたすことがある．

偽性アルドステロン症
血中アルドステロンが低下しているにもかかわらず，原発性アルドステロン症に似た臨床症状を示す病態．高血圧，低カリウム血症を呈する．甘草，サイアザイド系利尿薬などが原因となる．

6 その他

AME（偽性鉱質コルチコイド過剰 apparent mineralocorticoid excess）症候群は，11beta-hydroxysteroid dehydrogenase type-2 の遺伝子異常である．常染色体劣性遺伝を示す．腎尿細管においてコルチゾールからコルチゾンへの変換が行われず，コルチゾールが鉱質コルチコイド受容体と結合しアルドステロン症に類似した症状（高血圧，低カリウム血症）をきたす．

---

simple point　二次性高血圧

- 最も多い原因は腎実質性高血圧である

E 高血圧の合併症 (表9-3)

高血圧の重症度が高いほど脳卒中，心筋梗塞，心不全，慢性腎臓病の罹患率，死亡率が高い．なかでも脳卒中との関連性は心筋梗塞よりも高い．同様に，血管系合併症として，大動脈瘤や閉塞性動脈硬化症，あるいは高血圧性網膜症の原因となる．こうした合併症は高血圧治療開始前に十分に評価しておく必要がある．

a 脳

無症候性脳梗塞が将来の脳卒中や認知症発症と強く関連していることより，可能な限り，MRIによる評価を行う．さらにMRアンジオグラフィ（MRA）を追加することで脳動脈瘤あるいは脳動脈狭窄の検索に有用である．

b 心臓

左室肥大所見，とくに左室ストレイン型ＳＴ低下をともなう症例は心血

表9-3 高血圧の合併症

臓　器	合併症・障害	検査・指標
脳	脳血管障害（脳出血・脳梗塞・無症候性）	頭部MRI・認知機能テスト
心臓	左室肥大・狭心症 心筋梗塞・うっ血性心不全 不整脈（心房細動）	12誘導心電図 ホルター心電図・心エコー 冠状動脈CT・心筋血流シンチグラフィ・冠状動脈造影
腎臓	尿微量アルブミン排泄・蛋白尿 慢性腎臓病	微量アルブミン尿測定＞30mg/gクレアチニン
血管	動脈硬化性プラーク 大動脈瘤 閉塞性動脈硬化症	頸動脈エコー 腹部エコー・CT・MRI 足首・上腕血圧比（ABI）
眼底	高血圧性網膜症	眼底検査

管疾患発症のリスクが高いとされている．また，心房細動は脳塞栓症の強いリスクになっている．心エコーは，心機能評価に有用であり，とくに高血圧性心臓病においては，求心性心肥大にともなう左室拡張能低下の有無を評価することが重要である．また，左房拡大や心房細動発症のリスクとなる．胸痛をともなう場合は冠状動脈MDCTを行い，必要に応じて，冠状動脈造影の適応を検討する．

c 腎　臓

慢性腎臓病は心血管疾患のリスクであり，尿中アルブミン排泄量をスポット尿または（24時間蓄尿）で診断する（微量アルブミン尿＝30～300mg/日）．

d 血　管

頸動脈エコー検査では，内膜中膜複合体厚（IMT）が脳梗塞・心筋梗塞の予測因子と考えられている．1.0mmを超えると異常と判定する．また内部エコーが低輝度であれば不安定プラークとして症候性脳梗塞発症との関連があるとされている．

足首・上腕血圧比は，脳卒中や認知症の発症リスクと考えられており，0.9未満を異常としている．脈波伝播速度は，血管硬度に比例して増加する指標であり，心血管予後との関連が示されている．

F 高血圧の治療

降圧療法の目的は，高血圧によってもたらされる心血管病の発症を予防

```
┌─────────────────────────────────┐
│ 血圧測定，病歴，身体所見，検査所見 │
└─────────────────────────────────┘
              ↓
    ┌──────────────────┐
    │ 二次性高血圧を除外 │
    └──────────────────┘
              ↓
┌─────────────────────────────────────┐
│ 危険因子，臓器障害，心血管病，合併症を評価 │
└─────────────────────────────────────┘
              ↓
    ┌──────────────────┐
    │ 生活習慣の修正を指導 │
    └──────────────────┘
       ↓         ↓         ↓
   低リスク群  中等リスク群  高リスク群
       ↓         ↓         ↓
  3ヵ月以内の指導で  1ヵ月以内の指導で  直ちに降圧治療
   140/90mmHg    140/90mmHg
  以上なら降圧薬治療 以上なら降圧薬治療
```

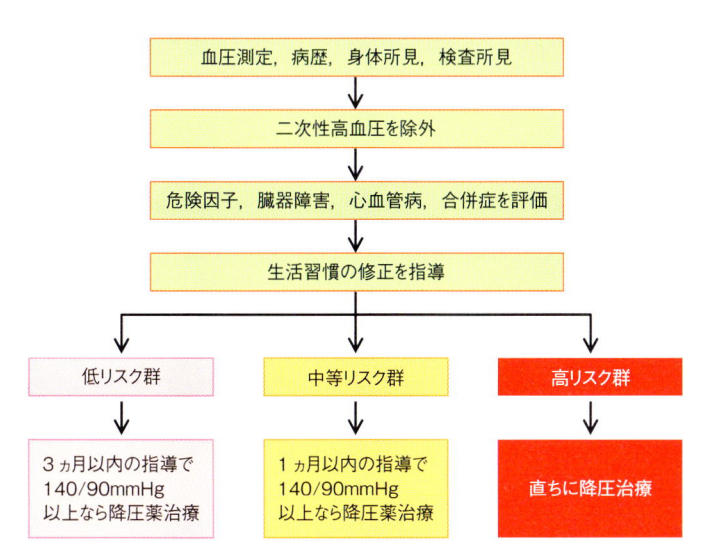

図9-2 初診時の高血圧管理計画
（日本高血圧学会高血圧治療ガイドライン作成委員会：高血圧治療ガイドライン2014, 日本高血圧学会, p33）

表9-4 診察室血圧に基づく脳心血管リスク層別化

リスク層 （血圧以外の予後影響因子）	血圧分類	I度高血圧 140〜159/ 90〜99mmHg	II度高血圧 160〜179/ 100〜109mmHg	III度高血圧 ≧180/ ≧110mmHg
リスク第1層 （予後影響因子がない）		低リスク	中等リスク	高リスク
リスク第2層 （糖尿病以外の1〜2個の危険因子，3項目を満たすMetSのいずれかがある）		中等リスク	高リスク	高リスク
リスク第3層 （糖尿病，CKD，臓器障害/心血管病，4項目を満たすMetS，3個以上の危険因子のいずれかがある）		高リスク	高リスク	高リスク

（日本高血圧学会高血圧治療ガイドライン作成委員会：高血圧治療ガイドライン2014, 日本高血圧学会, p33）

し，機能障害や死亡を抑制することにある．従来の臨床試験をまとめた成績によると，収縮期血圧10〜20mmHg，拡張期血圧5〜10mmHgの低下により，脳卒中の相対リスクは30〜40％，虚血性心疾患で15〜20％の減少があるとされている．

図9-2は初診時の高血圧管理計画を示している．血圧測定は測定日を変えて数回測定し，判定する．そして，病歴，身体所見，検査所見より，まず，二次性高血圧の否定を行う．その後，危険因子，心血管病や合併症の有無を評価し，生活習慣の指導より治療を開始する．

その後，一定期間（3ヵ月以内）の後，リスクの層別化を行い（**表9-4**），その後の治療計画を決定する．

表9-5 降圧目標

	診察室血圧	家庭血圧
若年, 中年, 前期高齢者患者	140/90mmHg未満	135/85mmHg未満
後期高齢者患者	150/90mmHg未満 (忍容性があれば140/90mmHg未満)	145/85mmHg未満(目安) (忍容性があれば135/85mmHg未満)
糖尿病患者	130/80mmHg未満	125/75mmHg未満
CKD患者 (蛋白尿陽性)	130/80mmHg未満	125/75mmHg未満(目安)
脳血管障害患者 冠動脈疾患患者	140/90mmHg未満	135/85mmHg未満(目安)

(日本高血圧学会高血圧治療ガイドライン作成委員会：高血圧治療ガイドライン2014, 日本高血圧学会, p35)
注：目安で示す診察室血圧と家庭血圧の目標値の差は, 診察室血圧140/90mmHg, 家庭血圧135/85mmHgが, 高血圧の診断基準であることから, この二者の差を単純にあてはめたものである.

1 降圧目標

　高血圧学会治療2014ガイドラインによれば, 降圧目標は年齢, 合併疾患, ならびに血圧測定場所により, 分類されている(表9-5). 糖尿病, 蛋白尿陽性の慢性腎臓病(CKD, chronic kidney disease)については, 最も厳しい基準である130/80mmHg未満(診察室)が設定されている. 若年者・中年者・前期高齢者および脳血管障害患者・冠動脈疾患患者についても, 比較的厳格な140/90mmHg未満が採用されている. ただし, 後期高齢者については, 潜在的臓器障害の合併の可能性を考慮し, 緩徐な降圧に心がけるように注意喚起されている.

simple point

- 糖尿病・慢性腎臓病・心筋梗塞では130/80mmHg未満を降圧目標とする

2 生活習慣の是正

　生活習慣病である高血圧においては, 生活習慣の改善により, 降圧効果が期待できる. 修正項目は, 減塩(6g), 野菜・果物の摂取, コレステロール・飽和脂肪酸の摂取制限, 適正体重維持, アルコール摂取量制限, 運動, ならびに禁煙である.

3 薬物療法(表9-6, 第21章B参照)

a カルシウム拮抗薬

　ジヒドロピリジン系カルシウム拮抗薬とベンゾチアゼピンカルシウム拮抗薬が用いられる. カルシウム拮抗薬は電位依存性L型Ca^{2+}チャネルの阻害により, 血管平滑筋細胞へのCa^{2+}の流入を抑制して血管拡張作用を

示す．副作用は，頻拍（ベンゾチアゼピン系では徐脈），顔面紅潮，頭痛，動悸，浮腫，歯肉増生がある．わが国では最も処方頻度の高い降圧薬である．

b　アンジオテンシン変換酵素阻害薬

アンジオテンシン変換酵素を阻害することによりアンジオテンシンIIの産生を抑制する．さらに，ブラジキニン，プロスタグランジン系を増加させることで降圧効果を示す．心不全や糖尿病性腎症に対するエビデンスが豊富である．副作用として咳や血管性浮腫がある．

c　アンジオテンシンII受容体拮抗薬

アンジオテンシンIIのタイプ1受容体を遮断し，降圧が得られる．交感神経抑制，アルドステロン分泌抑制なども降圧に関与している．心不全あるいは糖尿病性腎症の進展の抑制のエビデンスも集積されている．アンジオテンシン変換酵素に比して副作用が少ない．

d　利尿薬

サイアザイド系利尿薬を指しており，腎遠位尿細管においてNa^+と水の再吸収を抑制して降圧をもたらす．副作用として低カリウム血症，耐糖能障害，および高尿酸血症がある．近年，アンジオテンシンII受容体拮抗薬との配合薬が登場し，使用されるようになった．

e　β遮断薬

心拍出量の減少，交感神経中枢に対する抑制作用，ならびにレニン産生抑制により降圧効果を表わす．労作性狭心症をともなう高血圧やうっ血性心不全によい適応となるが，気管支平滑筋の攣縮をきたしうるので気管支喘息には禁忌である．

f　α遮断薬

血管平滑筋細胞における$α_1$受容体を遮断することにより降圧をもたらす．副作用に起立性低血圧がある．

g　アルドステロン拮抗薬

スピロノラクトンとエプレレノンが使用されている．降圧作用のみならず，アルドステロン・ブレークスルーを生じることなく，臓器保護作用を有すると考えられている．前者は鉱質コルチコイド受容体だけでなくアンドロゲン受容体にも拮抗するため，副作用として女性化乳房を生じうる．後者は性ホルモンに関する副作用が少なく鉱質コルチコイド受容体に選択性が高い．両者ともに，高カリウム血症に注意する必要がある．

> **アルドステロン・ブレークスルー**
> アンジオテンシン変換酵素阻害薬やアンジオテンシンII受容体拮抗薬を長期間使用すると，アルドステロン濃度が上昇してくる現象．

h　レニン阻害薬

レニンを直接的に阻害し，降圧作用だけでなく，心臓，腎臓の臓器障害

```
        カルシウム拮抗薬
       /      |      \
     ARB     |     ACE阻害薬
       \      |      /
          利尿薬
```

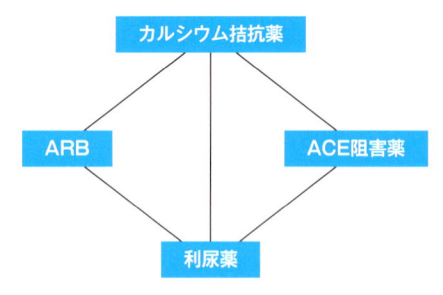

図9-3 降圧薬の併用療法

ARBとACE阻害薬の併用は一般的には用いられないが,腎保護のために併用するときは,腎機能,高カリウム血症に留意して慎重に行う
(日本高血圧学会高血圧治療ガイドライン作成委員会:高血圧治療ガイドライン2014,日本高血圧学会,p48)

表9-6 主要降圧薬の積極的適応

	カルシウム拮抗薬	ARB/ACE阻害薬	サイアザイド系利尿薬	β遮断薬
左室肥大	●	●		
心不全		●[*1]	●	●[*1]
頻脈	●(非ジヒドロピリジン系)			●
狭心症	●			●[*2]
心筋梗塞後		●		●
CKD 蛋白尿(−)	●	●	●	
CKD 蛋白尿(+)		●		
脳血管障害慢性期	●	●		
糖尿病/MetS[*3]		●		
骨粗鬆症			●	
誤嚥性肺炎		●(ACE阻害薬)		

[*1]少量から開始し,注意深く漸増する, [*2]冠攣縮性狭心症には注意, [*3]メタボリックシンドローム
(日本高血圧学会高血圧治療ガイドライン作成委員会:高血圧治療ガイドライン2014,日本高血圧学会,p46)

を保護する作用を示すことが明らかにされている.

i 併用療法(図9-3)

単独の降圧薬で血圧管理が困難な場合は,併用療法が行われる.たとえば利尿薬とACE阻害薬(あるいはARB)のように副作用を打ち消しあう薬剤については併用療法が支持されている.わが国で実施されたCOPEでは,カルシウム拮抗薬と利尿薬併用群のほうがカルシウム拮抗薬をβ遮断薬併用群よりも脳卒中の発症率が低かった.糖尿病の新規発症率はカルシウム拮抗薬+ARB群がカルシウム拮抗薬+β遮断薬群よりも低かった.また,VALUE(The Valsartan Antihypertensive Long-term Evaluation)においては,カルシウム拮抗薬+利尿薬とARB+利尿薬は複合心

血管イベントの予防効果がほぼ同等であった．3剤の併用については利尿薬を含まない場合には利尿薬を追加することが推奨されている．

> **simple point**
> アンジオテンシン変換酵素阻害薬の副作用は咳と血管性浮腫である

4 高齢者の降圧療法

近年，わが国では，高齢社会の到来により，高齢者の降圧療法行う機会が増加している．高齢者高血圧は大動脈のWindkessel（ふいご）機能の低下により拡張期血圧の低下（脈圧の増大）が特徴的であり，心血管病のリスクとなりうる．また，臓器の血流自動調節能が障害されていることにより，急激な降圧により血流障害を生じる可能性があり，緩徐な降圧に心がける必要性がある．降圧目標値は前期高齢者は140/90mmHg，後期高齢者は150/90mmHgとするが，慎重に薬物の調整を行う．

降圧薬は，カルシウム拮抗薬，アンジオテンシンⅡ受容体拮抗薬，アンジオテンシン変換酵素阻害薬，または少量の利尿薬（サイアザイド系）を第一選択とする．

Windkessel機能
収縮期には大動脈は伸展して血液をプールし，収縮期血圧上昇は抑制される．拡張期には伸展した大動脈にプールされた血液は末梢に押し出される．そのため拡張期圧は維持される．大動脈の弾力性による末梢血行動態の緩衝作用をWindkessel機能と呼ぶ．加齢により大動脈硬化が進展すると緩衝作用が低下するため，収縮期血圧は上昇し，拡張期血圧は低下する．

5 糖尿病合併高血圧の治療

糖尿病合併高血圧における降圧薬選択においては，糖・脂質代謝への影響と臓器保護の観点から，アンジオテンシン変換酵素阻害薬，またはアンジオテンシンⅡ受容体拮抗薬をまず選択する．その後，効果不十分の場合は，用量増量またはカルシウム拮抗薬（または利尿薬）の併用を行う．降圧目標は130/80mmHg未満とする．

6 冠動脈疾患合併高血圧の治療

労作性狭心症合併では，β遮断薬，カルシウム拮抗薬または両者の併用が冠攣縮性狭心症合併ではカルシウム拮抗薬が適応となる．

冠動脈疾患合併の高血圧症の降圧目標について十分なエビデンスはないが，現時点では140/40mgHg未満を目標とする．

7 慢性腎臓病合併高血圧の治療

慢性腎臓病患者の降圧療法の原則は，①降圧目標達成，②レニン・アンジオテンシン・アルドステロン系の抑制，③尿蛋白の減少，である．降圧目標は糖尿病合併，あるいは糖尿病非合併でも蛋白尿が陽性ならば130/80mmHg未満，糖尿病の合併がなく，蛋白尿が陰性であれば140/90mmHg未満とする．第一選択薬は，アンジオテンシン変換酵素阻害薬，またはアンジオテンシンⅡ受容体拮抗薬とする．これらは，とくに尿蛋白の多い症例で有効性が高い．

G 低血圧　hypotension

1 定　義

低血圧とは収縮期血圧が100mmHg未満の場合を指し，無症状の場合もあれば，めまい，失神，倦怠感，立ちくらみなどの症状を有する例もある．

2 病態・分類

循環血液量減少や心拍出量低下，末梢血管抵抗の減少により血圧低下を生じ，基礎疾患を特定できないものを本態性低血圧，原因疾患が存在するものを二次性低血圧と呼ぶ．起立性低血圧とは，起立時に20mmHg以上の収縮期血圧低下を認めるものを指している．また，症状が持続的，慢性的なものを慢性低血圧，急激な血圧低下で発症するものを急性低血圧と分類する場合もある．

二次性低血圧の原因としては，シャイ・ドレーガー Shy-Drager 症候群，糖尿病，アミロイドーシス，神経調節性失神，アジソン Addison 病，出血，透析低血圧，食後性低血圧，心筋梗塞，特発性心筋症，硝酸薬，降圧薬などがあげられる．

3 症　状

低血圧の症状は，易疲労感，頭痛，めまい，耳鳴，不眠，胸部圧迫感，悪心，嘔吐などがみられる．一方，起立性低血圧では，体位変換（起立）時にめまい，失神を生じる．

4 治　療

二次性低血圧の場合は，原因疾患の加療を行う．本態性低血圧に対しては，非薬物療法または薬物療法が行われる．

a 非薬物療法

過労を避け，睡眠を十分にとり，急激な体位変換を避ける，規則的な生活を送る，水分摂取を増やす，ならびに弾性ストッキングの着用などがある．

b 薬物療法

昇圧薬としてはジヒドロエルゴタミン，エチレフリン，ミドドリン，アメジニウム，ならびに酢酸フルドロコルチゾンなどが用いられる．

---

simple point　低血圧の定義

● 収縮期血圧が100mmHg未満

10章 脂質代謝異常と動脈硬化

A 脂質異常症

1 脂質とは

　血清の脂質には，コレステロールcholesterol（C），中性脂肪〔トリグリセリドtriglyceride（TG）〕，リン脂質phospholipid（PL）および遊離脂肪酸free fatty acid（FFA）があり，FFAは血漿アルブミンと結合している．血清脂質はそのままの状態では血清に溶けることができないため，血清脂質はアポ蛋白と結合し，リポ蛋白として存在する（血清脂質＋アポ蛋白＝リポ蛋白）．リポ蛋白は比重の軽いほうから，カイロミクロンchylomicron（CM），超低比重リポ蛋白very low density lipoprotein（VLDL），低比重リポ蛋白low density lipoprotein（LDL），高比重リポ蛋白high density lipoprotein（HDL）に分けられる．さらにCMやVLDLの代謝が低下した状態では，それぞれカイロミクロンレムナント，および中間比重リポ蛋白intermediate density lipoprotein（IDL）が出現する．総コレステロールtotal cholesterol（TC）とは，VLDL，LDL，HDCなどすべてのリポ蛋白に含まれるコレステロールを一括して測定したものを示している．

　正常では細胞内コレステロール含量は，コレステロールの取り込み，新たな合成，貯蔵そして細胞からの放出により厳密にコントロールされている．細胞への取り込みはLDL受容体を介して調節されており，HDLは余分なコレステロールを肝臓に戻す働きがある．LDL-C値が高いとLDLは内皮下に蓄積し，血管内膜を傷つけ，動脈硬化病変を進展させる．そのため**LDL-C**は「悪玉コレステロール」と呼ばれている．一方，HDLは細胞内コレステロールを運び出すことができ，脂質の蓄積を防ぐことができるため，HDL-C値は動脈硬化性疾患の罹患と反比例する．そのため**HDL-C**は「善玉コレステロール」と呼ばれている．

2 概念・診断基準

　高脂血症hyperlipidemiaとは，血液中の脂質が増加した状態をいい，臨床的にはTCあるいはTGの一方あるいは両方が増加した状態を示している．これは糖尿病や高血圧とならび，動脈硬化性疾患を発症する高リスクの1つとして認識されている．しかしTCはHDL-Cも含むため，この

主な動脈硬化性疾患
脳動脈：脳梗塞，脳出血
冠状動脈：心筋梗塞や狭心症などの虚血性心疾患
大動脈：大動脈瘤，大動脈解離
腎動脈：腎硬化症やそれによる腎不全
末梢動脈：閉塞性動脈硬化

表10-1 脂質異常症の診断基準（空腹時採血）*

LDLコレステロール	140mg/dL以上	高LDLコレステロール血症
	120〜139mg/dL	境界域高LDLコレステロール血症**
HDLコレステロール	40mg/dL未満	低HDLコレステロール血症
トリグリセリド	150mg/dL以上	高トリグリセリド血症

LDLコレステロールはフリードワルドの式（TC－HDL-C－TG/5）で計算する（TGが400mg/dL未満の場合）．
TGが400mg/dL以上や食後採血の場合にはnon HDL-C（TC－HDL-C）を使用し，その基準はLDL-C＋30mg/dLとする．
*10〜12時間以上の絶食を「空腹時」とする．ただし，水やお茶などカロリーのない水分の摂取は可とする．
**スクリーニングで境界域高LDLコレステロール血症を示した場合は，高リスク病態がないか検討し，治療の必要性を考慮する．
（日本動脈硬化学会：動脈硬化性疾患予防のための脂質異常症治療ガイド2013年版，日本動脈硬化学会）

概念ではHDL-C高値によるTC増加も含んでしまう．また動脈硬化性疾患高リスク群のスクリーニングという点から考えると，すでに高リスクとして確立している低HDL-Cを含む表現としては適切でない．このような背景から，2007年の動脈硬化性疾患予防ガイドラインで，「高脂血症」から「**脂質異常症dyslipidemia**」と名称が変更された．変更点のポイントはTC値ではなく，LDL-C値で診断することにある．空腹時の採血でかつTG値が400mg/dL未満の場合には，TCの測定値から**フリードワルドFriedewaldの式**に基づいてLDL-C値を計算することができる（TG値が400mg/dL以上の場合には直接測定法でLDL-C値を求めることが推奨されている）（**表10-1**）．

さらに動脈硬化性疾患予防ガイドラインは2012年に刷新され，以下の2点が追加されている．LDL-Cによる冠動脈疾患のリスク上昇のレベルは併存する病態によって変化することが示されたことから，ほかの危険因子の重複の影響を慎重に判断すべき境界域としてLDL-C 120〜139mg/dLを設定した．また，高TG血症の場合には正確なLDL-Cの算出ができないため（動脈硬化性疾患予防ガイドライン2007年版では直接測定法でLDL-C値を求めることが推奨されているが，TGが高いと真値とのずれが生じること，キット間のばらつきが大きいため，動脈硬化性疾患予防ガイドライン2012年版では直接測定法での測定を推奨していない），**non HDL-C**（TC-HDL-C）を用いることが有用であり，その基準としてLDL-C＋30mg/dLとすることが記載されている．いずれにしても脂質異常症の診断基準値（**表10-1**）は，スクリーニングのための基準値であり，治療開始のための基準値ではない．疫学調査などにより，将来，動脈硬化性疾患，とくに冠動脈疾患の発症を促進させる危険性の高い病的脂質レベルとして設定されている．このように血中脂質の異常を「動脈硬化性疾患の易発症状態」としてとらえた概念が「脂質異常症」であり，「高脂血症」という名称は，血液中の脂質が単に増加した状態を示すものとして使用されている．

表10-2 原発性高脂血症の分類

1. 原発性高カイロミクロン血症
- 家族性リポ蛋白リパーゼ(LPL)欠損症
- アポリポ蛋白CⅡ欠損症
- 原発性Ⅴ型高脂血症
- その他の原因不明の高カイロミクロン血症

2. 原発性高コレステロール血症
- 家族性高コレステロール血症
- 家族性複合型高脂血症

3. 内因性高トリグリセリド血症
- 家族性Ⅳ型高脂血症
- 特発性高トリグリセリド血症

4. 家族性Ⅲ型高脂血症

5. 原発性高HDLコレステロール血症

(日本動脈硬化学会：動脈硬化性疾患予防のための脂質異常症治療ガイド2013年版, 日本動脈硬化学会)

表10-3 続発性高脂血症の分類

1. 高コレステロール血症
- 甲状腺機能低下症
- ネフローゼ症候群
- 原発性胆汁性肝硬変
- 閉塞性黄疸
- 糖尿病
- クッシング症候群
- 薬剤(利尿薬・β遮断薬・コルチコステロイド・経口避妊薬・シクロスポリンなど)

2. 高トリグリセリド血症
- 飲酒
- 肥満
- 糖尿病
- クッシング症候群
- 尿毒症
- SLE
- 血清蛋白異常症
- 薬剤(利尿薬・非選択性β遮断薬・コルチコステロイド・エストロゲン・レチノイドなど)

(日本動脈硬化学会：動脈硬化性疾患予防のための脂質異常症治療ガイド2013年版, 日本動脈硬化学会)

> **simple point 「脂質異常症」と「高脂血症」**
> - 脂質異常症とは動脈硬化性疾患の易発症状態としてとらえた概念
> - 高脂血症とは血液中の脂質が単に増加した状態

3 高脂血症の病型分類

　高脂血症は，体質や遺伝子異常に基づいて発症する**原発性高脂血症**と，ある疾患に続発して起こる**続発性高脂血症**とに分類される．原発性高脂血症は単一遺伝子疾患ばかりでなく，多因子で規定されるものや遺伝因子に環境因子が加わって発症するものも含まれる(**表10-2**)．

　続発性高脂血症でよくみられる基礎疾患としては，糖尿病・甲状腺機能低下症・クッシング症候群・先端巨大症・褐色細胞腫などの内分泌疾患，ネフローゼ症候群・慢性腎不全などの腎疾患，閉塞性黄疸・原発性胆汁性肝硬変・原発性肝癌などの肝疾患がある．副腎皮質ステロイド薬・経口避妊薬・利尿薬・β遮断薬などの薬剤性や飲酒によっても発症することがあり，鑑別診断が必要である(**表10-3**)．高脂血症をみた際に重要な点は，続発性高脂血症をきたす疾患や病態を疑うこと，もし続発性高脂血症であれば，現疾患の治療をすることで高脂血症も改善することを認識しておくことである．

> 高脂血症の患者をみた場合に重要な点は，まず続発性高脂血症を疑うことである．

4 脂質異常症と動脈硬化性疾患

　コレステロールは血中ではリポ蛋白内に存在するが，その60〜70%が

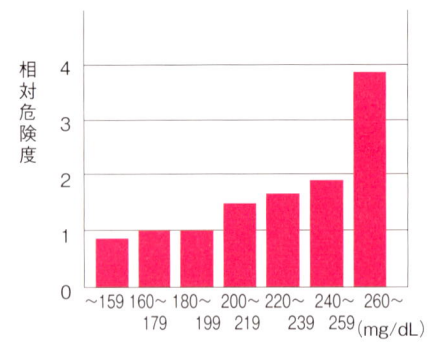

a. 総コレステロール値と冠状動脈疾患死亡の相対危険度（男女）NIPPON DATA 80
（Okamura, T. et al., : Atherosclerosis, 190：216-223, 2007）

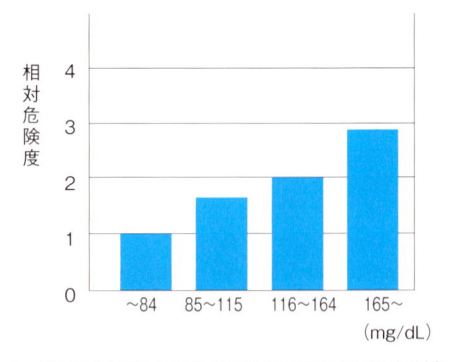

b. トリグリセリド値（随時）と冠状動脈疾患発症の相対危険度（男女）
（Iso, H. et al., : Am.J Epidemiol, 153：490-499, 2001）

図10-1　血清脂質と冠動脈疾患の発症頻度

LDL内に存在する．したがって，血清コレステロールによる動脈硬化性疾患の発症はLDL-Cによるものと考えられてきたが，近年まで血清LDL-Cの直接測定法が確立していなかったため，大規模臨床試験はTCに関するものがほとんどである．諸外国における多くの疫学調査の結果，TC値の上昇にともない，冠動脈疾患発症率や死亡率が連続的に上昇することが示されている．また，わが国の前向き疫学調査であるNIPPON DATA80からも，TC値，LDL-C値の上昇にともない，冠動脈疾患の発症リスクや死亡率が増加することが明らかにされている（**図10-1a**）．

また，TG値と動脈硬化性疾患，とくに冠動脈疾患の発症率には正相関があることが報告されている．高TG血症と冠動脈疾患との関連は低HDL-C血症を介した間接的なものと理解されがちであったが，近年の大規模前向き研究で，高TG血症が低HDL-C血症と独立した冠動脈疾患の危険因子であることが確認された（**図10-1b**）．一方で，HDL-C値と冠動脈疾患のリスクが逆相関することも報告されている．わが国の疫学調査でHDL-C値が40mg/dL未満になると冠動脈疾患のリスクが急上昇する報告があり，低HDL-C血症の基準値となっている．

B　動脈硬化の成因

1　動脈硬化の概念と分類

動脈硬化atherosclerosisの概念は，atherosisとsclerosisに分けられる．atherosisとは，動脈壁に脂質，細胞，線維成分が蓄積して，内腔が狭小化，閉塞する現象を指す．sclerosisとは，動脈壁の性状が変化して石灰化が生じ，血管の弾性を失い，蛇行や拡大する現象を指す．両者は密接に関連するが，その成因は必ずしも同一ではない．動脈硬化は，①粥状硬化，②

> 粥状硬化は心筋梗塞や動脈瘤の，細動脈硬化は脳梗塞や腎動脈硬化の原因になる．

細動脈硬化，③中膜硬化の3種類に分類される．動脈は内膜，中膜，外膜の3層からなっているが，①は太い，または中等度の太さの動脈の内膜に③は中膜に主に変化が起きるものをいい，②は末梢の細い動脈が硬化するものをいう．臨床的に問題になるのは①と②であり，粥状硬化は心筋梗塞や動脈瘤と関係が深く，細動脈硬化は脳梗塞や腎動脈硬化の主たる原因となる．

> **simple point 「atherosis」と「sclerosis」**
>
> - **atherosis**とは動脈壁に脂質，細胞，線維成分が蓄積して，内腔が狭小化，閉塞する現象
> - **sclerosis**とは，動脈壁の性状が変化して石灰化が生じ，血管の弾性を失い，蛇行や拡大する現象

2 粥状動脈硬化の病態生理

一般的に，動脈硬化といえば**粥状硬化症**のことを指す．それは動脈の内側に粥状（アテローム性）の隆起（プラーク）が発生する状態であり，**アテローム性プラーク（粥腫）**は，血管内膜下にリポ蛋白が蓄積されて起きることがわかっている．それは主としてマクロファージからなるコレステロールエステルを多量に蓄積した泡沫細胞の集積であることが判明し，粥状硬化の成立にコレステロール代謝が深く関与していることを示している．頸動脈内膜剥離術で採取されたアテロームの標本を**図10-2**に示す．

粥状動脈硬化が形成される詳細なメカニズムはまだよくわかっていないが，現在，ロスRossらが提唱した「**response to injury hypothesis（傷害反応仮説）**」が最も支持されている．この仮説は，粥状動脈硬化の成立にはまず血管内皮細胞や平滑筋細胞といった動脈壁を構成する細胞に何らかの傷害が生じ，それに対する炎症性，細胞増殖性の応答が繰り返された結

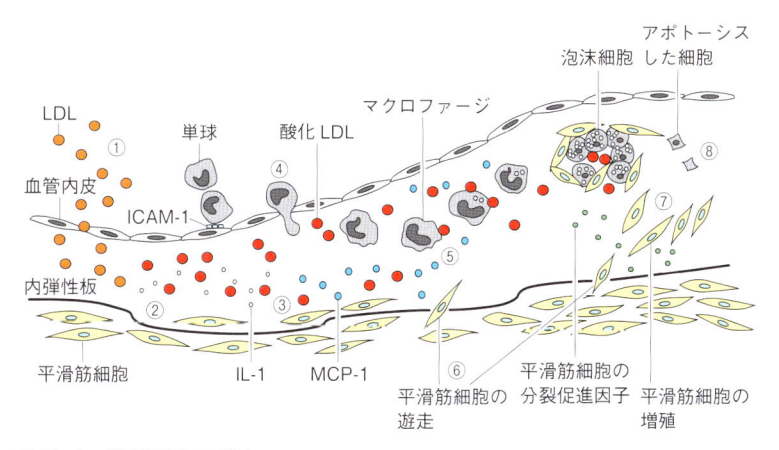

図10-3　動脈硬化の機序
(Douglas L. Mann et al;Braunwald's Heart Disease: A Textbook of Cardiovascular Medicine,10th ed.p878,Elsevier,2014)

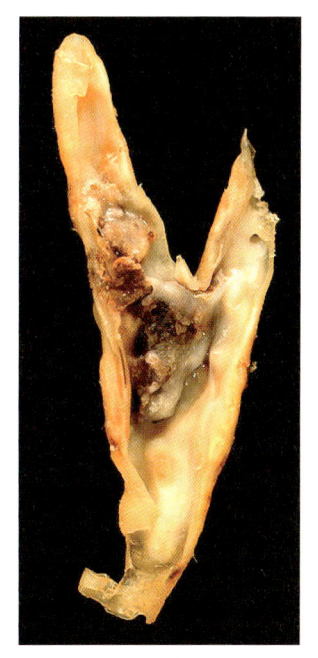

図10-2　頸動脈のアテローム標本
出典：作者Ed Uthman,MD., carotid plague
http://flickr.com/photos/euthman/121061911/in/set-72057594114099781/

アテローム性プラークの破綻は急性冠症候群の原因となる．

果，動脈硬化巣が形成，進展していくというものである．アテローム性プラークの進展のシェーマを**図10-3**に示す．

①LDLの内膜への集積：LDLはオレンジ色，酸化や糖化の修飾を受けたLDLを赤色で示す．LDLは，血液中ではビタミンCやビタミンEなどの抗酸化物質に守られて酸化されにくいが，血管壁に沈着すると酸化変性を受けやすくなる．

②LDLが酸化されると，LDL内リン脂質分画のホスファチジルコリンがリゾホスファチジルコリンに分解される

③このリゾホスファチジルコリンは白血球に結合する血管細胞接着分子vascular cell adhesion molecule-1（VCAM-1）や細胞接着分子intercellular adhesion molecule-1（ICAM-1），ならびに単球の内膜への遊走を促進する単球走化性蛋白monocyte chemoattractant protein-1（MCP-1）の発現を誘導する．

④**酸化LDL**自身による誘導のみならず，血管内皮細胞に加えられるさまざまな刺激や傷害（喫煙，血流，免疫，ホモシステイン，トキシンなど）による内皮細胞の脱落や機能障害によっても単球は血管内に侵入する．動脈壁に入り込んだ単球はマクロファージとなり，マクロファージコロニー刺激因子macrophage colony-stimulating factor（M-CSF）に刺激されて，スカベンジャー受容体（変性LDLをマクロファージ内に取り込む受容体）の発現が増加する．

⑤スカベンジャー受容体を介して変性LDLの貪食が進行し，泡沫細胞生成が促進される．泡沫細胞はサイトカインやスーパーオキシドアニオンsuperoxide anionやマトリックスメタロプロテアーゼmatrix metalloprotease（MMP）のような組織傷害分子を産生する．

⑥平滑筋細胞が中膜から内膜へ遊走する．泡沫細胞はマクロファージ由来であるが，内膜に遊走した平滑筋細胞が泡沫化することもある．

⑦内膜に入り込んだ平滑筋細胞は分裂して，細胞外マトリックスを生成し，動脈硬化性プラークへのマトリックス蓄積を促す．このようにして，動脈内皮表面の脂肪沈着である脂肪線条fatty streakから線維脂肪性病変に進展する．

⑧さらに線維化は続き，しばしば平滑筋細胞の細胞死（アポトーシス）が起こる．細胞死が起こると脂肪に富み細胞壊死が起こっている中心部を比較的細胞数が少ない線維性の被膜が取り囲む線維性プラークfibrous plaqueができる．

こうして形成されたアテローム周辺には新生血管や石灰化が生じる．アテローム硬化の進展過程での炎症性刺激，酸化ストレス，メカニカルストレスに対する血管壁の反応（リモデリング，修復反応，防御反応など）が血管平滑筋細胞の形質変化やアポトーシスを介して血管石灰化を引き起こすことが示されている．しかし，アポトーシスのみで必ずしも石灰化が誘導されるわけではなく，同時に局所のミネラル代謝異常（カルシウム・リン濃度の上昇など）や石灰化抑制機構の障害，（石灰化抑制作用を有する

骨基質蛋白の発現低下，ALP活性の上昇，ピロリン酸生成の低下など）によりミネラル沈着が引き起こされる．アテロームが大きくなり，それを覆う被膜fibrous capが薄くなり破裂すると血栓が形成される．アテローム性プラークは表面が肥厚した被膜で覆われて安定したものもあるが，被膜が破綻し血栓が血流障害をきたすようになる不安定なものも存在する．このことが急性冠症候群から安定型労作性狭心症や陳旧性心筋梗塞といった種々の病態を呈する原因となる．

> **simple point　Rossの傷害反応仮説**
>
> - 粥状動脈硬化は，まず動脈壁を構成する細胞の傷害が生じ，それに対する炎症性，細胞増殖性応答が繰り返された結果，発症するという仮説

C　動脈硬化の危険因子

　動脈硬化性疾患の発症に関連する脂質異常症以外の危険因子ならびに高リスク病態を表10-4に列記する．これらの危険因子は互いに共存することが多く，複数の因子が重なるほど動脈硬化性疾患の発症率は相加的に増加する．

　高血圧，糖尿病，喫煙は脳血管障害や冠動脈疾患の重要な危険因子であるが，臓器や血管病変の部位によりリスクの種類が異なる．たとえば，脳の細動脈硬化を原因とする脳出血やラクナ梗塞はとくに高血圧の影響が強

表10-4　脂質異常症以外の動脈硬化の主要な危険因子，高リスク病態

危険因子，高リスク病態
①高血圧
②糖尿病
③喫　煙
④加齢・性別
⑤冠状動脈疾患の家族歴
⑥冠状動脈疾患の既往歴
⑦脳血管障害の既往歴
⑧慢性腎臓病
⑨末梢動脈疾患

（日本動脈硬化学会：動脈硬化性疾患予防ガイドライン2012年版，p45-52，日本動脈硬化学会）

表10-5　その他の考慮すべき危険因子・マーカー

脂質関連因子・マーカー	脂質以外の因子・マーカー
● Lp(a)	● CRP
● レムナントリポ蛋白	● 炎症関連マーカー
● small dense LDL	● ホモシステイン
● 酸化LDL，MDA-LDL	● 血液凝固・線溶因子
● アポB	
● 脂質やアポ蛋白の比	

（日本動脈硬化学会：動脈硬化性疾患予防ガイドライン2012年版，p48，日本動脈硬化学会）

い．一方で，皮質系脳梗塞は虚血性心臓病の危険因子と似ており，高コレステロール血症，耐糖能異常，高血圧などがあげられている．血圧測定に関しては診察室血圧が基本となるが，家庭血圧が診察室血圧以上に心血管イベント発症を予測できることが報告され，家庭血圧測定の重要性が指摘されている．

　加齢が動脈硬化性疾患の強い危険因子であることは国内外で認められており，男性は45歳から，女性は55歳から死亡率や虚血性心臓病の発症率が上昇してくる．また，女性は閉経後にリスクの増加が懸念されるため，55歳以上を危険因子として設定されているが，両側卵巣摘出術を受けた患者では55歳未満でも危険因子として考慮する必要がある．

　エストロゲンは抗酸化作用や抗血小板作用があり，内皮細胞依存性の血管拡張作用を改善することが観察されており，エストロゲンには動脈硬化予防効果があることが示唆される．

　冠動脈疾患の家族歴では，第一親等近親者の家族歴，また，早発性（男性55歳未満，女性65歳未満：動脈硬化性疾患予防ガイドライン2012年版）冠動脈疾患の家族歴は，冠動脈疾患発症の強い危険因子となる．また，冠動脈疾患や脳血管障害既往，とくに非心原生脳梗塞の既往は，冠状動脈疾患や脳血管障害の高リスク病態である．さらに動脈硬化性疾患予防ガイドライン2012年版では，慢性腎臓病（CKD）や末梢動脈疾患（PAD）も心血管疾患の高リスク病態であることが指摘されている．CKDでは，それにともなう血圧，脂質，糖代謝などの古典的危険因子の増悪が関与すると考えられており，CKD自身が独立して心血管疾患の原因となるかどうかについては議論がある．PADやAAAをもつ患者の死因は，ほとんどが冠状動脈疾患や脳血管障害であることから，心血管疾患の高リスク病態として注目されている．AAAの他にも頸動脈病変や腎動脈狭窄症と動脈硬化性疾患との関連が報告されているが，前向き調査が十分とはいえず，動脈硬化性疾患予防ガイドライン2012年版ではPADのみが高リスク病態として採用されている．

　これまでに確立された危険因子（**表10-4**）とは別に，最近，新たにいく

つかの危険因子やマーカーがみつかり，エビデンスが蓄積されつつある（**表10-5**）．酸化LDL以外の**動脈硬化惹起性リポ蛋白**として**Lp(a)，small dense LDL，レムナントリポ蛋白**などが注目されている．Lp(a)はLDLの主なアポ蛋白であるアポB-100とアポ(a)がジスルフィド結合したものである．Lp(a)はプラスミノーゲンを競合阻害することで動脈硬化を促進すると考えられている．レムナントリポ蛋白はCMやVLDLの中間代謝産物であり，食後高脂血症による冠動脈疾患の原因と考えられている．最近，血中ホモシステイン値と冠動脈疾患，脳血管疾患，末梢動脈疾患との間に有意な相関があることが示されているが，詳細なメカニズムは不明である．small dense LDLは小型で高濃度のLDLで酸化変性を受けやすいため動脈硬化を促進する．またインスリン抵抗性や高TG血症と強く相関している．C反応性蛋白（CRP）は急性期の炎症マーカーであるが，高感度CRPが高いと心血管疾患のリスクが高いことが示されている．

> **simple point　動脈硬化の危険因子**
>
> - 脳出血やラクナ梗塞の危険因子は，高血圧
> - 皮質系脳梗塞の危険因子は，高コレステロール血症，耐糖能異常，高血圧

D　メタボリックシンドローム

1　メタボリックシンドロームとは

　高TC(LDL)血症が動脈硬化の危険因子であることは明白であったが，1980年代後半になり，その次のターゲットとして**マルチプルリスクファクター症候群**が注目されるようになった．それは生活習慣要因がとくに強く影響している耐糖能異常，LDLコレステロール以外の脂質異常，血圧上昇などの危険因子が1人の患者に集積した動脈硬化性疾患の易発症病態である．その後，マルチプルリスクファクターのうち，肥満，なかでも**内臓脂肪蓄積**を基盤病態とした**メタボリックシンドローム**の概念が確立した．わが国では肥満度がそう高くなくても内臓脂肪蓄積があると肥満に起因した健康障害を多数合併することから，メタボリックシンドロームの必須項目として内臓脂肪蓄積を重要視している．一方，諸外国ではインスリン抵抗性を最上流とした考え方にあるため，脂肪萎縮性糖尿病（全身の脂肪組織が欠落し，インスリン抵抗性，糖尿病，脂質異常症，脂肪肝などを合併した病態）もメタボリックシンドロームと認識されている．わが国におけるメタボリックシンドロームの診断基準を**表10-6**に示す．

インスリン抵抗性
インスリンに対する組織の応答が低下して，インスリン作用が発現しにくい状態．結果的に高インスリン血症を呈する．

表10-6 わが国のメタボリックシンドロームの診断基準

1. 腹部肥満（ウエスト周囲長）	男性≧85cm 女性≧90cm
（内臓脂肪面積　男女とも≧100cm²に相当）	
1は必須かつ下記の3項目のうち 2項目以上を満たすことが必要	
2. 中性脂肪値 　　かつ/または 　　HDL-C値	≧150mg/dL <40mg/dL 男女とも
3. 収縮期血圧： 　　かつ/または 　　拡張期血圧	≧130 ≧85mmHg
4. 空腹時血糖値	≧110mg/dL

（日本内科学会雑誌, 94(4)188-203, 2005より引用）

simple point　メタボリックシンドロームの診断基準

- 腹部肥満を必須項目として，LDL-C以外の脂質異常，耐糖能異常，血圧高値のうち，2項目以上を満たすものと定義される

2　メタボリックシンドロームの病態

　内臓脂肪蓄積が動脈硬化性疾患を発症するメカニズムを図10-4に示す．内臓脂肪はその解剖学的特性と生理学的特性からインスリン抵抗性発症に寄与していると考えられる．内臓脂肪は門脈を介して直接肝臓へ連絡しているため，その分解により動員された遊離脂肪酸やグリセロールは門脈循環を介して迅速かつ効率的に肝臓へ運ばれる．この遊離脂肪酸とグリセロールの肝臓への過剰な流入が脂質異常症や高血糖を引き起こす．同時に

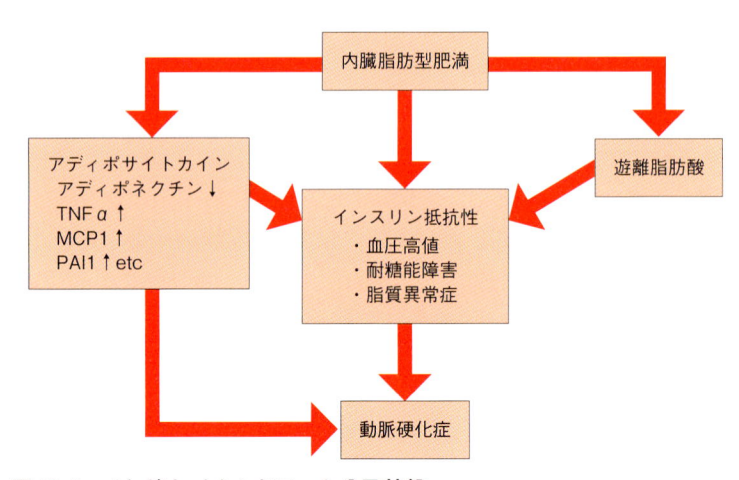

図10-4　メタボリックシンドローム分子基盤

インスリンクリアランスを抑制し高インスリン血症，インスリン抵抗性へと進展していくことになる．もう1つのメカニズムに，内臓脂肪から分泌される**アディポサイトカイン**の作用がある．インスリン抵抗性を惹起する腫瘍壊死因子 tumor necrosis factor α-1（TNFα-1）は内臓脂肪の過剰な蓄積でその発現が上昇する．一方で，インスリン抵抗性改善作用を有する**アディポネクチン**は内臓脂肪量が増加するとその分泌が減少する．このようにアディポサイトカインの分泌異常ならびに遊離脂肪酸過多がインスリン抵抗性を引き起こし，そして糖脂質代謝異常，高血圧などの疾病が出現，その結果として動脈硬化症が発症するカスケードが提唱されている．さらに内臓脂肪型肥満では **plasminogen activator inhibitor-1（PAI-1）** のように，直接に動脈硬化症の発症に寄与するアディポサイトカインの上昇も観察されている．

3 動脈硬化症の危険因子としてのメタボリックシンドローム

　動脈硬化性疾患予防ガイドライン2007年版では，動脈硬化性疾患を発症する危険因子としては，メタボリックシンドロームのエビデンスは十分でなくBと判定されている．動脈硬化性疾患予防ガイドライン2012年版でも重要な危険因子としての位置づけは変わらないが，世界的なエビデンスレベルが不十分となるいちばんの原因は，複数の診断基準が存在することにある．メタボリックシンドロームと虚血性心臓病発症率との関係を検討した大規模臨床研究の多くは National Cholesterol Education Program-adult Treatment Panel Ⅲ（NCEP-ATP Ⅲ）の基準に基づいたものであり，メタボリックシンドロームは動脈硬化性疾患の発症を約2～3倍上昇させることが報告されている．しかしながら，諸外国のデータは男女の腹囲周囲径の診断基準がわが国の基準と異なること，また構成因子の重症度の変動幅にかなりの差がみられること，さらに治療が必要となった既知の危険因子の治療方法にも違いがあることなどがあげられ，単純に日本人に置き換えた解釈が可能なのか疑問が残る．わが国におけるメタボリックシンドロームの概念は，あくまでも内臓脂肪蓄積を基盤病態とし，比較的軽微なリスクでも一個人に多数集積することで動脈硬化性疾患の発症に直接影響することを警告することにある．したがって，わが国における動脈硬化症の危険因子としてのメタボリックシンドロームを検討するためには，わが国の基準で診断した大規模前向き研究のデータが必要となる．今後の研究成績に期待したい．

> わが国におけるメタボリックシンドロームの意図は，内臓脂肪蓄積が目立つ患者に，軽微な代謝異常の集積でも心血管イベントの発症リスクが高いことを警告することにある．

---

simple point　わが国と諸外国のメタボリックシンドロームに対する考え方の違い

- わが国の概念は，内臓脂肪蓄積を主体
- 諸外国の概念は，インスリン抵抗性を主体

E 動脈硬化の治療と予防

1 動脈硬化症の管理のポイント

　動脈硬化症の管理で最も重要なことは，心血管疾患の発症を阻止すること（一次予防），ならびに発症後であれば，その再発を防止すること（二次予防）にある．すなわち，動脈硬化の危険因子を明らかにし，その予防と改善により，新たな動脈硬化巣の形成を防止すること，すでに形成された動脈硬化性隆起病変があれば，その退縮もしくは進展の抑制が期待できる薬物治療を早期から導入することが必要である．

　これまでの大規模な疫学調査により，動脈硬化に関連する明らかな危険因子が判明している（**表10-4**）．このなかで，改善しうる危険因子として，高血圧，脂質異常症，糖尿病，喫煙がある．これらの因子については，生活習慣の修正により改善することが期待できる．適切な生活習慣指導のうえで薬物治療を検討する．一方で，どうしても改善できない危険因子も明らかになっている．つまり，加齢，性差（男性は女性より10年早く発症する），冠動脈疾患の家族歴がこれにあたる．動脈硬化症の管理・治療は，後者に留意しながら，薬物治療の併用ならびに強化を検討することが望ましい．すでに動脈硬化性隆起病変があれば，早期からの薬物治療も必要となる．

2 治療法 —— 生活習慣の改善

　生活習慣の改善は一次予防，二次予防を問わず，動脈硬化性疾患の発症・進展防止には必須である．生活習慣改善のポイントは以下の4項目である．

a 禁　煙

　喫煙はすべての動脈硬化性疾患の独立した重要な危険因子であり，総死亡のリスクを有意に増加させる．一方，禁煙の効果は速やかに現れ，禁煙期間と発症リスクには相関がある．したがって，男女問わず，すべての年齢層に禁煙を勧めるべきである．

b 食生活の是正

　過剰なエネルギー摂取は肥満の原因となり，種々の代謝異常の蓄積を招く．総エネルギー摂取量の抑制と適正体重の維持が望まれる．また高血圧の予防も含めて減塩指導（6〜7g/日を目標）が勧められる．脂質の摂取においては，総脂肪量，なかでも動物性脂肪の摂取制限は有用である．一方で，不飽和脂肪酸の摂取はTCの低下，HDL-Cの増加とともに動脈硬化の進展予防が示されている．魚油に含まれるエイコサペンタエン酸（**EPA**）には，血圧低下や血小板凝集抑制作用，血管内皮機能改善作用などが報告

EPA : eicosapentaenotic acid

されている．動脈硬化の発症には酸化ストレスの関与が指摘されており，抗酸化ビタミン（ビタミンCやE）の摂取による動脈硬化性疾患の発症抑制が報告されたが，否定的な報告もあり，臨床的有用性の確立にはさらなる検討が必要である．コレステロール摂取量は1日300mg以下に制限する．

c 身体活動の増加

運動習慣がある人は動脈硬化性疾患の発症が少ない．身体活動の増加は，インスリン抵抗性改善，糖脂質代謝改善，血圧の低下をきたし，冠動脈疾患の予防に有効である．効果的な運動として，軽度から中等度の有酸素運動が推奨される．1日30分以上を週3回以上，または週に180分以上を目指す．

d 適正体重の維持と内臓脂肪の減少

内臓脂肪の過剰な蓄積は動脈硬化性疾患の独立した危険因子であり，体格指数BMI（body mass index）が25kg/m^{2}未満であっても，内臓脂肪蓄積に注意しなければならない．内臓脂肪は運動により燃焼しやすいので，運動習慣は内臓脂肪の減少に有効である．また毎日の体重測定により適正体重の維持に努めておくこと，さらにウエスト周囲長の経時的な確認が，メタボリックシンドロームタイプの内臓脂肪型肥満の治療として推奨されている．

3 治療法 —— 薬物療法（第21章H参照）

動脈硬化症の薬物治療は脂質代謝改善薬が中心となる．この際，続発性高脂血症を否定することを忘れてはならない．当該の疾患が発見されれば，まず原因疾患の治療が優先される．原発性高脂血症と診断されれば，スタチンによる積極的なLDL-Cの低下は効果的である．冠動脈疾患の一次予防ならびに二次予防に有効である報告が蓄積されている．その効果は糖尿病や高血圧の合併の有無にかかわらず同等であることも示されている．また生活習慣の改善を行ったにもかかわらず，高TG血症，低HDL-C血症をともなう場合には，リスクの重みに応じて，フィブラート系薬剤やニコチン酸誘導体などの薬物を考慮する．一方で抗血小板薬も心血管疾患の二次予防に有効である．高血圧や糖尿病の合併があれば，その程度に応じた薬物治療を行うことはいうまでもない．

11章 冠動脈疾患

A 狭心症(AP)

AP : angina pectoris

1 概念・定義

冠動脈疾患（虚血性心疾患）とは，心筋が代謝に必要なだけの血液を受け取ることができずに酸素不足に陥り，心機能が障害される疾患のことである．狭心症とは，一過性の心筋の酸素需要に対し酸素供給が不足するために生じる，胸痛およびその関連症状を主訴とした有症候性心筋虚血発作である．

2 疫　学

わが国での狭心症の発症に関する疫学報告は比較的少ない．労作性狭心症の頻度（有病率）は男性12/1,000人，女性10/1,000人とされており，男性に多い．

3 病態生理

a 冠血流の不足

第一に，冠状動脈粥状硬化病変（**プラーク**）による器質的冠血管狭窄が原因となる．種々の危険因子により**血管内皮細胞**が障害されると，血管内皮細胞表面における**接着分子**の発現，および血管内皮細胞の単球遊走因子（MCP-1）の産生が促進される．その結果，血液中における単球の内皮細胞表面への接着，および血管内皮細胞下への浸潤が起こり，血中の単球が内皮に接着し内膜に侵入する．浸潤した単球がマクロファージに形質転換し，その後，マクロファージが変性LDLコレステロールを貪食して泡沫細胞に変化することにより**脂質コア**を形成し，血管内膜が肥厚する．中膜からは平滑筋細胞が遊走し膠原線維を産生する．これらの構成成分の増加によりプラーク容積がさらに増大する（**図11-1**）．炎症細胞であるT細胞の侵入によりプラーク被膜が菲薄化すると破綻をきたしやすい**不安定プラーク**に変化する．

第二に，冠状動脈攣縮spasmが冠血流不足の原因となる．冠動脈攣縮は心臓表面の冠状動脈が一過性に過度に収縮した状態を指す．

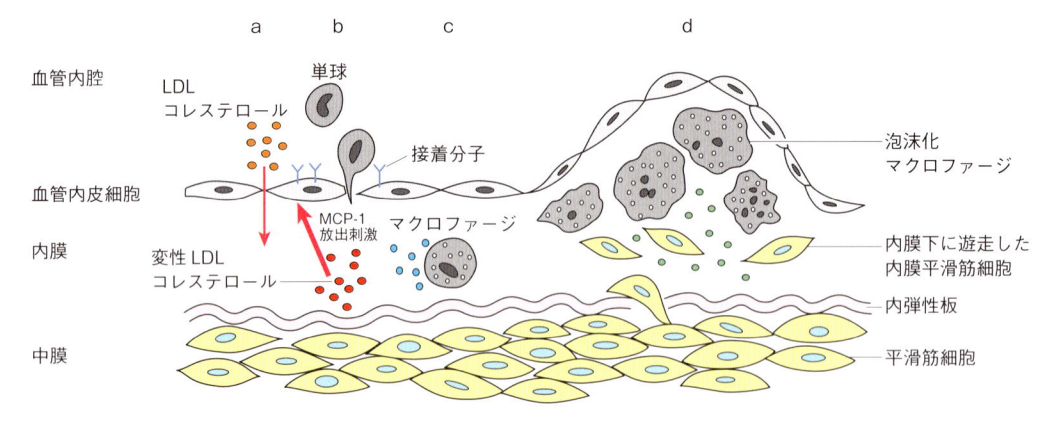

図11-1 冠動脈プラークの発生と進展

a. 血管内皮細胞が傷害され，LDLコレステロールが内膜に侵入する．
b. 血管内皮細胞表面に接着分子発現および単球遊走因子の産生が増強され，血中の単球が内皮に接着し内膜に侵入する．
c. 浸潤した単球がマクロファージに形質転換し，マクロファージが変性LDLコレステロールを貪食する．
d. マクロファージは泡沫細胞へ変化し血管内膜が肥厚する．

---

simple point　プラーク進展過程は炎症が関与

- 脂質コアのマクロファージは血中の単球由来
- プラーク被膜は炎症で菲薄化

---

b 心筋酸素需要の増大

心筋の酸素需要量が供給量を凌駕すると，心筋虚血を生じることになる．酸素需要量の指標としては，収縮期圧×心拍数（rate pressure products〔RPP〕double products二重積）が汎用される．

4 分　類

狭心症の分類を表11-1にまとめた．

5 症状・身体所見

胸痛の知覚伝導路
体性痛と内臓痛に分類される．体性痛は求心性知覚伝導路を介し，内臓痛は交感神経のなかに含まれる求心性知覚線維を介して伝導される．

a 発症の誘因

午前中の通勤途中，排便・排尿，熱い風呂に入ったときなどがある．いずれも交感神経系の緊張をともない，心筋酸素消費量の増加を生じる．A型気質や几帳面な性格，および精神的ストレスの多い職種に多い．

b 狭心痛の特徴

漠然とした不快感や違和感を訴える場合もある．通常は前胸部，とくに胸骨の後面に多い．上腕，肩，顎，歯，心窩部などに症状を訴えることもある．放散痛は左肩，上腕などに自覚される．

表11-1 狭心症の分類

誘因による分類	経過による分類	発症機序による分類	その他
労作性狭心症と**安静時狭心症**に分けられる．前者は冠状動脈が粥状硬化により冠状動脈内腔が狭窄し，病変部より末梢への酸素供給が不足した場合に，労作により酸素需要が増大し虚血が生じ発症する．通常は冠状動脈に75%以上の狭窄（有意狭窄）がある場合に胸痛を生じる．後者は，内皮細胞障害部位の冠状動脈に攣縮が起こり，心筋酸素供給が低下し虚血を生じることで発症する．夜間睡眠中あるいは早朝に生じる狭心発作が典型的であるが，労作で誘発されるものもある．	安定狭心症と不安定狭心症に分類される．不安定狭心症は心筋梗塞症へ移行しやすい狭心症であり，診断が重要である．発作の頻度増加，強度増大，持続時間延長，軽い労作での発作誘発，安静時の発作出現，硝酸薬の効果減弱などが不安定化の徴候である．これらの所見がとくに顕著なものを切迫梗塞と称している．問診が不安定狭心症診断のポイントである．	**器質性狭心症**，**冠攣縮性狭心症**に分類される．前者は冠状動脈に高度の器質的狭窄病変が存在し，労作による心筋の酸素需要の増加に対して冠血流量が不足することで発症する．後者は冠状動脈が攣縮することにより，虚血が誘発され発症する．ST上昇を認めるものを**異型狭心症**と呼び，発作時に冠状動脈の完全閉塞により心貫壁性の虚血が生じる．	1．無症候性心筋虚血 無痛性に心筋虚血を生じる病態を指す．急性心筋梗塞や突然死の原因にもなりうる．本症の成立機序として，①心筋虚血の程度が軽い，②痛み刺激物質（乳酸，ブラジキニン）の産生減少，③糖尿病性神経障害にともなう痛覚閾値の上昇，④加齢がある． **無症候性心筋虚血の病型分類（コーンCohnの分類）** Ⅰ型：偶然に発見された全くの無症候． Ⅱ型：心筋梗塞後に胸痛をともなわない心筋虚血を示す． Ⅲ型：明らかな狭心症を有し，同時に無症状の心筋虚血も示す． 2．微小血管狭心症 表在冠状動脈は血管抵抗の約5%しか関与しておらず，心筋血流調節には冠微小血管が関与している．この冠微小血管の異常により心筋虚血をきたすのが微小血管狭心症である．冠動脈造影で冠状動脈は正常であり，冠攣縮が証明されない．微小血管狭心症の特徴は，①閉経後の女性に多い．②典型的な狭心症に類似した胸痛を生じ，運動負荷でもST低下を示す．③安静時にも胸痛を示すことが多い．④胸痛の持続時間は10分以上であることが多い．⑤硝酸薬は著効しない．

　寒くなった時期に発作が多くなる．発作の持続時間は，通常数分間が多いが，不安定狭心症では持続時間が長くなる．20分間以上の発作は，心筋梗塞を疑うべきである．通常は発作の誘因となった労作を中止すると数分で消失する．発作の寛解にはニトログリセリンが有効であり，舌下使用後2～3分で発作は消失する．重症冠動脈疾患患者では呼吸困難，動悸をともなうこともある．異型狭心症の場合には，徐脈による失神を生じる場合もある．

> **simple point　狭心痛は数分間**
> - 20分間以上の持続は心筋梗塞を疑う
> - 胸部以外の違和感・不快感のこともある

6　検査・診断

a　心電図

1）非発作時心電図
　非発作時には半数以上が正常であるため，診断に有用な所見は得られないことが多い．

2）発作時心電図（p.122コラム 参照）
　典型的所見として，発作時の水平型・下向型ST低下が特徴的である．発作の消失とともにSTは基線に復帰する．陰性U波をともなうこともある．

3）運動負荷心電図

労作性狭心症の診断に用いられる．マスター2階段試験（図11-2），トレッドミル運動負荷試験，ならびに自転車エルゴメータ運動負荷試験が施行される．負荷陽性基準は安静時の基線に比較し，1mm以上（J点より80秒で測定）の水平または下向型ST下降あるいはST上昇である．マスター2階段試験の場合は，0.5mm以上のST下降を陽性とする．また運動負荷中のR波の増高，著しいT波増高，陰性U波も心筋虚血の指標となる．

4）ホルター Holter 心電図

24時間の心電図ST-T変化を解析し，夜間睡眠時のST偏位をとらえることにより，異型狭心症や安静時狭心症の診断に有用である．

b 核医学検査（第8章 D 参照）

1）負荷心筋血流シンチグラフィ

^{201}Tl-Cl心筋シンチグラフィが最も使用される．本法は心筋血流量の減少によって生じる心筋虚血を再分布像によって判定し，冠灌流異常部位を推定する．運動負荷および薬物（アデノシン）負荷が施行される．負荷時に核種の集積低下を示し，安静時に再分布所見を認める場合は，虚血生存心筋の存在を意味する（図11-3）．

2）心プールシンチグラフィ

運動負荷前後で^{99m}Tc製剤静注を行い，心筋虚血誘発時による駆出率の低下および左室局所壁運動異常を検出する．

c その他

1）心エコー図検査

運動負荷試験やドブタミン薬剤負荷試験による左室壁運動の経時的変化によって判定する．本法は無症候性心筋虚血の診断に有用である．

2）MDCT（multidetector row CT）

X線を扇状にやや広い角度に照射し，同時に検出器自体をスライス方向に，0.5mm刻みで複数並べたものである．マルチスライスCTとも呼ぶ．1回の線源の回転でより多くの範囲の撮影が行える．現状では64〜320列CTが冠動脈疾患の診断に使用されている（図11-4）．

3）冠動脈造影検査

狭心症の確定診断，重症度評価，ならびに治療方針の決定に必要な検査である．有意な冠狭窄病変とは75％以上の狭窄である．障害枝数によって一枝，二枝および三枝病変と呼ぶ．また同時に施行する左室造影によって算出された左室駆出率により，左心機能評価，予後判定を行う．冠攣縮性狭心症は**エルゴノビン**，**アセチルコリン**を用いた誘発試験を行い診断する（図11-5）．

アセチルコリン負荷試験とエルゴノビン負荷試験

ともに冠攣縮狭心症の診断に用いられる．アセチルコリンは内皮M$_3$受容体に作用し，エルゴノビンは内皮セロトニン5-HT$_{1B}$受容体に作用しNOを産生して血管を拡張させる．内皮機能が低下している血管ではともに血管平滑筋に直接作用して収縮が生じる．なおエルゴノビンは子宮収縮薬であるエルゴメトリンの別名である（図4-3）．

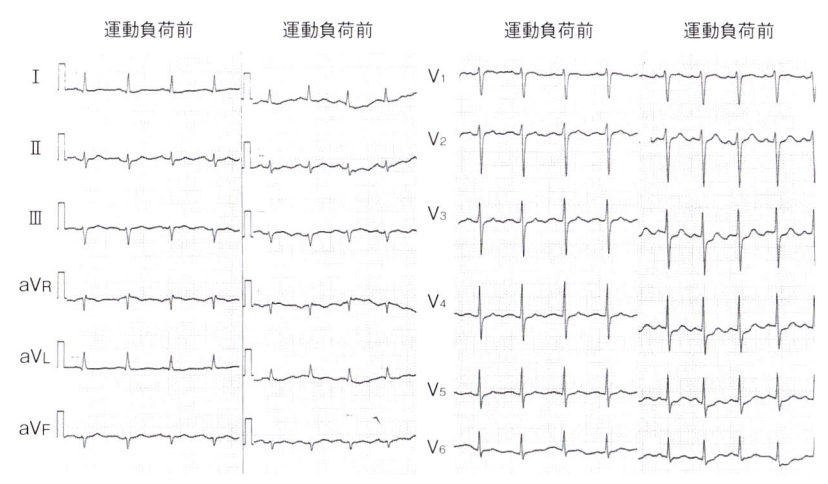

図11-2　運動負荷心電図（マスター2階段試験）
運動負荷時に胸部誘導（V₃〜V₅）で0.1mVのST低下を認める．

> **simple point　狭心症の確定診断は冠動脈造影**
> ● 器質的狭窄病変，冠動脈攣縮の両者を判定

7　治　療

a　一般療法

　狭心症発作の消失と心筋梗塞および心臓突然死の予防に努める．冠動脈硬化の進展を抑制するために，冠危険因子の改善に取り組む．とくに禁煙を徹底させる．肥満のある患者には減量を指導する．

b　薬物療法（第21章C参照）

1）硝酸薬

　現在使用されている主な硝酸薬の種類にはニトログリセリン（NTG），二硝酸イソソルビド薬isosorbide dinitrate（ISDN），一硝酸イソソルビド薬isosorbide mononitrate（ISMN）がある．硝酸薬は体内では一酸化窒素（NO）に変換され，これがグアニル酸シクラーゼを活性化してcyclic GMPを増加させ，血管を拡張させる．NTGは静脈系を拡張して右心系へ戻る血流量を減少させることにより，心筋の酸素需要を低下させることと，冠状動脈を拡張して攣縮を解除する2つの作用を有する．発作時には座位または横臥位で舌下投与する．NTGを使用後も15分以上発作が持続する場合は，急性心筋梗塞への移行を疑う．副作用として頭痛，動悸および熱感などがある．

2）カルシウム拮抗薬

　カルシウム拮抗薬の作用機序は心筋や血管平滑筋の細胞膜に存在する電

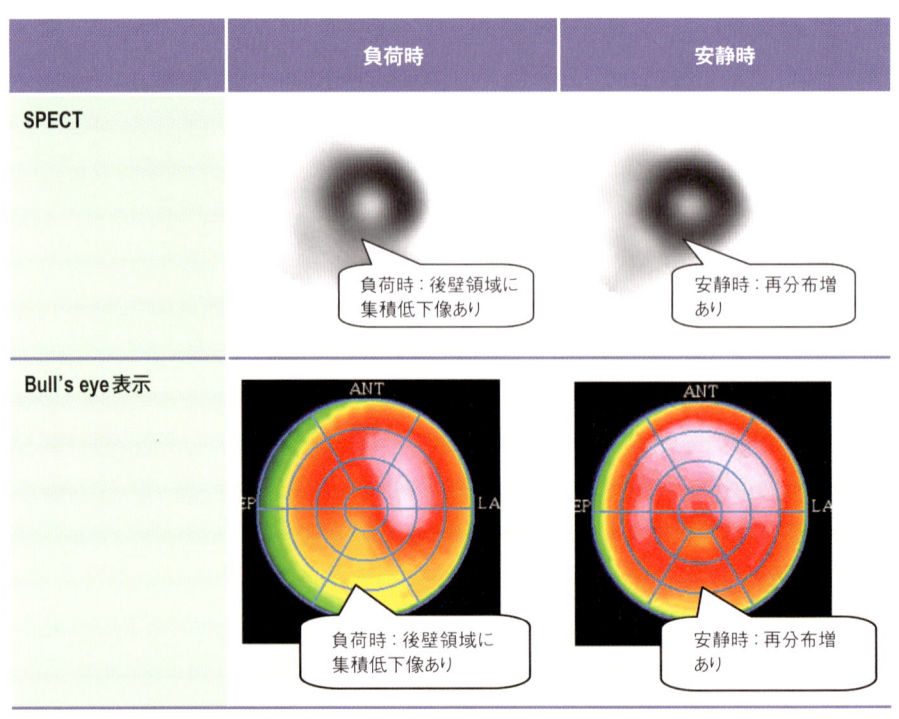

	負荷時	安静時
SPECT	負荷時：後壁領域に集積低下像あり	安静時：再分布増あり
Bull's eye 表示	負荷時：後壁領域に集積低下像あり	安静時：再分布増あり

図11-3　労作性狭心症例におけるアデノシン負荷タリウム心筋シンチグラフィ
負荷時に下壁領域の集積低下像を認め，安静時に再分布像がみられる．

位依存性のL型Ca^{2+}チャネルを選択的に抑制し，細胞内へのCa^{2+}流入を抑制することである．化学構造によりフェニルアルキルアミン系，ジヒドロピリジン系およびベンゾチアゼピン系の3種に分類される．ジヒドロピリジン系のニフェジピンは冠血管と末梢動脈拡張作用が最も強く冠攣縮性狭心症に効果的である．しかしながら，これら第一世代のカルシウム拮抗薬は作用時間が短く副作用も多かった．第三世代のカルシウム拮抗薬であるアムロジピンは交感神経系の賦活化やレニン・アンジオテンシ系の亢進は認めないとされている．

3）K$^+$チャネルオープナー

ATP感受性K$^+$チャネルを開口する薬物としてニコランジルがあり，冠血管拡張作用と心筋保護作用を示す．

4）β遮断薬

β遮断薬は心筋酸素消費量を減少させ抗狭心症作用を示し，器質性狭心症に使用される．冠攣縮性狭心症には使用すべきでない．

5）アスピリン（図21-26 参照）

アスピリンはシクロオキシナーゼを抑制することによりトロンボキサンA_2を低下させ血小板凝集機能低下をもたらす．

6）HMG-CoA還元酵素阻害薬（図21-28 参照）

血清LDLコレステロール値を低下させることで冠動脈硬化の進行を抑制し，プラーク退縮をきたしうるという報告がなされている．冠動脈疾患の患者においては血清LDLコレステロール値を100mg/dL以下に保つべ

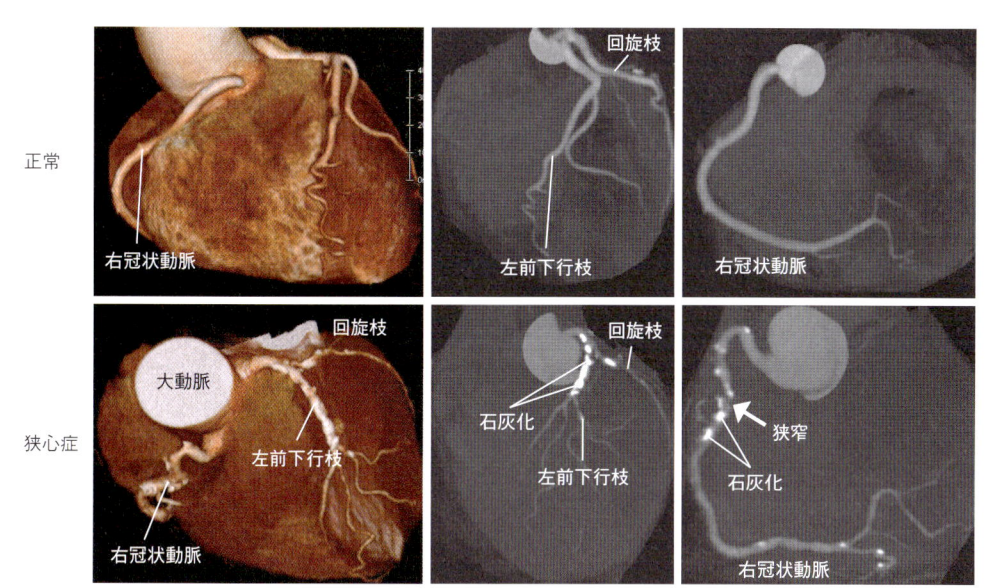

図11-4　冠状動脈MDCT（320列）の実際

狭心症（下段）症例では左前下行枝に高度の石灰化を認める．右冠状動脈には石灰化の散在と高度狭窄が認められる．

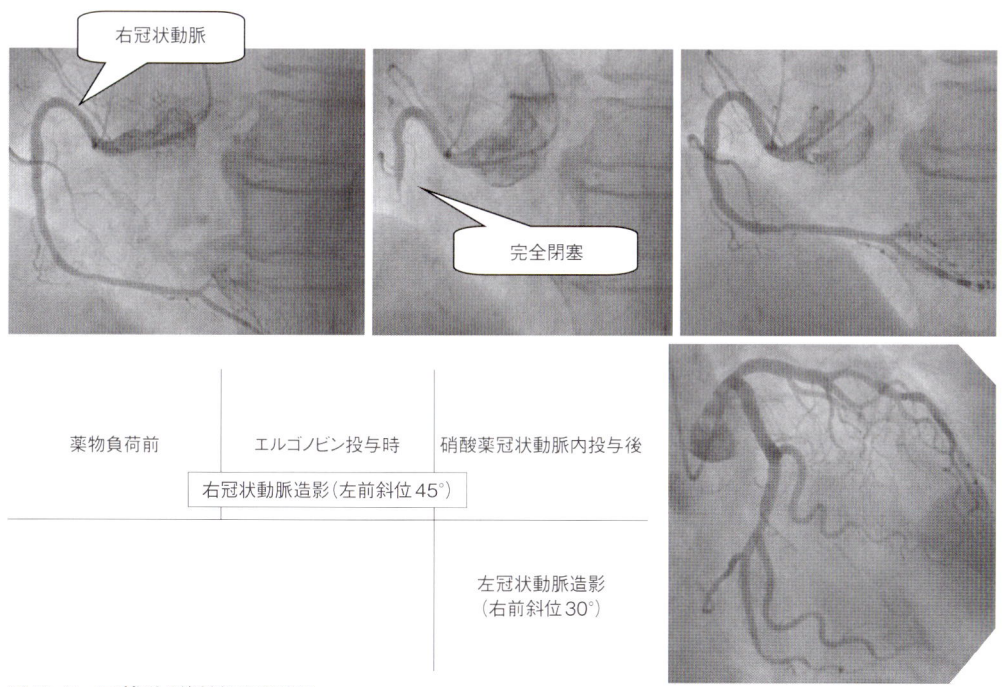

図11-5　冠状動脈攣縮誘発試験

エルゴノビン投与により右冠状動脈が完全閉塞を生じた．硝酸薬により血流は再開した．

きだとされている．

c 冠動脈インターベンション

薬物療法が奏功しない症例においては血行再建術が必要である．血行再建術には，**PCI**（percutaneous coronary intervention，経皮的冠動脈形成術）（図11-6）と冠動脈バイパス術がある．PCIには**PTCA**（percutaneous transluminal coronary angioplasty，経皮経管的冠動脈形成術）と**冠動脈ステント**（図11-7），回転性粥腫切除術 rotational atherectomy（**rotablator**）が含まれる．一般的に左冠動脈主幹部病変，三枝病変例では冠血管インターベンションは原則禁忌であり，冠動脈バイパス術が第一選択となる．

> **simple point**
> **PCIの禁忌**
> - 三枝病変
> - 左主幹部病変

CABG：coronary artery bypass grafting

d 冠動脈バイパス術（CABG）

左前下行枝の血行再建は内胸動脈を，その他の冠状動脈再建は大伏在静脈（SVG）を用いるのが標準術式である．手術適応は①標的冠動脈に75％以上の狭窄があること，②末梢の血流が良好で吻合可能な血管径（≧1.5mm）を有すること，③灌流域が広く，心筋が生存していること，とされている．

一般に，**三枝病変・左主幹部病変**に対して行われることが多い．術式は，①人工心肺使用心停止下冠動脈バイパス術，②心拍動下冠動脈バイパス術（off-pump CABG）がある．後者は人工心肺を使用せずに心拍動下で行う方法であり，体外循環を使用しないことから，術後合併症が少なく輸血率も低下するメリットがある．

その他に，心拍動下で行う左小開胸での左内胸動脈-左前下行枝バイパス術 MIDCAB（minimally invasive direct coronary artery bypass）も行われている．

ACS：acute coronary syndrome

B 急性冠症候群（ACS）

1 概念・定義

冠状動脈血流の突然の途絶あるいは減少により，心筋虚血が惹起された結果発生する症候群である．不安定狭心症・急性心筋梗塞（ST上昇型・非ST上昇型）・冠突然死が含まれる．共通の病因としてプラークの破綻とそれに引き続く冠動脈血栓が考えられている．

2 疫学

2009（平成21）年の厚生労働省の人口動態統計では，心筋梗塞による死亡総数は43,209人（男性23,913人，女性19,296人），人口10万あたり，

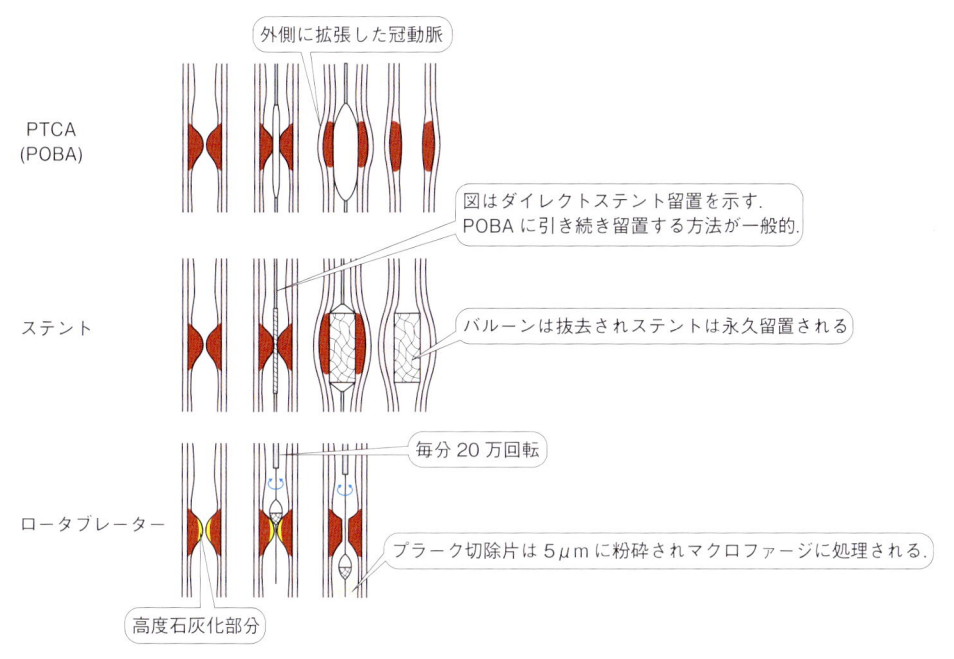

図11-6 経皮的冠動脈インターベンションの模式図

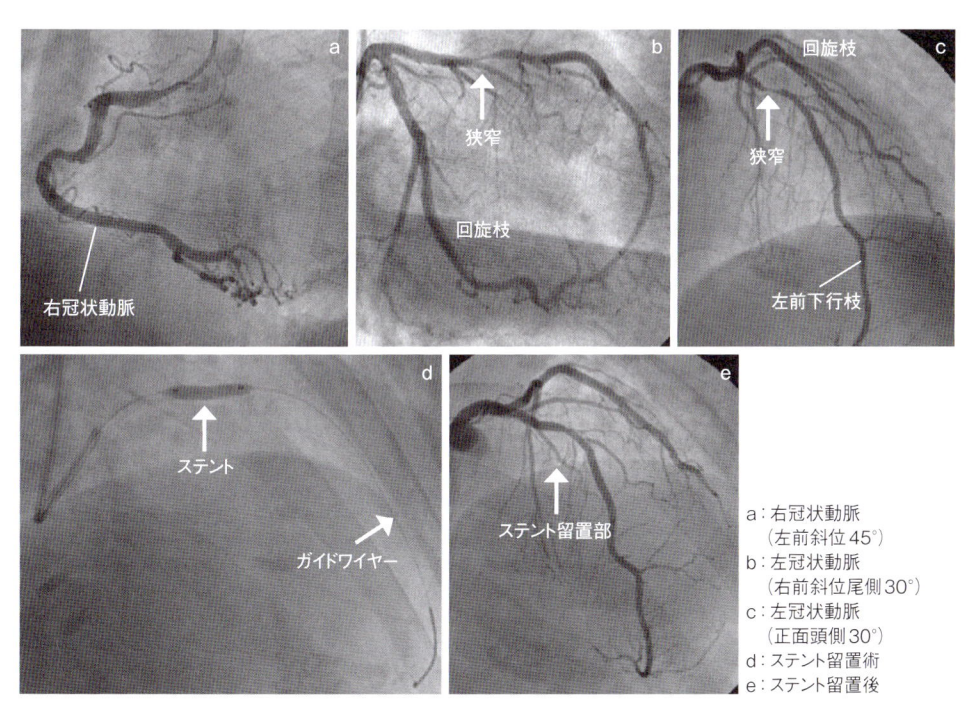

PTCA (POBA)
外側に拡張した冠動脈

ステント
図はダイレクトステント留置を示す．POBAに引き続き留置する方法が一般的．
バルーンは抜去されステントは永久留置される

ロータブレーター
毎分20万回転
プラーク切除片は5μmに粉砕されマクロファージに処理される．
高度石灰化部分

図11-7 冠状動脈ステント留置術の実際
左前下行枝に高度狭窄病変を認めた．同血管にガイドワイヤーを挿入し，病変部でステントを留置し，良好な拡張が得られた．

a：右冠状動脈（左前斜位45°）
b：左冠状動脈（右前斜位尾側30°）
c：左冠状動脈（正面頭側30°）
d：ステント留置術
e：ステント留置後

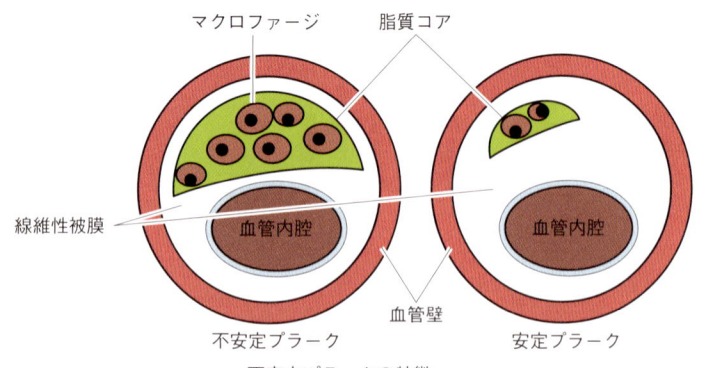

図11-8 冠動脈プラークの比較
不安定プラーク(左)は脂質コアの容積が大きく,細胞成分(マクロファージ)が豊富である.脂質コアを覆う被膜は不安定プラークでは薄い.

不安定プラークの特徴
①線維性被膜が薄い.
②脂質コアに富んでいる.
③プラーク内部の線維成分が少ない(細胞成分が多い).

34.3人(男性39.0人,女性29.9人)であった.平成11年の統計では,死亡総数49,295人(男性26,646人,女性22,649人),人口10万あたり,39.3人(男性43.4人,女性35.3人)であり,10年間で男女とも粗死亡率の減少を認めている.

3 病態生理

a 発症の病因

プラーク破綻や内膜びらんにともなう血栓形成が冠状動脈内腔を完全閉塞あるいは不完全閉塞し,突然の心筋酸素不足が引き起こされることが病因と考えられている.破綻を生じやすいプラーク(不安定プラーク・脆弱プラーク)の性状は,①線維性被膜が薄い,②脂質コアに富む,③プラーク内部の線維成分が少ない(細胞成分が多い)などである(図11-8).

b 発症後の病理学的変化

冠状動脈の血流が途絶すると,支配領域の心筋は約40分後から最も虚血に弱い心内膜側心筋より壊死が進行していく.24時間後には心外膜側心筋に達する(**wave front現象**).心筋浮腫は4〜12時間以内に好中球浸潤をともなった炎症反応とともに心筋浮腫が進行し,18〜24時間以内に凝固壊死が明らかになる.

心筋梗塞後期になると瘢痕組織形成がみられる.不可逆的傷害を受けた心筋細胞は再生することなく,除去されて線維組織に置換される.この結果,心室壁は脆弱化しこの時期に心破裂の危険性が生じる.その後,7週間で瘢痕組織として病理学的変化が終了する.

気絶心筋と冬眠心筋
虚血に関連して収縮性が低下した生存心筋を言い表している.両者とも壊死はないが,発生時期は前者は再灌流後,後者は高度の虚血中である.すなわち前者は冠血流は正常,後者では低下している.収縮機能回復は前者はゆっくりだが自然に回復,後者は血行再建により回復する.

凝固壊死と融解壊死
細胞中の蛋白質が固まってしまうようなものを凝固壊死といい,代表例は心筋梗塞.蛋白質分解酵素の作用で壊死組織が液化するものを融解壊死といい,代表例は脳梗塞.

アポトーシスと壊死
いずれも細胞死を表しており,前者はDNAの断片化による予定死であり細胞それ自体マクロファージによって貪食され内容物の放出はない.壊死は細胞内の小器官が膨張し,細胞内容物が放出される.

> **simple point**
> - 急性冠症候群はプラーク破綻による不安定狭心症・急性心筋梗塞・冠突然死

4 分類

急性冠症候群は，不安定狭心症・非ST上昇型心筋梗塞およびST上昇型心筋梗塞に分類される不安定狭心症の重症度分類としてブラウンワルドBraunwald分類が多用される（表11-2）．

5 症状・身体所見

詳細な病歴聴取により胸痛の性質・部位・持続時間・誘引・随伴症状を把握する．合併症として，心不全を発症すると，ラ音聴取・下腿浮腫・頸静脈怒張などが認められる．

急性冠症候群における胸痛の性質は圧迫される，焼けるような，締め付けられるような症状である．通常，呼吸や体位変換の影響を受けない．胸痛の部位は前胸部が多く，放散痛は下顎，頸部，左腕に出現する．胸痛の誘因としては昇段などの労作中のみでなく，早朝などの安静時にも生じる．安静時狭心症では夜間や明け方に起こることが多い．

狭心痛の持続時間は長くても20分間である．それ以上持続する場合は心筋梗塞を考える．胸痛の持続が20秒以下の場合，狭心症は否定的である．胸痛が安静およびニトログリセリンによる症状の消失に10分以上かかる場合には，狭心症ではない場合と，心筋梗塞である場合を考えなければならない．胸部の聴診上，湿性ラ音の範囲やショックによる**キリップKillip**分類は重症度の判定に用いられている（表11-3）．

胸痛は，日常診療で頻度の高い症状であるため，迅速に原因疾患を鑑別すべきである（表11-4）．第一に，心臓および大血管疾患を念頭に置き診断する．急性大動脈解離での移動性背部痛は特徴的である．呼吸器疾患では，呼吸によって変化する胸痛，咳や発熱の有無，血痰や膿性痰の有無などに注目する．消化器疾患のうち食道疾患に由来する胸痛は，虚血性心疾患に類似するため，とくに鑑別が重要である．

> **simple point　胸痛の鑑別**
> - まず心臓と大血管疾患を念頭に置く
> - 呼吸や体位による変動，咳，発熱にも注目する

表11-2 不安定狭心症の分類

重症度
ClassⅠ：新規発症の重症または増悪型狭心症 　　最近2ヵ月以内に発症した狭心症 　　1日に3回以上発作が頻発するか，軽労作にても発作が起きる増悪型労作狭心症 　　安静狭心症は認めない ClassⅡ：亜急性安静狭心症 　　最近1ヵ月以内に1回以上の安静狭心症があるが，48時間以内に発作を認めない ClassⅢ：急性安静狭心症 　　48時間以内に1回以上の安静時発作を認める

臨床状況
Class A：二次性不安定狭心症(貧血，発熱，低血圧，頻脈などの心外因子により出現) Class B：一次性不安定狭心症(Class Aに示すような心外因子のないもの) Class C：梗塞後不安定狭心症(心筋梗塞発症後2週間以内の不安定狭心症)

治療状況
1. 未治療もしくは最小限の狭心症治療中 2. 一般的な，安定狭心症の治療中(通常量のβ遮断薬，長時間持続硝酸薬，カルシウム拮抗薬) 3. ニトログリセリン静注を含む最大限の抗狭心症薬による治療中

(Braunwald, 1989)

表11-3 キリップ分類

Ⅰ度	心不全のない症例(死亡率6%)
Ⅱ度	心不全のある例，湿性ラ音，Ⅲ音，静脈圧の上昇といった心不全の診断基準を満たす所見のある症例(死亡率17%) (肺ラ音聴取域＜両肺野の50%)
Ⅲ度	重症心不全例，明らかな肺水腫の所見のある症例 (死亡率38%) (肺ラ音聴取域＞両肺野の50%)
Ⅳ度	心原性ショック例，四肢冷感，冷汗などの末梢循環不全の所見を呈し，乏尿を認める．平常の血圧に比し著明に低下している(死亡率81%) 心原性ショック血圧＜90mmHg，乏尿，チアノーゼ 皮膚冷感，意識障害など

表11-4 胸痛の鑑別疾患

- 心疾患
  急性冠症候群，心膜炎，大動脈弁狭窄症，肥大型心筋症
- 血管系疾患
  急性大動脈解離，肺血栓塞栓症
- 呼吸器疾患
  肺炎，胸膜炎，気胸，膿胸，縦隔炎
- 消化器疾患
  逆流性食道炎，食道痙攣，胃十二指腸潰瘍，胆石症，胆嚢炎
- 胸壁疾患
  乳腺炎，帯状疱疹，肋軟骨炎，肋骨骨折，
- 心因性
  パニック障害，過換気症候群

表11-5 急性心筋梗塞診断基準

I. WHO MONICA 基準　1)〜3)の2つ以上 　1) 典型的な症状（胸痛・胸部絞扼感） 　2) CKが正常上限の2倍以上 　3) 12誘導心電図で隣接する2誘導以上で持続するST上昇/低下あるいはT波の変化, 新たな異常Q波, 左脚ブロックの出現
II. 2012年, ESC/ACCF/AHA/WHF合同委員会　1)〜4)のいずれかにあてはまるもの 　1) 少なくとも以下のうち1つをともなう心筋マーカー（トロポニンが望ましい）の典型的な上昇かつ/または低下で, その施設のトロポニン値の99パーセンタイル値以上である. 　　a. 虚血症状 　　b. 有意なST-T変化あるいは左脚ブロックの新規出現 　　c. 心電図異常Q波の出現 　　d. 画像診断による生存心筋の減少, あるいは限局性壁運動異常の確認 　　e. 冠動脈造影あるいは剖検による冠動脈内血栓の確認 　2) 心筋虚血を疑わせる症状と心筋虚血性心電図または左脚ブロックの新規出現をともなった心臓死で, 死亡前に心臓バイオマーカー検査所見が得られなかった, あるいはバイオマーカー上昇前に死亡したもの. 　3) 経皮的冠動脈インターベンションに関連した心筋梗塞 　4) ステント血栓症に関連した心筋梗塞 　5) 冠動脈バイパス術に関連した心筋梗塞

6　検査・診断

急性心筋梗塞の診断は, 胸痛, 心筋マーカー, 心電図変化を組み合わせてなされるが, 従来のWHO **MONICA基準**だけでなく, トロポニンを重視した**2012年ESC/ACCF/AHA/WHF合同委員会**の診断基準も用いられている（表11-5）.

a　血液生化学検査（図8-57参照）

心筋虚血の持続により, 心筋組織は傷害され, CK, CK-MB, ミオグロビン, **トロポニンT**, トロポニンI, 心筋ミオシン軽鎖I, H-FABP（心筋型脂肪酸結合蛋白）などの心筋マーカーの上昇が認められるようになる（図11-9）.

1) 発症早期の診断に有用な検査

白血球, トロポニンT, トロポニンI, ミオグロビン, h-FABP（心筋型脂肪酸結合蛋白）, CKアイソフォームは梗塞発症のごく早期より血中に増加してくるため, 早期診断に用いられている. ミオグロビン, H-FABPは分子量が小さくかつ細胞質に存在するため, 発症後約2時間より血中に遊出してくる.

2) トロポニンT(I)

トロポニンは心筋の筋原線維に局在する収縮蛋白であり, 心筋梗塞発症後3時間より上昇してくる. 骨格筋にも存在するが, 心筋と骨格筋ではそのアイソザイムが異なる. したがって, 心筋特異的な血清マーカーとして汎用されている. 発症1〜3週間後でもその流出が持続している.

3) CK, CK-MB

CKは電気泳動法によりMM, BB, MBのアイソザイムに分類される. 心筋にはMBが多く含まれる. 心筋梗塞ではCK上昇は発症4〜6時間で

始まる．CKとCK-MBを測定することで，正確な診断が可能となる．

> **simple point　心筋傷害マーカー**
> - トロポニンT(I)は感度，特異度ともに高い

b 胸部X線検査

うっ血性心不全の合併の診断や，急性大動脈解離（縦隔陰影の拡大）の診断に必要な検査である．

c 心電図検査

持続性のST上昇を認める場合は急性心筋梗塞を疑う．一過性のST上昇は異型狭心症を考える．

ST下降を示す場合は狭心症が疑われる．急性心筋梗塞の初期変化として，左右対称性のT波の増高，尖鋭化はその後の経時的変化を厳重に観察する必要がある．陰性T波は心筋虚血領域の再分極の異常を反映している．

急性心筋梗塞発症早期の心電図所見としては，①高い陽性のT波，②ST上昇（上に凸型），③R波減高，④異常Q波の順に出現する．上昇していたSTがいつまでも基線に復さない場合は心室瘤を考える．

ST上昇型心筋梗塞においては，心電図上のST上昇部位により，梗塞部位が推定できる．ST上昇とともに，対側誘導においてST低下（**鏡像変化**）をともなっていることが多い（図11-10，11-11）．

鏡像変化
ある誘導でSTが上昇すると，その対側に位置する誘導では鏡面像としてST低下を認める．この対側性変化を，鏡像変化と呼ぶ．

d 心エコー図検査

急性心筋梗塞では，壁運動異常の範囲は閉塞冠動脈の支配域と一致することを念頭に置き，梗塞範囲を診断する．心機能評価および，機械的合併症の診断も可能である．陳旧性心筋梗塞では梗塞部位の心室壁はしばしば菲薄化しエコー輝度は上昇するが，急性期にはそのような所見は認めない．

e 核医学検査

^{99m}Tc-MIBI，^{201}Tlが用いられる．主として，心筋梗塞慢性期の梗塞範囲および残存心筋の判定を目的とする（心筋血流評価）．脂肪酸代謝の評価には^{123}I-BMIPPが使用される．

虚血部と梗塞部の鑑別は運動負荷亜最大時に^{201}Tlを投与しその直後（負荷時）と運動中止数時間後（安静時）に撮像し両者を対比する．梗塞部は負荷時像と安静時像ともに灌流欠損，虚血部は負荷時像は灌流欠損を呈するが，安静時像で**再分布**して灌流欠損は消失する．

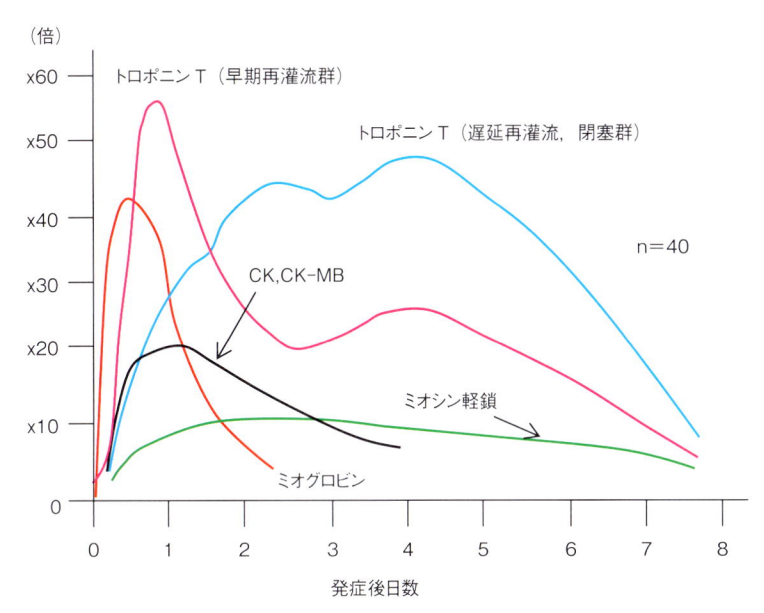

図11-9 急性心筋梗塞における心筋壊死マーカーの経時的変化

(清野精彦(編):心筋傷害と心筋/血管マーカー,メジカルビュー社,2002)

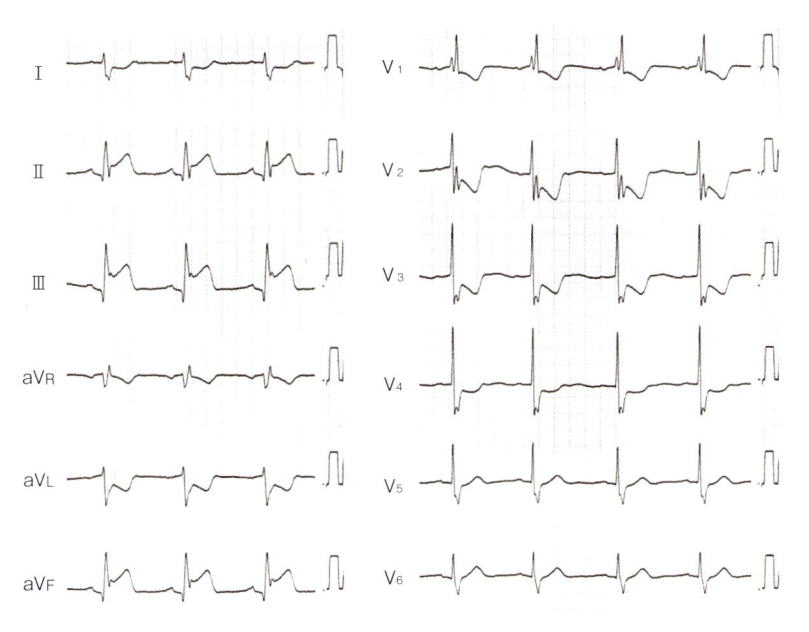

図11-10 急性心筋梗塞(下壁)心電図

Ⅱ・Ⅲ・aVFにST上昇を認める.V₁〜₄にはST低下像をともなっている(鏡像変化)

f 冠状動脈造影

　虚血心筋を救済する目的で,急性心筋梗塞発症早期に緊急冠状動脈造影に引き続き再灌流療法が行われる.梗塞責任冠動脈では左前下行枝が最も頻度が高い.冠状動脈造影を施行することで,冠状動脈病変を正確に診断することができ,治療方針が明確になり,再灌流療法の実施により予後の改善が期待できる.

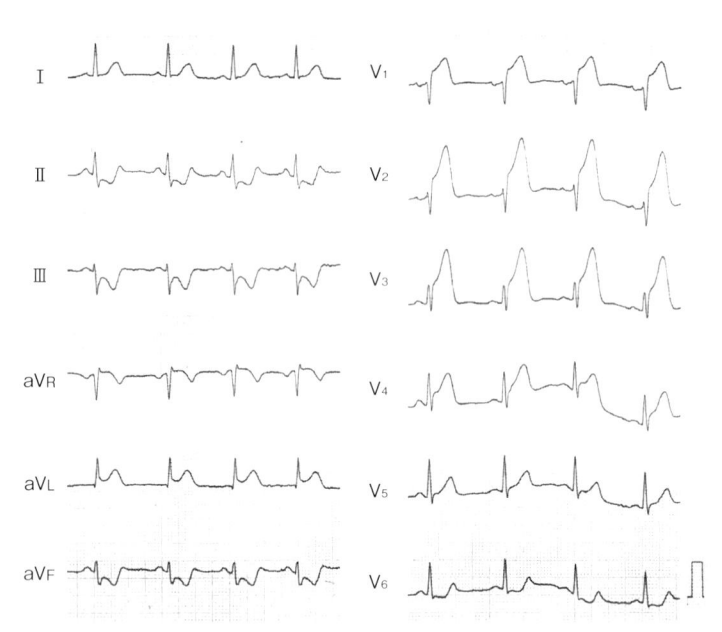

図11-11 急性心筋梗塞(前壁)心電図

V1〜5, I, aVLでST上昇を認め, II・III・aVFでST低下(鏡像変化)をともなっている.

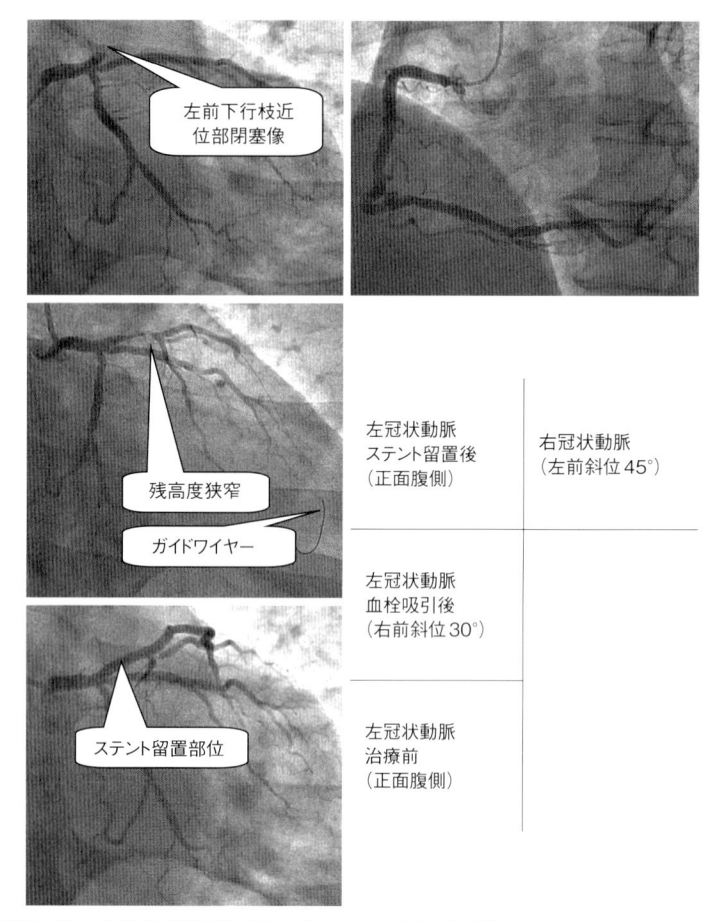

図11-12 急性心筋梗塞に対するprimary PCIの実際

左冠状動脈前下行枝近位部の完全閉塞を認め, 同部に対して血栓吸引療法を行った. 残存狭窄を確認し, さらにステント留置を行い, 血行再建に成功した.

g 左室造影

主として，陳旧性心筋梗塞の左室機能，梗塞の部位と範囲，合併症（僧帽弁逆流など）の診断に有用である．

1）左室駆出率と左室容積

予後の推定に有用な指標であり，左室駆出率は（拡張終期容積−収縮終期容積）/拡張終期容積で算出される．50％以下は左心機能低下で，40％以下は予後不良．左室容積は**左室リモデリング**（左室再構築）の指標となる．

2）梗塞部異常壁運動

①収縮低下，②無収縮，③局所性収縮期膨隆，④心室瘤に分類される．

7 治 療

a 初期治療

1）鎮 痛

胸痛が強い場合は塩酸モルヒネ（M）を静注する．

2）酸素投与

ベッド上安静とし，不整脈を監視し，酸素（O）を投与する．

3）抗虚血療法

硝酸薬（N），β遮断薬を投与する．β遮断薬が投与できない場合はカルシウム拮抗薬を投与する．

4）抗血栓療法

アスピリン（A）162～325mgを速やかに咀嚼服用させる．アスピリン投与下でヘパリンの静脈内投与を開始する．

> **simple point　急性冠症候群の初期治療**
>
> ● 塩酸モルヒネ（M），酸素（O），硝酸薬（N），アスピリン（A）＝MONA

b 再灌流法

1）血栓溶解療法

適応は，心筋梗塞発症12時間以内で，心電図上ST上昇を示す，75歳以下の血栓溶解薬に対する禁忌のない患者で，活動性出血，出血性素因，大動脈解離の疑い，長時間にわたる心肺蘇生術，最近の頭部の外傷や腫瘍，脳血管障害の既往のない患者とされている．静脈内投与のできる改変型組織プラスミノゲンアクチベータを使用する．

2）経皮的冠動脈インターベンション療法

血栓溶解療法を施行せずに，最初から経皮的冠動脈インターベンション percutaneous coronary intervention（PCI）を行う方法を primary PCI と呼ぶ．血栓溶解療法が禁忌の患者にはとくに有力な方法である．PCIでは95％以上の確率で再灌流成功が得られるため，わが国では盛んに施行

されている．PCIは冠動脈造影を行うことで病変の全体像を把握することができるため，治療法を適切に選択できる．また，責任冠動脈の再疎通を直接確認できることも利点である．

c ST上昇型心筋梗塞の薬物療法

1）抗血小板薬（アスピリン）
二次予防効果が認められる．シクロオキシゲナーゼを阻害し，トロンボキサンA_2の生成を抑制する．

2）β遮断薬
心筋酸素消費量の低下・交感神経の抑制作用ならびに抗不整脈作用を有し，心筋傷害や死亡率を低下させる．二次予防効果が証明されている．

3）ACE阻害薬
冠動脈プラーク安定化および左室の再構築（リモデリング）を抑制する．二次予防効果が認められている．ACE阻害薬に認容性のない患者に対してはARBを投与する．

4）HMGCoA還元酵素阻害薬
高脂血症治療薬．二次予防効果が証明されている．LDLコレステロール値100mg/dL未満を目標とする．

5）硝酸薬
冠動脈拡張と静脈系容量血管の拡張に基づく前負荷軽減作用を有している．急性期のみの使用が望ましい．慢性期の投与は耐性獲得を生じる．二次予防効果は認められない．

6）抗凝固薬
広範囲梗塞や心腔内血栓症例における動脈塞栓予防目的に用いられる．

7）カルシウム拮抗薬
血管拡張薬・抗攣縮作用，抗不整脈作用を有するものもある（抗不整脈薬の項参照）．β遮断薬や他の薬物でコントロールできない高血圧・心筋虚血（冠攣縮）・頻拍性不整脈のコントロールに使用する．二次予防効果はみられない．

8）抗不整脈薬
I群抗不整脈薬は虚血性心疾患予後を悪化させるため長期的に使用すべきでない．

---

simple point　急性心筋梗塞の薬物療法

● アスピリン・β遮断薬・ACE阻害薬・HMGCoA・還元酵素阻害薬に二次予防効果あり

8 合併症

a 不整脈

1）心室期外収縮・心室頻拍・心室細動

　急性心筋梗塞においては，発症1時間以内の死亡が過半数を占めている．その原因の多くは，**心室細動**である．心室期外収縮が持続性でない限り，電解質（低カリウム・低マグネシウム）の是正で対処する．心室頻拍・心室細動はとくに発症24時間以内に多く，血行動態が保たれている持続性心室頻拍に対してはアミオダロン静注を行う．血圧が低下した症例や心室細動症例には直ちに**電気的除細動**により洞調律に復帰させる．慢性期にも出現する心室頻拍・心室細動は，植込み型除細動器の適応を検討する．

2）房室ブロック

　モビッツMobitz II型房室ブロックや完全房室ブロックは一時的ペーシングを必要とする．下壁梗塞にともなうものが多い．

3）その他の不整脈

　迷走神経刺激・洞房結節の虚血が原因で洞徐脈を生じることがあるが，処置を必要としない場合が多い．また，上室不整脈として，心房粗動や心房細動がみられることが多いが，ジギタリスやβ遮断薬を使用して，心拍数を調整し，心不全を予防する．

> **simple point　合併症（不整脈）**
> - 急性期死亡原因＝心室細動が最多
> - 心室細動は，直ちに電気的除細動

b 心不全・心原性ショック

　左室心筋障害の重症度により，うっ血性心不全や心原性ショックを生じる．重症心不全においては，右心カテーテルによる**フォレスターForrester分類**（図11-13）を用いた血行動態管理を行い，減負荷療法を行い，心拍出量を保つよう治療する．

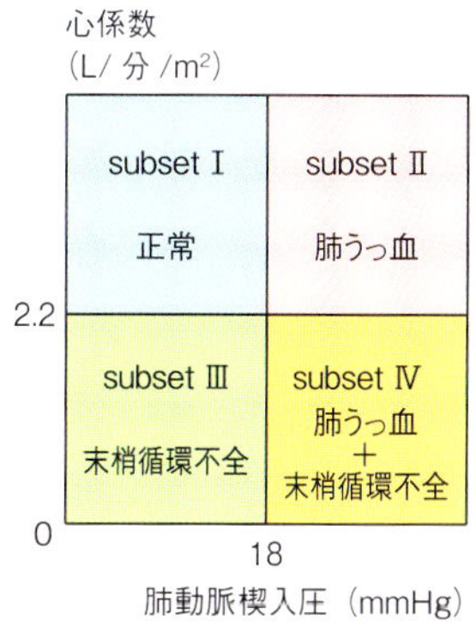

　心原性ショックとは，心拍出量の低下により血圧が90mmHg未満に低下し末梢組織への循環不全をきたした状態で，40％以上の心室筋が梗塞をきたすと生じるとされている．死亡率は70％以上である．治療はカテコラミンなどの陽性変力作用を有する薬物により，心拍出量増加と左室後負荷の軽減を行う．大動脈バルーンパンピングや，必要に応じて経皮的心肺補助装置，左室補助循環装置の適応を検討する．

1）大動脈内バルーンパンピング（IABP）

　心原性ショック，心筋虚血および開心術後の管理に対して有用な循環補

図11-13　フォレスター分類

心係数（L/分/m²）

subset I 正常	subset II 肺うっ血
subset III 末梢循環不全	subset IV 肺うっ血＋末梢循環不全

2.2（縦軸），18（横軸）肺動脈楔入圧（mmHg）

IABP：intraaortic balloon pumping

B　急性冠症候群

助装置である．原理は左鎖骨下動脈分枝部直下にバルーン付カテーテルを留置し，拡張期にバルーンを膨張させ，冠動脈血流量を増加させることで心機能を改善する．さらに収縮期にバルーンを縮小させ，そのバルーンの容積にあたる心仕事量を減少させる．この両作用により心仕事量を約20％補助する．禁忌は大動脈弁閉塞不全症や大動脈解離など大動脈に病変がある場合である．

2）経皮的心肺補助装置（PCPS）

PCPS：percutaneous cardio-pulmonary support

大腿静脈から穿刺により右房まで挿入した脱血用カテーテルから，遠心ポンプで静脈血を回収し，人工心肺で酸素化し，動脈血として大腿動脈へ送血することにより全身の循環補助を行う装置である．

c 右室梗塞

右冠状動脈の分枝である右室枝が閉塞することにより，発症する．下壁梗塞の約1/3に右室梗塞が合併する．右室の機能低下により著明な右心不全と低血圧を生じる．治療は右心カテーテルによる肺動脈圧測定下で補液により循環血液量を増加させる．

d 機械的合併症

1）乳頭筋断裂

後乳頭筋は右冠状動脈により単独支配されているため，虚血性障害を受けやすく，下壁梗塞により右冠状動脈が閉塞することで断裂を生じる場合がある．急性僧帽弁逆流を生じ，重症例では死にいたる．緊急の修復手術が必要である．

2）左室自由壁破裂

急激に心タンポナーデを生じ，**無脈性電気活動** pulseless electrical activity（PEA）を呈し救命はまれである．

pulseless electrical activity
心停止の一形態．心電図上は波形を認めるが，有効な心拍動がなく脈拍を触知できない状態．

梗塞後2週間以内に生じやすく，高血圧の女性に多い．早期の再灌流療法と血圧調整による予防が重要である．

3）心室中隔穿孔

心室中隔穿孔部を通り左室から右室へ急性のシャントを生じ，容量負荷による左心不全を発症する．それまでになかった収縮期雑音を聴取した場合は，直ちに心エコー（カラードプラー）による診断を行う．右心カテーテルでは肺動脈圧上昇と右房から右室へのO_2 step upを認める．外科的修復術を必要とする．

4）心室瘤

左室が外側に向かって局所的に膨瘤した状態であり，心筋梗塞発症後数週間以降にで生じる合併症である．有効心拍出量減少にともなう心不全，瘤内の血栓形成と塞栓症，ならびに心室性不整脈の原因となる．心電図上，ST上昇の改善が得られない場合は，心室瘤を疑い，心エコーで診断する．

5）心膜炎

心筋梗塞発症後2～4週間後に発症する心膜炎であり，壊死細胞由来の

自己抗体への免疫応答が発症の機序である．ドレスラー Dressler 症候群，心筋梗塞後症候群ともいわれる．

> **simple point　機械的合併症**
> - 乳頭筋断裂，左室自由壁破裂，心室中隔穿孔
> - 早期外科的修復術が必要

9　リハビリテーションと二次予防

1）心臓リハビリテーション

　心筋梗塞回復期管理に必要なリハビリテーションとは，運動処方だけではなく，医学的評価，冠危険因子是正，教育およびカウンセリングなどから構成される長期間におよぶ包括的介入を指している．リハビリテーションの効果として，日常生活活動レベルの改善および生命予後改善効果が明らかにされている．

　心臓リハビリテーションは，急性期，回復期ならびに維持期に分けられる．急性期（第Ⅰ相）は，合併症を予防し，安全を確認しながら，活動範囲を拡大していく時期である．回復期（第Ⅱ相）は，監視型運動療法とコメディカルによる集団教室から成り立つ．運動療法の強度は無酸素性閾値レベルの主運動を20～30分間行う．維持期（第Ⅲ相）は，心疾患の再発予防を目的として，生活の一部に運動療法を取り入れた生涯にわたる自己管理プログラムということができる．

無酸素性閾値
軽い負荷から強い負荷へと運動強度を徐々に上げていくような運動をした場合に，筋肉への酸素供給が十分に足りている状態から不足が生じる状態に移行する変化点となる運動強度のことを指す．

> **simple point　心臓リハビリテーション**
> - 運動処方，医学的評価，冠危険因子是正，教育，およびカウンセリングを含む

2）心筋梗塞の二次予防

　心筋梗塞患者は健常者に比して突然死・急性冠症候群などの心血管イベントの発生率が高い．プラークの発生と破綻の予防，血栓予防が重要である．二次予防効果が証明されている，①アスピリン，②β遮断薬，③ACE阻害薬，④HMG CoA還元酵素阻害薬は，禁忌のない限り投薬を考慮するべきである．

　危険因子の是正が重要であることはいうまでもなく，禁煙，糖尿病管理，血圧コントロール，脂質管理，ならびに肥満の改善を積極的に指導する．2012年にはNIPPON DATA80の結果に基づき，日本動脈硬化学会が脂質管理目標のガイドラインを提唱しており，心筋梗塞患者のLDLコレステロール管理目標値は100mg/dL未満に設定されている（**表11-6～11-9**）．

> **simple point** 急性心筋梗塞の薬物療法
>
> - アスピリン・β遮断薬・ACE阻害薬・HMGCoA・還元酵素阻害薬に二次予防効果あり

C 心筋梗塞における左室リモデリング

1 概念・定義

　心筋梗塞では梗塞部心筋が伸展され，その後非梗塞部心筋の肥大・拡張がもたらされ慢性心不全の原因となる現象を指している．

表11-6　リスク別脂質管理（NIPPON DATA80に基づく追加リスクの判定）

NIPPON DATA80による，10年間の冠動脈疾患による死亡確率（絶対リスク）	追加リスクの有無	
	追加リスクなし	低HDLコレステロール血症（<40mg/dL）早発性冠動脈家族歴（第1度近親者かつ男性55歳未満、女性65歳未満）耐糖能異常のいずれかの存在
0.5未満	カテゴリーI	カテゴリーII
0.5以上2.0%未満	カテゴリーII	カテゴリーIII
2.0%以上	カテゴリーIII	カテゴリーIII

（日本動脈硬化学会：動脈硬化性疾患予防ガイドライン2012年版，p39より改変）

表11-7　リスク別脂質管理目標値

治療方針の原則	管理区分	脂質管理目標値（mg/dL）			
		LDL-C	HDL-C	TG	nonHDL-C
●一次予防 まず生活習慣の改善を行った後，薬物療法の適用を考慮する	カテゴリーI	<160	≧40	<150	<190
	カテゴリーII	<140			<170
	カテゴリーIII	<120			<150
●二次予防 生活習慣の是正とともに薬物療法を考慮する	冠動脈疾患の既往	<100			<130

（日本動脈硬化学会：動脈硬化性疾患予防ガイドライン2012年版，p42より改変）

表11-8 NIPPON DATA80（男性）

10年間の冠動脈疾患死亡者（%）: <0.5 / 0.5-1 / 1-2 / 2-5 / 5-10 / ≧10

男性 NIPPON DATA 80, 1980-99（ガイドライン Chapter 4 p19）

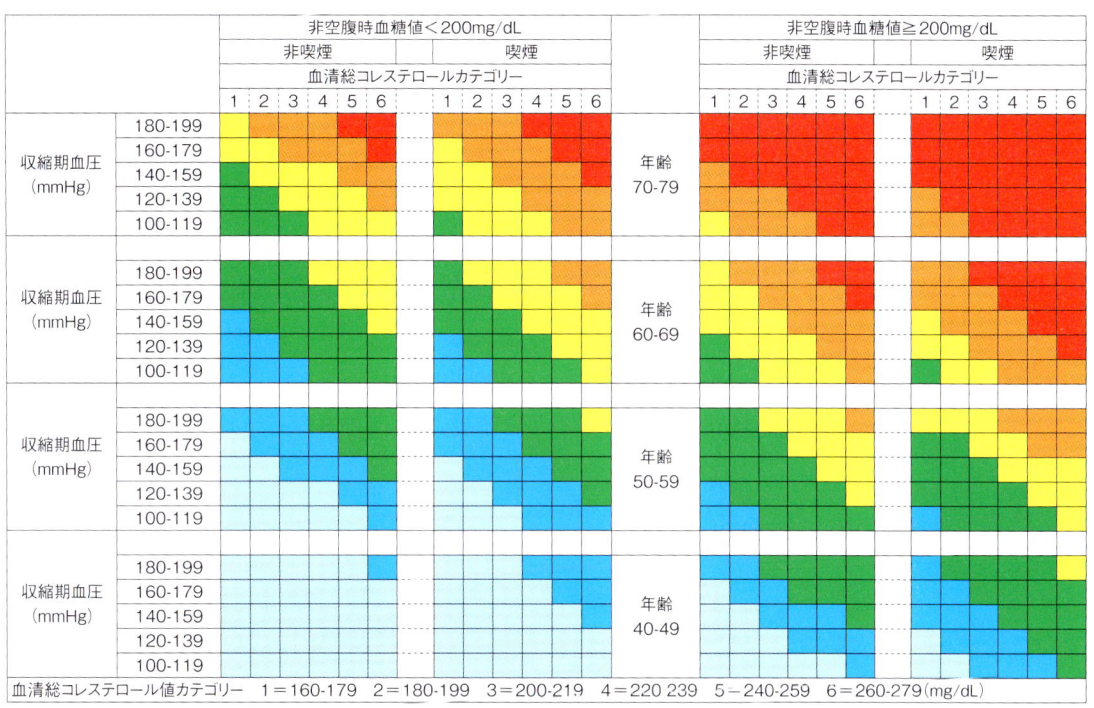

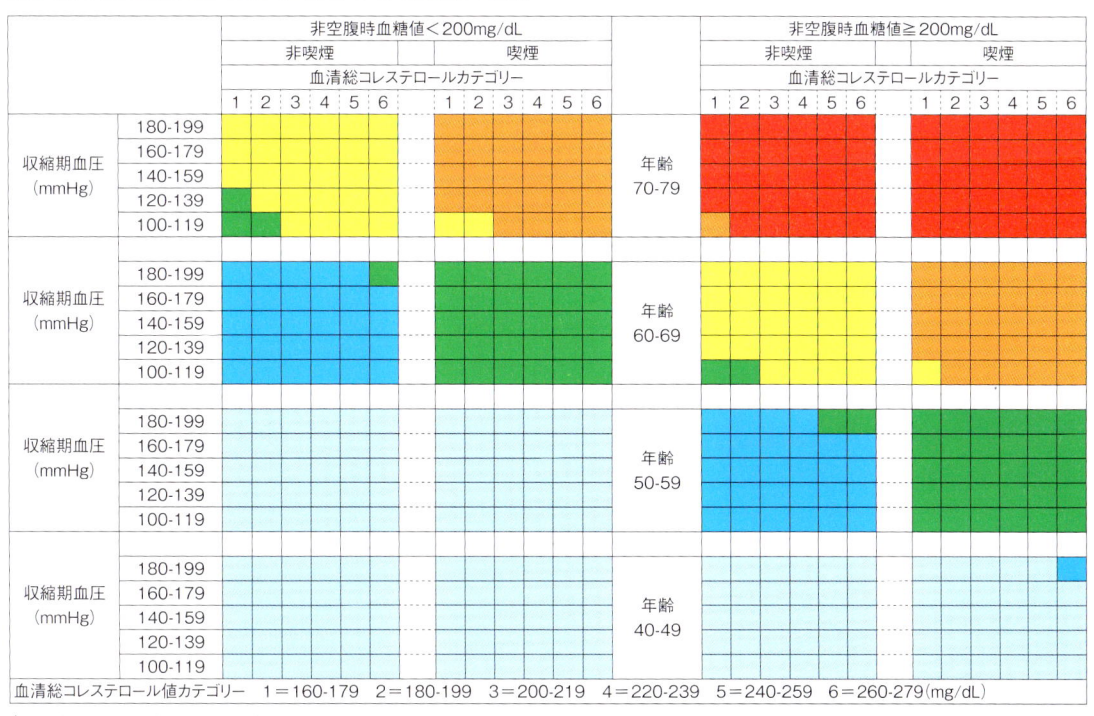

血清総コレステロール値カテゴリー 1＝160-179 2＝180-199 3＝200-219 4＝220-239 5＝240-259 6＝260-279（mg/dL）

リスクは，年齢別，喫煙習慣別，糖尿病の有無別（非空腹時血糖値200以上の有無），血清総コレステロール値別，血圧値別に評価されている．
リスク要因が存在するときには，仮にチャートでのリスクが低くてもリスク要因の管理は必要である．
（NIPPON DATA 80 Research Group：Risk assessment chart for death from cardiovascular disease based on a 19-year follow-up study of a Japanese representative population.-NIPPON DATA 80-.Circ J 70(10),1249-1255,2006）

表11-9 NIPPON DATA80（女性）

10年間の冠動脈疾患死亡者（%）: <0.5 / 0.5-1 / 1-2 / 2-5 / 5-10 / ≧10

女性 NIPPON DATA 80, 1980-99（ガイドライン Chapter 4 p19）

血清総コレステロール値カテゴリー 1＝160-179 2＝180-199 3＝200-219 4＝220-239 5＝240-259 6＝260-279（mg/dL）

（NIPPON DATA 80 Research Group：Risk assessment chart for death from cardiovascular disease based on a 19-year follow-up study of a Japanese representative population.-NIPPON DATA 80-.Circ J 70(10),1249-1255,2006）

2 病態生理

　左室リモデリングは心筋梗塞3日後程度から，数ヵ月にかけて生じ，早期リモデリングと，晩期リモデリングに分類される．早期には梗塞部心筋の心筋細胞の脱落，瘢痕化などにより心筋の菲薄化と過伸展が生じる．心破裂や心室瘤形成はこの時期生じる合併症である．この現象は梗塞範囲に依存している．また，この時期の炎症が高度である症例は高度のリモデリングを生じることが報告されている．慢性期には交感神経系やレニン・アンジオテンシン・アルドステロン系の賦活化を生じ，非梗塞部の遠心性肥大を生じる．これは心筋細胞の増大のみならず，間質の線維化や小動脈の壁肥厚をともなう心筋構成要素の再構築とされている．左室リモデリングは慢性心不全・致死的不整脈の原因となる．

3 治　療

　早期リモデリングは梗塞サイズに依存するところが大きく，その抑制には発症早期の再灌流療法が重要である．β遮断薬は血圧上昇や交感神経の活性化を抑制し，左室リモデリングの予防に有効である．また，アンジオテンシン変換酵素阻害薬はレニン・アンジオテンシン・アルドステロン系を抑制することでリモデリング抑制効果を示す．

simple point　左室リモデリング

- 梗塞部心筋過伸展と非梗塞部心筋遠位性肥大が機序
- 治療は早期再灌流療法，β遮断薬，アンジオテンシン変換酵素阻害薬

12章 心膜・心筋疾患

A 特発性心筋症

心筋症は心機能障害をともなう心筋疾患であり，1995年WHO/ISFC合同委員会の提案では拡張型心筋症，肥大型心筋症，拘束型心筋症，不整脈原性右室心筋症，分類不能の心筋症，原因または全身疾患との関連が明らかな特定心筋疾患に分類されている．近年，新たな分類が2006年にAmerican Heart Associationから，2008年にEuropean Society of Cardiologyから提唱されている．

> 厚生労働省特定疾患特発性心筋症調査研究班による「心筋症，診断の手引きとその解説」(2005年)では，特発性心筋症(1995年WHO/ISFC合同委員会の提案の特定心筋疾患に相当)を「高血圧や冠動脈疾患などの明らかな原因を有さず，心筋に病変の首座がある一連の疾患」と定義し，拡張型心筋症，肥大型心筋症，拘束型心筋症，不整脈原性右室心筋症，家族性突然死症候群，ミトコンドリア心筋症，心Fabry病，たこつぼ心筋障害に分類している．

1 拡張型心筋症（DCM）

DCM：dilated cardiomyopathy

a 概念・定義・頻度

左室のびまん性収縮障害と拡大を特徴とする原因不明の心筋疾患である．遺伝的素因とともにウイルス感染や自己免疫異常の関与が指摘されている．20～35％に家族内発生がみられる．わが国における頻度は人口10万人あたり14人と報告されている．

b 病態生理

収縮障害による心臓ポンプ障害であるが，初期には心室内腔の拡大などにより代償機転が働く．病状が進行し代償機転が破綻すると，難治性うっ血性心不全をきたし，生命に危険な不整脈，心腔内壁在血栓による塞栓症，多臓器不全などを併発し，突然死や心不全死をきたす．

c 症状・身体所見

労作時呼吸困難，動悸などの症状を訴える．他覚所見として，肺うっ血があれば肺野でラ音が聴取される．心拡大例では，心尖拍動が左方・下方に偏位する．心不全例では，Ⅲ，Ⅳ音（**奔馬調律gallop rhythm**）が聴取され，僧帽弁逆流による収縮期雑音が聞かれることがある．右心不全をきたせば，頸静脈怒張，肝腫大，腹水貯留，下腿浮腫などの右心不全徴候がみられる．

d 検査

心不全の診断，重症度評価，治療評価のために血中BNP（brain natri-

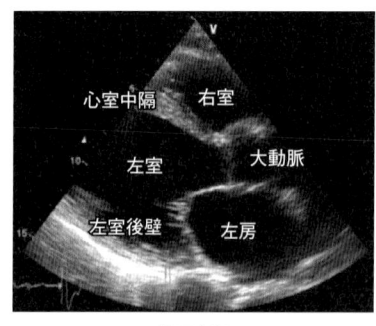

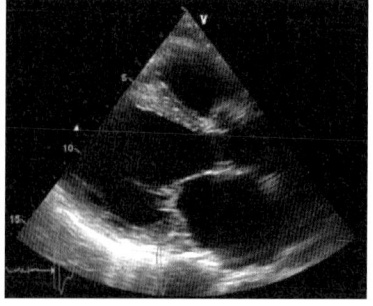

図12-1 拡張型心筋症の心エコー図
左室拡張末期径，収縮末期径は増大し，左室壁運動低下を認める．

uretic protein)やNTpro-BNP測定が有用である．胸部X線画像では，心拡大と肺うっ血を認めることが多い．心電図で本症に特徴的な所見はないが，心室内伝導障害，左室肥大，異常Q波，ST-T異常などのさまざまな所見がみられる．期外収縮や心房細動の合併が多く，心室頻拍・細動が突然死の主因であるため，ホルターHolter心電図検査を行うことが重要である．心エコー図では，本症の基本病態である**左室のびまん性壁運動低下，左室拡張末期径・収縮末期径の増大，左室駆出率の低下**を認める（図12-1）．左室は長軸よりも短軸に拡大するため球状を呈する．僧帽弁逆流を認めることが多く，その成因は左室拡大により僧帽弁が腱索に引っ張られること（tethering）や弁輪拡大である．心臓カテーテル検査では，血行動態の評価と冠動脈造影による虚血性疾患の否定が重要である．左室造影では，左室内腔の拡大とびまん性壁運動低下，左室駆出率低下を認める．同時に心内膜心筋生検を行い，特定心筋疾患（症）の除外や慢性心筋炎の所見の有無を評価する．心筋生検像で特異的なものはないが，**心筋細胞の変性・壊死，間質の線維化**などを認める．

e 予後

以前は5年生存率50%といわれていたが，アンジオテンシン変換酵素阻害薬（またはアンジオテンシンⅡ受容体拮抗薬）とβ遮断剤の有効性が証明され，これらを主体とした薬物療法を含めた心不全治療の進歩により，現在は**5年生存率80%**に改善している．

f 治療

心不全の発症・進行，致死性不整脈による突然死，血栓塞栓症の予防が重要である．塩分制限，体重管理，飲酒制限，患者に応じた運動制限などの生活指導を行う．薬物療法として，心不全により亢進しているレニン・アンジオテンシン系と交感神経の抑制を目的に**アンジオテンシン変換酵素阻害薬（またはアンジオテンシンⅡ受容体拮抗薬）とβ遮断薬**を症状の有無にかかわらず用いる．β遮断薬（カルベジロール，ビソプロロール）は症状，血圧，心拍数を観察しながら少量から漸増する．肺うっ血や浮腫がある場

合はループ利尿薬を用いる．抗アルドステロン薬（エプレレノン，スピロノラクトン）も有効である．心房細動合併例には，左房内血栓の予防のため抗凝固療法が必要である．洞調律患者でも左室収縮障害が著明な場合は左室壁在血栓による塞栓症をきたす可能性があるため，抗凝固療法を考慮する．

　適切な内科的治療が行われているにもかかわらず，NYHA心機能分類Ⅲ～Ⅳ度の症候性心不全を認め，QRS幅120ミリ秒以上，左室駆出率が35％以下の場合は**心臓再同期療法**cardiac resynchronization therapy（CRT）を行う．これは右室と左室をペーシングすることにより左室の非同期性収縮を是正する治療で，心機能，運動耐容能，生活の質，生命予後の改善効果が証明されている．持続性心室頻拍または心室細動既往例に対しては**植込み型除細動器**implantable cardioverter defibrillator（ICD）を用いる．ICD機能をあわせもったCRT（CRT-D）も使用可能である．あらゆる治療に抵抗し生命予後の改善が期待できる場合は**心臓移植術**（第15章参照）が行われる．心臓移植術は60歳未満が望ましい．左室補助人工心臓left ventricular assist system（LVAS）も心臓移植術までの橋渡しとして使用されている．

表12-1　拡張型，肥大型，拘束型心筋症の違い

	拡張型心筋症	肥大型心筋症*	拘束型心筋症
左室壁運動	びまん性低下	正常	正常
左室容積	拡大	狭小～正常	正常
左室駆出率	低下	正常	正常
左室壁厚	正常～減少	不均一な肥大	正常
薬物療法	β遮断薬とACE阻害薬（あるいはARB）が基本　抗アルドステロン薬も有効　うっ血があれば利尿薬	β遮断薬またはカルシウム拮抗薬（ジルチアゼム，ベラパミル）	有効性が確立された薬剤はない

*拡張相肥大型心筋症は除く．

simple point　拡張型心筋症（表12-1）

- 基本病態は左室収縮機能低下・拡大
- 拡張性心筋症様病態を呈する特定心筋疾患（症）との鑑別が重要
- 左心不全，進行すれば両心不全，不整脈，塞栓症の合併
- アンジオテンシン変換酵素阻害薬（またはアンジオテンシンⅡ受容体拮抗薬）とβ遮断薬が基本，うっ血所見があれば利尿薬，抗アルドステロン薬も有効
- 薬剤抵抗性の場合は非薬物療法
- 5年生存率は80％

HCM: hypertrophic cardio-myopathy

2 肥大型心筋症（HCM）

a 概念・定義・頻度

二次的に心筋肥大をきたす原因がなく，**心室，とくに左室の肥大をきたす心筋疾患**である．わが国における頻度は人口10万人当たり17人と報告されている．

b 遺　伝

半数に家族歴を認め，多くが**常染色体優性遺伝**である．遺伝子解析では，心筋構成蛋白である心筋βミオシン重鎖，心筋ミオシン結合蛋白C，心筋トロポニンTなどの遺伝子の異常が報告されている．

c 病態生理

心肥大に基づく左室拡張能低下が基本病態である．一般的には，**不均一な心筋肥大**を呈する．心肥大により左室の容積は減少し，心筋線維化・走行異常により心臓の硬さは増加する．その結果，左室のわずかな容量の増加で容易に左室拡張期圧が上昇し，左心不全をきたす．

d 分　類

肥大型心筋症は形態的・血行動態的にいくつかの臨床病型に分類される．左室流出路に圧較差（心内圧測定で20mmHg以上，連続波ドプラ心エコー法で30mmHg以上）がある場合は**閉塞性肥大型心筋症 hypertrophic obstructive cardiomyopathy（HOCM）**と呼び，肥大型心筋症の約25%を占める．肥大部位が特殊なものとして，心室中部に肥大を認める**心室中部閉塞性心筋症**，左室心尖部に肥大が限局する**心尖部肥大型心筋症**がある．心尖部肥大型心筋症は，中年以降の男性の孤立例が多く，心電図で巨大陰性T波を契機に無症状で発見されることが多い．一般的に，予後は良好である．肥大型心筋症で経過中に拡張型心筋症様病態を呈する症例があり，**拡張相肥大型心筋症**と呼び，予後不良である．肥大型心筋症の5～10%にみられる．

e 症状・身体所見

症状は無症状のまま長期経過することが多く，心雑音，心電図異常，家族調査で偶然発見されることが少なくない．自覚症状としては，労作時呼吸困難，狭心痛，めまい，失神，動悸などがある．塞栓症，心停止，突然死で発症することもある．若年スポーツ選手の突然死の原因の1/3を占める．

HOCMでは，**二峰性脈**（収縮中期の左室流出路狭窄の悪化を反映）が触知され，**胸骨左縁に最強点を有する収縮期駆出雑音**が聴取される．**心収縮性増強，前負荷減少，後負荷減少**により，心室の容積は減少し，僧帽弁前尖は中隔に近づき，その結果，**左室流出路圧較差および収縮期駆出雑音が増強する**（図7-5参照）．

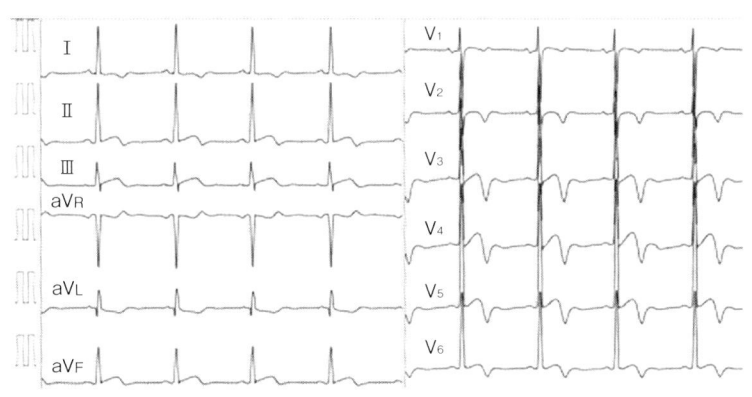

図12-2 肥大型心筋症の心電図
左側胸部誘導R波増高とST-T変化を認める.

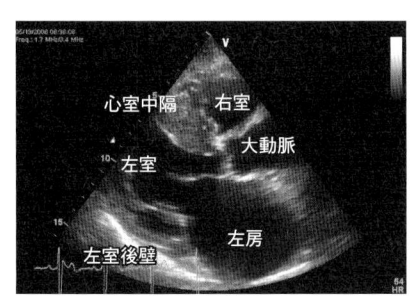

図12-3 肥大型心筋症の長軸断層心エコー図
心室中隔壁は著明に肥厚しているが,左室後壁の厚さは正常である.

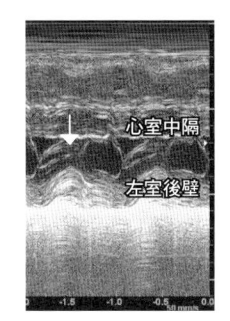

図12-4 肥大型心筋症のMモード心エコー図
僧帽弁前尖の収縮期前方運動(SAM)を認める.

f 検査

　心電図では,左室肥大を反映した左側胸部誘導R波の増高,異常Q波,ST-T変化,などを認める(**図12-2**,**図8-36**参照).心尖部肥大型心筋症では,胸部誘導に**巨大陰性T波**(1mV以上)を認める.致死性心室性不整脈や心房細動を合併することが多いため,ホルター心電図検査により不整脈の有無を評価する.胸部X線画像では,多くは心陰影の大きさが正常である.重症になると,左房拡大を反映した左第3弓の突出や左室拡大を反映した左第4弓の突出がみられ,肺動脈の拡大や肺うっ血所見が出現する.

　心エコー図検査は本症の診断に必須である.**不均一な左室肥大の所見**が重要である.古典的には**左室壁の非対称性肥厚**(asymmetric septal hypertrophy[ASH]:心室中隔壁厚/左室後壁厚≧1.3)(**図12-3**)が有名であるが,心室中隔に肥大を認めない症例があること,他の心疾患でも認められることから,絶対的なものではない.HOCMでは,**僧帽弁前尖収縮期前方運動systolic anterior motion of mitral value(SAM)**(**図12-4**),大動脈弁収縮中期半閉鎖,左室流出路圧較差を認め,僧帽弁閉鎖不全を合併しやすい.これはSAMにともなって僧帽弁前尖と後尖の接合不全が生じる

> SAMの機序としては,心室中隔の肥厚にともない左室駆出血流が僧帽弁弁尖を押し上げる方向に働く結果,前方に偏位した乳頭筋と余剰な弁尖・腱索のために弁尖が流出方向に折れ曲がって生ずると考えられている.

ためである（**表8-4**参照）．

心臓カテーテル検査により，左室流出路・左室内収縮期圧較差や血行動態の評価，左室造影による左室形態・肥大の評価，冠動脈造影による冠動脈疾患の除外を行う．HOCMでは，大動脈圧曲線は，大動脈弁狭窄症と違って収縮早期には狭窄がないため，急峻に立ち上がり，いったん下降した後に収縮中期の狭窄の悪化により再び緩やかなピークを形成する**二峰性パターン spike and dome** を呈する．ブロッケンブロー Brockenbrough 現象は**心室性期外収縮後に大動脈圧が低下する現象**で，**HOCMに特徴的**である．これは，心室性期外収縮後の代償性休止期によりもたらされる前負荷増大と左室収縮力増強の結果，左室流出路圧較差が増加するために起こる現象である．心内膜心筋生検は心肥大をきたす特定心筋疾患（症）との鑑別に重要である．病理所見として，**心筋細胞の肥大，錯綜配列**（隣接した心筋細胞が斜交し，心筋細胞の配列が乱れる所見），奇妙な形の肥大した心筋細胞，間質の線維化を認める．

g 自然経過と予後

肥大型心筋症の心肥大は思春期以降に出現することが多い．予後は比較的良好で，5年生存率は約90％，年間死亡率は1〜2％である．死亡の原因として，**突然死が過半数**を占め，その他，心不全，心房細動にともなう塞栓症がある．突然死の予測因子としては，①肥大型心筋症にともなう突然死の家族歴（40〜50歳未満），②原因不明の失神，③高度な左室壁厚（30mm以上），④ホルター心電図における非持続性心室頻拍，⑤運動中の血圧異常反応が知られている．

h 治　療

本症の治療の目的は，**左室流出路狭窄や左室拡張能障害に基づく症状の軽減と突然死予防**である．症状や左室流出路圧較差の有無にかかわらず競技スポーツは禁止する．薬物療法では，自覚症状軽減のために**β遮断薬とカルシウム拮抗薬（ベラパミルとジルチアゼム）**が用いられる．**β遮断薬はHOCMの第一選択薬**である．心拍数減少による拡張時間の延長，陰性変力作用，運動時や頻拍時の左室流出路圧較差の増強を抑制し，自覚症状と運動耐容能を改善する．左室拡張能の改善および圧較差の軽減を目的にベラパミルとジルチアゼムも使用される．ニフェジピンは末梢血管拡張による後負荷軽減や反射性頻脈により，HOCMの左室流出路圧較差を増強させる可能性があるため使用しない．ジギタリスは陽性変力作用により左室流出路圧較差を増強させるため，HOCMでは禁忌である．HOCMにおいて，β遮断薬や上記カルシウム拮抗薬で左室圧較差軽減が十分でない場合は抗不整脈薬であるジピリダモール，シベンゾリン（陰性変力作用により圧較差を軽減）が併用される．心房細動を合併した肥大型心筋症は塞栓症のリスクが高いため，厳格な抗凝固療法が必要である．薬物療法以外の左室流出路圧較差軽減療法として，心房と心室の拍動のタイミングをコントロー

ルすることにより圧較差を軽減させるDDDペースメーカ治療，左冠動脈前下行枝中隔枝にエタノールを注入し肥大した心室中隔心筋を壊死させることで流出路狭窄を軽減する**経皮的中隔心筋焼灼術**percutaneous transluminal septal ablation(PTSMA)，開胸下に流出路心筋を切除し圧較差を軽減する**心室中隔切除術**などがある．過去に持続性心室頻拍，心室細動，心停止の既往を有するものはICDの適応である．

> **simple point　肥大型心筋症（表12-1参照）**
> - 基本病態は不均一な心肥大に基づく左室拡張能低下
> - 約半数に家族歴，多くは常染色体優性遺伝
> - 薬物療法の基本はβ遮断薬，カルシウム拮抗薬（ベラパミルとジルチアゼム）
> - 左室流出路圧較差軽減を目的とした非薬物療法として，**DDD**ペースメーカ治療，経皮的中隔心筋焼灼術，心室中隔切除術

3　拘束型心筋症　constrictive cardiomyopathy

a　概念・定義

　拘束型心筋症は**左室の拡張障害**を基本病態とするまれな疾患であり，①**硬い左室の存在**，②**左室拡大や肥大の欠如**，③**正常または正常に近い左室収縮能**，④**原因不明**が診断に必須である．わが国における頻度は人口10万人あたり0.2人と報告されている．

b　病態生理

　左室の伸展性の低下，すなわち**硬い左室**が本症の基本的異常である．硬い左室のため左室拡張末期圧は上昇し，進行すると左房圧，肺静脈圧，肺動脈圧，右心系の圧が上昇し，うっ血性心不全をきたす．

c　検　査

　心電図では特異的な所見はない．心エコー図検査は診断に必須であり，左室肥大・拡大の欠如，正常または正常に近い左室収縮能，左房・右房の拡大，心膜肥厚の欠如，パルスドプラ法における左室流入血流速波形の拘束型パターンまたは偽正常化が重要である．心臓カテーテル検査では，左室拡張末期圧の上昇を示し，**左室圧のdip and plateau**を少なからず認める（図12-9）．収縮性心膜炎と違い，左室拡張末期圧は右室拡張末期圧より5mmHg以上高い．心内膜心筋生検により特定心筋疾患(症)を否定する．収縮性心膜炎との鑑別が重要であり，CTやMRIで心膜肥厚による拡張障害を否定する必要がある．

d 予後

わが国での集計では，平均罹病期間は145ヵ月で，平均57ヵ月経過観察中に26例中10例（38％）が死亡している．

e 治療

拘束型心筋症の主症状は**うっ血性心不全**によるものであることから，利尿薬が使用されるが，有効性が確立された薬剤はない．難治例は心臓移植の適応となる．

> **simple point 拘束型心筋症（表12-1参照）**
> - 基本病態は左室拡張障害
> - 硬い左室の存在，左室拡大や肥大の欠如，正常または正常に近い左室収縮能，原因不明が診断に必須
> - 主症状はうっ血性心不全
> - 確立された有効な治療はない

4 たこつぼ心筋症　takotsubo cardiomyopathy

わが国の佐藤らが提唱した疾患であり，その特徴的な左室造影像によりたこつぼ心筋症と命名された．急性心筋梗塞に類似した胸痛と心電図所見を示す．**中高年の女性**に多く，たいていは**精神的・肉体的ストレスを契機**として発症する．心筋逸脱酵素の上昇は急性心筋梗塞に比して軽度である．心電図検査では，ST上昇（下壁誘導，左側胸部誘導に多い）を認めることが多く，急性心筋梗塞との鑑別が重要である．典型例では，急性期に心エコー図，左室造影像で**心尖部の無収縮と心基部の過収縮**（図12-5）を認める．左室中部が無収縮である症例や左室基部が無収縮である症例などの非典型例もみられる．壁運動異常は1〜2週間以内に正常化する．一般的

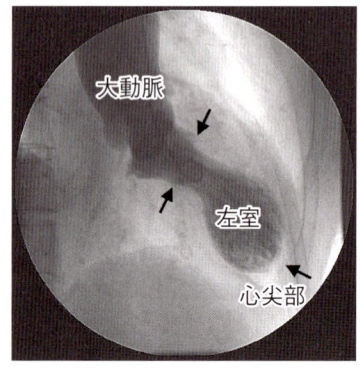

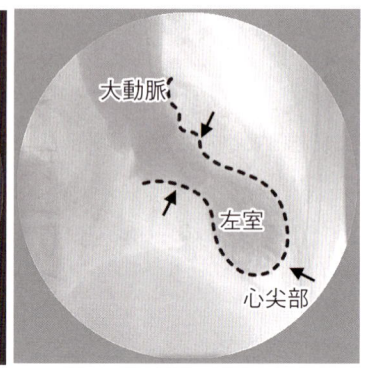

図12-5　たこつぼ心筋症の左室造影収縮末期像
心尖部の壁運動低下と心基部の壁運動亢進を認める．

には，予後良好である．再発することがある．

5 左室心筋緻密化障害　left ventricular noncompaction

心室壁の過剰な網目状の肉柱形成と深い間隙を形態的特徴とする心筋症である．高率に家族性がみられる．胎生初期，心室心筋は粗な網目状肉柱を形成しスポンジ状であるが，正常の胎児心筋の発達過程で網目状肉柱の緻密化が進み，心筋の3層構造が完成されていく．この緻密化の過程が停止し，スポンジ状の胎児心筋が遺残したものが本症である．心エコー図検査により診断する．網目状の肉柱形成は心尖部を中心に側壁，下壁にみられることが多い．左室収縮力低下による心不全，網目状の肉柱の間に形成された血栓による塞栓症，不整脈が起こる．

6 不整脈原性右室心筋症（ARVC）

右室の広範な脂肪変性・線維化により**右室機能障害と右室起原の心室性頻拍・細動**をきたし，突然死の原因となる．終末期には治療抵抗性両心室不全をきたす．青年期や成人早期に診断されることが多く，男女比は3:1である．家族性が50%以上を占め，多くは常染色体優性遺伝である．右室自由壁心筋細胞の変性・脱落により，進行性の線維化，脂肪浸潤がみられる．心筋細胞の線維脂肪変性は右室流出路漏斗部，心尖部，下壁に起こりやすい．90%に心電図異常がみられ，$V_{1～3}$誘導の限局性QRS幅延長（>110ミリ秒）ならびにST部分のノッチ（**ε波**と呼ばれる）が特徴的である．心エコー図では，右室拡大・壁運動低下を認める．右室心筋生検では，脂肪浸潤と線維化を認める．CT，MRIも診断に有用である．

ARVC：arrhythmogenic right ventricular cardiomyopathy

B 特定心筋疾患（症）

特定心筋疾患（症）は全身性の疾患や多臓器疾患の関連として認められる心筋疾患または原因が明らかな心疾患の総称である（**表12-2**）．

1 心サルコイドーシス　cardiac sarcoidosis

サルコイドーシスは全身諸臓器に**非乾酪性類上皮細胞肉芽腫**を形成する原因不明の疾患である．肺門リンパ節，肺，眼，皮膚が侵されやすい．心臓では**心室中隔**や**左室自由壁**が侵されやすく，初期には肉芽腫性炎症や間質浮腫が存在する部位に一致した心室壁肥厚を認め，しだいに炎症が消退し病変部の線維化が進むと**心室中隔基部の非薄化**を生じる．サルコイドーシスは一般的には自然軽快する予後良好な疾患であるが，わが国で頻度が高い**心病変合併例は予後不良**である．本症の死因の3分の2以上は心病変によることから，心病変合併の有無を診断することが重要である．完全房室ブロックなどの伝導障害や心室性頻拍などの重篤な心室性不整脈が出現

表12-2　特定心筋疾患（症）

- 虚血性心筋疾患
- 弁膜症性心筋疾患
- 高血圧性心筋疾患
- 炎症性心筋疾患（心筋炎など）
- 代謝性心筋疾患
    内分泌疾患：甲状腺中毒性，甲状腺機能低下，副腎皮質不全，褐色細胞腫，末端肥大症，糖尿病など
    蓄積性：ヘモクロマトーシス，グリコーゲン蓄積症（Hurler（ハーラー）病，Hunter（ハンター）症候群），Refsum（レフスム）病，Niemann-Pick（ニーマンピック）病，Hand-Schuller-Christian（ハンド・シュラー・クリスチャン）病，Fabry（ファブリ）病，Morquio-Ullich（モルキオ・ウルリッヒ）病など
    欠乏性：カリウム欠乏，マグネシウム欠乏，栄養失調（貧血，脚気，セレニウム欠乏），セレン欠乏，家族性地中海熱など
- 全身性心筋疾患：膠原病，サルコイドーシス，白血病，肺性心など
- 筋ジストロフィ：Duchenne（デュシェンヌ）型，Becker（ベッカー）型，強直性筋委縮症など
- 神経・筋疾患：Friedreich失調症，Noonan（ヌーナン）症候群など
- 過敏性，中毒反応：アルコール性心筋疾患，薬剤性，放射線など
- 産褥心筋疾患

することが少なくない．心エコー図では，**心基部中隔の非薄化**が特徴的である．進行すると**拡張型心筋症様所見**を呈する．心筋生検の陽性率は20〜30％と低い．^{67}**Ga（ガリウム）シンチグラム**における心筋の異常集積は**活動性の指標**として用いられてきたが，^{18}F（fluorodeoxyglucose-PET [positron emission tomography]）のほうがより有用であることが報告されている．活動性が高いと判断された場合は**ステロイド療法の適応**である．拡張型心筋症様病態を呈した進行例ではステロイド療法の有効性が低下するため，早期診断，早期治療が重要である．

2　心アミロイドーシス　cardiac amyloidosis

心アミロイドーシスは，特異的な蛋白である**アミロイド**が心筋細胞間質などに沈着し，その結果，**拘束型心筋症様病態**を呈する疾患である．全身性アミロイドーシスの一部分症として発症する．確定診断は**心筋生検**による．心筋生検が施行できない場合は，直腸生検などで他臓器のアミロイドーシスを診断することにより総合的に診断する．全身性アミロイドーシスは，アミロイドの成分により，ALアミロイドーシス（原発性，多発性骨髄腫に合併），AAアミロイドーシス（関節リウマチ，結核などの慢性炎症性疾患に続発），トランスサイレチン関連遺伝子アミロイドーシス（家族性），野生型トランスサイレチンアミロイドーシス（老人性），β_2ミクログロブリン由来アミロイドーシス（透析）に分類される．心電図では，低電位，心筋梗塞様パターン，伝導障害が高率にみられる．**左室の著明な肥厚にもかかわらず低電位**を示すことは重要な所見である．心エコー図では，左室壁の肥厚を認め，心室壁肥厚の著明な場合は**心筋壁内の顆粒状の輝度上昇（granular sparkling pattern）**や心囊液がみられる．確定診断時には低心拍出量による難治性心不全をきたしていることが多く，AL型心アミロイドーシスでは診断後の平均生存期間は**半年以内**である．

3 心ファブリ病　cardiac Fabry disease

　リソソーム水解酵素α-galactosidase Aの欠損・活性低下による先天性糖脂質代謝異常症であり，**伴性劣性遺伝**を呈する．患者は主として**男性**であるが，女性でもX染色体の不活化の程度により保因者carrierにとどまるものから典型的な症状を示すものまである．全身に**スフィンゴ糖脂質**が沈着し，神経障害，汗腺障害，皮膚障害（被角血管腫），眼障害（渦巻き状の角膜混濁や網膜障害），心筋障害（心筋肥厚），腎障害を引き起こす．中高年以降に発症し，スフィンゴ糖脂質の沈着が心臓に限局し，左室肥大を生じる心ファブリ病を呈することがある．左室肥大は**進行性**で，通常**対称性肥大**を示すが，非対称性中隔肥大を呈する例もある．本症では，家系内（とくに男性）に突然死や心臓死が多発している場合が多い．心エコー図で**左室心筋肥厚**を認める．進行例では，左室肥大の退縮，**左室心基部後壁の非薄化**，限局性またはびまん性左室壁運動低下を呈する．診断は**血漿α-galactosidase A活性**による．遺伝子組換えヒトα-galactosidase A酵素蛋白を用いた酵素補充療法が保険適用となっている．

4 その他の心筋症

a 産褥心筋症　peripartum cardiomyopathy

　心疾患の既往がなく，心不全を発症する原因が他に見当たらない健康女性が，**妊娠後期から分娩後5ヵ月以内**に心不全をきたすものであり，**拡張型心筋症様の病態**を呈する．多くは心不全治療に反応し心機能が回復するが，一部は心機能低下が遷延し予後不良である．

b アルコール性心筋症　alcoholic cardiomyopathy

　5年以上にわたって，連日エタノール90mL（日本酒3合）以上飲酒する大酒家にみられることがあり，**拡張型心筋様病態**を呈し，完全禁酒により心機能は急速に改善するのが特徴である．

c 脚気心　beriberi heart

　ビタミンB_1欠乏による循環障害を**脚気心**，そのうち代謝性アシドーシスをともない急激に循環不全に陥る重症例を**脚気衝心**という．症状の発現には3ヵ月以上のビタミンB_1欠乏が必要である．末梢血管抵抗は低下し，**高心拍出量性心不全**を呈する．**血中ビタミンB_1濃度の測定**で診断する．診断がつかなければ死にいたることがあるので，心不全の診療にあたっては常に念頭におくべきである．

C 心筋炎

1 急性心筋炎　acute myocarditis

a 概念・定義・分類

　心筋炎は**心筋自体の炎症性疾患**である．組織学的に，リンパ球性心筋炎，巨細胞性心筋炎，好酸球性心筋炎，肉芽腫性心筋炎に分類され，発症様式により，急性心筋炎，劇症型心筋炎（発症初期に血行動態の急激な破綻をきたし致死的経過をとるもの），慢性心筋炎に分類される．

b 原　因

　原因は，ウイルス，細菌，リケッチア，クラミジア，スピロヘータ，マイコプラズマ，真菌，原虫，寄生虫などの感染，薬物，化学物質による刺激，膠原病，代謝疾患，放射線などさまざまなものがあるが，**多くはウイルス性または特発性**である．ウイルスのなかでは**コクサッキーB群**が多いとされ，他にはインフルエンザウイルス，アデノウイルス，パルボウイルス，エコーウイルスなどがある．

c 症状・身体所見

　臨床症状は**無症状**から短時間で高度の左室収縮不全に陥る**劇症型**まで多彩である．多くの場合は，発熱，悪寒，頭痛，咽頭痛，咳嗽などの**感冒様症状**や悪心，嘔吐，食思不振，腹痛，下痢などの**消化器症状**が先行し，数時間から数日で胸痛，呼吸困難，失神，動悸，ショックなどの**心症状**が出現する．理学的には，奔馬調律や肺野のラ音などの左心不全徴候，頸静脈怒張や下腿浮腫などの右心不全徴候，心外膜炎合併例では心膜摩擦音を聴取する．

d 検　査

　血液検査では，白血球増加，赤沈亢進，CRP上昇などの**炎症所見や心筋逸脱酵素**（CK-MB，トロポニン）**の上昇**がみられる．血清ウイルス抗体価の測定は急性期と2週間以上経った寛解期に行い，ウイルス抗体価の4倍以上の変動があれば陽性とする．その陽性率は約10％にすぎない．胸部X線では，左心不全を合併すれば心拡大や肺うっ血像を認める．心電図では，**50％にST-T異常，30％に刺激伝導障害**（とくに**完全房室ブロック**）がみられる．限局性ST上昇を認める場合は急性心筋梗塞との鑑別が重要である．心筋炎を疑ったら心エコー図検査を行うべきである．心エコー図では，炎症部位に一致した**一過性左室壁肥厚**（心筋の浮腫を反映）と**左室壁運動の低下**を認める．合併する心外膜炎による心囊液貯留を認めること

も多い．冠動脈造影にて虚血性心疾患の除外をする．確定診断には**心筋生検**が必要である．生検所見として，**多数の大小単核球の細胞浸潤**（ときに少数の多核白血球，多核巨細胞の出現），心筋細胞の断裂・融解・消失，間質の浮腫を認める．ポリメラーゼ連鎖反応polymerase chain reaction（PCR）法を用い，生検標本からウイルスゲノムを検出する方法もある．心筋生検は，病状が許せば診断価値の高い急性期に行うことが望ましい．

e 治　療

特異的な治療がないため**対症療法**が基本となる．原則として，入院のうえ，ベッド上安静とする．一般的には，急性心筋炎は炎症期が1〜2週間持続した後に回復期に入る．回復期に入るまで合併する**ポンプ失調**と**致死的不整脈**に対する治療を行う．致死的状況でも急性期を乗り越えることができれば予後は良好である．カテコラミンなどの強心薬を使った薬物療法に抵抗性する心不全の場合は，大動脈内バルーンパンピングや経皮的心肺補助装置を積極的に使用して治療することが重要である．高度の房室ブロックに対しては，一時的体外式ペーシングを行う．ウイルス性心筋炎にはステロイド療法は推奨されない．ウイルスの駆除が遅れ，炎症が遷延化する可能性があるためである．巨細胞性心筋炎にはステロイドや免疫抑制薬，好酸球性心筋炎にはステロイドを用いる．

f 経過・予後

無症候性例が多いことや確定診断は組織像によることから，正確な自然歴は不明である．劇症型心筋症と巨細胞型心筋症の死亡率は高い．

---

simple point　急性心筋炎

- 心筋自体の炎症性疾患
- 多くはウイルス性または特発性
- 無症状から劇症型まで多彩
- 炎症反応と心筋逸脱酵素の上昇
- 心電図検査では，50％にST-T異常，30％に刺激伝導障害
- 心エコー図では，急性期に心筋浮腫を反映した心筋肥厚と壁運動低下
- 合併するポンプ失調と致死的不整脈に対する治療により急性期を乗り切る

D 感染性心内膜炎　infective endocarditis

a 概念・定義

病原微生物が心臓の弁やその支持組織などの**心内膜**に付着・増殖し，**疣贅**（疣腫）vegetationと呼ばれる感染巣を形成し，心不全，塞栓症などの多彩な臨床症状を呈する全身性敗血性疾患である．

b 分類

臨床経過から**急性**と**亜急性**に，罹患弁から**自然弁心内膜炎**と**人工弁心内膜炎**に分類される．人工弁心内膜炎は，弁置換術後60日未満のものを**早期**，それ以降のものを**後期**と呼ぶ．

c 病態生理

感染性心内膜炎の発症には，①**弁内膜の傷害**，②**血栓の形成**，③**血栓への菌の付着**，④**局所での菌の増殖と菌血症**の4段階が考えられている．弁逆流，弁狭窄，シャントによる高速血流が心内膜内皮細胞を傷害し膠原線維が露出するとその部分で血小板，凝固系が活性化され血栓を生じる．この状態を**非感染性**（**血栓性**）**心内膜炎**と呼び，感染性心内膜炎発症の下地である．これに歯磨き，抜歯，観血的検査，外傷などにより病原微生物が流血中に侵入し（**一過性菌血症**），血栓に付着すると**疣贅**ができて**感染性心内膜炎**が成立する．**疣贅**は病原微生物，フィブリン，血小板，赤血球，白血球からなる数mm〜数cmの塊であり，**高速血流の下流あるいは衝突する心内膜**に形成される．感染の進展により，弁穿孔，弁瘤形成，腱索断裂，乳頭筋障害，弁輪部膿瘍，バルサルバValsalva洞瘤，心室中隔膿瘍，心房中隔膿瘍などをきたすことがある．感染性心内膜炎を引き起こす可能性が高い状態を**表12-3**に示す．感染性心内膜炎を起こす弁の頻度は，僧帽弁，大動脈弁，三尖弁，肺動脈弁の順である．麻薬中毒患者では，汚染

表12-3　感染性心内膜炎ハイリスク群

とくに重篤な感染性心内膜炎を引き起こす可能性が高いもの
- 生体弁・同種弁を含む人工弁置換術例
- 感染性心内膜炎の既往を有する例
- 複雑性チアノーゼ性先天性心疾患（単心室，完全大血管転位，ファロー四徴症）
- 体循環系と肺循環系の短絡造設術を実施した患者

感染性心内膜炎を引き起こす可能性が高いもの
- ほとんどの先天性心疾患
- 後天性弁膜症
- 閉塞性肥大型心筋症
- 弁逆流をともなう僧帽弁逸脱

された注射器を使うため，右心系の心内膜炎を発症しやすい．

d 病原微生物

病原微生物としては，**緑色連鎖球菌**Streptococcus viridans，**黄色ブドウ球菌**Staphylococcus aureus，**表皮ブドウ球菌**Staphylococcus epidermidis，**腸球菌**Enterococcusなどの細菌とカンジダやアスペルギルスなどの**真菌**が主なものである．菌種は侵入門戸と密接な関係がある．緑色連鎖球菌は，口腔，上咽頭，消化管の常在するグラム陽性菌であり，亜急性心内膜炎の代表的な起炎菌である．**歯科治療**や**歯磨き**などを契機に血中に入る．黄色ブドウ球菌（グラム陽性菌）は毒性が強いため，正常の心内膜でも感染しうる．急激な経過をたどり，弁破壊が強い．表皮ブドウ球菌（グラム陽性菌）は，表皮に常在する弱毒菌で，人工弁心内膜炎の第一起炎菌である．腸球菌は，腸管・尿道に常在し，泌尿器あるいは産婦人科的検査，妊娠中絶などで感染する．真菌は，免疫能低下症例や麻薬常習者で起炎菌となりうる．

e 症状・身体所見

臨床症状は，①**感染による症状**（発熱，倦怠感，食欲不振，体重減少など），②**心不全症状**，③**疣贅の塞栓**（脳塞栓，脾梗塞，腎梗塞，右心系では肺塞栓，感染性動脈瘤など）**による症状**，④**免疫学的異常**（糸球体腎炎，関節炎，心筋炎，血管炎など）**による症状**である．病原性の強い黄色ブドウ球菌によるものは高熱で発症し，数日以内に急速に弁破壊が進行する．亜急性のものは，発熱，全身倦怠感，食欲不振，体重減少などの非特異的な症状を呈する．

本症の**80～90％に心雑音**を認める．新たに心雑音が出現した弁逆流性雑音は急性あるいは人工弁置換術後感染性心内膜炎を疑う所見として重要である．さまざまな末梢血管病変がみられるが，なかでも**点状出血**は最も頻度が高く，眼瞼結膜，頬部粘膜，四肢でみられ，微小血管塞栓による．その他，**爪下線状出血**，**ジェンウェイJaneway発疹**（手掌や足底でみられる1～4mmの圧痛のない紅斑），**オスラーOsler結節**（指・踵・足底・前腕・耳などでみられる赤紫色の圧痛結節），**ロートRoth斑**（網膜の出血性梗塞で中心部が白色）があるが，これらの出現頻度は高くなく，数日で消失するため見逃されやすい．オスラー結節，ロート斑は免疫学的機序で起こるといわれている．侵入門戸の同定として，皮膚や粘膜の感染巣の有無や薬物乱用者での自己注射痕にも注意する．

f 検査

診断の基本は，**菌血症の証明**と**心内膜の病巣の確認**である．診断基準として，**デュークDuke臨床的診断基準**（表12-4）が用いられる．病原体を証明するために**血液培養**が必須である．24時間以上にわたって8時間ごとに3回以上行う．動脈血と静脈血の培養陽性率に差はない．感染性心内膜

表12-4 感染性心内膜炎（IE）のデューク臨床的診断基準（2005年改訂版）

IE確診例

Ⅰ 臨床的診断基準
大基準2つ，または大基準1つと小基準3つ，または小基準5つ
（大基準）
1. IEに対する血液培養陽性
　A. 2回の血液培養で以下のいずれかが認められた場合
　　（ⅰ）*Streptococcus viridans*，*Streptococcus bovis*，HACEKグループ，*Staphylococcus aureus*
　　（ⅱ）*Enterococcus*が検出され（市中感染），他に感染巣がない場合
　B. 次のように定義される持続性のIEに合致する血液培養陽性
　　（ⅰ）12時間以上間隔をあけて採取した血液検体の培養が2回以上陽性
　　（ⅱ）3回の血液培養すべて，あるいは4回以上の血液培養の大半が陽性（最初と最後の採血間隔が1時間以上）
　C. 1回でも血液培養で*Coxiella burnetii*が検出された場合，あるいは抗phase 1 IgG抗体価800倍以上
2. 心内膜が侵されている所見でAまたはBの場合
　A. IEの心エコー所見で以下のいずれかの場合
　　（ⅰ）弁あるいはその支持組織の上，逆流ジェットの通路，または人工物の上にみられる解剖学的に説明できない振動性の心臓内腫瘤
　　（ⅱ）膿瘍
　　（ⅲ）人工弁の新たな部分的裂開
　B. 新規の弁閉鎖不全（既存の雑音の悪化または変化のみでは十分でない）
（小基準）
1. 素因：素因となる心疾患または静注麻薬常用
2. 発熱：38.0℃以上
3. 血管現象：主要血管塞栓，敗血症性梗塞，感染性動脈瘤，頭蓋内出血，眼球結膜出血，ジェンウェイ発疹
4. 免疫学的現象：糸球体腎炎，オスラー結節，ロート斑，リウマチ因子
5. 微生物学的所見：血液培養陽性であるが上記の大基準を満たさない場合，またはIEとして矛盾しない活動性炎症の血清学的証拠

Ⅱ 病理学的診断基準
菌：培養または組織検査により疣贅，塞栓化した疣贅，心内膿瘍において証明
あるいは病変部位における検索：組織学的に活動性を呈する疣贅や心筋膿瘍を認める

IE可能性

大基準1つと小基準1つ，小基準3つ

IE否定的

心内膜炎症状に対する別の確実な診断，または
心内膜症状が4日以内の抗菌薬投与により消退，または
4日以内の抗菌薬投与後の外科手術時または剖検時にIEの病理学的所見なし

炎は持続性感染が特徴であるため，発熱時の採血にこだわらない．状態が落ち着いていれば抗菌薬治療を48時間以上中断した後に血液培養を行う．**心エコー図検査は感染性心内膜炎の診断に必須**である．経胸壁心エコー図検査の疣贅の検出感度は50～60％である．2～3mmの小さな疣贅やアーチファクトのみられる人工弁感染では検出は困難である．経食道心エコー図検査は疣贅検出感度が88～100％と高く，とくに弁膿瘍や人工弁感染巣の検出に優れる．疣贅の大きさ・形態・性状・可動性のみならず，基礎心疾患，弁の状態（弁逆流の評価，弁尖変形，弁穿孔，腱索断裂，弁輪部膿瘍の有無），心筋膿瘍の有無，心機能なども評価する．疣贅が10mmを超えるものや動揺性のものは塞栓症を起こしやすい．

g 予後

黄色ブドウ球菌によるものは経過が急激かつ重篤で，合併症の頻度も高い．真菌によるものや人工弁の心内膜炎（とくに術後60日以内の生じた

表12-5 ハイリスク群において抗菌薬予防投与をしなくてはならない手技

歯科,歯科口腔外科	出血をともなったり,根尖を越えるような大きな侵襲をともなう歯科手技
心臓手術	人工弁,人工物を植込むような開心術
耳鼻科	扁桃摘出術,アデノイド摘出術

表12-6 成人における抗生物質予防投与法

経口投与可能	アモキシシリン	2gを処置1時間前に経口投与
経口投与不可能	アンピシリン	2gを処置前30分以内に筋注あるいは静注
ペニシリンアレルギーを有し経口投与可能	クリンダマイシン	600mgを処置1時間前に経口投与
	セファレキシンあるいはセファドロキシル	2gを処置1時間前に経口投与
	アジスロマイシンあるいはクリンダマイシン	500mgを処置1時間前に経口投与
ペニシリンアレルギーを有し経口投与不可能	クリンダマイシン	600mgを処置30分以内に筋注あるいは静注
	セファゾリン	1gを処置30分以内に筋注あるいは静注

早期のもの)は予後が悪い.

h 治 療

疣贅内の原因微生物を死滅させるために,適切な殺菌性のある抗菌薬(たいていは相乗効果を期待して2剤併用)を高用量で4～6週間使用する.ペニシリン感受性のある緑色連鎖球菌には,ペニシリンGを4～6週間(+ゲンタマイシン2～6週間)投与する.腸球菌には,アンピシリン6週間とゲンタマイシン4～6週間の併用が行われる.メチシリン感受性黄色ブドウ球菌には,セファゾリン4～6週間とゲンタマイシン4～6週間の併用が行われる.原因微生物が同定される前に抗菌薬治療を開始せざるをえないことが少なくない.これを**エンピリック治療**と呼び,各種ガイドラインに推奨される抗菌薬が記載されている.

弁機能障害による心不全の発現,肺高血圧をともなう急性弁逆流,真菌や高度耐性菌による感染,弁輪膿瘍や仮性動脈瘤形成,房室伝導障害の出現,適切かつ十分な抗生物質投与後も7～10日以上持続ないし再発する感染症状,などでは外科的治療が必要となる.

i 予 防

基礎心疾患や医療行為の手技ごとに感染性心内膜炎のリスクが異なる.ハイリスク群において抗菌薬予防投与をしなくてはならない手技と,成人における抗生物質の具体的投与方法を**表12-5,12-6**に示す.ハイリスク例では,感染性心内膜炎の予防法を患者・家族に教育すべきであり,また,口腔内の清潔,歯周病の予防も重要である.

> **simple point　感染性心内膜炎**
> - 病原微生物が心臓の弁やその支持組織などの心内膜に付着・増殖し，疣贅を形成し，感染症状，心不全症状，塞栓症状などの多彩な症状を呈する全身性敗血症
> - 血液培養による菌血症の証明
> - 経胸壁・経食道心エコー図検査による心内膜の病巣の確認
> - 適切な抗菌薬治療
> - 弁機能障害による心不全の発現，肺高血圧をともなう急性弁逆流，真菌や高度耐性菌による感染，心不全・感染の制御不能，弁周囲組織の重篤な障害などの際には外科的治療

E　急性心膜炎　acute pericarditis

a　心膜・心囊腔の解剖・生理

心膜 pericardium は臓側心膜 visceral pericardium と壁側心膜 parietal pericardium とからなる囊状の構造物であり，その役割は心臓の保持と異常進展の抑制である．壁側心膜と臓側心膜の間隙である心囊腔には正常でも15〜50mLの心囊液が存在し，心膜の摩擦を軽減させている．

b　概念・定義

心膜の急性炎症により生じる疾患である．

c　原因

急性心膜炎は**表12-7**に示すようにさまざまな原因により起こるが，多くは**ウイルス性，特発性**である．主な原因ウイルスは，**コクサッキーBウイルス，エコーウイルス，アデノウイルス**などである．特発性のなかにはウイルス性が多く含まれる可能性が指摘されている．近年，心臓手術後や悪性腫瘍に対する放射線治療後に生ずるものが増えている．癌の場合は転移性が主で，肺癌，乳癌，悪性リンパ腫，白血病などが多い．

d　症状・身体所見

急性心膜炎で最もよくみられる症状は**発熱**と**胸痛**である．ウイルス性，特発性の典型例は感冒様症状に引き続き，10〜12日後に胸痛で発症する．心膜には機械的・化学的受容体を有する多くの神経が分布しているため，炎症の波及や心囊液の貯留による過進展により胸痛が生じる．胸痛は，**鋭い前胸部痛**が多く，**吸気，咳嗽，体動，臥位で増強し，座位や前屈位で軽**

※ 心外膜炎と心内膜炎を混同しないこと．

表12-7 急性心膜炎の原因

特発性，ウイルス：コクサッキーA，Bウイルス，エコーウイルス，アデノウイルス，インフルエンザウイルス，水痘ウイルス，ムンプスウイルス，B型肝炎ウイルス，伝染性単核球症ウイルス，結核，細菌，真菌，その他の感染症：トキソプラズマ，マイコプラズマなど，心筋梗塞：急性心筋梗塞早期，ドレスラー症候群，尿毒症，悪性腫瘍，放射線，自己免疫疾患：全身性エリテマトーデス，関節リウマチ，強皮症など，その他の炎症性疾患：サルコイドーシス，アミロイドーシス，ベーチェット病，炎症性腸疾患など，薬剤性：ヒドララジン，プロカインアミド，フェニトインなど，心臓手術後，大動脈解離，甲状腺機能低下症，乳び症，医原性，外傷

減する．比較的進行の遅い結核性，腫瘍性，放射線治療後，尿毒症などにともなうものは無痛性のことも少なくない．聴診上，多くの場合，**心膜摩擦音pericardial friction rub**が聞かれる．これは，心外膜に線維素が析出し，壁側心膜と臓側心膜が摩擦することにより生じるもので，急性心膜炎の診断に**最も特異的な所見**である．**胸骨左縁下部**を最強点とする革と革をこすりあわせた際のきしむような**高調性雑音**であり，患者をやや**前屈位**にすると**呼気**で聞こえやすい．典型例では**収縮期，拡張早期，前収縮期の3つの時相**で聞こえ，**機関車様雑音locomotive murmur**と表現される．心嚢液が大量になると心膜摩擦音は消失し，心音は減弱する．

e 検　査

　血液検査では炎症所見がみられる．心筋炎を合併すれば心筋逸脱酵素の上昇を認めるが，その上昇の程度は急性心筋梗塞よりも軽度である．血清ウイルス抗体価の測定は急性期と2週間以上経った寛解期に行い，ウイルス抗体価の4倍以上の変動があれば陽性とする．心電図検査は診断上重要であり，典型例ではaV_R誘導（およびV_1誘導）以外の**ほぼ全誘導で上に凹のST上昇**を認める（図12-6）．冠動脈支配領域に一致しないこと，鏡面変化（ST上昇を呈する誘導の対側に位置する誘導でST低下がみられること）がないことが心筋梗塞との鑑別に重要である．数日後にはST部分は基線の戻り，T波の平低化・陰転化が起こり，数週～数ヵ月するとT波は正常化する．PR低下を認めることも多く，これは心房の外膜の炎症にともなう再分極の異常を示す．心嚢液が大量に貯留すると低電位や電気的交互脈がみられる．心エコー図検査は，**心嚢液貯留の程度と心タンポナーデの合併の確認のため必須**である．断層法により心嚢液をエコーフリースペース**echo free space**（図12-7）として確認できる．心筋炎を合併した場合は左室壁運動の低下を認める．原因が不明な場合，穿刺可能な心嚢液が存在すれば心嚢穿刺を行い，心嚢液の生化学的検査（比重，リバルタ反応，糖，蛋白，LDH，アデノシンデアミナーゼ），細胞診，細菌培養，PCR法により原因を探索する．

f 治　療

　ウイルス性・特発性は通常予後良好であり，1～3週間で治癒する．入院の上，安静とし，**アスピリンや非ステロイド系抗炎症薬**により疼痛と炎症を抑える．ステロイドは非ステロイド系抗炎症薬無効例に考慮されるが，

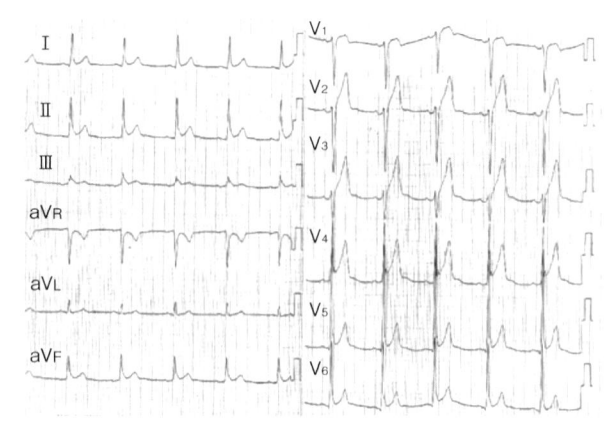

図12-6　急性心膜炎の心電図
広範な誘導でST上昇を認める.

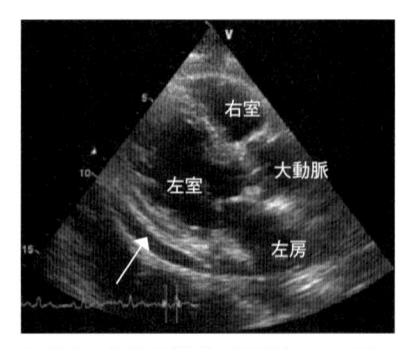

図12-7　急性心膜炎の断層心エコー図
echo free space（矢印）を認める.

ステロイド使用により再発の頻度が増加するため安易に用いるべきではない．再発性，難治性の場合は**コルヒチン**が有効である．非ステロイド系抗炎症薬にコルヒチンを併用すると再発率が減ることが報告されている．中等度以上の心嚢液貯留を認める場合は常に心タンポナーデの発症に注意し，バイタルサイン，心エコー図検査で経過を観察する．心タンポナーデをきたした場合は，緊急に経皮的心嚢穿刺および心嚢液ドレナージを行う．

g　原因疾患別経過・予後

細菌性は肺炎や縦隔炎など隣接臓器からの波及や敗血症などに合併して起こる．感受性，移行性を考慮した抗生物質を十分に投与する．収縮性心膜炎に移行しやすい．結核性の発生頻度は結核の減少とともに減少している．縦隔リンパ節の結核性病変から波及することが多い．心嚢液は血性のことが多く，心嚢液中の**アデノシンデアミナーゼ**が高値を示す．心膜の石灰化をともなう収縮性心膜炎に移行しやすい．

膠原病では，**全身性エリテマトーデス（SLE），強皮症，関節リウマチ**などに合併する頻度が高い．とくにSLEでは20〜40％と頻度が高く，初発症状のこともあるので注意が必要である．SLEによるものはステロイドを使用する．関節リウマチの場合は非ステロイド系抗炎症薬に比較的よく反応する．

急性心筋梗塞早期の心膜炎は貫壁性心筋梗塞に引き続き発症することが多く，傷害を受けた心筋からの心膜への炎症の波及と考えられる．アスピリンやアセトアミノフェンを用いる．急性心筋梗塞後1週間〜数ヵ月で発症するものは**ドレスラー Dressler症候群**と呼ばれ，自己免疫学的機序が考えられ，非ステロイド系抗炎症薬やステロイドが有効である．心臓手術後のもの（心膜切開後症候群）も同様の機序によると考えられている．

甲状腺機能低下症によるものは比較的大量の心嚢液が貯留するが，心タンポナーデになることはまれであり，甲状腺ホルモンの補充により軽快する．

尿毒症によるものは透析により軽快する．

> **simple point　急性心膜炎**
> - 心膜の急性炎症
> - 多くはウイルス性，特発性
> - 発熱と胸痛が主症状
> - 心膜摩擦音は特異的
> - 心電図でaV$_R$（およびV$_1$）誘導以外の全誘導にST上昇（上に凹）
> - 心エコー図でecho free space
> - ウイルス性，特発性はアスピリンや非ステロイド系抗炎症薬

F　収縮性心膜炎　constrictive pericarditis

a　概念・定義

　慢性炎症により，心膜が線維性肥厚，癒着し，心臓の拡張不全をきたす**疾患**である．心膜の石灰化のあるものとないものとがある．急性心膜炎の遷延化や治癒過程で生じるが，急性心膜炎の既往は明らかでないことが少なくない．以前多かった結核性は近年著減しており，心臓手術後や放射線治療後の症例が増えている．

b　病態生理

　硬くなった心膜により心室の伸展性が障害される．拡張期に右房から右室への血液の流入する際に右心室の進展が硬い心膜により制限されるため，静脈圧は上昇し，心拍出量は低下する．心室の伸展制限は左室にも生じるが，右室からの拍出量が低下しているため，肺うっ血をきたすことは多くない．

c　症状・身体所見

　症状は静脈圧上昇による**全身のうっ血症状**と拡張障害による**労作時呼吸困難**である．病状が進むと肺うっ血による労作時呼吸困難，咳嗽，起座呼吸を生じる．身体所見では，頸静脈怒張，うっ血肝による肝腫大，浮腫，腹水などの**右心不全徴候**が重要である．頸静脈の怒張が吸気時に増強することがあり，**クスマウルKussmaul徴候**と呼ばれる．これは，吸気時に胸腔内が陰圧になっても硬い心膜のために圧の変動が右心系に伝わらず，吸気時の右室充満の増加が起こらないのに対して，胸腔内の静脈系の血液は

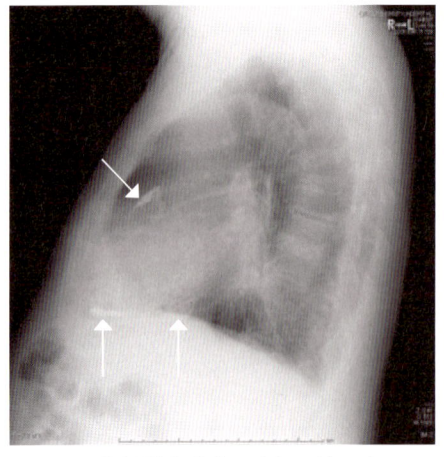

図12-8　収縮性心膜炎の胸部X線写真
心膜に石灰沈着（矢印）を認める．

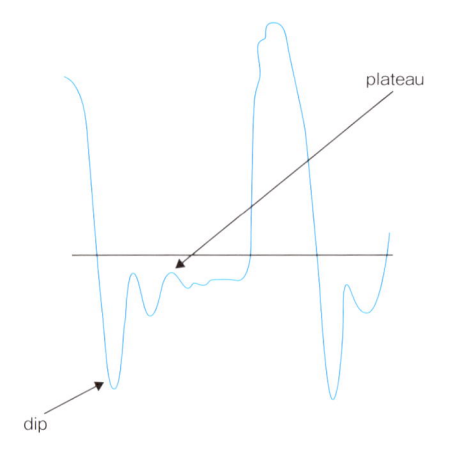

図12-9　収縮性心膜炎の右室心内圧曲線
dip and plateauを認める．

増加するために生じる．肝腫大は早期に現れることが多い．聴診所見としては，**心膜ノック音**が重要である．これは，柔軟性の失われた心膜により心室の急速充満が急停止することで発生する**拡張早期過剰心音**であり，Ⅱ音の後に聞かれる．

d　検　査

静脈圧の上昇にともないリンパのうっ滞が起こり，消化管からの蛋白漏出から低蛋白血症をきたすことがある（**蛋白漏出性胃腸症**）．胸部X線画像上，**心膜石灰化**（**図12-8**）が認められることがある．心膜石灰化は**側面像**で認めやすい．房室間溝や右室前面から横隔面に認められることが多い．心膜石灰化を認める場合は結核性を疑う．心エコー図では，肥厚した心膜が描出される．**吸気時の心室中隔奇異性運動**（拡張早期に心室中隔が後方運動を示す）も重要な所見である．これは，硬い心膜により拡張が制限された右室に吸気により増加した静脈血が流入し，右室容積が増加した結果，心室中隔が左室側に圧迫されることにより生じる．**心膜の肥厚の診断には CTやMRI**が有用である．心膜の厚さが**2mm以上**であれば異常である．心膜の肥厚は局所的あるいはびまん性のどちらも呈しうる．CTやMRIで心膜に異常を認めない場合は本症を否定できる．心臓カテーテル検査は診断に重要である．心臓の充満障害が左右両室に起こるため**4心腔の拡張期圧は上昇**，かつ，**等圧**に近づき，**両心室拡張期波形はdip and plateau**（硬い心膜のため右房から右室への拡張期血液流入が拡張早期にほぼ終了するために起こる現象）を呈する（**図12-9**）．

e　治　療

軽症例では安静，塩分制限，利尿薬を中心にした内科的治療により症状が改善する．唯一の根治治療は**心膜切除術pericardiectomy**である．手術により85%で症状が改善する．重症化するほど手術は困難になるため早

期の手術が望ましいが，周術期の死亡率が5〜10%と低くないことからその適応は十分に検討すべきである．

> **simple point　収縮性心膜炎**
> - 心膜の線維性肥厚や癒着による心臓の拡張不全
> - 全身のうっ血症状と拡張障害による労作時呼吸困難
> - 右心不全徴候，クスマウルKussmaul徴候，心膜ノック音
> - 4心腔の拡張期圧の上昇，かつ，等圧化
> - 両心室拡張期圧波形でdip and plateau
> - 外科的心膜切除術

G　心嚢液貯留と心タンポナーデ

1　心嚢液貯留　pericardial effusion

心嚢液は正常でも15〜50mLほど存在するが，それを超えて心嚢液が貯留した状態をいう．心嚢液貯留による症状には，左側胸部の持続する鈍痛，隣接臓器への圧迫症状（食道圧迫による嚥下困難，肺圧迫による呼吸困難，反回神経圧迫による嗄声，横隔膜神経圧迫によるしゃっくり），心タンポナーデ症状などがある．大量の心嚢液が貯留すれば心音は減弱する．心嚢液が200〜250mL以上になると胸部X線で心拡大を認める．大量の心嚢液が貯留した場合は**水瓶様**を示す．心電図では，大量の心嚢液が貯留した場合は**低電位**（QRSの高さが肢誘導で**0.5mV未満**，胸部誘導で**1mV未満**）となる．この場合，QRSの高さが1拍ごとに変化する**電気的交互脈electrical alternans**を認めることがあり，これは心嚢液が貯留した心膜腔を心臓が振り子様に動くことにより生じる．心嚢液をみるのに最も有用な検査は心エコー図検査である．CTやMRIでは心嚢液の貯留（**図12-10**）以外に心膜の肥厚の有無が確認できる．

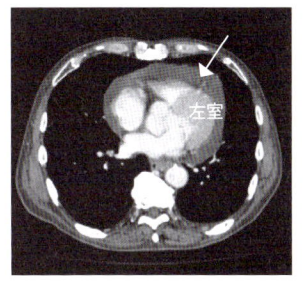

図12-10　心嚢液貯留の胸部CT
心臓の周囲（矢印）に心嚢液を認める．

2　心タンポナーデ　cardiac tamponade

a　概念・定義

心嚢液の貯留により，心嚢内圧が上昇し，静脈還流が障害され，その結果，心室充満ならびに心拍出量が低下した状態をいう．心嚢液が貯留する疾患すべてが原因（各種心膜炎，急性心筋梗塞後の心破裂，上行大動脈解離，

外傷，医原性など）となりうる．

b 病態生理

正常の心嚢内圧は胸腔内圧とほぼ等しく，呼吸により−4mmHgから+4mmHgの間を変動している．心嚢液により閉鎖腔である心嚢の内圧が上昇し，心房，心室が圧迫され，それらの拡張が制限される．まず拡張早期血流が制限される．さらに心嚢液が増加すると静脈還流量が著明に減少する．その結果，心腔が虚脱し，心拍出量・血圧が低下し，ついにはショックとなる．心タンポナーデが発生には，①**心嚢液の量**，②**心嚢液の貯留速度**，③**心膜の伸展性**が関与する．比較的少量の心嚢液でも貯留速度が速い場合や心膜の伸展性が悪い場合は心タンポナーデをきたすことがある．逆に，緩徐に貯留した場合は1Lを超える心嚢液でも心タンポナーデをきたさないことがある．

c 症状・身体所見

身体所見としては，**ベックBeckの3徴，①静脈圧上昇，②血圧低下，③心音微弱**（心嚢液により心音の伝達が低下するため）と**奇脈paradoxical pulse**が重要である．**奇脈とは，吸気時に収縮期血圧が10mmHg以上低下する現象**である．これは，吸気による静脈還流量増加の結果，容積が増大した右室が左室を圧排し左室拍出量が低下するためである．頻脈，頻呼吸を認めることが多い．収縮性心膜炎でみられるクスマウルKussmaul徴候（吸気時の頸静脈の怒張）は心タンポナーデでは通常みられない．

> 正常でも吸気時の胸腔内陰圧により肺血管床に血液がプールされるため収縮期血圧の低下がみられるが，その程度は10mmHg未満である．奇脈は生理的な反応が誇張されたものである．

d 検　査

心電図では洞性頻脈を呈することが多く，その他の所見としては**低電位差**や**電気的交互脈**がある．**心エコー図検査**は心タンポナーデの診断に**必須**である．断層法により心嚢液を**エコーフリースペースecho free space**として確認できる．**右室の拡張早期虚脱**は心タンポナーデに特徴的であり，これは心嚢圧が右室拡張期圧を上回ることにより生じる（右室圧は拡張早期が最も低いので，高くなった心嚢圧の影響を受けやすい）．心臓の振り子様運動も観察できる．ドプラ法では，吸気時に右心系（三尖弁流入，右室流出）血流速度増大と左心系（僧帽弁流入，左室流出）血流速度低下を認める．

e 治　療

血行動態が不安定であれば，**直ちに心嚢穿刺**を行い，心嚢液を排除する．心窩部アプローチ，肋間アプローチ，心尖部アプローチがある．断層心エコー図法により最も穿刺しやすい部位（拡張期にも1cm以上の心嚢液貯留を認め，穿刺経路に肺・肝などの臓器がない）を決定し，患者を半座位にして行う．合併症は，冠状動脈や心筋の損傷，気胸，不整脈，感染，出血などである．心筋梗塞後心破裂や大動脈解離の場合は心嚢穿刺のみでは改

善しないことが多く，緊急開胸手術を行う．

> **simple point　心タンポナーデ**
> - 心囊液の貯留により心囊内圧が上昇し，静脈圧の上昇，心拍出量の低下が生じた状態
> - Beckの3徴と奇脈
> - 心エコー図でエコーフリースペースと右室の拡張早期虚脱
> - 直ちに心囊穿刺

13章 心臓弁膜症

総 論

1 概念・定義

心臓弁膜には，血流順に列挙すると，三尖弁，肺動脈弁，僧帽弁，大動脈弁の4つが存在し，これらのいずれか，あるいは複数弁の機能が不良となり，心臓自体に負荷，ひいては全身血行動態に異常をきたす病態が心臓弁膜症である．このうち，肺動脈弁疾患については，先天性心疾患の章に委ね，本章では，大動脈弁，僧帽弁，三尖弁における後天性弁膜症について解説する（**第1章 図1-8 参照**）．

2 病 因

かつては，**リウマチ性弁膜症**（溶連菌感染後のリウマチ熱が起因）が弁膜症の原因の第一位であったが，近年わが国を含め先進国では，リウマチ性が減少し，高齢化にともなう**退行変性**，動脈硬化性，感染性，先天性異常などが主病因となっている．

simple point
- 弁膜症の原因．過去：リウマチ性→近年：退行・変性・動脈硬化性への移行

3 病態生理

大別すると，弁が肥厚，硬化し弁口面積が小さくなり，通過する血流が減少する狭窄症と，弁が破綻，離解して逆流が生じてしまう閉鎖不全症の2つが存在する．両病態をあわせもつ，狭窄兼閉鎖不全症の病態も少なからず認められる．

一般的には，弁狭窄症が生じると，その弁の前後で圧較差が生じ，弁手前の心筋に**圧負荷**（主として心筋肥大）が生じる．また逆流が生じると，その弁前後での慢性的な血流量の増加が生じ，弁前後の心腔がともに**容量負荷**で拡大が生じることが多い（**図13-1**）．一般的に「心肥大」とは，心筋そのものの厚みが増して心臓全体が大きくなることで，通常は心室で使用されることが多い．「心拡大」は，心内腔が大きくなることで，心房では圧負荷でも容量負荷でも，心房筋が厚くなるよりは拡大することがほとんどである．左室内腔が拡大しているときは，かなり左心不全が進行して

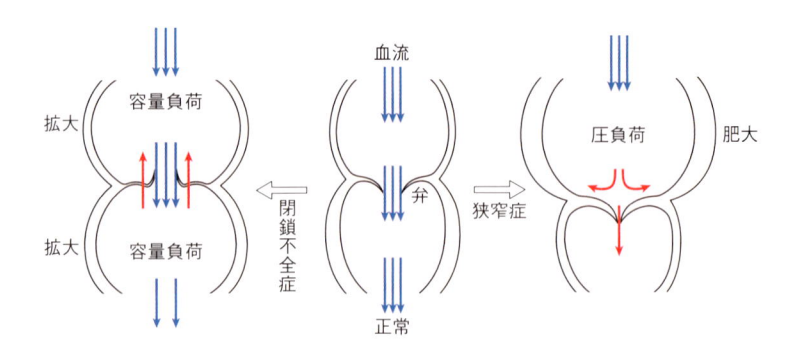

図13-1 病態生理
狭窄症（図右側）では，狭窄弁の手前の部屋が壁肥厚と拡大．閉鎖不全症（図左側）では，弁の前後で容量負荷による内腔拡大が特徴的．

いる可能性もありうる．胸部X線画像における，いわゆる「心陰影の拡大」は心肥大も心拡大も含まれているので，使い方に注意を要する．

4 症　状

慢性的に進行する一般的な弁膜症では，初期のころは心臓そのものが代償的にポンプ機能を亢進させるため，症状はあまりない．しかし，数年の経過のうちに，心機能そのものが低下してくると，一般的には動悸，息切れ，労作時呼吸困難，易疲労感，むくみ，などの心不全症状や，弁膜症の種類によって特異的な症状が出現してくる．

突然発症するタイプの弁膜症，もしくは慢性期の急性増悪では，呼吸困難，咳嗽，水様喀痰，起座呼吸などの，急性心不全の症状が出現する．

5 診断・検査

弁膜症の種類によって，身体所見はさまざまである．聴診所見では，それぞれの弁膜症に応じて，特徴的な心雑音が聴取されるため，(最強点部位，収縮期か拡張期の区別，雑音の高さなど)聴診だけである程度，弁膜症の種類まで推定できることが多い．ただし，雑音の大きさと病態の程度は，必ずしも一致しない．

胸部X線画像では心陰影の拡大や胸水貯留，心電図では左室肥大所見や心房細動などが観察されることが多いがこれらは非特異的である．

心エコーは，弁膜症確定診断のための強力なツールであり，欠かせない検査である．経胸壁心エコーだけでも，診断確定することが可能であるが，経食道心エコーにより更に詳細な検討が可能となる（図13-2）．

心カテーテル検査では，心腔内造影で逆流の有無が明らかになり，また内圧測定により，弁前後の圧較差の検知，重症度の判定に役立つ．

6 治　療

初期治療として，保存的治療（水分制限や，強心薬，利尿薬の投与）で

弁膜症の手術治療においても，低侵襲化技術が進歩しつつあり，近年では，小切開開胸で行うMICS手術 minimum invasive cardiac surgeryで行われるケースが増えつつある．全例に施行できる段階ではないが，適切な適応選択により，患者への負担が軽減される．またカテーテル操作だけで行われる弁置換術（TAVR or TAVI, trans catheter aortic valve replacement, or implantation）が，欧米ではすでに多数施行されており，わが国でも実用段階に入っている．大動脈弁に対して，カテーテルによって，ステント弁といわれるデバイスを置いてくる手技であり，人工心肺装置を必要としないことで，大きな低侵襲化をはかることができる．将来的には症例数増加が見込まれる．

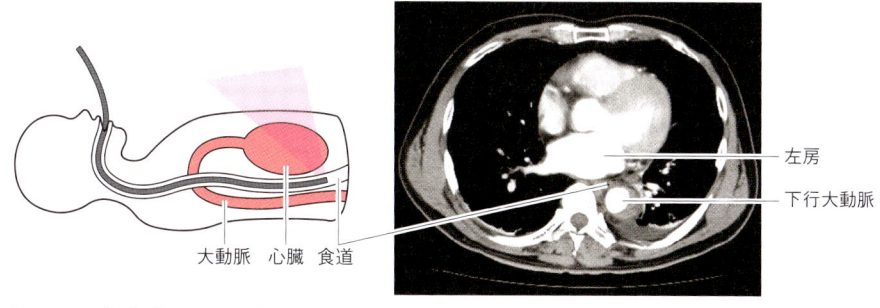

図 13-2　経食道エコーの概要
食道は，左房のすぐ後方，下行大動脈のすぐ前方を走行する．左房に接しているので，心内腔をきわめて明瞭に描出することが可能（図 8-54 参照）．

ある程度経過観察されることが多いが，何らかの症状が出現すれば，基本的には手術の適応と考えられる．最近では，症状がなくても，検査結果である一定以上の異常所見が得られれば，手術適応とされることが多い．これは保存加療中に慢性期に移行し，心機能が低下してからの手術加療は手術成績も悪化するからである．

弁手術は大きく大別すると，自己弁を修理して温存する弁形成術か，自己弁を完全に切除して人工弁を植込む弁置換術に分けられる．詳細については各論にて記述する．

7　予　後

症状があまりなく，軽症の場合は，そのまま経過してゆくこともあるが，症状が増強する場合や心不全にいたった場合は，手術をしない限り，予後不良となる．

8　人工弁

弁置換術の際に使用されるもので，機械弁（金属弁）と生体弁に大別される（**図 13-3**）．それぞれに一長一短があるので，症例に応じて選択される．

一般的に機械弁は，弁尖がパイロライトカーボンという材質が主体で耐久性がある．しかし血栓形成傾向が強く，生涯を通じてワルファリンによる**抗凝固療法**を必要とする．抗凝固薬が効き過ぎれば，出血性疾患の危険性が出現する一方，無効状態が続くと，弁血栓による弁不全，もしくは脳梗塞をはじめとする塞栓症を発症する危険性があり，毎月の血液検査で適正量を維持して行く必要性がある．最近では，頻回の血液検査を要さない，ワルファリン以外の抗凝固薬も開発されており，また機械弁自体も優れた抗血栓性の弁が開発されつつあるが，いずれもワルファリン未使用での安全性が確立されてはいない．

これに対して生体弁は，繊維布で覆われた金属枠組み（ステント）構造内に，加工したウシ心膜やブタ弁膜を，あたかもヒトの弁膜構造のように縫着したもので，機械弁と異なり，弁膜部分が生体膜となる．また近年ではフレームのないステントレス弁という生体弁も開発されている．抗凝固

a. 機械弁　　　　　　　　　b. 生体弁

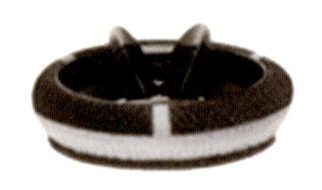

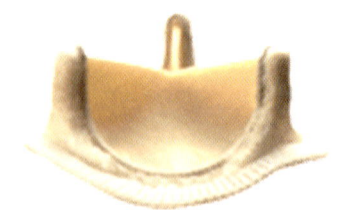

図13-3　人工弁の種類
ともに周囲部は，金属の枠組みが布線維で覆われている構造．中央部分の弁尖の材質が，両者では異なっている．

療法は基本的には不要で，術後のQOLは非常によい．しかしながら，耐久性に限界があり，10年から15年のうちに弁膜は劣化し，最終的には再手術を要することになる．個人差，年齢差があり，高齢者では比較的長期間，不具合が生じないとされるが，若年者では非常に短期間に弁膜が劣化することもある．

各　論

A　大動脈弁狭窄症（AS）

AS：aortic stenosis

1　病　因

病因としては以下にあげたものが3大原因である．
1. 動脈硬化性もしくは退行変性（高齢者に多い）
2. 先天性の二尖弁
3. リウマチ性

2　病態・症状

大動脈弁が硬化し，弁輪から弁尖までの全体もしくは一部に，石灰化病変をともなう．左室から大動脈に拍出する際に圧較差が生じ，左室は慢性的な圧負荷状態となり，左室心筋は肥大する．一般的な心不全症状のほか，進行すると胸痛，意識消失発作や突然死をきたすおそれのある弁膜症である．

ほかの弁膜症では，浮腫や，呼吸器症状を主体とした症状が主であるが，大動脈弁狭窄症には，それに加えて胸痛や突然死などを発症することがある．症状が出現した重度大動脈弁狭窄症の5年生存率はきわめて不良であり，早急に手術を要することが多い．

3　診断・検査所見

聴診では，胸骨右縁第2〜3肋間を最強点とする収縮期駆出雑音と，II音の奇異性分裂が特徴的とされている．
心エコーでは，大動脈弁の肥厚と，可動性の低下，石灰化所見，左室肥

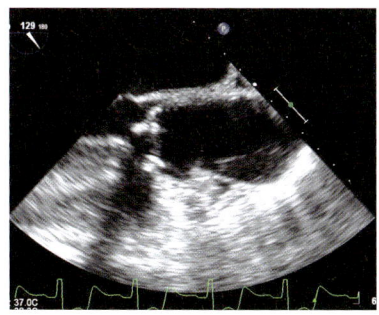

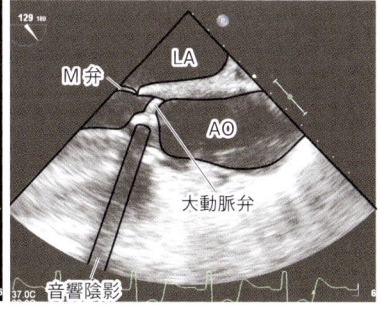

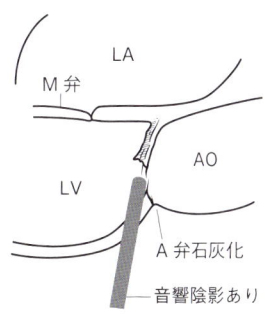

図13-4　大動脈弁狭窄症エコー
中央やや左の高輝度の構造物が，石灰化狭窄した大動脈弁．石灰化のために，音響陰影（アコースティックシャドウ）をひいている．

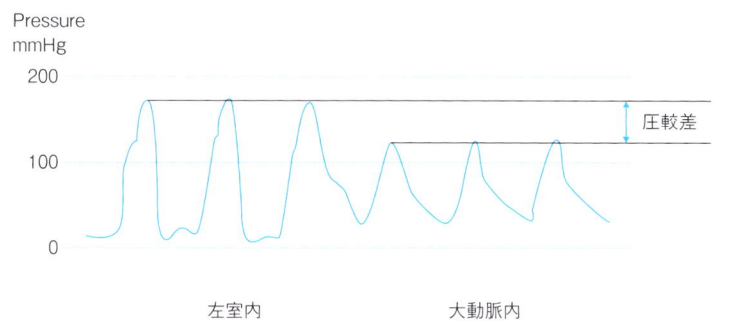

図13-5　大動脈弁狭窄圧引き抜き曲線
左室内の収縮期圧が約180mmHg，大動脈内の収縮期圧が約120mmHg，その差約60mmHgが，このケースの大動脈－左室圧較差となる．

大を認め，ドプラエコーで，**大動脈－左室圧較差**（正常では0mmHg，重症例は50mmHg以上となる）の増大を認める（**図13-4**）．

心カテーテル検査では，透視下で心拍動に同期して動く大動脈弁位の石灰化が認められ，左室内圧と大動脈圧を直接測定することによって圧較差が確認される（**図13-5**）．

4　治　療

症状のない時期には薬物療法のみで経過観察されることがあるが，症候性の大動脈弁狭窄症の治療原則は，大動脈弁置換術である（**表13-1**）．弁置換術では人工弁が植込まれるが，機械弁か生体弁かの選択については総論で述べた通りである．

超高齢やハイリスクの患者においては，バルーンによる弁切開術なども選択肢としてあげられ，近年欧米では経カテーテル的に大動脈弁を留置する新型のデバイス（TAVR，TAVI など）も，すでに頻用されつつある．しかしながら，これらの手技は，脳梗塞の発症などを含め手技そのもののリスクもかなり高いため，高齢者などでも比較的安全に行える大動脈弁置換術が，どうしても施行できない症例に限って選択されるべきかもしれない．

表13-1　AS手術推奨条件

1．症状のある中等度以上のAS
2．CABGや大動脈，他弁手術を行う中等度以上のAS
3．無症候性でも，大動脈圧格差60mmHg以上，または弁口面積0.6cm²以下，あるいは左室機能低下症例など

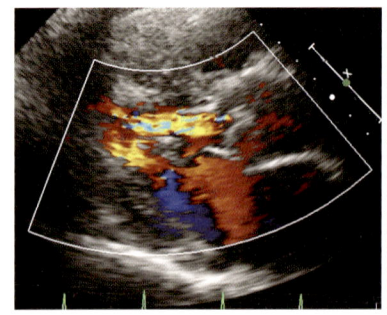

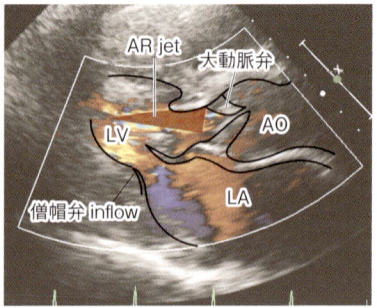

図13-6　大動脈弁逆流エコーカラー
黄色が主成分のカラーモザイクが2条認められるが，図上方の1条が，大動脈弁逆流を示す．

AR：aortic regurgitation

B　大動脈弁閉鎖不全症（AR）

1　病因

病因としては以下にあげたものなどが主要原因である．大動脈弁狭窄症と合併して生じることも多い．
1. 高齢者に多い動脈硬化性もしくは退行変性
2. 大動脈弁輪拡大
3. リウマチ性

2　病態・症状

左室から大動脈に拍出した血流が，拡張期に左室に逆流してしまう病態である．慢性的に左室容量負荷状態となり，左室内腔は拡大する．狭窄症に比較して心筋肥大は軽度であることが多い．狭窄症に比較すると症状はかなり重症になるまで出現しにくいが最終的には一般的な心不全症状を呈する．また，大動脈解離にともなう急性発症の大動脈弁閉鎖不全症の場合は，急激な急性心不全の症状を呈する．

3　診断・検査所見

聴診では，胸骨左縁第3～4肋間を最強点とする拡張期逆流性雑音とⅡ音の減弱（Ⅱ音が聞こえにくくなる）が特徴的とされている．

脈は速脈，大脈となり，**拡張期血圧の低下，上肢＜下肢の血圧差（ヒル Hill 徴候）**などの所見を認める．

心エコーでは，ドプラにて，大動脈から左室への逆流が認められる．左室内腔は拡大傾向を認めることが多い（**図13-6**）．

心カテーテル検査では，大動脈での造影検査で，左室が造影され，セラーズ Sellers 分類で重症度が分類される（**図13-7**）．

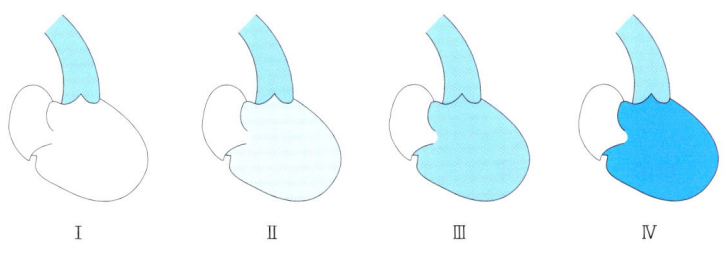

- 大動脈造影による大動脈弁逆流の程度.
- Ⅰ度：逆流によるジェットがみられるが,左室全体は造影されない.
- Ⅱ度：左室全体が造影されるが,大動脈より薄い.
- Ⅲ度：左室全体が造影され,大動脈と同濃度.
- Ⅳ度：左室が大動脈より濃く造影される.

図13-7 大動脈弁逆流セラーズ分類

4 治療（表13-2）

狭窄症と同様，症状のない時期には薬物療法で経過観察されることが多いが，症候性の大動脈弁閉鎖不全症の治療原則は，やはり大動脈弁置換術である（**表13-2**）．若年者で,弁尖性状が良好な場合は,自己弁を温存する,弁形成術が施行されることもあるが,逆流の残存や,遠隔期の再発などの問題もあり,適応は限定される.

表13-2 AR手術推奨条件

1.	症状（胸痛や心不全）のあるAR
2.	CABGや大動脈,他弁手術を行う中等度以上のAS
3.	無症候性でも,左室機能低下と左室拡大症例
4.	感染性心内膜炎や大動脈解離,外傷などによる急性AR

simple point
狭窄症は圧負荷と心肥大，閉鎖不全症は容量負荷と心拡大

C 僧帽弁狭窄症（MS）

MS：mitral stenosis

1 病因

弁膜症の原因の多くが退行変性となった近年，僧帽弁狭窄症だけは，その病因の大半がいまだ**リウマチ性**である．その他，加齢，動脈硬化性などがあげられる

2 病態・症状

僧帽弁が肥厚，硬化し，左房から左室への血流が障害されるため，左房に強い負荷がかかり，左房拡大をきたす．ひいては，肺うっ血，さらに進行すると，右心系にまで負荷がかかった状態となる（肺動脈圧上昇，右室拡大，三尖弁閉鎖不全症など）．心房の拡大にともない心房細動を発症することが多い．

肺うっ血にともない，息切れ，易疲労感，湿性咳嗽，動悸などが主な症状であり，右心負荷にいたると，静脈怒張，全身性の浮腫などの症状も出現する．

3 診断・検査所見

聴診では，Ⅰ音の増強とopening snap，拡張期低調性の雑音（拡張期ランブル）を聴取する．

胸部X線画像では，左房拡大にともなう左第3弓の拡大，肺血管陰影の増強が認められる．

心エコーにて，左房の拡大，僧帽弁の肥厚とドーミング，Mモードにおける僧帽弁DDRの低下と僧帽弁多重エコーが特徴的である．ドップラーエコーでは，僧帽弁弁口面積の低下が計測される．（正常では4〜6cm^2，中等症で2cm^2，重症では1cm^{2}以下）（図13-8，13-9）

心カテーテル検査では，肺動脈楔入圧（＝左房圧）の上昇，肺動脈圧の上昇を認める．

4 治　療（表13-3）

放置すれば自然予後は不良である．他の弁膜症と同様，薬物加療で心不全コントロールがつかないものは，機械的な治療法が必要となる（表13-3）．一般的に，成人で弁口面積が1.5cm^{2}より狭小化したものは手術絶対適応となる．バルーンカテーテルにて，癒合した交連部を，いわゆる"引き裂く"経皮的僧帽弁形成術（PTMC）は，開胸手術を要しない治療法であるが，閉鎖不全症や脳梗塞の発症，再発の問題などもある．手術加療では，癒合した交連部を切開して自己弁を温存する僧帽弁交連切開術が試みられることがあるが，有効な開存が得られなければ人工弁置換術が必要となる（図13-10）．

表13-3　MS手術推奨条件

1. NYHA Ⅱ度以上の症状のあるMS
2. Afの出現
3. 血栓塞栓症状
4. 他弁手術，CABGを要する，中等度以上のMS

左房の顕著な拡大，さらには右心系の拡大を最もきたしやすく，心房細動を併発しやすい．症状がなくても，心房細動を併発した時点で手術適応となる．

MR：mitral regurgitation

D 僧帽弁閉鎖不全症 MR，僧帽弁逸脱症 mitral prolapse

1 病　因

僧帽弁狭窄症と異なり，病因は多彩で，弁そのものだけでなく，弁下組織（腱索，乳頭筋，弁輪）の異常で僧帽弁に逆流が生じる疾患である．大動脈弁閉鎖不全症と同様，退行変性が最も多いとされているが，僧帽弁の場合，弁尖そのものの変性だけではなく，むしろ腱索の断裂や伸展も原因となる．収縮期に僧帽弁弁尖が左房方向に逸脱する疾患を僧帽弁逸脱といい，僧帽弁逆流が生じていない場合は，僧帽弁閉鎖不全症とは別項目で扱われていることが多いが，本章では，同項目で扱うことにする．腱索断裂はほかにも，感染性心内膜炎（細菌感染），心筋梗塞（乳頭筋断裂），機械

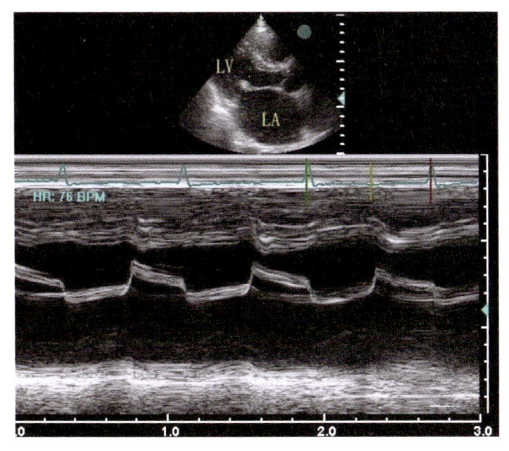

図13-8 僧帽弁狭窄症Mモード
僧坊弁前尖の多重エコーとDDRの低下，二峰性消失，LAの拡大を認める（p.132 コラム参照）．

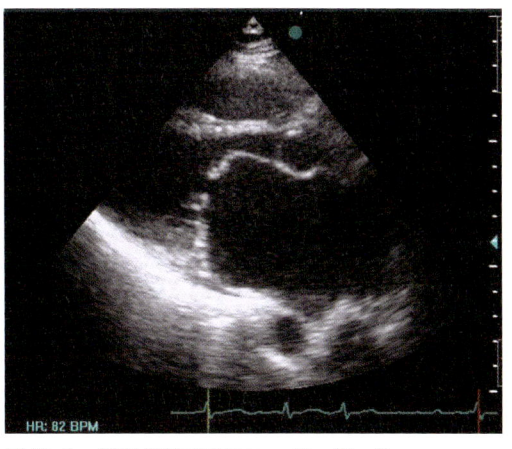

図13-9 僧帽弁狭窄症エコードーミング
前尖のドーミング，LAの拡大を認める．

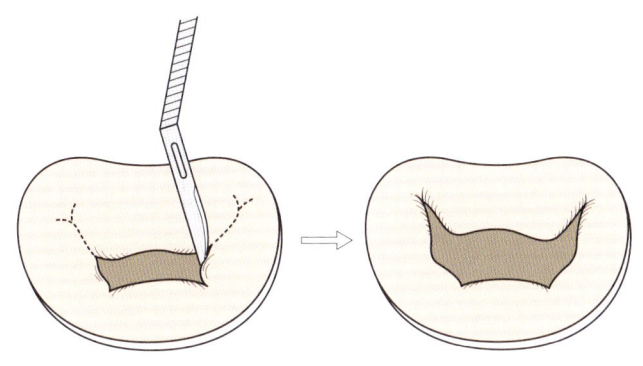

図13-10 僧帽弁交連切開術
癒合した交連部位をメスで切開し僧帽弁口を広げる．比較的単純であるが，遠隔期に癒合して再狭窄を生じる場合も多い．弁尖性状が悪い場合は，弁置換術が必要．

的圧力（外傷）などでも発症する．虚血性心筋症などで左室が拡大した病態では，弁輪拡大と同時に，腱索が左室長軸方向に牽引された（**tethering**）結果生じる逆流も近年，増加してきている．

2 病態・症状

収縮期に左室から左房に向かっての血液が逆流し，左房，左室の双方に容量負荷が生じる．慢性期には左房が拡大し，心房細動が併発することも多い．発症時に逆流が少ない場合は，左室代償機能のため症状はあまりない．徐々に逆流が増大してくると，労作時息切れ，動悸，易疲労感などが初発症状として出現してくる．

多数の腱索が一度に突然断裂した場合は，急性心不全の状態となり，重度の呼吸困難，起座呼吸などが急激に発症する．

3 診断・検査所見

聴診では，心尖部で最強点を呈する，収縮期逆流雑音（全収縮期雑音）

が特徴的である．僧帽弁逸脱症では収縮中期クリックが特徴的とされる．

胸部X線画像では，左室，左房が両方とも拡大し，左第3弓，第4弓が突出する．

心エコーでは，弁尖が逸脱している場合は，断層エコー法で，左房側に逸脱した弁尖が明らかに認められ，ドプラエコー法で，左房方向への逆流が明らかに認められる（図13-11）．

心カテーテル検査では，左室造影において，左室から左房への逆流が確認され（図13-12c），セラーズ分類（図13-12a）で重症度が分類される（図13-12）．

4 治 療

初期のころは，利尿薬や降圧加療により，心不全コントロールをはかるが，症状が出現した場合，あるいは，無症状でもセラーズ分類3度以上の場合は，手術加療を必要とする．

手術は，最近では多くの場合，**自己弁温存の弁形成術**が施行されることが多い．逆流の形態によって修復の手技はさまざまであるが，代表的な手術手技として，弁輪縫縮術，人工腱索再建，弁部分切除再建，などの手技があり，単一，もしくは複数の手技を組み合わせて逆流防止がはかられる（図13-13）．逆流機転が複雑なケースでは，再建の成功率が術者の熟練度にも左右される．自己弁が温存できない場合は，人工弁置換術が施行される．

> **simple point**
>
> セラーズ分類は，大動脈弁逆流では大動脈造影，僧帽弁逆流では左室造影での所見である

TR : tricuspid regurgitation

E 三尖弁閉鎖不全症（TR）

1 病 因

右心系の弁である三尖弁は，先述の大動脈弁，僧帽弁と比較すると，その病因や治療指針には大きな相違がある．

三尖弁閉鎖不全症は，左心系弁膜症，とくに僧帽弁疾患に続発する二次性のものがほとんどであり，肺動脈圧の上昇と，右室，三尖弁輪拡大が大きな原因となっている．先天的な異常以外で単独の三尖弁逆流は，きわめてまれといっても過言ではない．

2 病態・症状

右室から右房への逆流により，右室，右房ともに容量負荷がかかり拡大

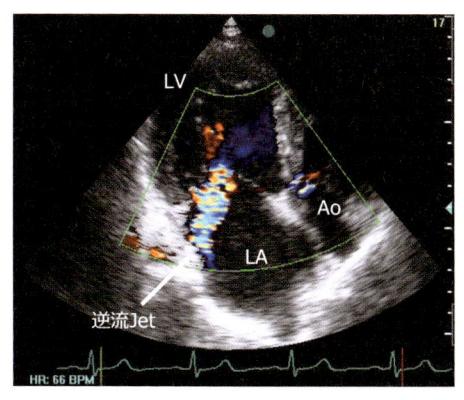

図 13-11　僧帽弁逆流

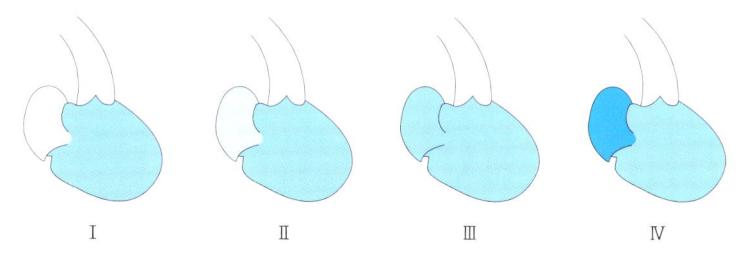

a. 左室造影による僧帽弁逆流の程度（セラーズ分類）
- I度：逆流によるジェットが見られるが，左房全体は造影されない．
- II度：左房全体が造影されるが，左室より薄い．
- III度：左房全体が造影され，左室と同濃度．
- IV度：左房が左室より濃く造影される．

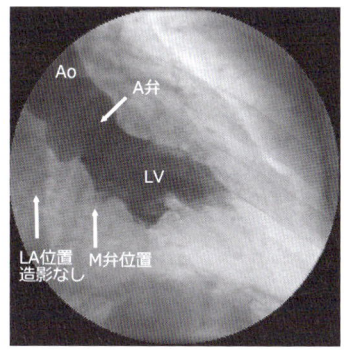

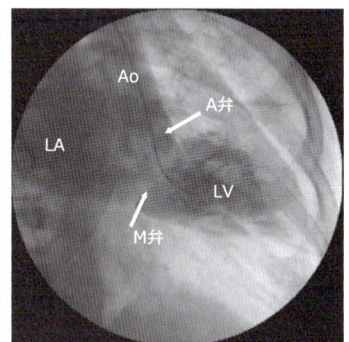

b. 正常　　　　c. 僧帽弁閉鎖不全症

図 13-12　左室造影
b, c ともに左室内までカテーテルを挿入して造影剤を注入している．c では，画面左側に大きな左房の造影が認められる．

するが，初期のころに三尖弁逆流だけから症状が出現することはあまりない．

　右房拡大，中心静脈圧上昇がかなり進行してくると，頸部静脈の怒張，うっ血肝，全身浮腫などの徴候が出現する．

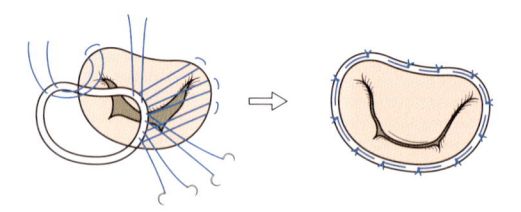

a. 弁輪縫縮術

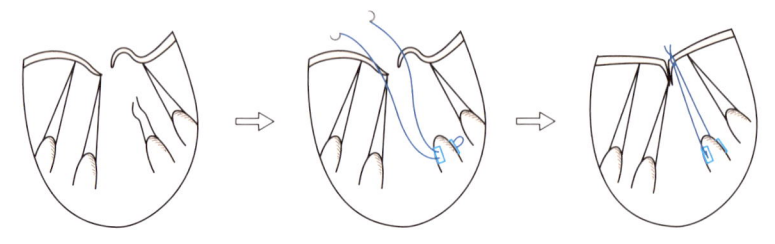

b. 人工腱索再建法

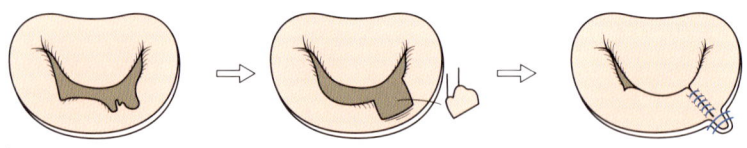

c. 弁部分の切除再建

図13-13 僧帽弁形成術
a. 弁輪縫縮術：僧帽弁輪に全周性に糸をかけてゆき，適正なサイズの人工弁リングを縫着する．弁輪より小さいサイズのリングを選択すれば，その分僧帽弁輪は縫縮される．
b. 人工腱索再建法：切れた僧帽弁腱索の代わりに，縫合糸で弁尖と乳頭筋を縫合連結する．
c. 弁切除縫合：余剰な弁尖部位のみを切除し，縫合して修復．
a，b，cを組み合わせて行うことが多い．

3 診断・検査所見

心エコー，ドプラ法で逆流が確認される（**図13-14**）．通常，右室と右房の拡大を認める．心カテーテル法による右室造影では，右室に入れたカテーテルそのものが逆流の原因となってしまうため，正確な評価が困難である．

simple point

単独三尖弁逆流はまれ．僧帽弁，もしくは大動脈弁の弁膜症の併発がほとんどである

4 治療

他弁疾患（とくに僧帽弁）に続発することがほとんどであるため，それを手術する際に同時に手術を施行することが多い．この場合，逆流の程度が小さくても，放置すれば将来，重症度を増してくることが多いため，同時に手術を施行することが多い．手術はほとんどの場合，三尖弁輪縫縮術が行われる．弁置換術を要することはまれであるが，これを必要とする場

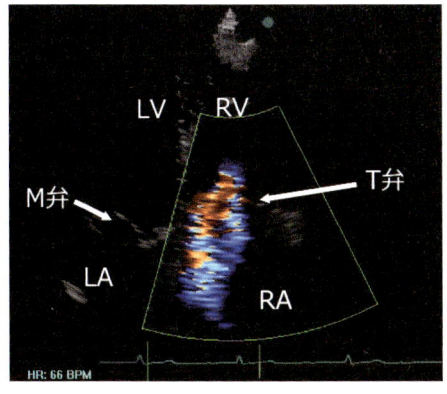

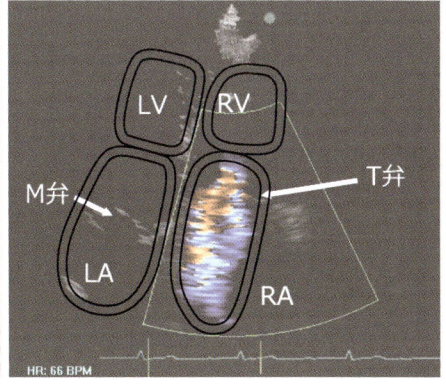

図13-14 三尖弁逆流エコーカラー
右室(RV)から，RA(右房)方向への逆流Jet(青色)を認める．

合は，長期予後は若干不良である．

F 連合弁膜症

　これまで，個々の弁膜疾患について述べてきたが，いくつかの弁膜症が同時に存在することも多く，連合弁膜症と総称される．たとえば大動脈弁狭窄症と僧帽弁狭窄症，さらには三尖弁閉鎖不全症も合併したものや，大動脈弁狭窄症に僧帽弁閉鎖不全症が合併したものなどが代表例である．大動脈弁や僧帽弁においては，狭窄症兼閉鎖不全症という病態にもしばしば遭遇するため，その組み合わせと病態は多彩である．

　治療の原則は，個々の弁膜症と同様で，NYHA分類でⅢ～Ⅳ度の症状を有するものは手術絶対適応となる．またNYHA Ⅱ度でも内科治療にかかわらず，臨床症状の悪化や心房細動の発症，左室機能の低下，血栓塞栓症の合併などがある場合も手術適応である．連合弁膜症の場合，各弁の機能不全が連携して，心不全症状を生じる病態であるため，個々の弁膜症に対する手術適応は単弁病変の適応基準と若干異なる場合もある．たとえば，重度の大動脈弁狭窄症と，軽度の僧帽弁閉鎖不全症がある場合，主病変である大動脈弁を置換するだけで，僧帽弁逆流の改善が見込まれることもあり，リスクを高めてまで2弁手術を行わない場合もある．一方で，重度僧帽弁閉鎖不全症に，軽度の大動脈弁逆流と三尖弁逆流が合併している場合，大動脈弁と三尖弁には個別には手術適応がなくとも，将来的な増悪と再開胸手術という観点を考慮して，同時に手術されることも多い．

　その他，冠動脈疾患の合併や，弁形成か弁置換か，弁置換の場合の選択すべき人工弁など，総合的に治療方法を選択する必要性が多い．

　一般的に手術成績は，単弁手術に比較すると，若干死亡率などは不良となる．

14章 心臓腫瘍

総 論

1 概念・定義

　心臓腫瘍は発生頻度が非常に低く，一般的な臓器の腫瘍という概念に当てはまらない病変も少なくないことから分類は，若干困難である．

　大別すると，心臓そのものから発生した原発性腫瘍と，他部位に発生した悪性腫瘍からの転移や浸潤による**二次性心臓腫瘍**に分類される．

　原発性腫瘍の，大部分は良性腫瘍であり，頻度順に列挙した場合，良性腫瘍では，**粘液腫**（全心臓腫瘍の3～6割），乳頭状線維腺腫，横紋筋腫，心臓線維腫，血管腫などが名を連ねる．悪性腫瘍では，悪性リンパ腫（全心臓腫瘍の1割弱），血管肉腫，悪性線維性組織球腫などがあげられる．

　心臓腫瘍全休から眺めた場合，そのほとんどは転移性腫瘍である．諸家の報告にもよるが，心臓原発腫瘍の100倍の頻度で発生しているとされる．心臓転移の原発巣は，肺癌が最多であるが，全身のあらゆる臓器からの転移症例が報告されている．

2 症 状

　腫瘍が小さい場合，症状としては出現しにくい．かなり大きくなっても，症状が出現しないことが多く，多くは偶然発見される．心腔内に発育するタイプの場合，腫瘍の一部が剥がれて，あるいは，腫瘍周辺に血栓ができ，全身の塞栓症を引き起こすことがある．いずれの腫瘍も，発育してくると，心腔内占拠，弁機能不全による心不全症状を呈してくることが多い．心膜炎の併発で心タンポナーデ症状を呈することもある．

3 診断・検査

　胸部X線画像は非特異的である．

　心エコーは，心臓腫瘍診断のための強力なツールであり，欠かせない検査である．経胸壁心エコーだけでも，発見することが可能であるが，経食道心エコーによりさらに詳細な検討が可能となる．腫瘍の種類によっては，ある程度の質的診断ができる場合もあるが，CTやMRIなどもあわせて，総合的に判断せざるをえないことが多い．最終的には切除標本や生検による病理学的診断で確定されることが多い．

4 治療・予後

心腔内に存在する場合は，塞栓症の原因となるため，手術加療で切除する方針がとられることが多い．ただし，心臓という臓器の特性上，その大きさと発生部位によっては，たとえ良性といえども切除不可能な場合もありうる．

原発性悪性腫瘍の場合，広範囲切除は望めないため，根治切除にいたることが困難であることが多く，したがって，化学療法や放射線療法が有効でない組織の場合，予後はきわめて不良である．

化学療法や放射線療法は，腫瘍の組織型によって適応とされることがある．

各 論

ほとんどが粘液腫 myxoma であるといっても過言ではなく，本章の各論では，これについてのみ述べておく．

A 心臓粘液腫

1 病因

腫瘍発生母地の起源や成因など不明な点が多い．

2 病態・症状

心臓のあらゆる場所に発生しうるが，とくに左房，とくに心房中隔から発症し，左房内に発育するパターンが最も多い．小さいころは無症状であることが多い．

ある程度の大きさになってくると，心腔内狭窄症状（めまいや失神，心不全症状），不定愁訴（発熱，体重減少，筋肉痛，関節痛など），塞栓症状が，3徴である．

3 診断・検査所見

心エコー，CT，MRI が有効である．

とくに心エコーでも，ある程度の確定診断が可能である．被膜に覆われて表面平滑なタイプと，ゼラチン状で表面に凹凸がある2つのタイプが知られている．心腔内で可動性のものが多く，大きさや付着部位，弁膜との関連性が詳細に診断できる．左房内に発症したものである程度の大きさになったものは，拍動ごとに僧帽弁にはまり込むようなエコー像がよくみられ（図14-1），病態的には僧帽弁狭窄症と同等の血行動態になるときもある．

心腔内に腫瘤が発見された場合，単なる血栓であっても，腫瘍であっても，すべて塞栓症の可能性があるため，診断もかねて，手術適応となることが多い．腫瘍の場合は，腫瘍そのものがちぎれて塞栓を生じる腫瘍塞栓もあるが，腫瘍周辺に血栓が形成され，これによっても塞栓症が発症する．

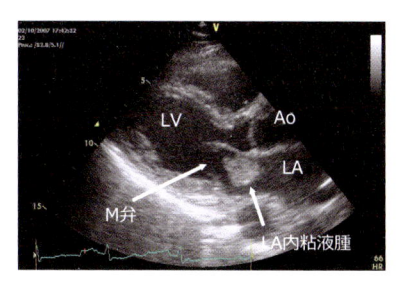

図14-1　粘液腫エコー

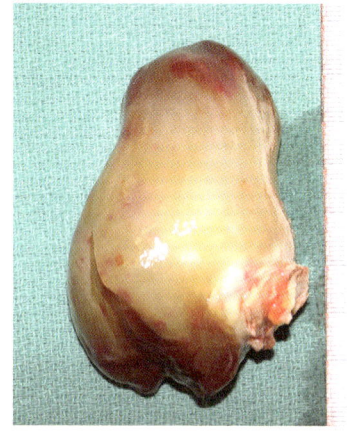

図14-2　粘液腫の切除標本

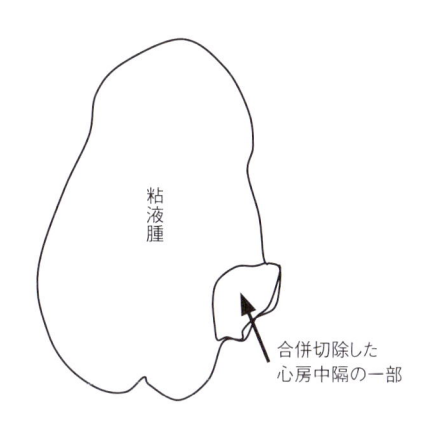

4　治療

外科的切除が原則となる．

塞栓症や，心臓内嵌頓を生じる危険性が考えられるため，発見されしだい，手術適応となると考えて差し支えない．心房中隔に腫瘍茎で付着していることが多く，付着部位の心房中隔ごと切除されることが多い（図14-2）．中隔欠損部位は，心膜などでパッチ閉鎖されることが多い．術後の再発例も散見されるが，その頻度は少なく，予後は良好である．

simple point

- 心臓原発腫瘍といえば，粘液腫myxoma，とくに左房粘液腫，である

15章 心不全

A 心不全とは

　心不全とは心臓が必要とされる機能を果たすことができない状態を意味する．つまり心臓のポンプ機能の障害により末梢体組織の酸素需要量に見合う十分な血液を供給できない状態である．心不全はさまざまな疾患により引き起こされた病態の総称であり症候群といえる．人口の高齢化や食生活の欧米化により虚血性心疾患，心臓弁膜症，高血圧の頻度が高くなるに従い心不全患者数が増加しており，わが国では現在160万人以上の患者がいると推測されている．

B 心不全の概念の変化

　1970年代は心不全の病態概念は心臓の収縮不全と体液の貯留であり，治療法も強心薬であるジギタリスと利尿薬のみであった．1980年ころになると神経体液性因子の関与が知られるようになり，1990年以降はアポトーシス，心筋リモデリング，サイトカインと炎症の関与などの新しい知見が次々と発見された．それにともない治療法も変化しレニン・アンジオテンシン系の抑制や交感神経系抑制が予後を改善することがわかってきた．以前の治療は弱った心臓を鞭打って働かせようとする方法であったが，近年の治療は負荷を減らし心臓を休ませてやる方向に変化してきたといえる．

C 心不全の病態生理

1 心筋細胞内カルシウム代謝障害

　心臓の収縮と弛緩は細胞内カルシウムイオン（Ca^{2+}）の動態によってもたらされる．電気刺激により細胞膜が脱分極すると膜にあるL型Ca^{2+}チャネルが活性化し細胞内にCa^{2+}が流入し，さらに筋小胞体膜上にあるリア

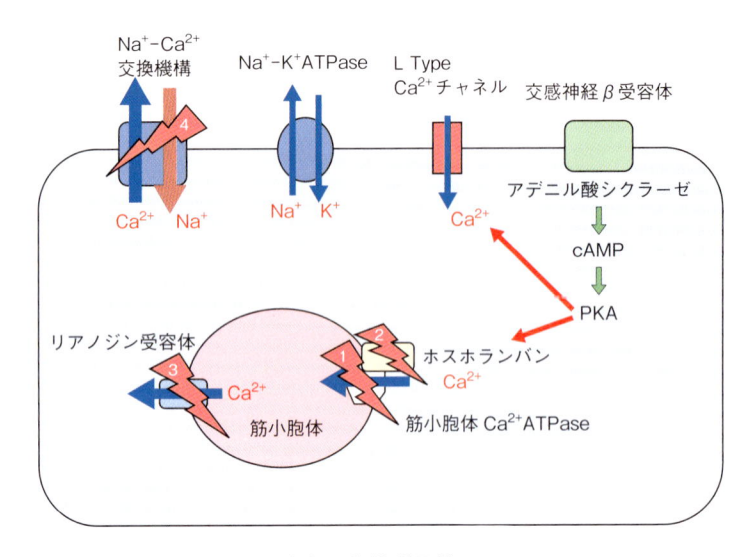

図15-1　心不全における細胞内Ca²⁺代謝異常

ノジン受容体が活性化される．筋小胞体sarcoplasmic reticulum(SR)は細胞内のCa²⁺貯蔵庫であり，活性化したリアノジン受容体は筋小胞体より大量のCa²⁺を遊離する(Ca²⁺ induced Ca²⁺ release：CICR)．そしてこのCa²⁺はトロポニンに結合し筋肉が収縮する．細胞内Ca²⁺濃度が低下するとトロポニンとCa²⁺は解離し心筋は弛緩する．筋小胞体は心筋収縮に必要なCa²⁺の供給源であると同時に筋弛緩時にCa²⁺を素早く取り込む働きも担っている．筋小胞体へのCa²⁺取り込みを調節するのは筋小胞体Ca²⁺-ATPase(SERCA)である．SERCAは筋小胞体の膜上にあり拡張期に迅速にCa²⁺を取り込む．さらにSERCAにはホスホランバンphospholambanという蛋白が付随しており通常SERCAの機能を抑制している．交感神経β受容体刺激などによりプロテインキナーゼA(PKA)が活性化するとホスホランバンをリン酸化しSERCAの抑制を解除する．その結果，筋小胞体へのCa²⁺移送が活性化され，心筋の収縮と拡張がよりダイナミックになる．Na⁺-Ca²⁺交換機構はCa²⁺平衡を保つために細胞外の3分子のNa⁺と交換に1分子のCa²⁺を排出する機構である．Na⁺-K⁺ATPaseは細胞内に貯留したNa⁺の大部分を細胞外に排出する機構である．強心薬であるジギタリスはこれを阻害することにより細胞内Na⁺の増加→Na⁺-Ca²⁺交換系の活性化→細胞内Ca²⁺の増加→強心作用へと導く薬剤である（**図21-1**参照）．心不全では**図15-1**に示すようにまず①**SERCAの機能障害**が起こる．Ca²⁺の筋小胞体への取り込みスピードが遅くなるとともに取り込むCa²⁺量も減少する．すると心臓の弛緩が延長し放出されるCa²⁺量も減少するため収縮力も減弱する．次に②**ホスホランバンによるSERCAの過剰抑制**が起こる．心不全ではホスホランバンのリン酸化が十分に行われないため必要以上にSERCAにブレーキがかかった状態となり，SERCAの機能障害と同様に筋小胞体へのCa²⁺の取り込み障害が起こる．③**リアノジン受容体の過剰なリン酸化**が筋小胞体からの

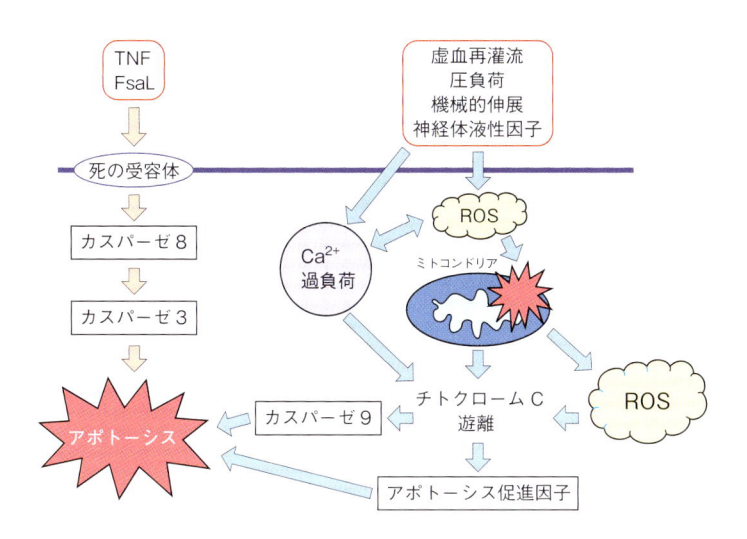

図15-2　アポトーシス誘導経路

Ca^{2+}の漏出につながり筋小胞体内Ca^{2+}貯蔵量の減少や細胞質内Ca^{2+}過負荷から心不全を増悪させる．④**Na^+-Ca^{2+}交換機構の機能異常**により細胞内から細胞外へのCa^{2+}排出が減少し細胞内Ca^{2+}過負荷の状態となり細胞障害を惹起する．このような細胞内Ca^{2+}代謝に関与するさまざまな蛋白の異常により心筋収縮能，拡張能ともに低下していく．

2 細胞死

心不全発症の機序として機能細胞の減少は重要である．心筋梗塞などの虚血による壊死（細胞死）はよく知られているがその他に拡張型心筋症においても細胞死が発症に関与している．ネクローシス（細胞壊死）は急激な外部からの刺激，たとえば虚血などにより細胞の膨化や小器官の破壊が起こり細胞内容物が放出され周囲に炎症反応を惹起する．準備されていない細胞の事故死にたとえられ悪影響は周囲の細胞に及ぶことになる．一方**アポトーシス**（プログラムされた細胞死）はさまざまな条件の場合に惹起される能動的な細胞死であり，細胞の自殺と表現されることもある．たとえば心筋細胞にウイルスが感染した場合，感染した細胞を除去するために感染した細胞自らが死にいたるプログラムをスタートさせる．数種類のカスパーゼと呼ばれる蛋白分解酵素が順に活性化されていくカスパーゼカスケードを介してクロマチン凝集やDNA断片化が起こりアポトーシスにいたる．**図15-2**に示すように心筋細胞におけるアポトーシス誘導経路は大きく2つに分けられる．1つは死の受容体death receptorを介する経路であり，もう1つはミトコンドリアを介する経路である．死の受容体にはFasリガンド受容体や腫瘍壊死因子（TNF）α受容体などがあり低酸素や機械的伸展刺激などにより活性化されカスパーゼカスケードを介しアポトーシスを誘導する．ミトコンドリアを介する経路ではミトコンドリアに

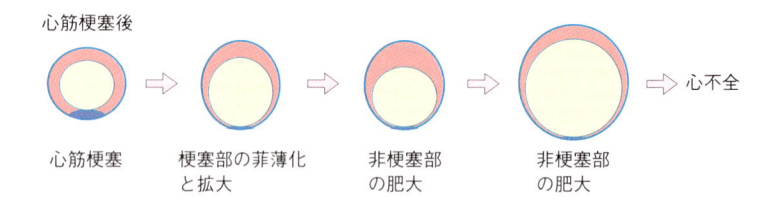

図15-3 心筋梗塞後の左室リモデリング

おけるエネルギー (ATP) 産生のための構成蛋白であるチトクロームCがミトコンドリア外へ放出されることによりカスパーゼを活性化する．細胞内Ca^{2+}過負荷もアポトーシスの誘因となりうる．ミトコンドリアの外膜上にはCa^{2+}移送蛋白やチャネルが存在しており，細胞質内のCa^{2+}濃度上昇はそのままミトコンドリア内のCa^{2+}濃度に反映される．通常，ミトコンドリアのCa^{2+}濃度上昇は酸化的リン酸化を促進しATP産生を増加させるが，ミトコンドリア内のCa^{2+}濃度が一定のレベルを超えCa^{2+}過負荷の状態になるとpermeability transition pore (PT ポア) という1,500kD以下の大きさの蛋白を通す巨大な孔がミトコンドリア内膜に開く．そしてPTポアの開口はチトクロームCをミトコンドリア外へ放出させアポトーシスを誘導する．またPTポアの開口はミトコンドリアの電気化学的濃度勾配も減少させるためATP産生が減少し細胞障害，細胞死をさらに促進する．活性酸素種reactive oxygen species (ROS) の存在も細胞死と深く関係している．ROSは通常のレベルでは細胞死を誘導せず，むしろ細胞内のシグナル伝達を担う因子として細胞の保護やリン酸化，脱リン酸化，遺伝情報の転写などにかかわっている．しかしその量が過剰となった場合や，曝露が長期にわたると細胞障害を惹起し，細胞膜にあるイオンチャネルの機能障害，筋小胞体のCa^{2+}の移動障害，ミトコンドリア機能障害などを引き起こす．そしてこの障害がさらにROS産生を増加させるという悪循環に陥ってしまう．

3 リモデリング

リモデリングという言葉は「再構築」とも言いかえられ全身のさまざまな臓器，器官でみられる現象である．これは外部より加わる刺激（たとえば圧負荷や虚血など）に対応するために心臓の構造や形態，機能を変化させる反応である．この変化は"その時"を乗りきるための変化であり，長期的にみると悪影響を及ぼす場合がある．心臓では心肥大の他，イオンチャネルの蛋白量が心房細動により変化する電気的リモデリングなどが知られる．心臓に圧負荷がかかると個々の心筋細胞が大きくなり左室の壁厚が大きくなる（求心性肥大）ことにより心拍出量を保つ．しかし長期的にはアポトーシスの増加，線維化の促進などにより心機能は低下してくる．心筋梗塞後に起こる左室の変化もリモデリングである（図15-3）．心筋梗塞を

発症すると左室の壁の一部が壊死して動かなくなる．この部分は時間経過とともに筋肉から線維に置き換わり菲薄化していくが，非梗塞部位では動かなくなった梗塞部位の仕事を代償しようと心筋が肥大する．これには心筋のストレッチ（引き伸ばし）刺激を介したレニン・アンジオテンシン系の活性化が作用すると考えられている．レニン・アンジオテンシン系の活性化は心筋のアポトーシスや線維化を促進し心臓の遠心性肥大つまり左室の拡大へとつながる．そして最後には拡張型心筋症のような左室全体の壁運動が低下した病態にいたる．

> **simple point**
> ●「リモデリング」とは"その時"を乗りきるための変化，しかし長期的には心機能が低下する場合がある

4　心機能規定因子

心拍出量とは**1分間に心臓から拍出される血液量**である．心拍出量は1回拍出量×心拍数（1分間の拍動数）で表される．したがって心拍数が増加するほど心拍出量は増えることになる．1回拍出量は3つの因子によって決定される．

①**前負荷**：イギリスの生理学者オットー・フランク Otto Frank とアーネスト・スターリン Ernest Starling によって提唱された心筋運動の法則に基づいた因子であり，心筋の伸展の状態を意味する（**第3章**参照）．つまり拡張が終わった時点で心筋が大きく引き伸ばされているほど次に起こる収縮が大きくなり拍出量が増加するというものであり，左室拡張末期容積で表すことができる．たとえば容量負荷により左室が拡大した場合では1回拍出量は大きくなり，出血や脱水により左室内血液量が減少した場合は小さくなる．前負荷が大きいほど心拍出量は増えるが，**図15-4a**で示されるように，左室拡張末期容積の増加は左室拡張末期圧の上昇をともなうため左房圧の上昇→肺毛細血管圧上昇→肺うっ血をきたしやすくなる．

②**後負荷**：心臓が血液を全身に送り出す際にかかる抵抗のことである．

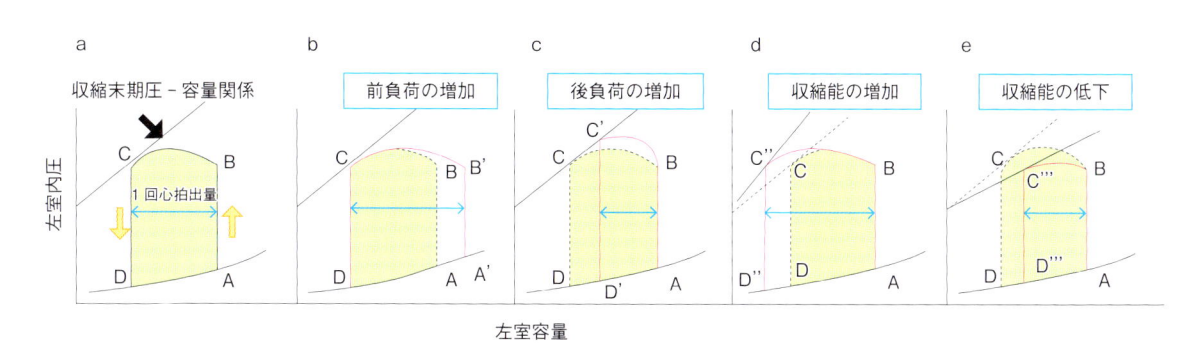

図15-4　圧-容量曲線

大動脈圧や末梢血管抵抗が大きくなると後負荷が増大し1回拍出量は減少する．ラプラスの法則（後述）で表すことができ，圧負荷（高血圧など）や心室拡大により大きくなり，心筋肥大により小さくなる．

③**心筋収縮力**：前負荷や後負荷による影響を受けない心筋のもつ収縮能力で，カテコラミンや交感神経刺激により大きくなり，心不全の状態では小さくなる．

---

simple point　心拍出量を規定する因子

- 心拍出量＝心拍数（回/分）×1回拍出量

前負荷増大
後負荷減少　　⇒　1回拍出量増加
心筋収縮能増強

5　左室圧-容積曲線

心周期を理解するうえで**左室圧-容積関係**は大変有用である．心周期の動きは圧と容積により反時計回りのループとして表される．**図15-4a**に示すようにまずA点で僧帽弁が閉じ左室の収縮期に入る．しかしまずは筋肉の収縮により左室内圧のみが高まり実際には左室容積は変化しない．この時期（A→B）を**等容性収縮期**という．B点に達するとついに左室内圧は大動脈拡張期圧を超え大動脈弁が開く．ここから実際の血液の駆出が始まり左室容積は小さくなっていく．C点で収縮期は終了し再び左室圧が大動脈圧より低くなることにより大動脈弁は閉じる．ここから拡張期に入り左室筋の弛緩が始まるが，まずは実際の容積は変化せず左室内圧のみが急激に低下する．この時期（C→D）を**等容性拡張期**という．そしてD点で左室内圧が左房圧より低くなると僧帽弁が開き左室に血液が流入し左室容積が大きくなる．血液流入により徐々に左室内圧が上昇し再び左房圧を超えると僧帽弁は閉じA点に戻る．A-Bの左室容積が左室拡張末期容積を表し，C-Dの容積が左室収縮末期容積となる．このループ曲線の横幅が左室拡張末期容積と収縮末期容積の差となるため左室の1回拍出量を示すことになる．次にさまざまな条件でこのループがどのように変化するか示す．まず左室容量負荷，つまり前負荷の増大が生じた場合，**図15-4b**のようにA-Bは右方のA'-B'にシフトし拡張末期容積が拡大する．するとループの横幅も拡大し1回拍出量も大きくなる．次に，後負荷が増大した場合，**図15-4c**に示すようにC点がある傾きをもった直線上を上方へシフトする．この直線を収縮末期圧容積関係という．C→C'へシフトすることによりループの横幅は小さくなり1回拍出量は縮小していく．この収縮末期圧-容積関係の直線の傾きは心筋収縮力により変化する．たとえばカテコラミンにより交感神経β受容体を刺激した場合この傾きはより大きくなり1回

心臓の弁尖部は能動的な動きはできない．弁は前後の部屋，つまり心室や心房の圧較差により受動的に開閉する．腱索は心室と弁尖をつないでおり弁が反対側に落ち込まないように支持している．僧帽弁の動きを心エコーMモード法にて観察すると二峰性を示す（第8章 図46）．最初のピーク（開放）が左室の拡張による左房から左室への血液の流入，2つ目のピークは心房の収縮による血液の流入によるものである．

拍出量も増加する（図15-4d）．また拡張型心筋症などの疾患により心筋収縮力が低下している場合は傾きが小さくなる．したがってループの横幅は小さくなり1回拍出量の低下を意味する（図15-4e）．

D 心不全の分類

1 急性心不全と慢性心不全

　急性心不全は急速に心機能の代償機構が破綻し心内圧の上昇や末梢臓器への還流不全をきたした病態である．つまり心機能低下を心臓の代償機構で補いきれなくなり心房圧上昇による肺うっ血や浮腫，全身倦怠感などが急激に出現する．これには新たに心機能が低下して出現する急性心不全と，慢性心不全の経過のなかで代償機構が破綻して発症する慢性心不全の急性増悪とがある．**慢性心不全**とは心機能障害によりポンプ機能が十分に作用せず慢性的に末梢循環不全と血流のうっ滞が生じ日常生活に支障をきたす病態である．

2 収縮不全と拡張不全

　収縮不全は左室の壁運動が低下する，いわゆる昔から知られている心不全であり心エコー検査では左室駆出率ejection fraction(EF)がその指標として汎用されている．一方**拡張不全**の概念は比較的最近知られるようになったもので，左室の拡張性，つまり軟らかさが低下したために血液がスムーズに流入できず心拍出量の低下や後方うっ血を生じ心不全症状をきたした病態である．拡張不全の診断にも心エコー検査が有用である．図15-5に示すように左室に流入する血流は左室拡張によるピーク（拡張早期左室流入血流速波：E波）と心房収縮によるピーク（心房収縮期血流速度波：A波）の二峰性を示す．正常では左室拡張によるピークが心房収縮よりも大きくなる，つまりE/A＞1であるが，左室拡張能が低下した状態ではE/A＜1となる．また組織ドプラ法で僧帽弁輪部の拡張期の動きのピーク（拡張早期僧帽弁輪部後退速度：e'）を計測しE/e'が10以上であれば拡張能障害を示唆する．しかし多くの心不全患者では収縮能と拡張能の両方とも低下しているため両者を明確に区別することは困難である．そこで収縮不全は「左室収縮能（EF）が低下した心不全」，拡張不全は「左室収縮能（EF）が保たれた心不全」と考えると理解しやすい．

3 右心不全と左心不全

　右心不全とは右室の機能低下により，肺動脈へ十分な血液の拍出ができない病態である．同様に**左心不全**とは左室より全身に送る血液拍出の機能不全である．右心不全の場合の症状は右室より後方，つまり右房から上下

「左室収縮能（EF）が低下した心不全」をheart failure with reduced ejection fractionよりHFrEF，「左室収縮能（EF）が保たれた心不全」をheart failure with preserved ejection fractionよりHFpEFという．HFpEFの概念は比較的新しく1980年代後半より提唱され始めた．患者数や予後，治療法についてもはっきりわかっておらず，いくつかの大規模臨床試験が現在進行中である．

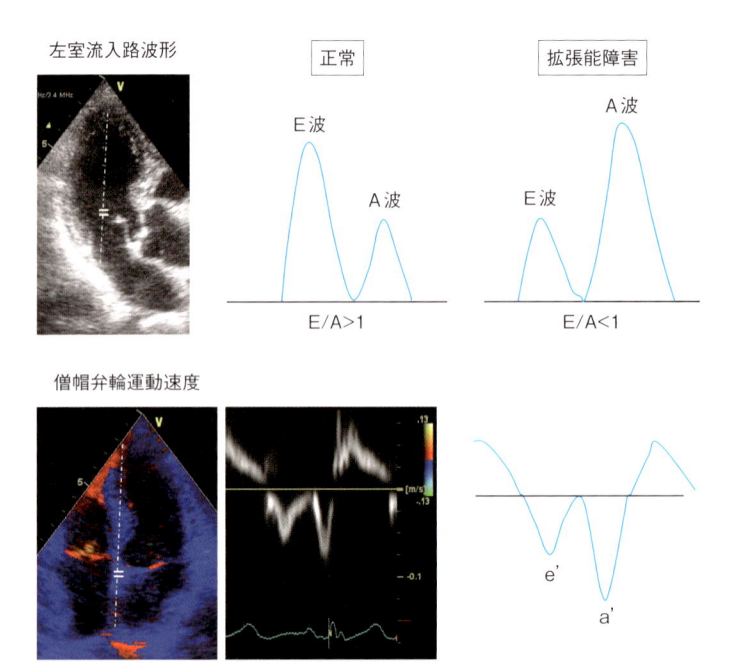

図15-5　心エコー検査による左室拡張能の評価

図8-51参照

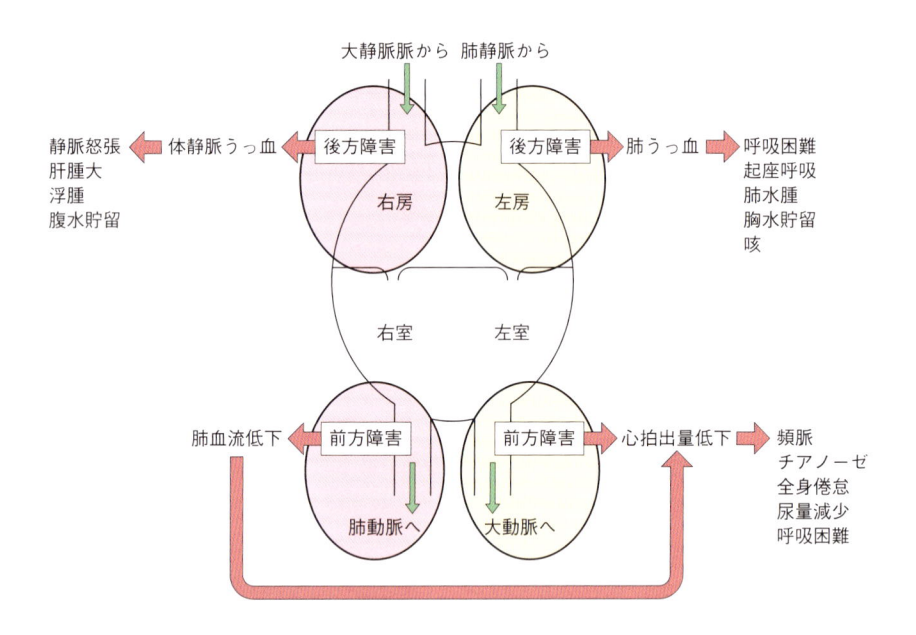

図15-6　左心不全と右心不全の病態と症状

　大静脈，さらに末梢静脈のうっ血によるものであり腹水貯留，下肢浮腫などが出現する．一方，左心不全の場合は後方のうっ血，つまり肺うっ血による呼吸困難とともに前方障害として末梢組織への循環不全による全身倦怠感をきたす（**図15-6**）．では右心不全による前方への障害についてはど

うだろうか．右室の前方には肺を挟んで左室がある．右室からの拍出低下は左室にとって前負荷の減少となり全身への心拍出量の低下につながる．つまり右室の前方障害は左室の前方障害へ直結することになる．次に右室と左室の特徴を考えてみたい．左室は壁が厚く大きな圧力で血液を拍出する．一方，右室は壁が薄く拍出する圧も左室の5分の1程度である．つまり左室は少々の圧負荷に負けずに拍出できるが柔軟さに欠ける．したがって圧負荷に対しては比較的強く，容量負荷に対しては脆弱で心不全を発症しやすくなる．右室は圧負荷には弱いが，柔軟性があり少々の容量負荷には拡大して耐えられる．したがって右室に圧がかかる疾患，たとえば肺動脈塞栓症や肺高血圧などにより容易に右心不全をきたす．しかし右心不全の原因で最も多いのは左心不全による後方圧負荷である．右室と左室は一方が機能低下に陥ればもう一方も不全となる運命共同体といえる．

simple point　心不全の病態

- 右心不全は全身の静脈のうっ滞
- 左心不全は肺うっ血と末梢循環不全

E　急性心不全

　急性心不全には，たとえば急性心筋炎や急性心筋梗塞などの急性心疾患により新規に発症するものと，以前より心機能低下があったものの代償機構によりバランスを保っていた慢性心不全が急性増悪するものがある．

1　自覚症状

　自覚症状として発作性夜間呼吸困難，起座呼吸，労作時呼吸困難，夜間咳嗽，全身倦怠感などがあげられる．発作性夜間呼吸困難とは就寝後しばらくして急に呼吸困難が出現するもので，浮腫として間質に貯留していた水分が臥位になることにより，血管内へ戻り肺うっ血が増悪するために生じる．起座呼吸は座位になることにより重力の力で心臓への静脈還流が減るため肺毛細血管内圧が下がり，呼吸困難が多少軽減するため心不全患者が経験的にとる姿勢である．自覚症状による心不全の重症度分類がNYHA分類で，心不全患者の日常身体活動能力を反映している．表15-1に示すように自覚症状により心不全をⅠ度からⅣ度まで分類している．とくに自覚症状がないものはⅠ度，日常生活の中で心不全症状があるものはⅡ度，身の回りの些細な行動でも症状があるものがⅢ度，安静にしていても症状があるものをⅣ度としている．

発作性夜間呼吸困難
日中に主に下肢の血管外に漏出し間質に浮腫として貯留していた血漿成分（水分）が，夜間に安静臥位になることにより数時間かけてゆっくり血管内に戻ってくる．そのため就寝数時間後に循環血液量の増大による呼吸困難が出現し覚醒する症状である．

NYHA：New York Heart Association

表15-1　NYHA分類

Ⅰ度	日常の活動では心不全症状はきたさない
Ⅱ度	安静時は無症状．通常の活動で心不全症状をきたす
Ⅲ度	安静時無症状であるが軽度の労作にて心不全症状をきたす
Ⅳ度	安静時にも心不全症状があり，軽度の身体活動でも症状の増悪がみられる

> **simple point　起座呼吸**
> 起座⇒静脈還流減少⇒肺うっ血軽減⇒呼吸困難軽減

2　身体所見

　左心不全による所見と右心不全による所見に分けられる．左心不全ではまず交感神経の興奮による発汗，頻脈があり，四肢に触れると冷たいことに気づく．聴診では湿性ラ音やⅢ音が聞かれる．Ⅲ音は注意しないと聞き逃しやすい音であるが左側臥位で心尖部に聴診器（ベル型）をあてると低調な音として聴取しやすくなる．右心不全所見としては頸静脈怒張・拍動を認め，触診で下腿浮腫や肝腫大などがあれば心不全が強く疑われる．頸静脈拍動の観察により中心静脈圧（CVP）の推定を行うこともできる．45°の半座位で頸静脈怒張・拍動が観察されればCVPは10〜12cmH$_2$O，座位では13〜15cmH$_2$Oと推定される．キリップKillip分類（**表15-2**）は主に急性心筋梗塞にともなう心不全に対する分類であり，胸部聴診と身体所見から短時間で左心不全の重症度を判断するのに有効である．1967年の論文では死亡率がキリップ分類Ⅲ群で38％，Ⅳ群で約81％と報告されているが，発症早期の再灌流療法や薬物治療が発達した現在ではかなり改善されている．クリニカルシナリオは入院前や入院直後の超急性期の心不全患者の収縮期血圧から病態を分類し治療方針の選択に役立てるものとして提案された（**表15-3**）．

3　検査

　次に病状を把握するために検査を行う必要がある．まず心電図と胸部X線画像撮影を行う．心電図では頻脈の程度，不整脈の有無，急性あるいは陳旧性心筋梗塞や虚血所見の有無などをチェックする．胸部X線では肺うっ血の確認と程度の把握，心拡大や胸水貯留の有無，肺炎の合併がない

表15-2　キリップ分類

Ⅰ度	心不全のない症例（死亡率6％）
Ⅱ度	心不全のある例，湿性ラ音，Ⅲ音，静脈圧の上昇といった心不全の診断基準を満たす所見のある症例（死亡率17％） （肺ラ音聴取域＜両肺野の50％）
Ⅲ度	重症心不全例，明らかな肺水腫の所見のある症例 （死亡率38％） （肺ラ音聴取域＞両肺野の50％）
Ⅳ度	心原性ショック例，四肢冷感，冷汗などの末梢循環不全の所見を呈し，乏尿を認める．平常の血圧に比し著明に低下している（死亡率81％） 心原性ショック血圧＜90mmHg，乏尿，チアノーゼ 皮膚冷感，意識障害など

表15-3 クリニカルシナリオ Clinical Scenario（CS）

CS1（SBP>140mmHg）
病態：急激に発症，びまん性肺水腫
治療：非侵襲陽圧呼吸，硝酸薬，利尿薬の適応は少ない

CS2（SBP100～140mmHg）
病態：緩徐に発症（体重増加），全身性浮腫，肝・腎機能障害
治療：非侵襲陽圧呼吸，硝酸薬，慢性の全身性体液貯留があれば利尿薬を使用

CS3（SBP <100mmHg）
病態：低灌流あるいは心原性ショック
治療：体液貯留がなければ容量負荷，強心薬，低血圧・低灌流が持続する場合には血管
　　　収縮薬

CS4（急性冠症候群）
病態：急性冠症候群
治療：非侵襲陽圧呼吸，硝酸薬，再灌流療法，IABP

CS5（右心不全）
病態：全身性の静脈うっ血所見，肺水腫（−）
治療：容量負荷を避ける，SBP>90mmHgで全身性体液貯留があれば利尿薬，
　　　SBP<90mmHgでは強心薬，改善がなければ血管収縮薬

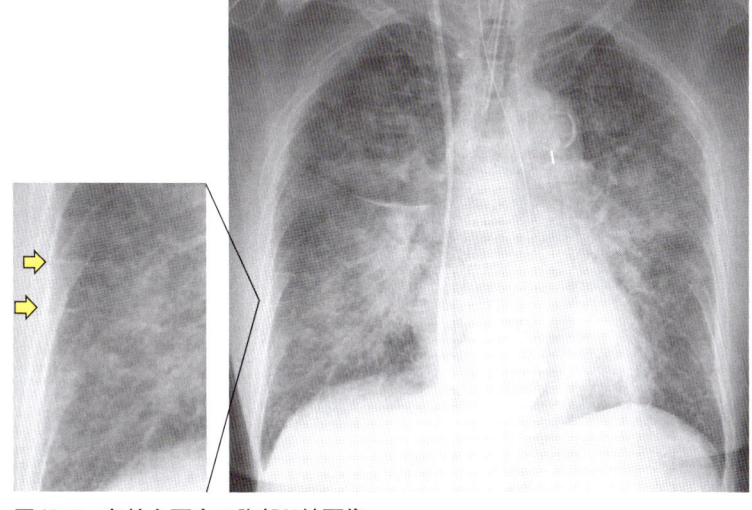

図15-7 急性心不全の胸部X線画像
両肺のうっ血像と右葉間胸水の貯留を認める．拡大するとカーリーB線もみられる（図8-6参照）．

か調べる．カーリーB線Kerley's B lineを認めることもある．**図15-7**に急性心不全患者の胸部X線写真を示す．心拡大は軽度であるが両側肺門部を中心に肺うっ血を認め，右肺に葉間胸水の貯留がみられる．またカーリーB線を認める（p.89　d．肺静脈性高血圧の項参照）．さらに動脈血ガス分析を含めた血液検査も並行して行う．血液ガス分析から低酸素血症やアシドーシスについての情報が得られ，血液生化学検査では腎機能や肝機

能，炎症反応，筋原性酵素，脳性ナトリウム利尿ペプチド（BNP）値などを調べる．可能であれば心エコー検査も行いたい．収縮能，拡張能を含めた左心機能，左室壁運動異常や弁機能異常，心拡大，心肥大，心タンポナーデ，肺高血圧，感染性心内膜炎など心不全の原因に直結する情報が得られる．

> **simple point　急性心不全の検査**
> - 胸部X線画像
> - 心電図
> - 血液生化学（BNPも）
> - 血液ガス分析
> - 心エコー図検査

スワン・ガンツカテーテル
静脈より挿入し，右房圧，右室圧，肺動脈圧，肺動脈楔入圧，心拍出量を測定するため右心カテーテル検査と呼ばれる．静脈系は血管壁が薄いためカテーテル操作には注意が必要である．スワン・ガンツカテーテルは先端にバルーンがついているためこれを膨らませた状態で血流にのせ肺動脈まで進めることができる．左心カテーテル検査は，冠状動脈造影検査や左室造影検査などの検査のことであり，動脈（橈骨動脈，上腕動脈，大腿動脈など）を穿刺しカテーテルを挿入するため大動脈から左室へとカテーテルが進んでいく．

4 治　療

治療目標は**症状の軽減と血行動態の安定化**である．急性心不全の治療については循環器関連学会の合同研究班によるガイドラインが公表されている（**表15-4**）．**図15-8**のフォレスターForrester分類は有名な分類で血行動態の把握と同時に治療方針まで示される．肺動脈楔入圧の18mmHgは肺うっ血を生じない最高値であり，心係数2.2は末梢循環を保つ最低値として設定されている．しかしこの分類を使うには大きな静脈（内頸静脈，鎖骨下静脈，大腿静脈など）を穿刺して心臓内へスワン・ガンツカテーテルを挿入しなければならない（**図15-9**）．出血や感染などのリスクもあるため通常の心不全ではスワン・ガンツカテーテルをルーチンで使用せず，難治性心不全やショックをともなう心不全に対してのみ使うことが推奨されている．そのかわりとしてノーリアNohria分類（**図15-10**）という身体所見から血行動態を推測する分類が用いられている．この分類法は低血圧や下肢冷感を低灌流の指標，起座呼吸，頸静脈怒張や浮腫をうっ血の指標とすることでフォレスター分類と同様に病態の把握と治療方針についての示唆が得られる．

a 薬物治療

急性心不全の治療に使われる薬剤は主に利尿薬，血管拡張薬，強心薬に分けられる．**図15-11**にフォレスター分類とフランク・スターリングFrank-Starling曲線（**図15-15**参照）を組み合わせた薬物による治療効果を示す．各薬剤単独では効果が不十分な場合には薬効の異なる薬剤を組み合わせて使用するとよい．

表15-4 急性心不全の治療のクラス分類

クラスI（積極的に行うべき治療）

- 気道確保
- 酸素投与
- 酸素投与のみで酸素化不十分の場合の気管内挿管
- 硝酸薬の舌下，スプレーまたは静脈内投与
- 心停止時のアドレナリン気管内投与
- 急性肺水腫に対する利尿薬静脈内投与
- 心原性ショックに対するカテコラミン
- 薬物治療で循環動態が改善しない場合の補助循環（IABP, PCPS）
- 救急処置室での初期治療の後，急性冠症候群の治療のため速やかにCCUへ搬送
- 急性心筋梗塞に対する血栓溶解療法／経皮的冠動脈形成術
- 急性大動脈解離に対する外科的治療
- 徐脈性不整脈に対する一時的ペーシング
- 心タンポナーデに対する心膜穿刺ドレナージ

クラスIII（行うべきではない治療）

- 高血圧緊急症時のニフェジピン舌下
- 心停止時の心腔内注射
- 腎機能障害，高K血症合併例に対する抗アルドステロン薬投与

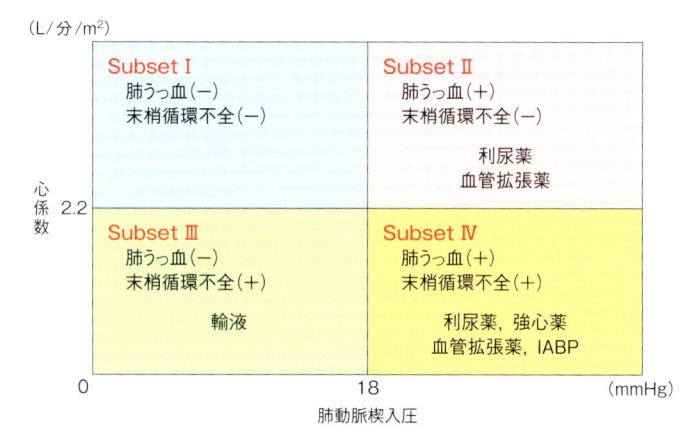

図15-8 フォレスター分類

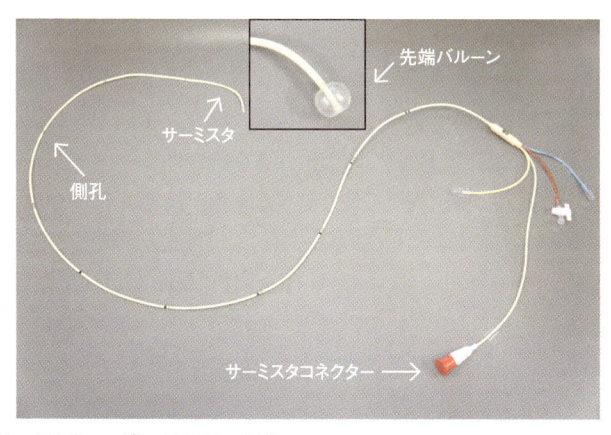

図15-9 スワン・ガンツカテーテル

先端のバルーンを膨らませた状態で肺動脈に挿入し肺動脈楔入圧を測定する．バルーンが膨らんでいない状態で右房圧，右室圧，肺動脈圧を測定する．また熱希釈法により1回心拍出量を測定することができる．カテーテルの先端を肺動脈に留置し30cm手前の孔から0℃の冷水を10mL注入する．このとき先端付近のサーミスタで感知した温度変化とそれに要した時間から右室拍出量を計測することができる．

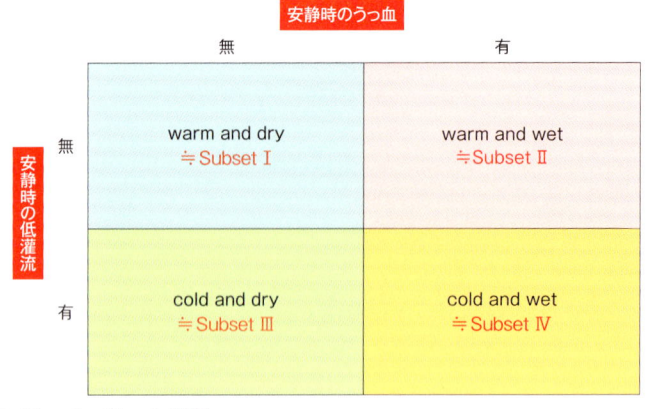

図15-10　ノーリアの分類

低灌流所見；低血圧，下肢冷感，脈圧狭小，腎機能低下，低ナトリウム血症
うっ血所見；起座呼吸，頸静脈怒張，浮腫，腹水，ラ音

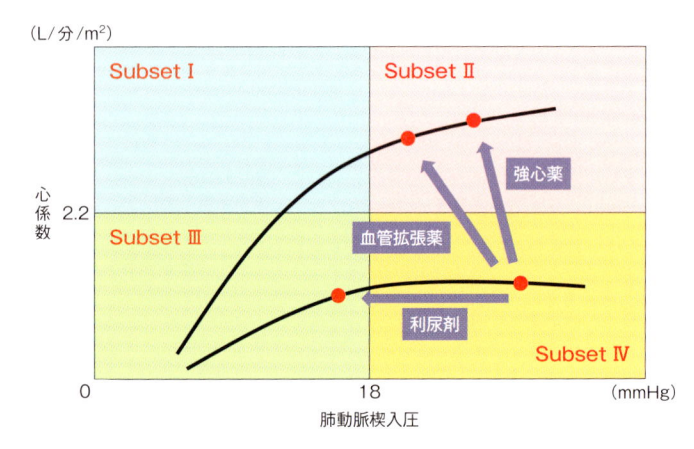

図15-11　薬剤による心不全治療効果

1）利尿薬（第21章F参照）

　ループ利尿薬は利尿薬のなかで最も強力であり即効性があるため急性心不全に対する第一選択薬である．排尿を促進することにより前負荷を軽減し左室拡張末期圧を低下させる．これにより肺うっ血や浮腫を軽減し自覚症状を軽減する（図15-11）．ただし消化管浮腫がある場合は経口薬の吸収が低下しているため静脈注射で使う必要がある．抗アルドステロン薬の利尿効果はループ利尿薬よりも弱めであるが大規模臨床試験にて心不全の予後を改善したデータが示されており（RALES試験）利尿作用以外の心保護効果があると考えられている．ただし血清カリウム値が急激に上昇する可能性があるため腎機能障害や高カリウム血症を合併している場合には禁忌とされている．レニン・アンジオテンシン系阻害薬との併用も高カリウム血症の急激な進行が懸念されるため注意して経過観察する必要がある．バゾプレシン拮抗薬は新しく臨床で使われ始めた薬である．腎臓の集合管でバゾプレシンという抗利尿ホルモンの受容体への結合を阻害するため水の排泄のみを増やす．ほかの利尿薬で問題となる電解質異常，とくに低ナ

RALES試験
1999年にNew England Journal of Medicine誌にて発表された大規模臨床試験．NYHA分類Ⅲ～Ⅳ度の重症心不全患者1,663例を対象に，スピロノラクトン（抗アルドステロン薬）を投与することにより総死亡率を30％低下させ，NYHA分類による重症度も改善することを示した．

トリウム血症を生じにくいため新しい心不全治療薬として期待されている．心不全の治療を行う際は尿量を正確にモニタリングするために膀胱内にカテーテルを留置する．低血圧，低ナトリウム血症，アシドーシスの場合は利尿薬に反応しにくくなるためこれらの補正も同時に行う．高血圧を認める場合は血管拡張薬を併用すると血行動態が安定しやすくなる．

> **simple point　危険な組み合わせ**
>
> - 禁忌!　　抗アルドステロン薬＋腎不全
>   　　　　抗アルドステロン薬＋高カリウム血症
> - 要注意!　抗アルドステロン薬＋ACE阻害薬
>   　　　　抗アルドステロン薬＋ARB

2）血管を拡張させる薬剤ほか

血管拡張薬は動脈を拡張することにより後負荷を軽減し心拍出量を増やす．また静脈を拡張することにより前負荷を軽減しうっ血を改善する効果もある（図15-11）．

①硝酸薬（第21章 C-1 参照）

ニトログリセリンに代表される硝酸薬は血管平滑筋細胞内で一酸化窒素 nitric oxide（NO）に変化し血管を拡張する．静脈と動脈のどちらも拡張する作用があり前負荷軽減，後負荷軽減により心不全症状を軽減する．スプレー剤は即効性があり使用が簡便なため救急室でまず使用することにより症状の軽減が期待できる．苦痛により口腔内が乾燥している状態でも使用できることも大きな利点である．現在わが国ではニトログリセリンの他に硝酸イソソルビド，ニトロプルシド（静注用のみ）が使用できる．注意点として比較的高用量を静脈注射で使用した場合，早期から薬剤耐性が生じるため投与量や投与間隔を調節する必要がある．また勃起不全治療薬のシルデナフィルやバルデナフィルと併用した場合急激に血圧が低下する場合があり併用禁忌である．

②ナトリウム利尿ペプチド

カルペリチドはもともと心房筋より分泌されている心房性ナトリウム利尿ペプチド（ANP）を治療薬として応用したものである．ANPは1980年代にわが国で発見され1995年よりカルペリチドとして臨床で広く使われるようになった．作用機序は多岐にわたっており血管拡張作用以外に交感神経系抑制，利尿効果，抗レニン・アンジオテンシン作用，抗アルドステロン効果などがある．ただし血管拡張作用から血圧低下をきたすことがあるため比較的血圧の安定した心不全が適応となる．同じナトリウム利尿ペプチドであるBNPはわが国では治療薬としてではなく，鋭敏な心機能評価マーカーとして汎用されている．

③カルシウム拮抗薬（第21章 B-1 参照）

急性心不全の治療に用いられる例はあまり多くない．カルシウム拮抗薬

は動脈を拡張させる作用が強いため，血圧の著明な上昇を認める場合に後負荷軽減を目的として使われる．しかし酸素投与と安静と硝酸薬で血圧が安定する場合が多くカルシウム拮抗薬はその次の選択肢となる．

④交感神経β受容体遮断薬（第21章 B-5 参照）

かつては心不全の禁忌薬となっていたが，現在では慢性期の最も重要な治療薬の1つとなっている．その陰性変力作用のため急性期の心不全には使用できないが徐々に推奨される開始時期は早くなってきている．急性期を脱した後できるだけ速やかに少量より開始し忍容性を確認しながら徐々に増量していく．

> **simple point　急性心不全への対応**
>
> ● 起座呼吸で来院したらニトロスプレー，カルペリチド点滴開始，ループ利尿薬静注

3）強心薬

血圧低下や末梢循環不全をともなう患者に使うべき薬剤である．しかし長期使用により不整脈や心筋障害を誘発し予後を悪化させるため，循環動態が安定した後できるだけ早期に漸減，中止すべきである．

①ジギタリス（第21章 A-1 参照）

ジギタリスは心筋細胞膜にある Na^+-K^+ ポンプを抑制することで細胞内 Na^+ 濃度を上昇させ Na^+-Ca^{2+} 交換機構を介して細胞内 Ca^{2+} 濃度が上昇することにより強心作用をもたらす．また迷走神経緊張と房室結節伝導の抑制により心拍数を減らす作用もあわせもつことから心房細動を合併する心不全が主な適応となる．急性心筋梗塞による急性心不全に対しては心筋酸素消費を増加させることから使用は避けたほうがよい．

②PDE阻害薬

サイクリック AMP（cAMP）の代謝を阻害することにより心筋では収縮力増加，血管では拡張作用をもたらす．cAMPの増加は細胞内の Ca^{2+} 濃度を上昇させるため一定期間は心機能の増強につながるが，長期間使用すると Ca^{2+} 過負荷による細胞傷害を生じるためかえって心機能を悪化させてしまう．使用は短期間にとどめできるだけ早期に漸減，中止すべきである．

③カテコラミン

心筋細胞のβ受容体に結合しGs蛋白を介しアデニル酸シクラーゼを活性化し細胞内cAMPを増加させる．cAMPはプロテインキナーゼAを活性化し細胞外からの Ca^{2+} の流入を増加するとともにホスホランバンをリン酸化しSERCAから筋小胞体への Ca^{2+} 取り込みを増加する．その結果，細胞内における Ca^{2+} 移動が大きくなり心収縮能を増強する．ドパミンは $β_1$ 受容体と $α_1$ 受容体刺激により強心＋血管収縮作用，ドブタミンは $β_1$ 受容体刺激による強心作用が主要な効果である．PDE阻害薬と同様に細胞内 Ca^{2+} 濃度を上昇させるため長期に使用すると細胞傷害を生じる．アド

心不全では病態自体，あるいは治療薬の影響により電解質異常を生じやすい．神経体液性因子の活性化にともない水貯留が起こり低ナトリウム血症をきたす．またループ利尿薬やサイアザイド系利尿薬は低ナトリウム血症をさらに悪化させる．低ナトリウム血症は心不全患者の予後を悪化させることが知られている．バゾプレシン受容体拮抗薬は利尿薬であるが電解質異常をきたしにくく心不全の新しい治療薬として期待されている．

レナリンやノルアドレナリンは急性心不全の治療として使われる機会は少ない．アドレナリンは心停止時の蘇生のため，ノルアドレナリンは血圧が維持できない場合に重要組織の灌流を維持するために使われる場合が多い．

> **simple point　強心薬使用のポイント**
>
> - 短期間で，必要最小限の投与量で，漸減していく

b 非薬物治療

1）酸素投与・人工呼吸

急性心不全時にはまず酸素吸入から始める．低酸素血症が続いた場合，徐脈，心原性ショック，心室性不整脈が惹起されやすくなるため，フェイスマスクによる酸素投与でSpO₂ 95％（PaO₂ 80mmHg）未満あるいはPaCO₂ 50mmHg以上である場合や呼吸困難が改善しない場合には非侵襲的陽圧呼吸noninvasive positive pressure ventilation(NIPPV)を開始する．NIPPVは呼吸終末に陽圧をかけることにより気道閉塞防止，肺胞虚脱改善，肺毛細管圧低下や心拍出量増加が得られ自覚症状の改善が期待できる．それでも頻脈，頻呼吸，低酸素血症が続くなど呼吸状態が安定しなければ気管内挿管を行い人工呼吸器で管理する．

2）大動脈内バルーンパンピング（IABP）

IABPは30～40mLの容量の長さ20cmほどのバルーンを大腿動脈より挿入し先端を左鎖骨下動脈起始部直下の下行大動脈内に留置する．バルーンを拡張期の開始とともに膨張させ収縮期に収縮させる．こうすることにより拡張期には冠動脈血流の増加と大動脈圧の上昇，収縮期には後負荷の軽減による心筋酸素消費の減少と心拍出量の増加が期待できる．

心原性ショックや重症心不全，コントロール困難な虚血性心疾患が主な適応となる．禁忌として大動脈弁閉鎖不全，大動脈解離，大動脈瘤などが挙げられる．

IABP：intraaortic balloon pumping

3）経皮的心肺補助装置（PCPS）

遠心ポンプを用いて右房から脱血した静脈血を膜型人工肺で酸素化した後，大腿動脈へ送血する方法である．心停止，心原性ショック，重症呼吸不全などが適応となる．IABPと異なり自己心拍がなくても使用できるが出血性素因や大動脈弁逆流を有する患者は禁忌となる．使用期間が長くなるほど出血，塞栓症や感染などのリスクが高くなるため，使用期間は2～4日間程度を目安とする．

PCPS：percutaneous cardiopulmonary support

4）血液浄化

利尿薬や血管拡張薬などの薬物治療に反応せず，うっ血症状が改善されない心不全が適応となる．とくに腎機能低下，腎血流量減少，低アルブミン血症があると薬剤反応性が低下する．体外限外濾過extracorporeal ultrafiltration method(ECUM)は除水のみを行い尿毒素の除去は行わない．持続性静脈静脈血液濾過continuous veno-venous hemofiltration (CVVH)はECUMと同様限外濾過で除水を行うが長時間にわたり緩徐に除水するため循環動態への影響は少ない．血液透析hemodialysis(HD)は透析液を用いて毒素を除去するため腎不全を合併する心不全に有効である．またアシドーシスや電解質の補正も行うことができる．持続性血液濾過透析continuous hemodiafiltration(CHDF)は血液透析をより緩徐に行うことでHDよりも血行動態への影響が少ない．腎不全を合併する血行動態の不安定な心不全が適応となる．

F 慢性心不全

慢性心不全は，慢性的な心機能障害により肺毛細血管や体静脈系にうっ血を起こすとともに，末梢循環不全を引き起こす病態である．

1 原　因

慢性心不全の原因となりうる疾患としては，先天性心疾患，特発性心筋症，虚血性心疾患，心臓弁膜症などほとんどの心疾患が含まれる．心サルコイドーシスやアミロイドーシス，甲状腺機能異常や糖尿病も心不全の原因となりうる．また薬物，たとえばβ遮断薬や抗不整脈薬，抗癌薬などによる心不全の発症や増悪もしばしばみられる．

2 自覚症状

末梢循環不全による全身倦怠感やうっ血による呼吸困難，消化管の浮腫による食思不振などがある．重症度の指標として前述したNYHA分類（表15-1）が汎用されている．慢性心不全の代償期では心機能は低下していても比較的血行動態が安定しており自覚症状に乏しい場合がある．このような患者では薬物治療に対する意欲を保ちにくくアドヒアランス（服薬遵守）の低下が懸念される．また心不全患者の重症度を日常活動における自覚症状から身体活動能力質問票specific activity scale(SAS)を用いて評価する（表15-5）．これは安静座位の体酸素消費量を1Mets(metabolic equivalents)と表し，その身体活動が安静時の何倍の強度に匹敵するかを表す単位である．NYHA II度で5〜6Mets，III度で2〜4Metsに相当する．

3 身体所見

肺うっ血，低心拍出量などの左心不全症状と末梢うっ血などの右心不全による症状がある．具体的には四肢冷感，末梢浮腫や体重増加，乏尿，夜間尿があげられる．夜間尿は浮腫として間質に貯留していた水分が臥位に

表15-5 身体活動指数（SAS）

1.	夜，楽に眠れますか？	1Mets以下
2.	横になっていると楽ですか？	1Mets以下
3.	トイレはひとりで楽にできますか？	2Mets
4.	自分で布団が敷けますか？	2〜3Mets
5.	シャワーをあびても平気ですか？	3〜4Mets
6.	ラジオ体操をしても平気ですか？	3〜4Mets
7.	庭いじり，草むしりをしても平気ですか？	4Mets
8.	ひとりで風呂にはいれますか？	4〜5Mets
9.	健康な人と同じ速度で2階まで昇っても平気ですか？	5〜6Mets
10.	平地を急いで200m歩いても平気ですか？	6〜7Mets
11.	テニスをしても平気ですか？	6〜7Mets
12.	水泳をしても平気ですか？	7〜8Mets
13.	なわとびをしても平気ですか？	8Mets

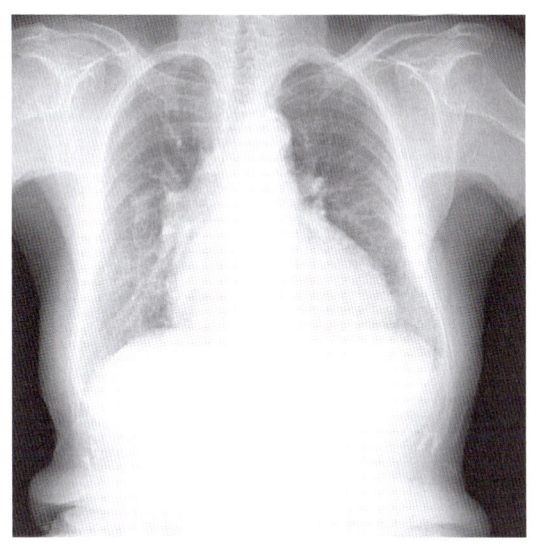

図15-12 慢性心不全患者の胸部X線画像
心陰影の拡大と軽度の肺うっ血を認める（図8-6参照）．

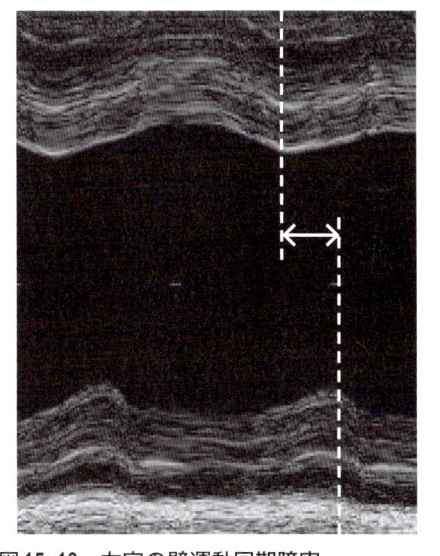

図15-13 左室の壁運動同期障害
Mモード法にて心室中隔と左室後壁の壁運動にずれを認める．

なることにより血管内へ戻り尿量が増加する．就寝後の呼吸困難も同じ原理で起こるが，臥位では心臓への静脈還流が増えるため肺毛細血管内圧が上がり肺うっ血を増悪させることも原因となる．

4 検査所見

胸部X線検査にて心拡大や肺うっ血，胸水の貯留の有無について調べる（**図15-12**）．また心電図は心房細動などの不整脈や心室肥大，心房負荷，

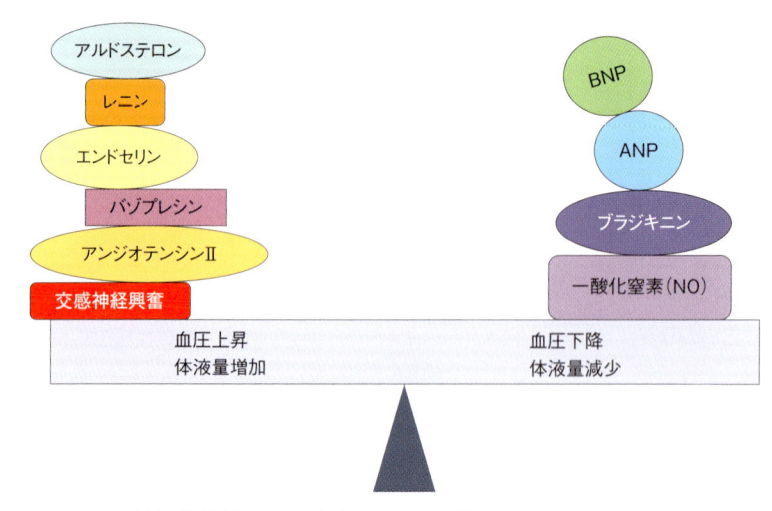

図15-14　神経体液性因子と体液量・血圧調節

虚血所見の有無に注目して読む．血液検査ではBNP値を測定し心臓への負荷の程度を調べる．ただし腎機能障害のある患者では心不全がなくても高値となるため注意が必要である．心エコー検査は非侵襲的であり心不全の重症度判定や原因精査など大変有用な検査である．左室駆出率（LVEF）など左室収縮能に加え，拡張早期波／心房収縮波（E/A）や拡張早期波／僧帽弁輪移動速度（E/e'）など左室拡張能の指標も評価する．また下大静脈径の拡大と呼吸性変動の消失は右心不全の指標として心臓にかかる負荷を表す．さらに心不全の原因探索，たとえば心臓弁膜症や心室壁肥厚，左室壁運動異常などについて入念に調べる必要がある．左室壁運動障害が著明である場合には左室壁運動同期障害dyssynchronyの評価も行っておく（図15-13）．

5　代償機構

心臓はさまざまな負荷がかかった場合，その機能を維持するために代償機構が作用する．代償機構には**神経体液性因子，心肥大，フランク・スターリング機構**の3つがある．

a　神経体液性因子

神経体液性因子とはさまざまな組織や臓器から産生されるホルモンや交感神経系の調節因子などで，代表的なものとしてカテコラミンやレニン，アンジオテンシン，アルドステロンなどがある．神経体液性因子は大きく2つのグループに分けることができる．1つは血管収縮，水分貯留を促進するもので交感神経系，アンジオテンシンⅡ，バゾプレシンなどが含まれる．もう1つは逆に血管拡張，利尿促進に作用するグループでナトリウム利尿ペプチド（ANP，BNP），ブラジキニン，一酸化窒素（NO）などが含まれる．この2つのグループは図15-14に示すように生理的条件下ではうまくバランスをとっているが，心不全になると心拍出量と血圧を維持しよ

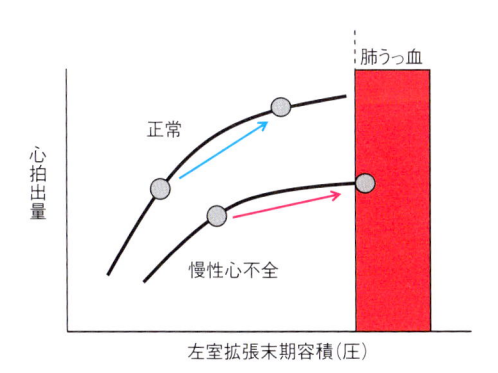

図 15-15　フランク・スターリング曲線

うとするため血管収縮，水分貯留に作用するグループが強く働くようになる．急性期には生命維持のために有効な変化であるが，このアンバランスが長期にわたるとさまざまな悪影響が現れてくる．まず循環血液量の増加による肺うっ血，心拍数増加による心仕事量の増加，血管収縮による後負荷増大などが生じる．長期になるとレニン・アンジオテンシン系活性化による心筋線維化や心筋細胞傷害によりさらに心機能が悪化していく．

b 心肥大

　後負荷を表す**ラプラスLaplaceの法則**がある．これは「後負荷は心室内圧と心室内径に比例し壁の厚さに反比例する」というものであり式に表すと**後負荷＝（心室内圧×心室半径）/（2×心室壁厚）**となる．したがって壁が厚くなるほど後負荷が減り心拍出量は増加する．このため心臓は心不全の際，心拍出量を増やすため心肥大を起こすのである．また心肥大は神経体液性因子ともリンクしておりレニン・アンジオテンシン系やカテコラミンは心肥大を促進する．しかし心肥大は心臓にとってあまりよい代償機構とはいえない．なぜなら心肥大が起こることにより左室の柔軟性（広がりやすさ＝コンプライアンスという）が低下し左室拡張能の低下や左房圧の上昇から肺うっ血の悪化を招いてしまうのである．

c フランク・スターリング機構

　FrankとStarlingは前負荷の概念をフランク・スターリングの法則で表した．「**心筋は収縮前の筋の長さに比例して次の収縮力を変化させる**」というもので**図15-15**のように表される（**第3章**参照）．正常な心臓では左室拡張末期容積（もしくは左室拡張末期圧），つまり前負荷が大きくなると心拍出量も増加する．心不全においても代償機構として左室拡張末期容積を増やす，つまり心拡大を起こすことで心拍出量を保とうとする．しかし心不全では心機能の低下にともない曲線の傾きが小さくなる．ある程度の心不全まではこの代償機構がうまく作用するが，重症の心不全になると曲線の傾きがさらに小さくなり，左室拡張末期容積を増やしても拍出量はあまり増加しなくなる．さらに左室拡張末期容積が拡大すると左室拡張

PHQ：Patient Health Questionnaire

表15-6　PHQ-9

この2週間次のような問題にどのくらい頻繁に悩まされていますか？
①物事に興味がわかない，楽しめない
②気分が落ち込む，憂鬱になる，絶望的な気持ちになる
③寝つきが悪い，途中で目が覚める，または逆に眠りすぎる
④疲れた感じがする，気力がない
⑤食欲がない，または食べ過ぎる
⑥自分はだめな人間だと気に病む，自分自身や家族に申し訳ないと感じる
⑦新聞やテレビに集中できない
⑧他人が気がつくらい動きや話し方が遅くなる，または反対にそわそわと動きが多くなる
⑨死んだほうがましだ，あるいは自分を傷つけようと思ったことがある

全くない（0点），数日（1点），半分以上（2点），ほとんど毎日（3点）
①と②のどちらかが2点以上の場合⑨までの質問に答える．
合計10点以上の場合うつ病の疑いあり．
(Circulation 2008; 118:1768-1775)

末期圧も上昇するため左房圧が上昇し，肺うっ血を惹起する．

6　増悪因子

慢性心不全患者には心機能は著しく低下しているものの代償機構がうまく作用してほとんど自覚症状のない場合も多くみられる．このようなケースではちょっとした血行動態の乱れが代償機構のバランスを崩し慢性心不全の急性増悪という急性心不全と同様の病態にいたる場合がある．ではどのような因子がこのバランスを崩すのであろうか．まず心臓の仕事量を増やすような状態，たとえば頻脈をともなう感染症や貧血，妊娠も循環血液量が増加し頻脈となるためリスクとなりうる．また生活習慣が問題となる塩分過剰摂取，アルコール，ストレス，不眠，過労は心不全悪化の原因として多く認められる．コントロール不良の高血圧や治療薬の自己中断，心機能を抑制する作用のある薬物（抗不整脈薬，β遮断薬）にも注意が必要である．最近，心不全にうつ病を合併する例が多いことが知られるようになってきた．うつ病は交感神経の興奮や副腎皮質ホルモンの増加により心不全を悪化させることに加え，治療への意欲低下から治療薬の自己中断にいたりやすいため注意が必要である．**表15-6**に示す質問票を用いて心不全患者のなかからうつ病合併例の発見を試みる．

simple point
心不全を悪化させる因子
- 塩　分
- 高血圧
- 貧　血
- 治療薬の自己中断

7　治　療

慢性心不全の治療は急性心不全の治療とは目標が異なる．急性心不全が症状の軽減をはかり血行動態を安定させることを目的とするのに対し，慢性心不全の治療では**予後改善をはかる**ことを目標としている．実際の治療法に入る前に慢性心不全の予後に影響する因子をあげてみたい．

①**BNP**：BNP値が高いほど予後は悪化していく．最近はBNPを指標とした心不全治療が推奨されており200pg/mLを退院時の目標値とする（第8章 図8-54〜56参照）．

②**腎機能障害**：心機能の悪化は腎機能障害を惹起しやすく，腎機能障害は心不全の予後を悪化させることは心腎連関として知られている．いったん腎機能障害が起きると改善するのは容易ではないため，心不全患者では

なるべく腎機能を悪くしないようアンジオテンシン変換酵素（ACE）阻害薬やアンジオテンシン受容体拮抗薬（ARB）など腎保護作用をもつ薬剤を使用すべきである．

③**貧血**：貧血は交感神経系の緊張を招きレニン・アンジオテンシン系を活性化する．その結果，体液貯留やリモデリングの促進により心不全を悪化させ，慢性心不全患者の死亡率を上昇させることが知られている．エリスロポエチンには心保護作用があり，また貧血の是正にもつながるため予後の改善が期待されている．

④**睡眠時無呼吸症候群** sleep apnea syndrome（SAS）：閉塞型睡眠時無呼吸症候群 obstructive SAS（OSAS）では睡眠時に気道の閉塞から無呼吸となり，一瞬の覚醒から呼吸が再開する．これを一晩中繰り返すため熟睡できず昼間の集中力が低下することになる．OSASの影響はこれのみにとどまらず，交感神経の緊張や血圧上昇を介して心不全の発症や増悪に関与することがわかってきた．持続陽圧換気療法 continuous positive airway pressure（CPAP）は心不全発症のリスクを軽減するだけでなく，すでに心不全を有する患者の心機能を改善させることが報告されている．重症OSASを有する慢性心不全患者では積極的にCPAPを導入する必要がある．

a 薬物治療

慢性心不全に対する薬物治療の基本は血管拡張薬とβ遮断薬である．血管拡張薬にはさまざまな薬があるが動脈を拡張する作用と静脈を拡張する作用，そして両方に効果をもつ薬剤に分けられる．動脈拡張作用により後負荷を軽減し心拍出量を増やすことは心不全に有効である．また静脈を拡張することは，静脈内にプールされる血液量が増えるため前負荷を軽減させる．とくに左房圧が上昇し肺うっ血を起こしている状態では，静脈還流量を減らすことは左房圧を下げ肺うっ血を改善させる効果がある．降圧薬として使用されるカルシウム拮抗薬は動脈拡張作用をもち後負荷軽減に有効であるが重症の心不全では血圧を下げ過ぎることがあるため通常は心不全治療の第一選択薬とはなりにくい．レニン・アンジオテンシン系阻害薬は血管拡張薬のなかで最も有効とされている．ACE阻害薬は比較的古くからある薬剤でありすでに心不全の予後を改善する多くのエビデンスが示されている．ARBは徐々に有効性を示すエビデンスが蓄積されつつある．血圧降下作用はARBのほうが強いため心不全でやや血圧が低下している病態ではACE阻害薬のほうが使いやすい．

β受容体遮断薬は陰性変力作用（心収縮力を弱める作用）があるため以前は心不全に対して禁忌薬となっていた．しかし1975年にBritish Heart Journal誌にはじめて心不全患者へのβ遮断薬の効果についての論文が発表された後，数々の大規模臨床試験が行われその効果が確立されてきた．現在は慢性心不全における第一選択薬として広く知られているが使い方には注意が必要である．いきなり通常量を投与すると陰性変力作用により急

性増悪を起こすことがあるため，入院管理の下で**少量より開始し数日ごとに経過をみながら漸増していく**という方法が推奨されている．2013年現在，わが国で心不全への適応をもつβ受容体遮断薬はカルベジロール（アーチスト®）とビソプロロール（メインテート®）のみとなっている．

> **simple point 慢性心不全の治療**
> - β受容体遮断薬と血管拡張薬（ACE阻害薬）
> - β受容体遮断薬は少量から開始し漸増していく

表15-7 米国心臓病学会による心不全のステージ分類

A	心不全に進行する危険因子をもっているがまだ器質的心疾患はない患者
B	心不全をともなう器質的心疾患を有しているがまだ症状はない患者
C	器質的心疾患があり現在または以前に心不全症状があった患者
D	器質的心疾患があり，最大限の内科的治療にもかかわらず著しい心不全症状がある

b 心不全のステージ分類に基づく薬物治療

表15-7は米国心臓病学会が提唱しているガイドラインである．この治療ガイドラインではステージA，つまりなんら心疾患はない場合でも心不全の危険因子，たとえば糖尿病や高血圧がある場合はACE阻害薬あるいはARBの内服を推奨している．もちろん禁煙や減塩，運動，肥満の解消などを行うのが前提である．わが国では「糖尿病があるので心不全の治療をしましょう」というのは受け入れられにくく，また健康保険制度上も認められていないが，高血圧に対する治療としてACE阻害薬を使用するのは心不全予防の点から理にかなっている．ステージBは自覚症状がなく心機能低下がある場合でありレニン・アンジオテンシン系阻害薬とβ遮断薬を使うことが推奨されている．ステージCでは自覚症状が出てくるため上記の治療に加え利尿薬や抗アルドステロン薬を追加する．

c 非薬物治療

1）日常生活の自己管理・食事療法

慢性心不全では患者自身による自己管理が大切である．日常生活のなかで自分の体の変化を早期にみつけることが予後改善にもつながる．たとえば毎日体重を測定することは体重増加による心臓への負担を回避するために必要であり，また急激な体重増加は体内の水分貯留を意味し急性増悪の前徴でもある．浮腫は自分自身では気づきにくいこともあるので家族や身近な人の協力も必要である．症状があまりない場合は服薬をつい怠ってしまうこともあるため，病気について理解し治療への意欲を保つことが大切である．食事では塩分制限が鍵となる．少なくとも1日7gまでの塩分制限を守り，重症の場合は3g以下まで減らす必要がある．しかし，パンやうどんの麺にも塩分は含まれており家庭生活でここまでの制限を行うのは現実にはかなり難しい．

2）運動療法

心不全では心機能低下のみではなく肺機能や末梢循環の異常も自覚症状の出現に関与している．心不全患者では活動を自ずと抑制することから骨

格筋肉量も減少していく．心臓リハビリテーションを行うことにより自覚症状や自律神経機能，血管内皮機能，運動耐容能の改善が期待できる．ただし不安定狭心症や高度大動脈弁狭窄，左室流出路狭窄，運動誘発性不整脈のある患者に対しては禁忌となる．NYHA分類Ⅰ～Ⅲ度がよい適応であるがⅣ度の患者に行う場合は急変する場合も想定して備えておく必要がある．まず，どの程度の運動であれば大丈夫なレベルであるか運動強度を決定する．一般的に心肺運動負荷試験（CPX）を行い嫌気性代謝閾値anaerobic threshold（AT）を決め，ATを有酸素運動の上限と考え運動療法を処方する．通常，1回の運動はATレベルで30～60分が適当とされる．

3）温熱療法

温熱療法としてとくに乾式サウナを用いた心不全治療は**和温療法**として知られている．これは60℃のサウナ浴を15分間行い，終了後は身体を毛布などで覆い安静保温を30分間行う方法である．1日1回，温熱療法を続けることにより血管内皮機能が改善し，数週間後には心機能の改善，カテコラミンやBNP値の低下などの神経体液性因子の改善，心拡大の軽減，不整脈が減少することなどが報告されている．温水への入浴が困難な重症心不全患者には静水圧の影響を受けずに温熱効果を得られる新しい治療として期待されている．

4）心臓再同期療法（CRT）

CRT：cardiac resynchronization therapy

重症心不全ではしばしば心室内伝導障害を合併しており，とくに左室壁の各部位で収縮の時相がずれる場合はdyssynchronyと呼ばれポンプ機能の低下につながる．CRTでは右室と左室をそれぞれタイミングよく刺激し収縮させることによりずれを補正し効率よく心臓が働けるようにする．具体的には右室心尖部と左室側壁基部に電極リードを留置し右室と左室をそれぞれ刺激しタイミングよく収縮させる．多くの臨床試験を基に**NYHAⅢ度またはⅣ度，かつ左室駆出率（LVEF）35％以下，かつQRS幅130ミリ秒以上**の症例が適応とされている．しかしCRTの適応を認められ施行された患者のなかには治療効果がほとんど認められない**不応例non responder**が約30％の割合で認められその見極めが今後の課題となっている．そこで心エコー法を用いたdyssynchronyの評価によりnon responderを見分けることができるのではないかと多くの研究が行われている．Mモード法で心室中隔の最大後方偏位点と左室後壁の最大前方偏位点の時間的ずれが130ミリ秒以上の場合，dyssynchrony（+）と評価できる（**図15-13**参照）．その他，心尖部周辺が回転性の動きをするshuffle motionや収縮期における心室中隔の2段モーションseptal flashを認める場合もdyssynchronyの可能性ありと考えられる．

5）植込み型除細動器（ICD）

ICD：implantable cardioverter defibrillator

重症心不全患者では致死的心室性不整脈，つまり心室頻拍や心室細動の危険が高く突然死の原因となりうる．薬物治療では効果が不十分な例が多く，とくにⅠ群抗不整脈薬は長期使用により予後を悪化させる．ICDは持続性の心室頻拍や心室細動の発生を感知し自動で電気的除細動を行う．

大規模臨床試験でもICDは最も効果があるとされるⅢ群抗不整脈薬（アミオダロン）よりも有意に死亡率を減少させており突然死予防効果と生命予後改善が最も期待できる治療法とされている．現在はCRTとICDの機能をあわせもつCRTDが広く使用されている．

6）補助人工心臓

自己心機能の100％代行が可能であるが，現在のところ慢性心不全における役割は心臓移植までのつなぎ（ブリッジ）であり永久使用可能な人工心臓はまだ開発されていない．以前は血液ポンプを体外に置くシステムが主に使用されていたが2011年より植込み型補助人工心臓DuraHeart®（テルモ株式会社）と EvaHeart®（株式会社サンメディカル技術研究所）が発売され使用されるようになった．

7）心臓移植

内科的，外科的に行いうる治療法に反応しない重症心不全が適応となる．1997年にわが国で臓器移植法が施行されたが，ドナー不足は深刻であり症例数は伸び悩んでいる．これまでのわが国での移植患者は拡張型心筋症と拡張相肥大型心筋症が大部分を占めている．2010年に臓器移植法が改正され本人の意思表示がない場合にも家族の承諾によりドナーとなることができるようになり，また小児間の移植も可能となった．移植後は免疫抑制薬の生涯にわたる内服や拒絶反応を調べるための定期的な心筋生検などのしばりはあるが，わが国で行われた移植例ではほとんどがNYHA Ⅰ度となりQOLが改善している．

16章 不整脈

A 総論・不整脈の分類と発生機序

1 総論

a 調律とは

　不整脈を理解するうえで，"調律rhythm"という言葉の定義を理解することはきわめて重要である．**調律とは，"そのときの心臓全体の拍動を支配している領域や状態"** のことである．健常者では，洞結節からの自発的興奮（自発的な活動電位発生）が，心房→房室結節→ヒスHis束→左右の脚→プルキンエPurkinje線維→心室筋（心内膜から心外膜へ）という順で心臓全体を興奮させる（**図16-1**）．このように，**洞結節からの自発興奮が心臓全体を支配するペースメーカとして機能する場合を洞調律sinus rhythm**と定義する．洞調律で，心拍数が50〜100/分の範囲であれば，正常洞調律normal sinus rhythmである．心拍数が50/分未満であれば洞性徐脈sinus bradycardia，100/分を超えれば洞性頻脈sinus tachycardiaである．洞性頻脈は，発熱，出血，感染症，低酸素血症，甲状腺機能

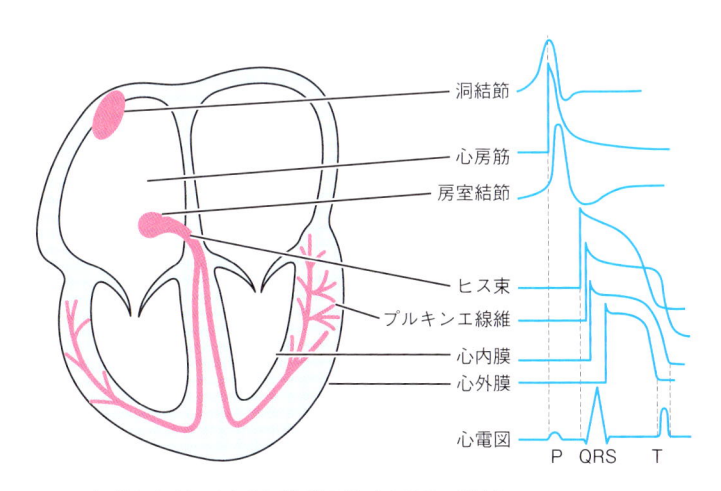

図16-1　心臓各部位の活動電位波形と心電図の関係
洞結節からの電気的興奮が隣接する心房筋を脱分極させ，心房→房室結節→ヒス束→左右の脚→プルキンエ線維→心室筋という順で心臓全体を興奮させる（活動電位を発生させる）．洞結節および房室結節は容量が小さいため，その電気的興奮は心電図には現れない．P波は心房興奮を，QRS波は心室興奮を反映する．

心房興奮の
電気的ベクトル

Ⅰ
Ⅲ　Ⅱ
aVF

Ⅰ, Ⅱ, aVF誘導
では陽性の波になる

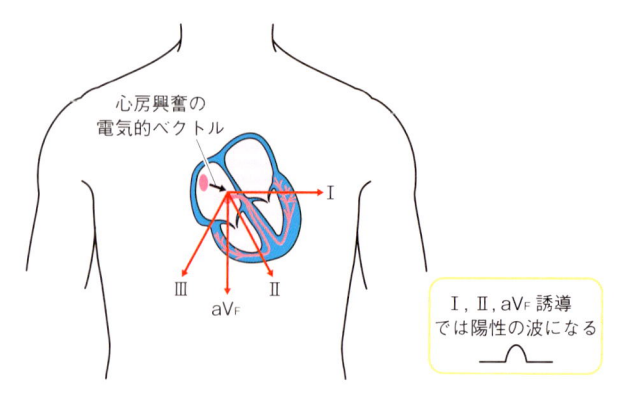

図16-2　洞調律時の心房興奮の電気的ベクトル（前額面）
洞結節は心臓の右上方に位置する．したがって，洞調律時の心房興奮のベクトルは全体として左下方に向くため，P波はⅠ, Ⅱ, aVF誘導で陽性になる．

亢進症などが原因となる．若年者などで，洞調律ではあるが洞結節の自発興奮が不規則である場合を洞性不整脈sinus arrhythmiaと呼ぶ．

不整脈の多くは，洞調律を逸脱した調律になった状態である．たとえば心房細動は，心臓が洞調律を維持できなくなり，"心房全体が震えるように，全く不規則かつ無秩序に興奮している"状態である．この状態を"心房細動調律"と呼ぶ．

b　洞調律の心電図

不整脈の心電図を判読できるようになるには，まず洞調律の心電図を正確に判読できなければならない．ここで大事なのは，"**洞結節，房室結節やプルキンエ線維といった刺激伝導系に属する組織の容量は，心房や心室に比べるとはるかに小さいため，その電気的興奮は心電図に反映されない**"ことである．心電図に現れるのは，心房興奮としてのP波と心室興奮としてのQRS波のみである．では，洞結節の興奮が心電図に現れないのに，なぜ，"洞調律の心電図"と判読できるのであろうか．実は，洞調律の心電図は，P波の波形によって洞調律であることを推測して判読しているのである．心臓を前額面でみると，洞結節は心臓の右上方（上大静脈と右房の接合部付近）に位置するため，**洞調律時，心房興奮のベクトルは全体として右上方から左下方に向かう**（**図16-2**）．心電図の各誘導は，自らに向かってくる電気的興奮を陽性に振れさせるよう設計されているので，**洞調律時のP波はⅠ，Ⅱ，aVF誘導で上向きの振れ（陽性）になる**．さらにP波に引き続き1：1でQRS波が対応すれば，"洞調律の心電図"と判読してよい．**図16-3**に示す心電図は，Ⅱ誘導および，Ⅰ，aVF誘導で陽性のP波を呈しており，QRS波が1：1で追随しており，P波のレートは66/分であり，"正常洞調律"の心電図と判読できる．

誤解を招きやすい"洞調律"
心房細動や心室頻拍は，「洞調律を逸脱し，"心房細動調律"や"心室頻拍調律"になっている状態（調律の異常）」と言い換えたほうが理解しやすい．洞調律のときだけ，"調律"がついて，心房細動や心室頻拍には"調律"がつかないことが，"調律"の理解を妨げているように思える．

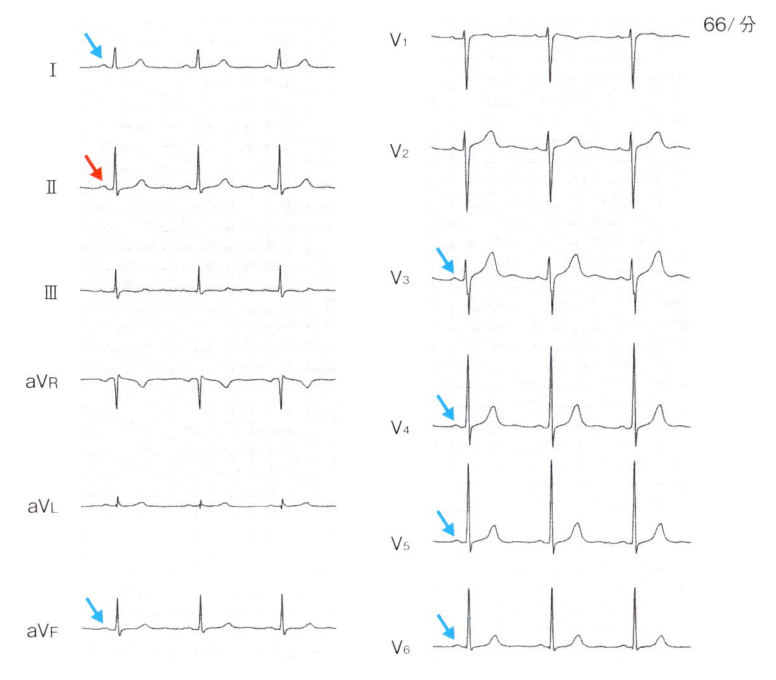

図16-3　正常洞調律の12誘導心電図

P波はI, II, aVF, V₃〜V₆で陽性, 幅が0.11秒以内で高さは0.25mV未満. PR間隔は0.12〜0.20秒でP波に1:1でQRSが対応している. 本症例の心拍数は66/分.

> **simple point**
> - 調律rhythmとは, "そのときの心臓全体の拍動を支配している領域や状態"のことである
> - II誘導(I, aVF誘導)で陽性のP波を呈し, 引き続き1:1でQRS波が対応すれば, "洞調律の心電図"と判読してよい
> - 不整脈の多くは洞調律を逸脱した調律である.「不整脈≒調律の異常」と考えてよい
> - たとえば, 心房細動や心室頻拍は,「洞調律を逸脱し, 心房細動調律や心室頻拍調律になっている状態」と言い換えると理解しやすい

2　分類

a　徐脈性不整脈と頻脈性不整脈

　不整脈は, 脈が速くなる頻脈性不整脈と脈が遅くなる徐脈性不整脈に分類される. 頻脈性不整脈の分類を**表16-1**に示す. 上室性の頻脈性不整脈のなかで, 上室期外収縮以外は, いずれも洞調律を逸脱した頻拍である. たとえば心房細動は, 心房が400〜600/分で無秩序に震えている状態(心房細動調律), 心房粗動は, 約300/分の規則的な右房内リエントリー(心房粗動調律)である. 上室頻拍をきたす疾患としてWPW(Wolff-Parkinson-White：ウォルフ・パーキンソン・ホワイト)症候群と房室結節リエントリー

> **"心房"と"上室"の違い**
> "上室"は, 心房と接合部(房室結節とヒス束)を合わせた部分との理解でよい. 上室性の不整脈は房室結節およびヒス束を経由して心室に伝わるためQRS幅が狭い(一部例外もある).

表16-1 頻脈性不整脈の分類

上室性	● 上室期外収縮 ● 心房細動 ● 心房粗動 ● 心房頻拍 ● 上室頻拍 　WPW症候群，房室結節リエントリー
心室性	● 心室期外収縮 ● 心室頻拍 ● 多形性心室頻拍 　QT延長症候群 ● 心室細動 　ブルガダ症候群，早期再分極（J波）症候群

表16-2 徐脈性不整脈の分類

洞不全症候群	● Ⅰ型 —— 洞性徐脈 ● Ⅱ型 —— 洞房ブロック，洞停止 ● Ⅲ型 —— 徐脈頻脈症候群
房室ブロック	●1度房室ブロック ●2度房室ブロック 　ウェンケバッハ型（モビッツⅠ型） 　モビッツⅡ型 ●3度房室ブロック（完全房室ブロック）

★補充調律（完全房室ブロックなどでみられる調律）
　接合部補充調律
　心室補充調律

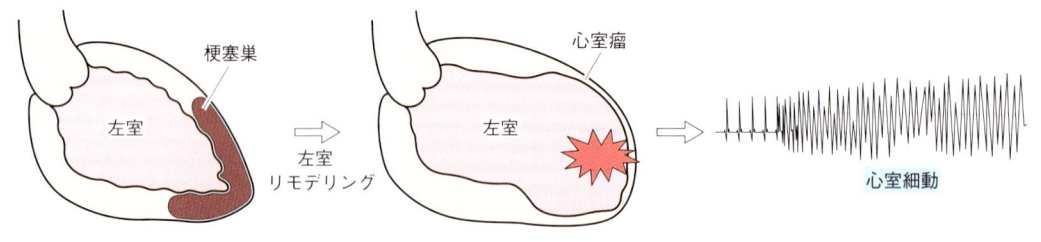

図16-4　心筋梗塞後の心室瘤が起源となって生じた心室細動のイメージ
この場合，心筋梗塞後のリモデリングによって生じた心室瘤が，"不整脈基質"となっている．
（髙橋尚彦：不整脈の基盤となる病態，池田隆徳（編）：不整脈診療 Skill Upマニュアル，羊土社，p20, 2008）

リエントリー
心臓内を興奮が旋回して生じる不整脈の機序をリエントリーと呼ぶ（p.275 図16-7, 8a参照）．

がある．心室性の頻脈性不整脈も，心室期外収縮以外は，いずれも洞調律を逸脱した頻拍である．心室頻拍は，心室が速いレートで規則的に異常興奮している状態（心室頻拍調律）である．特殊な心室頻拍として多形性心室頻拍（トルサードドポアント，torsade de pointes：TdP）がある．多形性心室頻拍をきたす原因疾患はQT延長症候群である．心室細動は，心室が全く無秩序に震えている状態（心室細動調律）であり，放置されれば，そのまま死にいたる．正常心機能でありながら心室細動をきたす疾患として，ブルガダBrugada症候群や早期再分極（J波）症候群がある．

　徐脈性不整脈の分類を**表16-2**に示す．徐脈性不整脈には，洞不全症候群と房室ブロックがある．洞不全症候群は，Ⅰ型（洞性徐脈），Ⅱ型（洞房ブロック，洞停止），Ⅲ型（徐脈頻脈症候群）に分類される．房室ブロックは，1度房室ブロック，2度房室ブロック（ウェンケバッハWenckebach型とモビッツMobitzⅡ型），3度（完全房室ブロック）に分類される．完全房室ブロックなどのとき，みられる調律が補充調律であり，これは接合部補充調律と心室補充調律に分けられる．

"発作性"と"慢性"
臨床に即した表現として，"発作性"や"慢性"という接頭語が用いられることがある．たとえば，普段は洞調律で，時々，心房細動調律になる場合を発作性心房細動と呼ぶ．基本調律が心房細動調律に長期間固定している場合を慢性心房細動と呼ぶ．

3　発生機序

a　不整脈基質

　不整脈が発生しやすい状態にある心筋や組織を不整脈基質と呼ぶ．徐脈

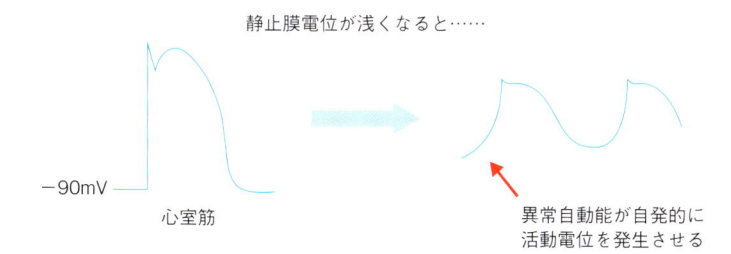

図16-5　異常自動能
本来，自動能を持たない心室筋が自動能を示すようになっている．
（土谷健，髙橋尚彦（著）：不整脈プロフェッショナル，p44，南江堂，2010）

性不整脈である洞不全症候群では，洞結節やその周囲の変性，線維化が洞機能不全を生じる基質となる．頻脈性不整脈では，たとえば心筋梗塞後に壊死に陥り，左室リモデリングが進行してできた心室瘤は頻脈性不整脈の基質となる（**図16-4**）．ここに交感神経緊張や心不全の悪化といった修飾因子が加わり，心室期外収縮がトリガーとなって心室頻拍や心室細動が惹起される．

b 頻脈性不整脈の発生機序

　頻脈性不整脈の発生機序には，①異常自動能abnormal automaticity，②撃発活動（トリガードアクティビティ）triggered activity，③リエントリー reentry，の3つがある．

1）異常自動能

　洞結節だけでなく，房室結節，プルキンエ線維など刺激伝導系の細胞はいずれも自動能を有する．すなわち，刺激がなくとも自発的に活動電位を発生する．正常では，これらの箇所の自動能は最上位の洞結節の自動能によって抑制されているため（これをoverdrive suppressionと呼ぶ），他の部位の自動能が心拍を生じることはない．異常自動能には，①洞結節より下位の正常自動能が異常に亢進した場合と，②洞結節以外の自動能をもたない組織の静止電位が浅くなり亢進した自動能を示すようになった場合がある．**これらの自動能が洞結節からの自動能を凌駕し心拍を発生する場合を異常自動能という．**たとえば図16-5に示すように，本来，自動能を有さない心室筋の静止膜電位が何らかの原因（たとえば心筋虚血）で浅くなったとする．すると心室筋が自発的に活動電位を発生するようになる．これが異常自動能である．このような心室筋の異常自動能が心室期外収縮や心室頻拍を引き起こす．心筋梗塞急性期にみられる促進心室固有調律（レートの遅い心室頻拍）は異常自動能によると考えられている．

2）撃発活動（トリガードアクティビティ）

　トリガードアクティビティには，早期後脱分極 early afterdepolarization（EAD）から生じるものと，遅延後脱分極 delayed afterdepolarization（DAD）から生じるものがある．

異常自動能とトリガードアクティビティの違いと類似点
異常自動能は，拡張期膜電位の脱分極により発生する自動性活動電位であり，先行する活動電位を必ずしも必要としないが，トリガードアクティビティは，その名のとおり先行する活動電位が必ず必要である．この両者は，非リエントリー性，すなわち局所からの群発興奮による不整脈を生じる点で類似している．

a. 早期後脱分極

正常の活動電位　　延長した活動電位　　早期後脱分極（EAD）および撃発活動

−90mV

b. 遅延後脱分極

正常の活動電位　　遅延後脱分極（DAD）　　DADからの撃発活動

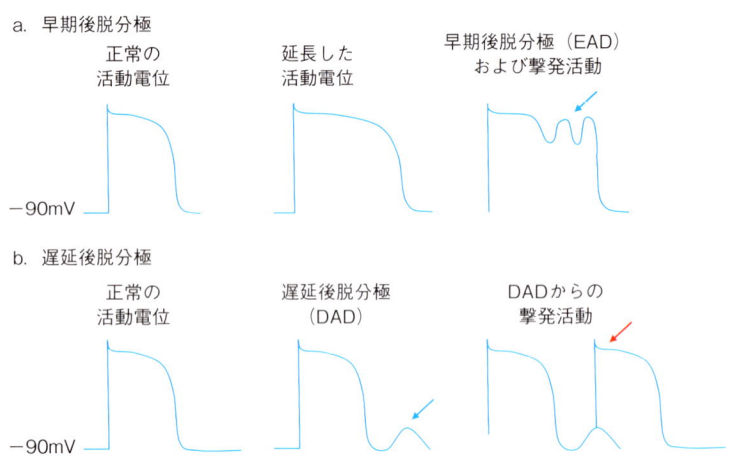

−90mV

図16-6　トリガードアクティビティ
a. 延長した活動電位の第2，第3相から生じる早期後脱分極からのトリガードアクティビティ．
b. 先行する活動電位の再分極終了直後に生じた振動性電位（遅延後，脱分極）が閾値に達して生じたトリガードアクティビティ．
（土谷健，髙橋尚彦（著）：不整脈プロフェッショナル，p46，南江堂，2010）

①早期後脱分極（EAD）からのトリガードアクティビティ（図16-6a）

　先行する活動電位が著明に延長してくると，再分極時の膜電位が浅い電位にとどまり不安定な状態になり，容易にCa^{2+}チャネル依存性の活動電位を発生するようになる（図16-6a，青矢印）．これが早期後脱分極（EAD）からのトリガードアクティビティである（図16-6a）．K^+電流を抑制する薬物，低カリウム血症，Na^+電流の不活性化を遅らせる薬物やL型Ca^{2+}電流を増大させる薬物などがEADを誘発する．

②遅延後脱分極（DAD）からのトリガードアクティビティ（図16-6b）

　遅延後脱分極（DAD）は，先行する活動電位の再分極終了直後に振動性電位として認められる（図16-6b，青矢印）．これが閾値に達すると新たな活動電位，すなわちDADからのトリガードアクティビティを生じる（図16-6b，赤矢印）．細胞内Ca^{2+}過負荷が生じている状態では，細胞内Ca^{2+}貯蔵庫である筋小胞体から周期的なCa^{2+}漏出が生じ，これが一過性内向き電流 transient inward current（I_{Ti}）を惹起し，DADが生じると考えられている．

3）リエントリー
①リエントリー成立のための条件

　図16-7はリエントリー成立のための模式図である．洞調律時，心臓内での興奮が，三角形で示す分岐点（図16-7，赤矢印）で経路Aと経路Bに別々に進入したとする．ただし，経路Aは健常心筋であるのに対し，経路Bには途中，伝導が遅くなる障害部位（領域D）があると仮定する．洞調律時，経路Aに比し経路Bの伝導に少し時間がかかるため，経路Cでは中央よりもやや経路Bよりの箇所で伝導は衝突し途絶・消滅する（図16-7a）．次に期外収縮が生じた場合を想定する（図16-7b）．経路Bでの伝導が減衰伝導特性によって緩徐になるため，興奮の衝突部位が緩徐伝導

減衰伝導特性
房室結節は，刺激頻度を増すと徐々に伝導速度が遅くなるという，減衰伝導 decremental conduction 特性を示す代表的な組織である．ウェンケバッハ型2度房室ブロックでは，PR間隔が徐々に延長して遂にはQRS波が脱落するが，これも減衰伝導特性のためである．Ca^{2+}チャネル依存性の組織（洞結節，房室結節）が減衰伝導特性を示すのに対し，Na^+チャネル依存性の組織（心房筋，心室筋，ヒス束，脚，プルキンエ線維）の興奮様式は，"all or none"である．しかし，何らかの障害を受けた心房筋や心室筋では，静止膜電位が浅くなり，房室結節に類似した減衰伝導特性を示すようになる．

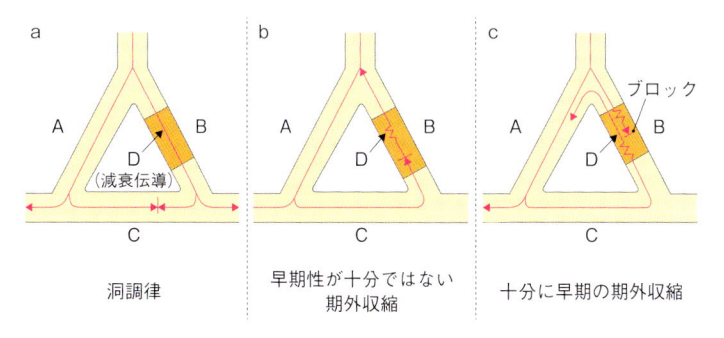

図16-7 リエントリー成立の条件
a. 洞調律, b. 期外収縮, c. 早期性の増した期外収縮.
領域Dは減衰伝導特性を有する.すなわち,早期性の高い興奮が侵入すると伝導速度が遅くなるという性質を示す障害部位である.
(土谷健,髙橋尚彦(著):不整脈プロフェッショナル,p47,南江堂,2010)

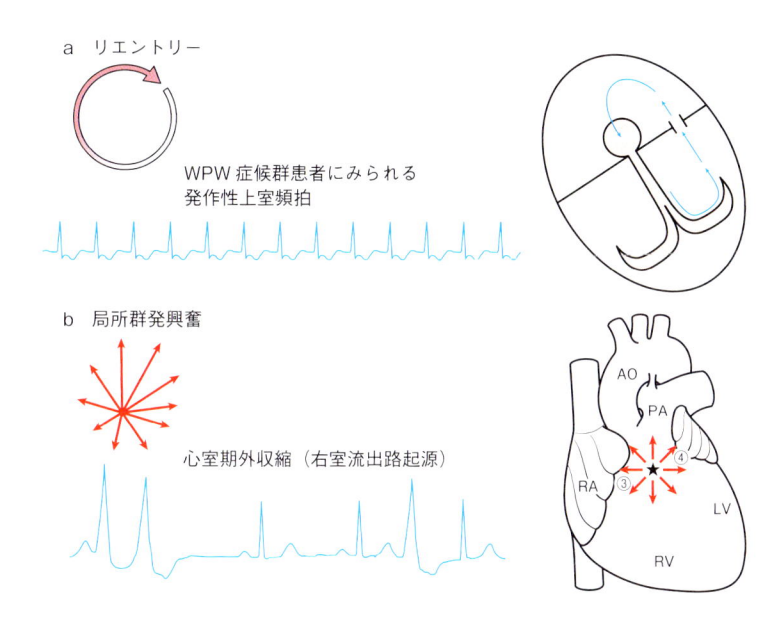

図16-8 リエントリー性不整脈(a)と非リエントリー性不整脈(b)の代表例
a. WPW症候群患者にみられる発作性上室頻拍, b. 右室流出路起原心室期外収縮.

部位(領域D)の中になる.さらに早期性の増した期外収縮が生じた場合,経路Bでの伝導は領域Dで途絶してしまう.このとき,遅れて経路Aから伝導した興奮は,領域Dの興奮性が回復している(不応期を脱している)ため,経路Bを逆行性に通過可能である.ここを抜けた興奮は,再度,分岐点に達するが,この時点で経路Aは不応期から脱しているため経路Aを下行する(**図16-7c**).こうして永続的なリエントリー回路が成立する.すなわち,このようなリエントリー回路が成立するためには,①リエントリー回路が存在すること,②緩徐伝導部位が存在すること,および③一方向性ブロックが生じること,の3つが必要である.

c 臨床不整脈の発生機序はどの程度わかっているか

　上記した，異常自動能，トリガードアクティビティ，リエントリーは，いずれも実験的に証明されたものである．臨床でみられる不整脈の一部は機序が判明している．たとえば**QT延長症候群患者にみられるトルサードドポアントと呼ばれる多形性心室頻拍の機序は早期後脱分極からのトリガードアクティビティによると考えられている**．一方，ジギタリス中毒や慢性心不全患者では心筋内細胞内 Ca^{2+} 過負荷が生じている．これらの患者にみられる心室頻拍や心室細動の機序は，遅延後脱分極からのトリガードアクティビティによると考えられている．リエントリーの典型例は心房粗動である．心房粗動は三尖弁輪を旋回する心房内リエントリーであることが判明している．WPW症候群患者の発作性上室頻拍も，房室結節を順行性に，副伝導路を逆行性に旋回するリエントリー性頻拍であることが判明している．**発生機序が明確に判明している不整脈は決して多くない**．逆にいえば，多くの不整脈の正確な発症機序は不明である．

> **simple point（図16-8）**
>
> - 不整脈の発生機序は，大きくリエントリー性と非リエントリー性（異常自動能，またはトリガードアクティビティ）に分類できる
> - WPW症候群患者の発作性上室頻拍は，房室結節を順行性に，副伝導路を逆行性に旋回するリエントリー性頻拍の代表例である（図16-8a）
> - 右室流出路起源の心室期外収縮は非リエントリー性（異常自動能，またはトリガードアクティビティ）頻拍の代表例である（図16-8b）

B 不整脈の治療法

1 頻脈性不整脈の治療

a CASTの教訓

　「出ている不整脈は抗不整脈薬を使用して消失させたほうがよい」という考え方は正しいであろうか？　米国で1980年代に行われたCAST（cardiac arrhythmia suppression trial）と名づけられた研究は，心筋梗塞既往患者の心室期外収縮に有効なⅠ群抗不整脈薬を投与すると，かえって生命予後が悪化するという，衝撃的な結果を示したものである．

　この研究では，「心筋梗塞既往患者では，心室期外収縮や心室頻拍が多いほど生命予後が悪い」という事実に基づき，「心筋梗塞既往患者の心室期外収縮や非持続性心室頻拍をⅠ群抗不整脈薬で抑制すれば生命予後が改

善するのではないか」という仮説を検証した．対象は低心機能の心筋梗塞既往患者で心室期外収縮や非持続性心室頻拍が頻発し，これがⅠ群抗不整脈薬で抑制されることが確認できた症例である．これらの患者をⅠ群抗不整脈薬群とプラセボ群に割り付けた．結果として，**Ⅰ群抗不整脈薬群で不整脈死および心臓死が明らかに多かったため試験は早期に中止された**．Ⅰ群抗不整脈薬には，心機能抑制作用および催不整脈作用という大きな問題点がある．確かに期外収縮抑制には有効ではあるが，結果的に副作用のために生命予後を悪化させたと考えられる．現在では，**基礎心疾患を有する低心機能症例にはⅠ群抗不整脈薬を使用すべきではない**という考え方が周知されている．

b 頻脈性不整脈治療のゴール（目的）

　不整脈患者の治療に際しては，何をゴール（目的）に治療を行うかという点を明確にしておく必要がある．**頻脈性不整脈治療のゴールは，①生命予後の改善と，②QOLの改善の2つである**．生命予後を悪化させる代表的な致死性頻脈性不整脈は，心室頻拍と心室細動である．たとえば，陳旧性心筋梗塞患者や拡張型心筋症患者に生じる心室頻拍や心室細動は心臓突然死の原因になる．したがって，適応のある患者には，植込み型除細動器 implantable cardioverter defibrillator（ICD）を植込んで心臓突然死を阻止しなければならない．また，心房細動による心原性脳梗塞は死亡率が高い．したがって適切な抗凝固療法を行い，心原性脳梗塞を予防する必要がある．これらが「生命予後の改善」を達成するための治療例である．一方，QOLを悪化させる頻脈性不整脈の代表例としWPW症候群患者に生じる発作性上室頻拍 paroxysmal supraventricular tachycardia（PSVT）がある．上室頻拍自体は生命を脅かすものではないが，発作時の緊急治療，発作に対する恐怖心は明らかにQOLを低下させる．この場合はカテーテルアブレーションによって根治できれば，「QOLの改善」が達成できる．これに対し，たとえば発生数が少なく無症状で心機能に悪影響を与えていない心室期外収縮は，"無害性"であり治療を要しない．

simple point

- 「不整脈が出ていれば治療する」という考えは必ずしも正しくない
- 抗不整脈薬（Ⅰ群抗不整脈薬）は副作用が多く，生命予後を改善しない
- 頻脈性不整脈の治療目的は，①生命予後の改善と，②QOLの改善である
- 無害性の不整脈を治療する必要はない

c 生活指導

　睡眠不足，ストレス，喫煙，アルコールやカフェインの過剰摂取などは，頻脈性不整脈の増悪因子である．このような因子を避けるよう生活指導を行う．

表16-3 抗不整脈薬のヴォーン・ウィリアムズ分類

	I群薬	II群薬	III群薬	IV群薬
Ia	キニジン プロカインアミド ジソピラミド シベンゾリン ピルメノール	プロプラノロール メトプロロール アテノロール	アミオダロン ソタロール ニフェカラント	ベラパミル ジルチアゼム ベプリジル
Ib	アプリンジン リドカイン メキシレチン			
Ic	プロパフェノン フレカイニド ピルシカイニド			

d 薬物療法

表16-3に抗不整脈薬のヴォーン・ウィリアムズ Vaughan Williams分類を示す．各薬剤の作用機序については第21章を参照されたい．I群抗不整脈薬は，心筋のNa⁺チャネルを遮断することによって抗不整脈作用を発揮する．多くの頻脈性不整脈に有効であるが，主な副作用に，①催不整脈作用と，②陰性変力作用がある．催不整脈作用には，洞停止，完全房室ブロック，心室頻拍，心室細動など重篤なものがある．また，陰性変力作用によって心不全を発症，増悪させる場合がある．II群抗不整脈薬はβ受容体遮断薬である．このうち，ビソプロロールとカルベジロールは，慢性心不全患者の生命予後を改善させること，また，心臓突然死を減少させることが判明している．III群抗不整脈薬のうち，アミオダロンは，致死的な心室頻拍および心室細動に対して使用される．また，心不全や肥大型心筋症に合併した心房細動にも有効である．**I群およびIII群抗不整脈薬のなかで，心不全患者に使用できる唯一の薬剤と考えてよい．**ただし，間質性肺炎という重篤な副作用が少なからず生じるので注意が必要である．IV群抗不整脈薬は，カルシウム拮抗薬である．房室結節の伝導抑制および不応期延長作用によって抗不整脈作用を発揮する．細胞内Ca²⁺過負荷が原因となって生じる不整脈に対しても抑制効果を発揮する．ジギタリスはヴォーン・ウィリアムズ分類に含まれないが，房室結節の伝導抑制および不応期延長によって抗不整脈作用を発揮する．しかし細胞内Ca²⁺濃度を増加させ重篤な不整脈を惹起することがあるので，血中濃度の上昇（ジギタリス中毒）に注意が必要である．

e 非薬物療法

1）直流通電（カウンターショック）

洞調律を逸脱した頻脈性不整脈を直ちに，確実に停止させるために有効である．心室細動だけでなく，心室頻拍，心房細動，心房粗動などを停止

なぜ同期が必要か？
心電図T波の時相は，心室筋細胞が再分極し不応期を脱していく過程である．しかし心筋は心内膜から心外膜まで厚みを持った構造をしているため，T波の頂上付近は部位によって再分極過程が異なり電気的に不安定であり，受攻期（vulnerable period）と呼ばれる．T波の頂上付近で生じる心室期外収縮は，"R on T"と呼ばれ，心室細動への危険性が高い．もし心室頻拍に対して非同期で直流通電を行うと，R on Tのタイミングでショックが起き，心室細動が誘発される危険がある．したがってR波同期で通電を行う必要がある．こうすれば，R波直後，すなわちすべての心室筋が不応期にある時相で電気ショックが起きるので安全である．

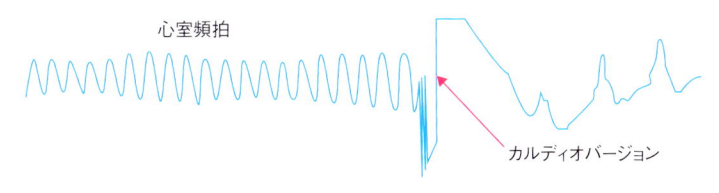

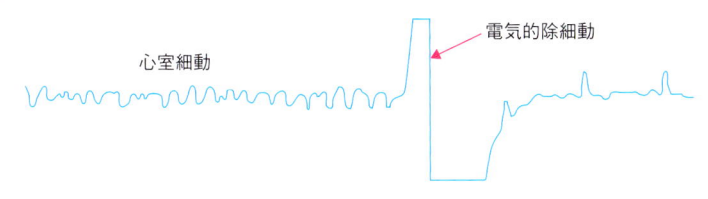

図16-9　心室細動に対する電気的除細動と心室頻拍に対するカルディオバージョン

心室頻拍場合（a），R on Tの時相での通電を避けるため，R波に同期して直流通電を行う．これをカルディオバージョンと呼ぶ．心室細動時（b）には，R波が同定できないため非同期の通電となる．これを電気的除細動と呼ぶ．

せしめる．用語に関する誤用がしばしば見受けられる．

まず，除細動 defibrillation＝直流通電ではない．細動には心室細動 ventricular fibrillation だけでなく心房細動 atrial fibrillation もある．心房細動を薬剤で停止させることを薬理学的除細動 pharmacological defibrillation という．直流通電で心室細動または心房細動を停止させることを電気的除細動 electrical defibrillation という．カルディオバージョン cardioversion とは，通常，心室細動以外の頻拍の停止に用いられる．心室細動の場合，心電図波形でR波は同定できない．したがって，非同期の直流通電となる（**図16-9b**）．これに対して，心室頻拍や心房細動，心房粗動に対する直流通電は，R波に同期させて，その直後に直流通電を行う．この**R波同期の直流通電をカルディオバージョンと呼ぶ**（**図16-9a**）．

2）体内植込み型デバイス

体内に植込む不整脈治療機器（植込み型デバイス）である．恒久ペースメーカ，植込み型除細動器，両室ペースメーカの作動様式，目的，適応を示した（**図16-10**）．ペースメーカは，徐脈性不整脈（洞不全症候群や房室ブロック）に使用する（**図16-10a**）．植込み型除細動器ICDは，頻脈性不整脈の治療に用いる（**図16-10b**）．両室ペースメーカによる治療は，心臓再同期療法とも呼ばれ，心室同期不全を是正して心不全を改善させる（**図16-10c**）．最近では，両室ペースメーカと植込み型除細動器両方の機能を備えた，両室ペーシング機能付き植込み型除細動器も使用されている．

3）カテーテルアブレーション（経皮的カテーテル心筋焼灼術）

カテーテルアブレーションは，1990年代から急速に普及してきた頻脈性不整脈の根治術である．アブレーションカテーテル先端電極と，背部に装着した対極板との間で高周波通電を行う（**図16-11**）．これによって不整

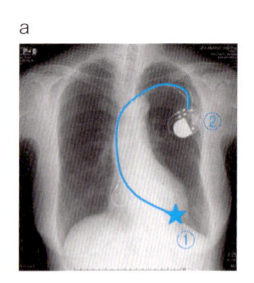

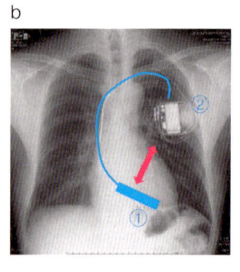

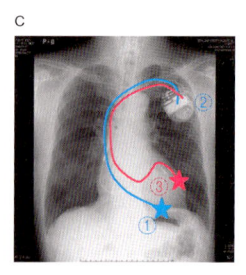

	ペースメーカ	植込み型除細動器（ICD）	両室ペースメーカ
作動様式	右室心尖に置いた電極（①）が，自己脈が出ないことを感知してペースメーカ本体（②）に伝える．すると本体から指令が出て，電極（①）から刺激をしてペーシングする	右室心尖に置いたショック電極（①）が，心室頻拍や心室細動を感知してICD本体（②）に伝える．するとICD本体から指令が出て，ショック電極（①）とICD本体の間で直流通電を行い頻拍を停止せしめる	右室心尖に置いた電極（①）と，冠静脈洞を介して左室側壁に置いた電極（③）との間で同時にペーシングを行い心臓同期不全を是正する→心臓再同期療法
目的	徐脈を察知してペーシングする	致死的不整脈（心室頻拍／心室細動）を察知して直流通電する	心室同期不全を是正して心不全を改善する
適応	完全房室ブロック 洞不全症候群	ブルガダ症候群 心室頻拍や心室細動の既往患者	心室同期不全を有する慢性心不全患者（心電図は左脚ブロックで幅広いQRSを呈する）

図16-10　恒久ペースメーカ，植込み型除細動器，両室ペースメーカ

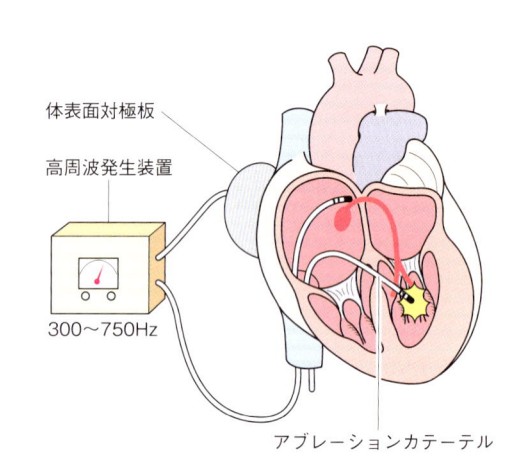

図16-11　高周波カテーテルアブレーションの原理

アブレーションカテーテルの先端と体表に貼った電極パッチとの間に高周波を通電し，不整脈の原因となっている心筋組織を焼灼する．

脈の原因となる組織を焼灼する．WPW症候群，発作性上室頻拍，通常型心房粗動などでは，95％以上の確率で根治可能である．アブレーションの登場によって，不整脈の治療は，「薬物でコントロールする」時代から，「アブレーションで根治する」時代へと大きく変貌した．

> **simple point**
> - 除細動 defibrillation には薬理学的除細動と電気的除細動がある
> - R波に同期させ，R波直後に直流通電を行うことをカルディオバージョンと呼ぶ
> - カテーテルアブレーションは頻脈性不整脈に対する根治術である

2 徐脈性不整脈の治療

a 徐脈性不整脈治療のゴール（目的）

徐脈性不整脈の代表が洞不全症候群と房室ブロックである．徐脈性不整脈が生体へ及ぼす主な悪影響として，①徐脈に起因する，めまい，ふらつき，眼前暗黒感，失神といった脳虚血症状と，②徐脈による心不全の発症，増悪，がある．これに該当する患者にはペースメーカが必要である．急性期には体外式ペースメーカ（コラム参照）を使用するが，不可逆的な徐脈に対しては，恒久ペースメーカ（図16-10）を植込む．**単に脈が遅いというだけでは恒久ペースメーカの適応にはならない．**

b 薬物療法

徐脈が生じている急性期に用いる薬剤に，アトロピン（ムスカリン受容体遮断薬）とイソプロテレノール（β受容体刺激薬）がある．いずれも静脈内投与で用いる．一過性の徐脈に対しては，十分な心拍数の自己脈が回復するまでの短期的使用で済む．非可逆性の徐脈の急性期にも使用するが，これらの薬剤の効果は確実性に乏しいため，ペースメーカ治療が必要となる．

体外式ペースメーカ（緊急ペーシング，一時ペーシングも同義）

通常，内頸静脈や大腿静脈から経静脈的に電極カテーテルを右室心尖部に留置し，体外の刺激装置（ペースメーカ）に接続し，ペーシングを開始する．静脈確保が困難な場合や緊急性が高い場合は，胸壁に電極を貼って高出力でペーシングを行う経皮的ペースメーカが行われることもある．しかし大胸筋などの筋肉も刺激するため患者に大きな苦痛を与えるので，速やかに経静脈的体外式ペーシングに切り替えるべきである．救急外来に徐脈性不整脈患者が来院した場合，その徐脈が可逆性の場合（たとえば薬物による）は，一時ペーシングを行い，薬物を中止し，自己脈が戻れば一時ペーシングを中止する．徐脈が非可逆性の場合は，恒久ペースメーカ植込みを行う．

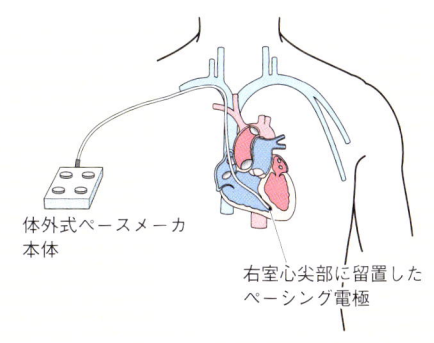

図 体外式ペースメーカのシェーマ
経静脈的に電極カテーテルを右室心尖部に留置し，体外の刺激装置（ペースメーカ）からペーシングを行う．一時的ペーシング，緊急ペーシングともいう．

3 アダムス・ストークス症候群

a 定義・機序

アダムス・ストークス Adams-Stokes 症候群（発作）とは，不整脈が原因となって，血圧低下や心拍数低下によって，脳細胞への循環血液量が減少し，意識消失（失神）することである．頻脈性不整脈でも徐脈性不整脈でも生じうる．たとえば，持続性心室頻拍が生じると，心拍数が非常に速くなり，1回心拍出量が減少し，血圧が低下する．これにともなって"脳虚血症状"を生じる．軽度の血圧低下であれば，めまいやふらつきを自覚し，中等度の血圧低下では，眼前暗黒感や"血の気が引く感じ"を自覚する．さらに血圧が低下すると，意識消失（失神）にいたる．一方，徐脈性不整脈（洞不全症候群や房室ブロック）では，時間あたりの脳血流量が低下するため，やはり脳虚血症状を生じ，著しい徐脈では意識消失（失神）にいたる．

b 治療

アダムス・ストークス症候群は，いわば，循環器エマージェンシーの状態である．脳細胞への非可逆的ダメージ，脳死，心臓突然死を生じる可能性が高い．したがって緊急処置を要する．頻脈性不整脈（心室頻拍，心室細動，WPW症候群に合併した発作性心房細動など）であれば，直流通電によって，これらの頻拍を停止せしめる．徐脈性不整脈であれば，薬物療法（アトロピンやイソプロテレノール）でしのぎながら，いち早く静脈を確保し，緊急ペーシングを開始する．

> **simple point**
> - アダムス・ストークス症候群は，洞調律を逸脱した頻拍や著明な徐脈が原因となって生じた高度な脳虚血症状である
> - 循環器エマージェンシーであり，頻拍に対しては直流通電を，徐脈に対しては緊急ペーシングを行う
> - 徐脈に対し，緊急時に使用する薬剤に，アトロピンとイソプロテレノールがある

C 頻脈性不整脈

1 上室不整脈

a 上室期外収縮

　洞結節からの興奮が心房を興奮させるタイミングよりも早期に心房が興奮する場合を上室期外収縮という．心電図では，洞調律時とは波形の異なるP波が，早いタイミングで認められる（**図16-12**，青矢印）．このP波は先行するT波に重なるタイミングになることが多いので，T波の形状変化からP波を読みとる必要がある．

　心房興奮が早期に生じるため，房室結節にも早いタイミングで興奮が進入する．この時点で左右の脚のどちらかが不応期を脱していない場合，QRS波形は脚ブロック型を呈する．**図16-13**の青矢印は洞調律時のP波を示すが，ピンク矢印で示す上室期外収縮に引き続くQRS波形は右脚ブロック型を示している．これを"変行伝導 aberrant conductionをとも

上室期外収縮と心房期外収縮
上室という用語は，心房と房室接合部（房室結節およびヒス束）をあわせた部位を意味する．また，肺静脈内から生じる期外収縮も多いので上室期外収縮と呼ぶのは理にかなっている．臨床では，上室期外収縮を心房期外収縮 premature atrial contraction：PACと呼ぶことが多い．

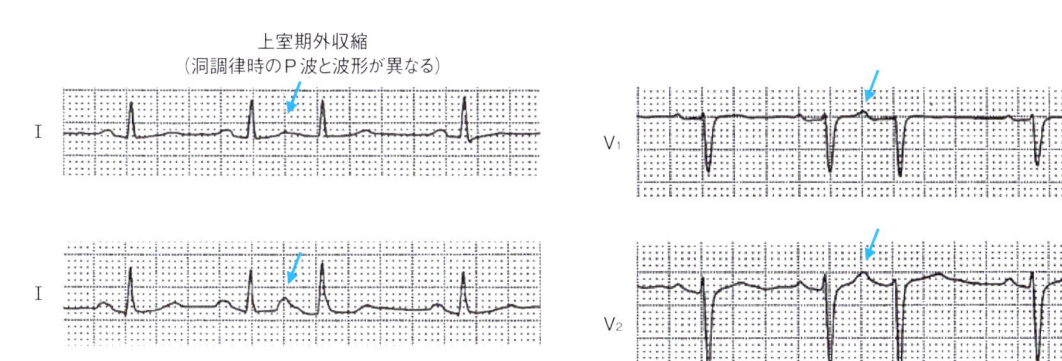

図16-12　上室期外収縮
洞調律時とは形状の異なるP波（矢印）が早期に出現している．

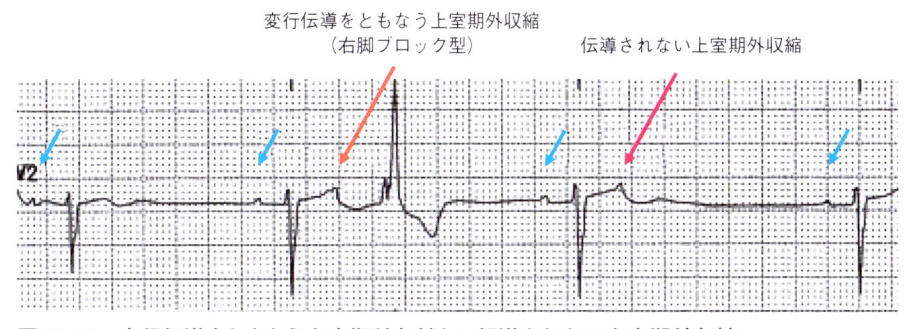

図16-13　変行伝導をともなう上室期外収縮と，伝導されない上室期外収縮
このトレースには合計6個のP波が認められる．3個目のP波は上室期外収縮で，QRS波は右脚ブロック型となっている（変行伝導をともなう上室期外収縮）．5個目のPは房室結節の不応期に衝突し心室に伝導されていない（伝導されない上室期外収縮）．

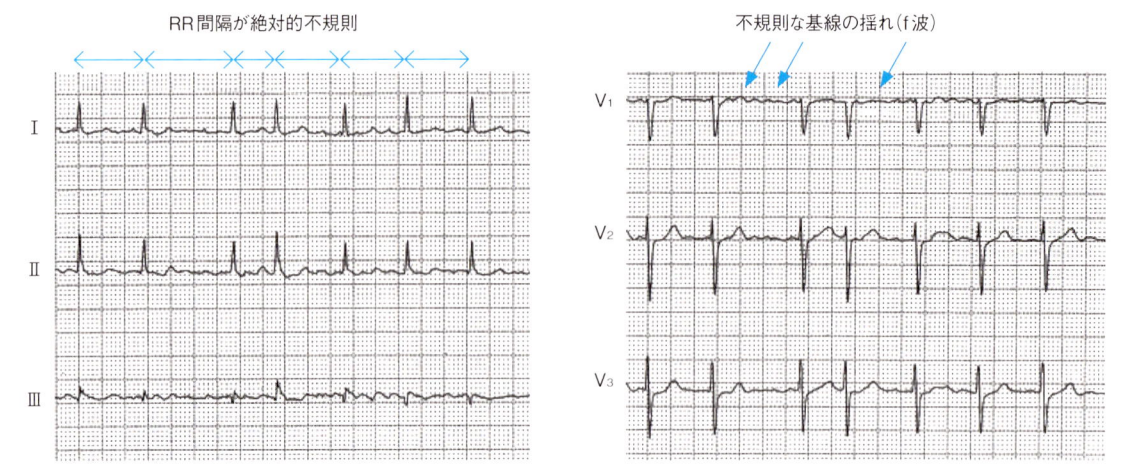

図16-14 心房細動
RR間隔が絶対的に不規則という特徴を有する．P波は消失し，V₁誘導で細動波（f波）と呼ばれる基線の揺れが認められる（矢印）．

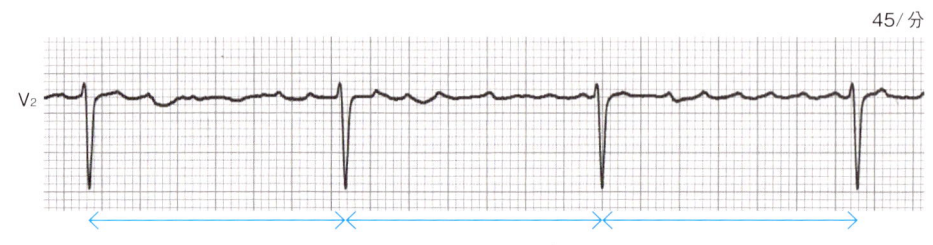

図16-15 心房細動と完全房室ブロックの合併
心房細動であっても例外的にRR間隔が規則的になっている．接合部補充調律である．

なう上室期外収縮"と呼ぶ．さらに早期性の高い上室期外収縮が生じると（**図16-13**の赤矢印），房室結節に進入した興奮が房室接合部の不応期に衝突し心室に伝導されない．すなわちQRS波が脱落する．これを"伝導されない上室（心房）期外収縮 blocked PAC"と呼ぶ．

1）治　療
上室期外収縮は，症状が非常に強い場合を除き，一般に治療を要さない．

b 心房細動

　心房細動 atrial fibrillationが発生すると，心房全体が震えるように，全く不規則かつ無秩序に興奮する．この状態が心房細動調律である．心房興奮頻度は400～600/分であり，この電気的興奮が心電図では細動波（f波）と呼ばれる全く不規則な基線の振れを形成する（**図16-14**）．f波はV₁誘導で最も明瞭に認められる（**図16-14**，青矢印）．下壁誘導（Ⅱ，Ⅲ，aVF）でもみられる．普段は洞調律であるが，ときどき，心房細動調律になる場合を発作性心房細動と呼ぶ．一般的に，発作性心房細動を発症すると，経過とともに発作の頻度が増し，持続時間が延長し停止が困難になる．7日以上（30日以内），持続する場合を持続性心房細動と呼ぶ．完全に心房細

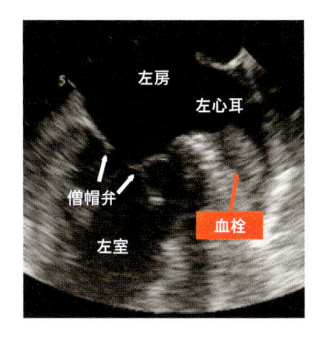

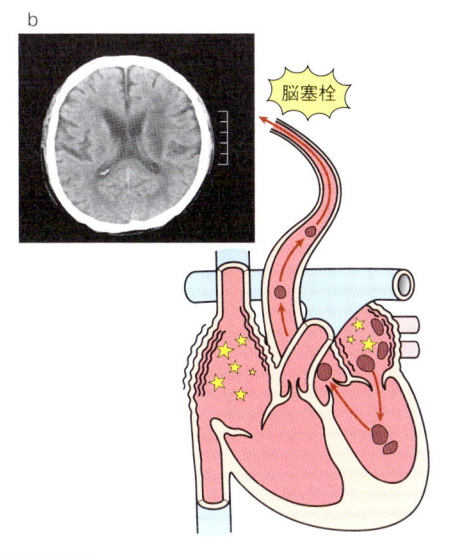

図16-16 左房内血栓による心原性脳梗塞
a：経食道心エコー図検査で検出された左房内（左心耳内）血栓．b：心左房内血栓から心原性脳梗塞を生じる機序．

動に固定した場合を慢性心房細動と呼ぶ．**心房細動の際，心拍数（心室レート）を決めるのは房室結節の不応期である．**非常に頻度の高い心房興奮が房室結節に進入するが，房室結節の不応期によってその多くがブロックされ，房室結節が不応期を脱している時相で房室結節に進入した興奮が心室を興奮させる．**心房細動の心電図学的特徴として，"RR間隔が絶対的に不規則"という点が非常に重要である**（図16-14）．例外的に完全房室ブロックを合併するとRR間隔が規則的になる（図16-15）．これは，接合部補充調律になっているためである．

　病因として，以前はリウマチ熱感染からの僧帽弁狭窄症による心房細動が多かったが，最近は激減しており，高血圧，冠動脈疾患，心不全，糖尿病などに合併する心房細動が増えている．甲状腺機能亢進症にしばしば心房細動が合併する．とくに基礎疾患がなく心房細動のみが認められる場合を孤立性心房細動 lone atrial fibrillation と呼ぶ．心房細動が生じると，心房の収縮力が非常に弱くなるため，心房内で血液がうっ滞し，左房内，とくに左心耳に血栓を生じやすい（図16-16a）．左房は食道と接しているので，左房内血栓の検出には経食道心エコー図検査が優れている（図16-16a）．この血栓が左房→左室→大動脈という血流に乗って，脳動脈閉塞をきたす場合を心原性脳梗塞と呼ぶ（図16-16b）．

1）治　療
　心房細動の治療は，①心原性塞栓症の予防，②心房細動時の心室レートの徐拍化，③洞調律維持の試みの三本柱からなる．

①心原性塞栓症の予防
　抗凝固薬の連日内服が必要である．経口の抗凝固薬としては長らくワルファリンのみが使用されてきたが，最近になって新規経口抗凝固薬（直接

CHADS₂スコア

心房細動患者の脳梗塞リスクを評価し，抗凝固療法が必要な患者を抽出しようとするスコアである（表16-4）．ワルファリンしか使用できなかった時代，このスコアの合計が2点以上の場合は抗凝固療法が必須とされていた．新規経口抗凝固薬はワルファリンに比し頭蓋内出血が少ないため，CHADS₂スコアが，1点もしくは0点であっても，脳梗塞リスクがある患者には投与すべきとの考え方が広がっている．

表16-4 CHADS₂スコア

C	うっ血性心不全	1
H	高血圧	1
A	75歳以上の年齢	1
D	糖尿病	1
S	脳卒中・一過性脳虚血発作の既往	2

的抗トロンビン薬や第Ⅹa因子阻害薬）が開発され使用可能になった．新規経口抗凝固薬の利点としては，ワルファリンに比し頭蓋内出血の頻度が少ないこと，頻回の採血による用量調節が不要であること，食事制限が不要であること（納豆も摂取可能），などがあげられる．

②心房細動時の心室レートの徐拍化

心房細動時には心室レートが速くなることが多い．これは房室結節の不応期が短いため，多くの心房興奮が房室結節を介して心室に進入するためである．したがって房室結節の不応期を延長させる，カルシウム拮抗薬（ベラパミル，ジルチアゼム），β遮断薬，ジギタリスを使用する．

③心房細動の停止および洞調律維持

発作性心房細動患者に対しては，Ⅰ群（Ⅰa群またはⅠc群）抗不整脈薬，およびⅢ群抗不整脈薬を使用して，洞調律への復帰および洞調律維持を試みる．最近の大規模臨床試験によって，抗不整脈薬による洞調律維持療法（リズムコントロール）と，β遮断薬などによる心拍数調節療法（レートコントロール）の間で，患者の生命予後に差はないことが明らかになった．したがって洞調律維持に固執する必要はない．**慢性心不全症例にはⅠ群抗不整脈薬は使用すべきでない．アミオダロンは投与可能である**．心房細動が薬剤によって停止しない場合，直流通電（この場合はR波同期によるカルディオバージョン）を行う場合がある．一方，**発作性心房細動の起源の多くは，肺静脈内に迷入した心房筋細胞からの異常自動能もしくは撃発活動であることがわかってきた．したがって，肺静脈と左房間を隔離する（肺静脈隔離）アブレーションが根治術として行われるようになった**．僧帽弁狭窄症や僧帽弁閉鎖不全症に合併する心房細動に対しては，弁膜症の手術時に，外科的に左房に切開を加えて心房細動を根治するメイズMaze手術が行われることがある．

simple point

- 心房細動患者をみたら，まず脳梗塞予防のための抗凝固療法を考慮する
- 洞調律維持に固執する必要はない
- カテーテルアブレーションによる肺静脈隔離術が広く行われるようになった

C 心房粗動

心房粗動atrial flutterの病態は，右房内を旋回する心房興奮頻度240～340/分（約300/分）の規則的なリエントリーである．下大静脈と三尖弁輪間の解剖学的峡部を回路に含み三尖弁輪を旋回する（図16-17）．心電図所見としては，Ⅱ，Ⅲ，aVF誘導の鋸歯状波（**F波**）が特徴的である（図16-18）．心房細動と同様に心拍数を規定するのは房室結節の不応期である．房室伝導比が一定の場合，RR間隔は整となる（図16-18）．たとえば2:1房室伝導の場合，150/分程度の規則正しい心拍となる．異なる房室伝導

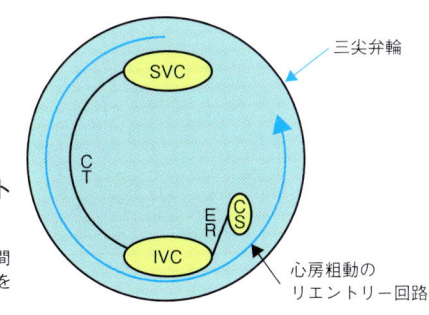

図16-17 心房粗動のリエントリー回路

通常型心房粗動は，下大静脈と三尖弁輪間の解剖学的峡部を回路に含み三尖弁輪を興奮旋回する右房内リエントリーである

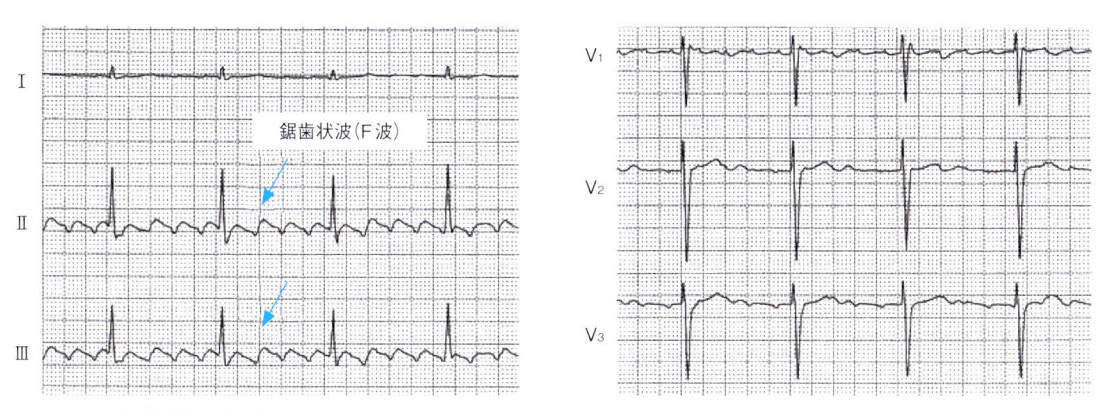

図16-18 通常型心房粗動

Ⅱ，Ⅲ，aVF誘導の鋸歯状粗動波（F波）が特徴的である．この例では4：1伝導で一定であるためRR間隔も一定である．

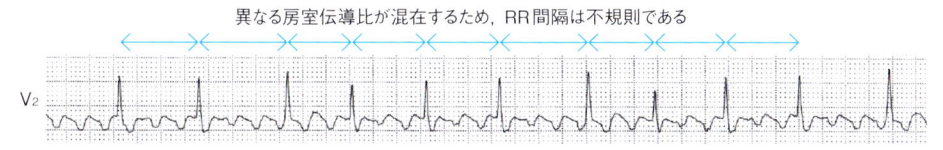

図16-19 RR間隔の不規則な通常型心房粗動

異なる房室伝導比が混在しているため，不規則なRR間隔となっている．

比が混在する場合は，不規則なRR間隔を呈する（**図16-19**）．心房粗動は心房細動と合併することが多い．

1）心原性塞栓症の予防

心房粗動は，心房細動ほど高頻度の心房興奮ではないが，やはり心原性脳梗塞を生じる危険がある．脳梗塞発症リスクの高い患者には抗凝固療法を行う．

2）心房粗動時の心室レートの徐拍化

2：1伝導や3：1伝導で心拍数が速い場合，緊急性がなければ，房室結節の不応期を延長させる，β遮断薬，カルシウム拮抗薬（ベラパミル，ジルチアゼム），ジギタリスを使用する．

3）心房粗動の停止および洞調律維持

心房粗動が1：1もしくは2：1伝導すると，心拍数が，それぞれ300/分もしくは150/分ほどになり，ショックや心不全を呈することがある（と

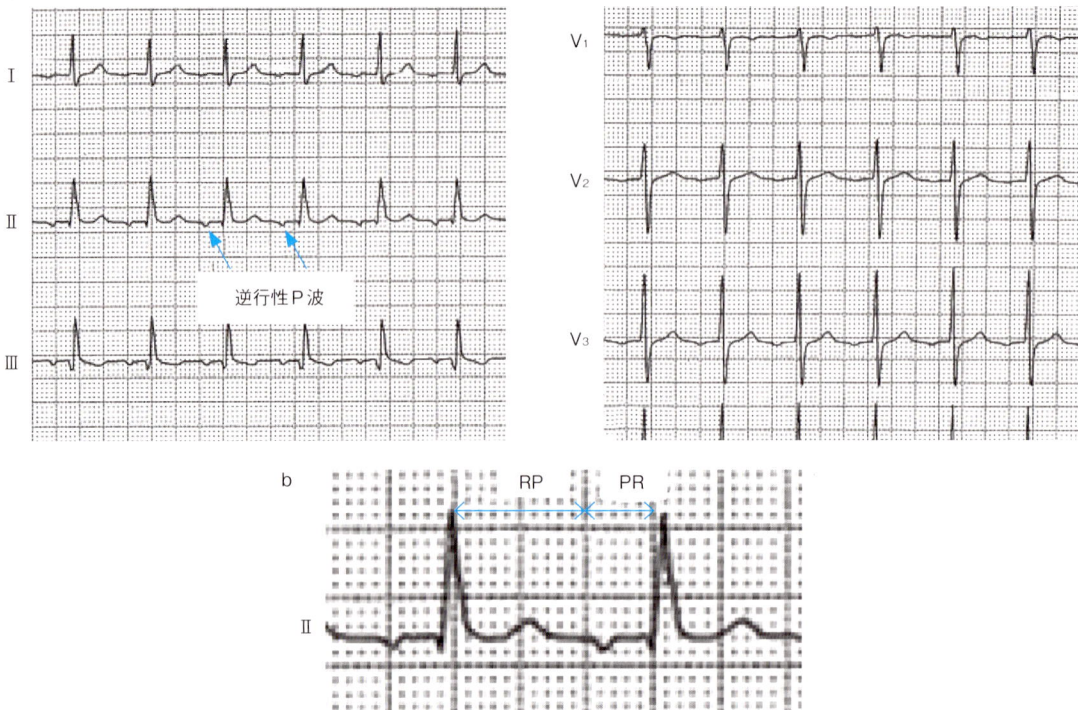

図16-20 心房頻拍
QRSの前に洞調律時とは異なる異所性のP波を認め，long RP tachycardiaを呈している．bはⅡ誘導の拡大．

くに1:1伝導)．この場合は緊急性が高いので，直流通電（カルディオバージョン）により停止させる．抗不整脈薬による停止は確実性に乏しい．洞調律維持療法のため，抗不整脈薬（Ⅰ群およびⅢ群抗不整脈薬）を使用する場合もあるが，**下大静脈と三尖弁輪間の解剖学的峡部を線状に焼灼するカテーテルアブレーションの根治率は高いので第一選択にすべきである．**

d 心房頻拍

心房頻拍の定義には若干の混乱があるが，心電図学的には，心房興奮頻度が240/分以下で基線が認められる場合を心房頻拍，240/分〜340/分の心房興奮頻度で基線の認められない頻拍を心房粗動と呼ぶ．心電図学的特徴はQRSの前に洞調律時とは異なる異所性のP波を認めることであり，しばしばlong RP tachycardia(RP > PR)となる（図16-20）．

1）治 療

症状の強さや発作の頻度に応じて，カテーテルアブレーションや薬物療法を行う．

e 発作性上室頻拍（または上室頻拍）

発作性上室頻拍をきたす代表的な疾患がWPW症候群である．房室結節リエントリー性頻拍atrioventricular nodal reentrant tachycardia（AVNRT）と房室回帰性頻拍atrioventricular reciprocating tachycar-

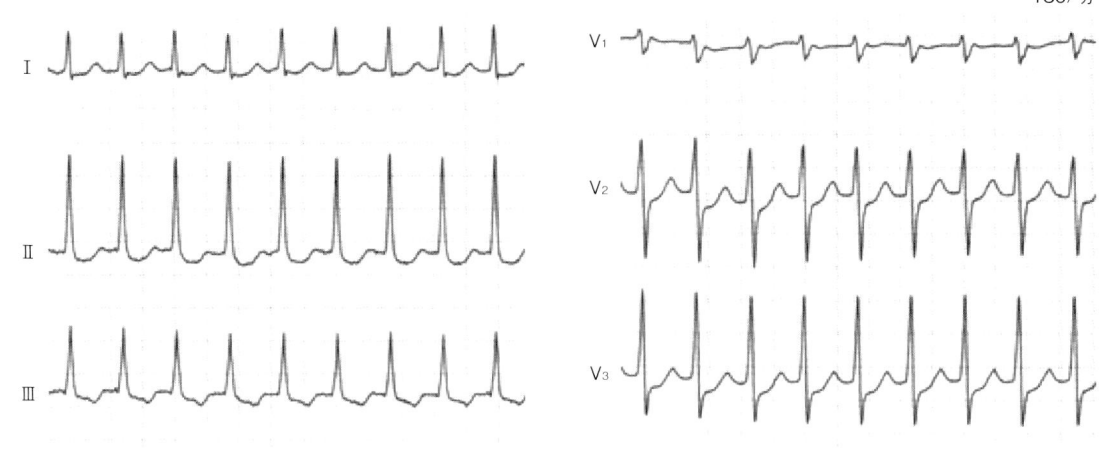

図16-21　発作性上室頻拍

dia(AVRT)とで発作性上室頻拍paroxysmal supraventricular tachycardia(PSVT)全体の90％以上を占める．発作性上室頻拍は単に上室頻拍とも呼ばれる．図16-21に上室頻拍が生じている際の心電図記録を示す．**房室結節およびヒス束を順行性に下ってきた興奮によって心室が興奮するためQRS幅は狭くなる．また，回路の大きさが一定であるためRR間隔は規則的である．**

1）房室結節リエントリー性頻拍

房室結節リエントリー性頻拍では，房室結節に前方より進入する速伝導路fast pathwayと後方からインプットする遅伝導路slow pathwayが心房筋の一部を巻き込むかたちでリエントリー回路が成立する（図16-22）．通常型の房室結節リエントリー性頻拍の場合，slow pathwayを順行伝導した興奮が心室を興奮させると同時に伝導特性の速いfast pathwayを逆行性に伝導して早期に心房を興奮させるため，逆行性P波はQRSの直後あるいはQRS終末部に重なって出現し，pseudo-r'と呼ばれる（図16-22a，矢印）．

2）房室回帰性頻拍

房室回帰性頻拍は，房室結節を順行性に，副伝導路を逆行性に伝導して旋回するリエントリーである．房室結節から心室に入った興奮が副伝導路にたどりついた後に逆行性の心房興奮が生じるため，逆行性P波はQRSから遅れて認められる（図16-22b，矢印）．

f　WPW症候群（早期興奮症候群）

通常，心房と心室の伝導は房室結節のみを介して行われ，三尖弁輪および僧帽弁輪は心房と心室を電気的に絶縁している．ところが，心房と心室をつなぐ電気的バイパス（副伝導路）が存在する場合があり，これを有する患者をWPW症候群，と呼ぶ．図16-23に示すように，WPW症候群で

WPW症候群の概念提唱
1930年，Wolff，Parkinson，Whiteの3名が，心電図上，PR短縮をともなう脚ブロック波形を示し，頻拍発作を有する若年者11名を報告した．これがきっかけとなり，3名の頭文字をとって，WPW症候群と呼ばれるようになった．Kent束は，1893年，Kentにより発見された心房と心室の筋性結合である．WPW症候群の頻拍発作がKent束を介するものであることは1933年に証明された．

Mahaim束とJames束
副伝導路には，心房と心室を直接連結するKent束のほか，房室結節と心室を連結するMahaim束，心房筋と房室結節を連結するJames束がある．しかしこの両者は臨床不整脈との関連性が明確でなく患者数も少ないため，「副伝導路」という用語は，Kent束とほぼ同義に使用されている．

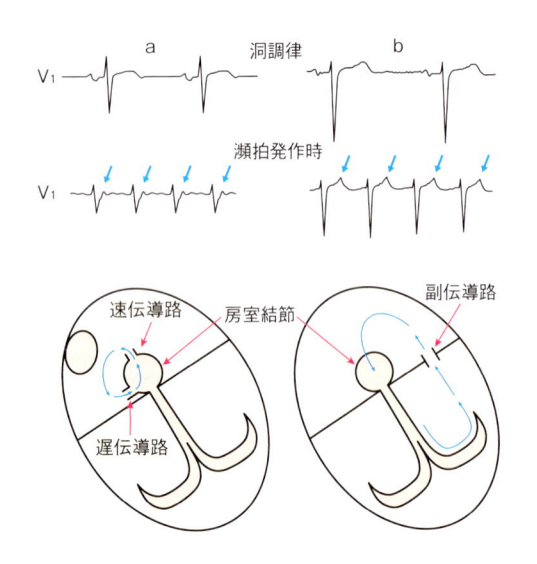

図16-22 房室結節リエントリー性頻拍（AVNRT）と房室回帰性頻拍（AVRT）

矢印は逆行性P波の位置を示す.

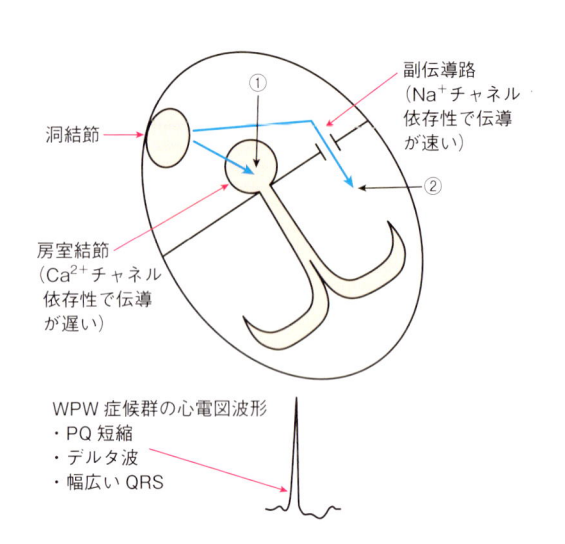

図16-23 WPW症候群の洞調律時心電図波形

洞調律時，房室結節を介した遅い伝導（①）よりも副伝導路を介した早い伝導（②）が心室を早期興奮させデルタ波を形成する.

は，房室結節と副伝導路の2経路を介して心房から心室へ伝導可能である．ここで大切なのは，**副伝導路はNa^+チャネル依存性の組織で伝導速度が速く，心室よりも心房に似た電気生理学的特性を有している**ことである．房室結節はCa^{2+}チャネル依存性の組織で伝導が遅いため，洞調律時，房室結節を介した伝導が心室に届くタイミング（**図16-23**, ①）より，副伝導路を介した興奮が心室を興奮させるタイミングのほうが早い（**図16-23**, ②）．この副伝導路を介した早い心室興奮を"早期興奮preexcitation"と呼ぶのである．この際，副伝導路の心室への付着部から波紋状に心室が興奮するため，なだらかにQRS波が立ち上がる．これによってデルタ波が形成される（**図16-23**）．

1）デルタ波の有無によるWPW症候群の分類

　顕性WPW症候群：デルタ波が常に認められる（副伝導路を介した順行伝導が常に顕在化している）（**図16-24**, ①）．

　間欠性WPW症候群：デルタ波が間欠的に認められる（房室結節よりも副伝導路を介した順行伝導が優位の場合はデルタ波を呈するが，房室結節が優位の場合はデルタ波を認めない）（**図16-24**, ①, **図16-24**, ②の混在）．

　潜在性WPW症候群：デルタ波は認められない（副伝導路が存在するが，順行伝導は不可能で逆行伝導のみ可能）（**図16-24**, ③）

　顕性および間欠性WPW症候群は12誘導心電図やホルター心電図で診断可能だが，潜在性WPW症候群の場合は体表面心電図からの診断は不可能である．通常，臨床心臓電気生理検査で副伝導路の存在が明らかになる．なお，この分類法はデルタ波の有無によるものであり，不整脈の合併の有無は問わない．完全に副伝導路を介した順行伝導のみで心室が興奮する場合は，PR間隔は短く（＜0.12秒）QRS間隔は広く（＞0.12秒）なるが，

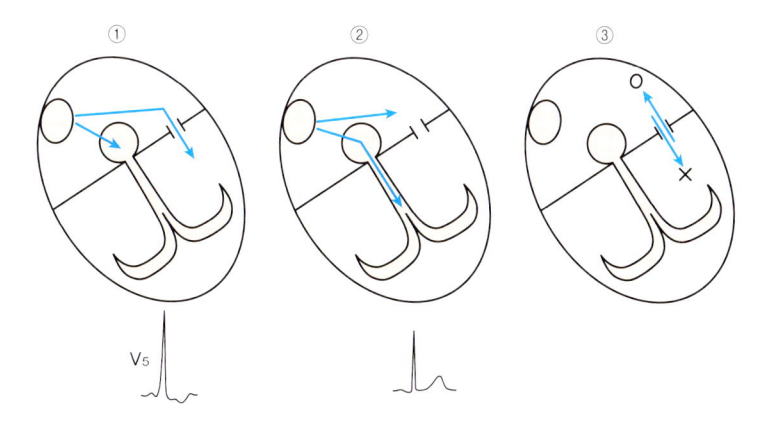

図16-24　デルタ波の有無によるWPW症候群の分類

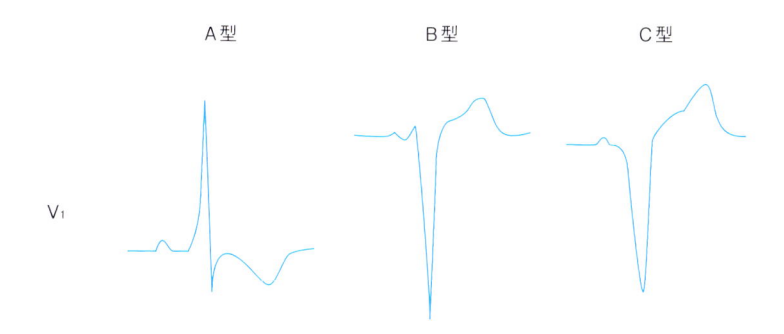

図16-25　デルタ波の形状によるWPW症候群の分類

副伝導路と房室結節を介する伝導が融合する場合はデルタ波の程度は小さくなる．

2）デルタ波の形状による分類

　V₁誘導でRパターンを示す場合をA型，rSパターンを示す場合をB型，V₁誘導でQSまたはQRパターンを示すものをC型と呼ぶ（図16-25）．A型では左側（僧帽弁輪）に，B型では右側（三尖弁輪）に，C型では中隔に副伝導路が存在する場合が多い．WPW症候群の心電図波形は，当初，"脚ブロック"と報告されている．これはWPW症候群と脚ブロック時の心室内伝導様式の類似性を考えると理解しやすい．A型WPW症候群は右脚ブロックに似た心電図波形を示す．A型WPW症候群では，左側の副伝導路を順行伝導して左室が早期に興奮するのに対し，右脚ブロックでは右脚の障害のために左脚からの心室興奮が相対的に早期に生じる．B型WPW症候群と左脚ブロックは，いずれも右室の興奮が左室よりも早期に生じるため互いに類似の波形を呈することになる．

3）WPW症候群で臨床的に問題となる不整脈
①WPW症候群にみられる発作性上室頻拍（房室回帰性頻拍）

　WPW症候群患者は，**図16-24**，②に示すように，発作性上室頻拍（房室回帰性頻拍）を生じうる．上室頻拍時，心室興奮は房室結節を順行伝導する興奮によって担われるためQRS幅は狭くなる．副伝導路は心室から

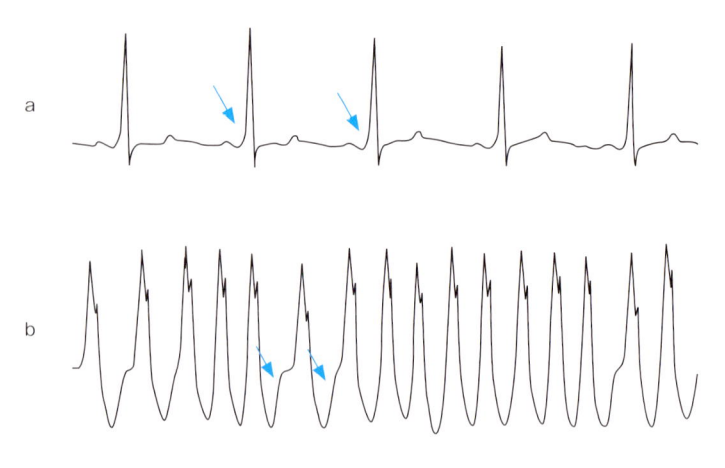

図16-26 WPW症候群に合併した発作性心房細動

V₂誘導心電図を示す．a：洞調律時には陽性のデルタ波（矢印）が認められる．b：心房細動時には，デルタ波（矢印）が強調された頻拍となっている．RR間隔は絶対性不規則となっている．

心房への逆行性伝導を担うので，頻拍時にはデルタ波は認められない．**潜在性WPW症候群でも，房室回帰性頻拍を生じうる．**

②WPW症候群に合併する発作性心房細動

　WPW症候群に発作性心房細動を合併すると，臨床的に大きな問題となる（図16-26）．心房細動にともなう心房の高頻度興奮が，副伝導路を介して心室を興奮させるため，デルタ波が強調された幅の広いQRSの頻拍となる．しかし心房細動の特徴である"RR間隔の絶対不整"は保たれる（**図16-26b**）．この際，**副伝導路の不応期が短いと，非常に早いタイミングで心室を興奮させ，"R on T"となって心室細動から心臓突然死をきたしうることが報告されている．**したがって，WPW症候群は必ずしも良性疾患とはいえない．心房細動時の最短RR間隔が220m秒未満，副伝導路有効不応期が250m秒未満は，心室細動への移行の危険性の高いハイリスク群とされている．潜在性WPW症候群では，副伝導路を介した順行伝導（心房→心室）がないため，心室早期興奮をともなう発作性心房細動は生じえない．

g 発作性上室頻拍およびWPW症候群の治療

1）上室頻拍の停止

　発作性上室頻拍は，房室結節リエントリーでも房室回帰性頻拍でも，房室結節をリエントリー回路に含むので，頻拍を停止させるには，房室結節内で伝導を途絶させるのが最も効率がよい．侵襲度の低い手技としてバルサルバValsalva手技（息こらえ）がある．これによって一過性に副交感神経が緊張すると，房室結節伝導が抑制され頻拍が停止することがある．バルサルバ手技で停止しない場合，カルシウム拮抗薬（ベラパミル）の静注を行う．これで確実に停止可能である．

2）WPW症候群に合併した心房細動の停止

　WPW症候群に合併した発作性心房細動の治療には注意が必要である．

偽性心室頻拍
WPW症候群に合併する発作性心房細動は，QRS幅が広い頻拍となり心室頻拍に似ているということで偽性心室頻拍 pseudoventricular tachycardiaと呼ばれることがある（図16-26b）．わが国でよく用いられる用語だが，欧米ではほとんど使用されていない．

無症候性WPW症候群
WPW症候群であっても，一生，一度も副伝導路を介した頻拍（房室回帰性頻拍または発作性心房細動）を生じない場合もある．しかし，無症候性であっても，初回発作が発作性心房細動で心室細動へ移行し突然死したとの報告もある．現在のカテーテルアブレーションの有効性と安全性はきわめて高く，無症候性であっても，ハイリスク群や本人の希望があればアブレーションの適応になる．

治療の目的は，①副伝導路の伝導を抑制して早い心室応答を阻止すること，および，②心房細動を停止させ洞調律に復帰させること，の2点である．この2つの目的を達成可能な薬剤は，Ⅰ群（Ⅰa，Ⅰc）抗不整脈薬である．この際，房室結節の伝導を抑制すると相対的に副伝導路からの伝導が促進されることから，ジギタリス，ベラパミルには禁忌である．とくにジギタリスには，副伝導路の不応期を短縮させ，R on Tから心室細動をきたしやすくするため決して使用してはならない．WPW症候群に合併した発作性心房細動では，副伝導路の不応期が短い場合，心拍数がかなり速くなり，血圧低下から脳虚血症状を呈することもある．このような場合は直流通電（カルディオバージョン）を行う．

3）根治術（カテーテルアブレーション）

房室結節リエントリー性頻拍でも房室回帰性頻拍（WPW症候群）でも，カテーテルアブレーションは根治率も安全性も高いので，第一選択の治療法である．

> **simple point**
> - WPW症候群で臨床的に問題となるのは，発作性上室頻拍（房室回帰性頻拍）と発作性心房細動である
> - WPW症候群にともなう発作性心房細動時に，ジギタリスおよびベラパミルは禁忌である

2 心室性不整脈

a 心室期外収縮

心室期外収縮premature ventricular contraction（PVC）の定義は，心室，左右の脚およびプルキンエ線維を起源とする早期興奮である．心室期外収縮出現時の心室の興奮伝播様式は複雑で，興奮が心室内すべてに伝播するのに時間を要するためQRS幅が広くなる．（図16-27）．心室期外収縮は，洞調律による心拍と交互に出現する場合が多い．これを二段脈bigeminyという（図16-27）．先行するP波が認められない点で，"変行伝導をともなう上室期外収縮"と鑑別できる．

1）治　療

基礎心疾患がなく，期外収縮の数が少なく症状に乏しければ治療は不要である．しかし症状が非常に強い場合，薬物療法（β遮断薬など）やカテーテルアブレーションを行う．

b 心室頻拍

心室期外収縮が3連発以上続く場合を心室頻拍ventricular tachycardia（VT）と呼ぶ．30秒以内に自然停止するものを非持続性心室頻拍non-sustained VT，30秒以上持続する場合を持続性心室頻拍sustained VTと呼

血行動態の破綻
頻拍が生じ血圧が著しく低下し（通常は収縮期圧＜60mmHg），直流通電を要する状況のことを意味する．

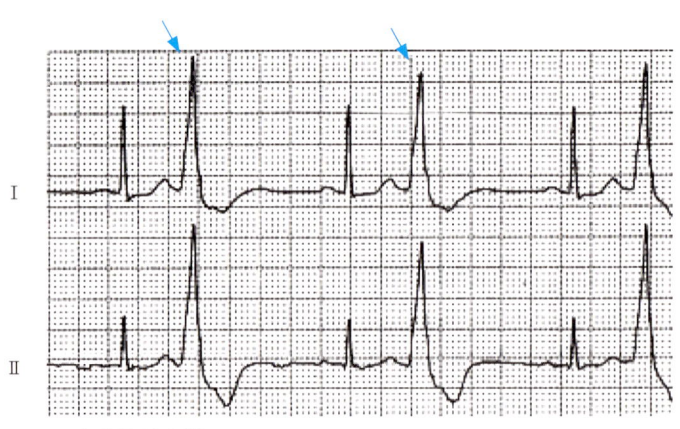

図16-27　心室期外収縮

洞調律と心室期外収縮（矢印）の波形が交互に生じている．これを心室期外収縮の二段脈と呼ぶ．

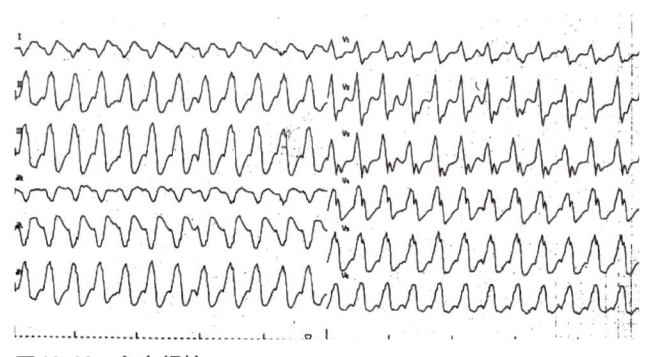

図16-28　心室頻拍

QRS幅の広い頻拍であり，心室頻拍と診断される．本症例は肥大型心筋症を有していた．

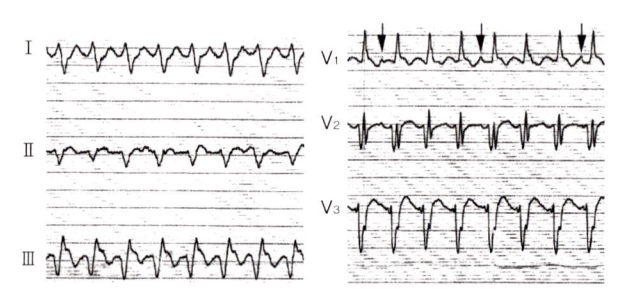

図16-29　房室解離の所見が明らかな心室頻拍

矢印はP波を示す．PP間隔は一定で，RR間隔＜PP間隔となっており，房室解離の所見である．これは心室頻拍と確定診断できる所見である．

ぶ．心室頻拍はQRS幅の広い頻拍 wide QRS tachycardiaになる（**図16-28，16-29**）．P波とQRS波の解離（房室解離）を認めれば心室頻拍の診断が確定する（**図16-29**）．しかし実際には房室解離の有無が確認できない場合が多い．脚ブロックや変行伝導をともなう上室頻拍や心房粗動も wide QRS tachycardiaを示すため，心室頻拍との鑑別が必要になる．

基礎心疾患を有さず，心機能が良好である場合にみられる心室頻拍を"特発性心室頻拍"と呼ぶ．生命を脅かすものではない．基礎心疾患を有する

患者にみられる心室頻拍が持続すると，心拍出量の低下および血行動態の破綻をきたし致死的となる．また心室頻拍が心室細動に移行することも少なくない．**基礎心疾患としては，陳旧性心筋梗塞と拡張型心筋症が多い**．その他，肥大型心筋症，心サルコイドーシス症などでも致死的な心室頻拍がみられる．

1）治　療
①持続性心室頻拍の停止
　基礎心疾患の有無や心機能低下に有無にかかわらず，持続性心室頻拍が生じ，血圧が低下し，脳虚血症状（アダムス・ストークス症候群）を呈している場合は直流通電（カルディオバージョン）によって頻拍を停止させる．緊急を要さない場合は，Ⅰ群抗不整脈薬（Ⅰa，Ⅰb，Ⅰc）を静注して停止させる．アミオダロンの静注も有効である．

②非薬物療法および薬物療法
　特発性心室頻拍はカテーテルアブレーションで根治可能なものが多い．アブレーションを行わなかった場合は，薬物療法を行う．これに対し，基礎心疾患，心機能低下を有し，重篤な心室頻拍の既往がある例は，心臓突然死のハイリスク群である．植込み型除細動器 ICD の適応になる．さらにβ遮断薬やアミオダロンを投与して心室頻拍の抑制を行う．

頻脈性不整脈判読に"QRS幅"と"RR間隔の規則性"はきわめて重要

QRS幅は狭いのが正常である（0.11秒以内）．QRS幅が狭くなるための必要条件は，房室結節を順行伝導した興奮が左右の心室を同期して興奮させることである．頻脈性不整脈の診断にはQRS幅に加えQRS出現間隔（RR間隔）の規則性も重要である．表に示すように，頻脈性不整脈はQRS幅とRR間隔の規則性で大雑把に4分割できる．QRS幅が狭くRR間隔が規則的な頻拍は上室頻拍，QRS幅が広くRR間隔が規則的な頻拍は心室頻拍，QRS幅が狭くRR間隔が絶対的不規則である頻拍は心房細動，QRS幅が広くRR間隔が絶対的不規則である場合はWPW症候群に合併した発作性心房細動である．もちろん例外もたくさんあるが，心電図判読の基本として"QRS幅"と"RR間隔の規則性"の見極めは非常に重要である．

表　"QRS幅"と"QRS出現間隔（RR間隔）の規則性"による頻脈性不整脈の診断

RR間隔＼QRS幅	狭い	広い
規則的	上室頻拍	心室頻拍
不規則	心房細動	WPW症候群に合併した発作性心房細動

---

simple point
- アダムス・ストークス症候群を生じている持続性心室頻拍にはカルディオバージョンを行う
- 心臓突然死のハイリスク群には，植込み型除細動器の植込みを行う

c　多形性心室頻拍
　特殊な心室頻拍として，**QT延長症候群にともなう多形性心室頻拍はトルサードドポアント torsade de pointes（TdP）と呼ばれる**（図16-30）．TdPは自然停止することが多いが，時として心室細動へ移行し心臓突然死の原因になる．自然停止した際のQT間隔延長，2相性T波（図16-30a）

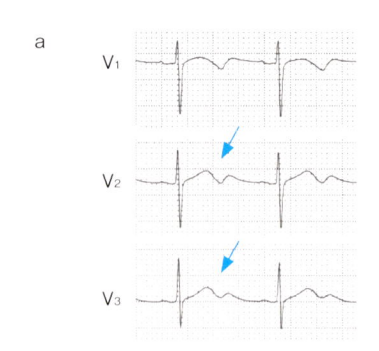

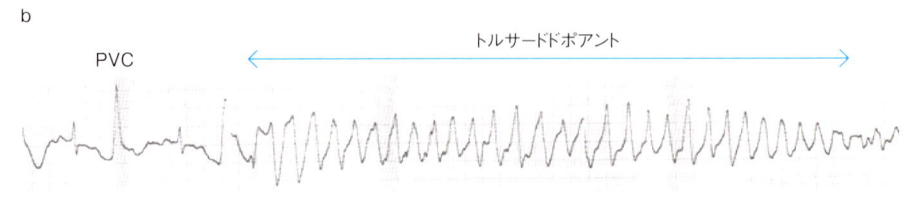

図16-30 遺伝性QT延長症候群にみられた多形性心室頻拍（トルサードドポアント）
A：洞調律時の心電図では，V₂, V₃誘導に2相性T波がみられQT間隔が延長している．B：典型的な多形性心室頻拍．

やU波の出現などの特徴を知っておけば診断は難しくない．また"繰り返す失神"が症状として特徴的である．

d QT延長症候群

QT延長症候群long QT syndrome（LQTS）は多形性心室頻拍（TdP）を生じ，失神や心臓突然死をきたしうる代表的な疾患である．先天性QT延長症候群と二次性QT延長症候群に分類される．

1）先天性QT延長症候群

ロマノ・ワードRomano-Ward症候群とは，先天性QT延長症候群のうち，常染色体優性遺伝で先天性聾のないものである．先天性聾をともなう常染色体劣性遺伝による先天性QT延長症候群をジャーベル・ランゲ・ニールセンJervell and Lange-Nielsen症候群と呼ぶ．先天性QT延長症候群は，近年，遺伝子診断が進歩し，50～70%程度の患者で遺伝子変異が同定される．そのうち，LQT1，LQT2，LQT3の3型で90%以上を占めるが，LQT3の頻度は少ない．LQT1はK⁺チャネルの異常（I_{Ks}電流の減少）が病態であり，交感神経緊張時（たとえば水泳中や全力疾走中）にTdPをきたしやすい．LQT2は別のK⁺チャネル（I_{Kr}）の異常が病態で，驚愕などの情動的ストレスがTdPの誘因となる．LQT3はNa⁺チャネルの変異によって，再分極相でも内向きNa電流が流れ続けるためにTdPを生じる．LQT3では睡眠中や安静時にTdPを生じやすい．

①治療

ここでは，頻度の高いLQT1，LQT2の治療法を述べる．運動制限が必要であるが，小児では困難なことが多い．内服薬の第一選択はβ遮断薬（プロプラノロール）であり有効性も高い．しかし，心室細動既往例，心停止からの蘇生例では植込み型除細動器が適応になる．TdPが生じている最

中には硫酸マグネシウムの静注が有効である.

2）二次性QT延長症候群

先天的な異常なしに生じるQT延長およびTdPを二次性QT延長症候群と呼ぶ.多くの場合,誘因があって生じる.代表的なものとして,薬剤（抗不整脈薬,向精神薬,抗菌薬など）,電解質異常（低カリウム血症）,突然生じた徐脈（完全房室ブロックなど）があげられる.

①治療

誘因の除去,すなわち薬剤の中止,低カリウム血症の補正,ペーシング（またはイソプロテレノールの点滴静注）を行う.TdPが生じている最中には硫酸マグネシウムの静注が有効である.

---

simple point

- 先天性QT延長症候群にはβ遮断薬が第一選択であるが,ハイリスク群は植込み型除細動器が適応になる
- 二次性QT延長症候群の誘因には,薬剤,低カリウム血症,徐脈がある

---

e 心室細動

心室細動 ventricular fibrillation（VF）の病態は,心室が周期性と調和をもった興奮様式を全く失った状態である.心室は震えているだけでポンプとしての機能は全く失われる.**患者は心室細動を発症すると数秒で意識消失をきたし,やがて死にいたる.**心電図上,P波,QRS,T波は判別できず,振幅も周期も全く不規則な基線を欠く心電図になる（図16-31）.心電図の経時変化としては,発症直後の比較的規則的な大きな振れ→周期が速くなる→細動波の振幅が小さくなり→完全な平坦な波形,という経過をたどる.

心室細動にいたる病態として,①急性心筋梗塞による場合,②陳旧性心筋梗塞や拡張型心筋症などの基礎心疾患を有する患者に生じる場合,が代表的である.冠動脈インターベンションの進歩によって急性心筋梗塞患者の救命率は向上したが,病院到着前に心室細動をきたして突然死する患者は多い（pre-hospital death）.

1）ブルガダ Brugada 症候群

心室細動をきたす特殊な病態として,心機能正常で,20～40歳代の比較的若年者（圧倒的に男性に多い）が,突然心室細動を発症し突然死にいたる病態としてブルガダ症候群が注目されている.このような心室細動を特発性心室細動 idiopathic ventricular tachycardia（IVF）と呼ぶ.**ブルガダ症候群患者では,右側胸部誘導（V_1～V_3誘導）のcoved型ST上昇が特徴的である**（図16-32）.

2）早期再分極（J波）症候群

最近,ブルガダ症候群以外に特発性心室細動をきたす病態として,"早

---

electrical storm
24時間以内に,3回以上の心室細動をきたすような状態を,electrical stormと呼ぶ.ICD植込みを受けている患者では,ICDの頻回作動を生じる.器質的心疾患（陳旧性心筋梗塞や拡張型心筋症）を有する患者であれば,アミオダロン,β遮断薬,鎮静（人工呼吸器を併用）などが有効とされている.ブルガダ症候群や早期再分極（J波）症候群では,イソプロテレノールの点滴静注,キニジン内服などが有効である.

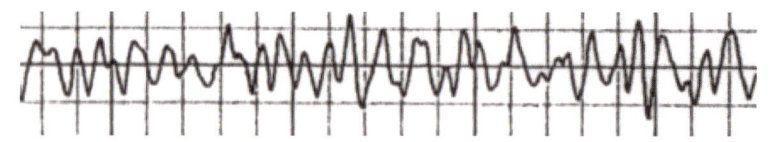

図 16-31　心室細動

全く無秩序な興奮であり，QRS波は同定できない．陳旧性心筋梗塞患者に認められた心室細動である．

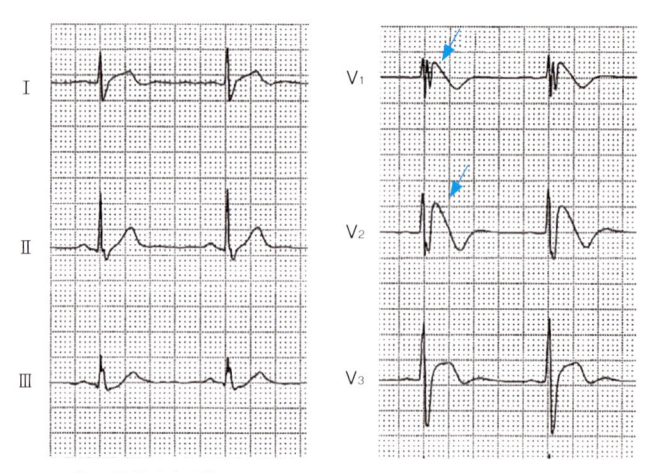

図 16-32　ブルガダ症候群

V₁，V₂誘導ではST上昇のあと下降しており（矢印），これを，coved型ST上昇と呼ぶ．本症例は心室細動の既往例である．植込み型除細動器を植込んだ．

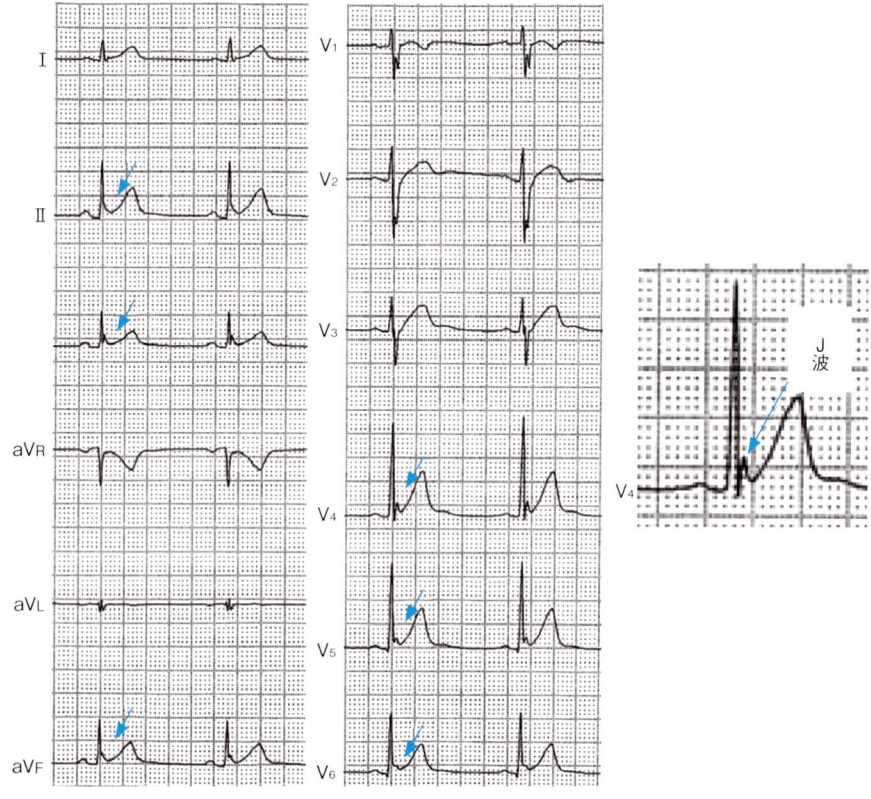

図 16-33　早期再分極症候群（J波症候群）

Ⅱ，Ⅲ，aVF，V₄〜V₆誘導で，J波を認める．本症例は心室細動既往例である．植込み型除細動器を植込んだ．

期再分極症候群"が注目を集めている．これは，**下壁誘導（Ⅱ，Ⅲ，aV_F 誘導），および側壁誘導（Ⅰ，aV_L，V₄〜V₆誘導）でST上昇またはJ波を呈するもの**で，J波症候群とも呼ばれる（図16-33）．これまで若年者にみられるST上昇は，"早期再分極を反映するもので良性所見"と考えられてきたが，早期再分極を示す患者のなかに少なからず特発性心室細動をきたす患者がいることは臨床的に重要であり，この疾患概念を認識し直す必要がある．

3）治　療

心室細動の既往例や，今後心室細動をきたす可能性が高いと考えられる患者には植込み型除細動器が唯一の確実な治療法である．

> **simple point**
> - ブルガダ症候群も早期再分極（J波）症候群も，器質的心疾患を認めないにもかかわらず特発性心室細動をきたす疾患である
> - 植込み型除細動器が唯一の確実な治療法である

D 徐脈性不整脈

1 洞不全症候群

洞不全症候群 sick sinus syndrome（SSS）の定義は，「洞性徐脈，洞停止，洞房ブロックなどによる徐脈が原因となり，失神，眼前暗黒間，めまい，疲労感などの脳虚血症状を呈する状態」である．したがって，心電図で徐脈があるというだけで洞不全症候群とは診断できない．**「徐脈に起因する脳虚血症状」**が診断の根拠に必要である．洞不全症候群を呈する心電図所見の分類としてルベンスタイン Rubenstein 分類がよく知られている（**表16-5**）．Ⅰ型は50/分以下の洞性徐脈が持続する場合，Ⅱ型は洞停止あるいは洞房ブロック，Ⅲ型は徐脈頻脈症候群である．洞性徐脈 sinus bradycardia の診断は難しくない．洞調律で心拍数が50/以下の場合が該当する（**図16-34**）．脳虚血症状がなければ病的とはいえない．**よく鍛えられたアスリートには生理的な洞性徐脈が認められる**．一過性の迷走神経緊張によっても洞性徐脈が生じえる．β遮断薬，カルシウム拮抗薬（ベラパミル，ジルチアゼム），ジギタリス，Ⅰ群およびⅢ群抗不整脈薬によっても洞性徐脈が生じる．

洞房ブロックでは，洞結節から心房への伝導がときどきブロックされるため，洞調律の整数倍（通常は2倍）のポーズ（P波もQRSも出現しない）

心電図から心拍数を推定する

心電図の大きな目盛×心拍数＝300という方程式が成立する．1目盛に1個QRSが出現した場合の心拍数は300/分．2目盛＝150/分，3目盛＝100/分となる．6目盛に1個QRSが出現した場合が50/分なので，洞調律で，かつRR間隔が6目盛以上であれば，心拍数50/分以下の洞性徐脈と判読できる．さらに，7目盛＝42.9/分，8目盛＝37.5/分となる．

表16-5　ルベンスタインの分類

Ⅰ群	持続性かつ高度の洞性徐脈（50/分以下）
Ⅱ群	洞停止もしくは洞房ブロック
Ⅲ群	徐脈頻脈症候群：Ⅰ型もしくはⅡ型の徐脈性不整脈を呈し，少なくとも1回の発作性上室頻拍あるいは心房細動が認められるもの

PP間隔が約7目盛

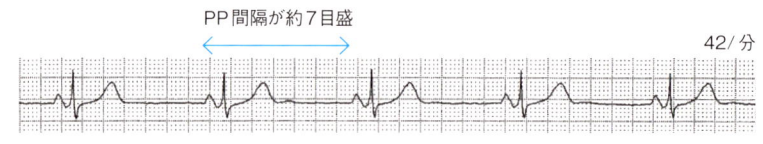

42/分

図16-34　洞性徐脈

PP間隔が約7目盛であり，42/分の洞性徐脈である．洞調律でPP間隔が6目盛以上であれば50/分以下の洞性徐脈と診断できる．

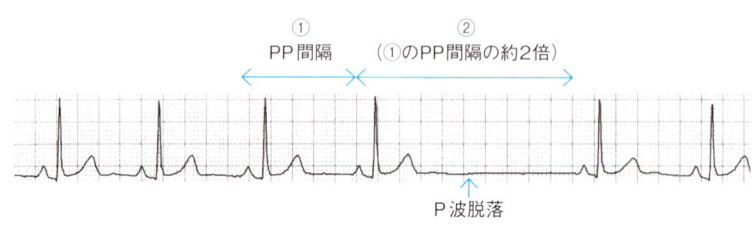

① PP間隔　② （①のPP間隔の約2倍）

P波脱落

図16-35　洞房ブロック

↑の箇所で見られるはずのP波がみられない．突然P波が脱落し次のP波までの間隔（②）は正常PP間隔（①）の約2倍になっている．

発作性心房細動（動悸）　　5.6秒のポーズ（眼前暗黒感）

心房細動停止

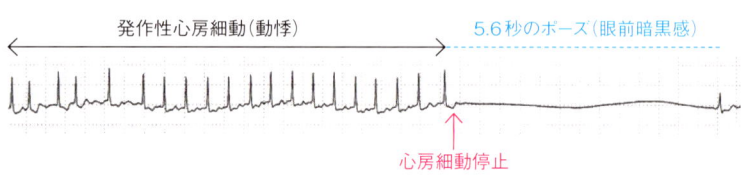

図16-36　徐脈頻脈症候群

心房細動停止時に著明な洞停止（5.6秒）が生じている．心電図の横軸（時間軸）は2倍に圧縮されている．

> **抗不整脈薬による徐脈頻脈症候群の助長**
>
> 徐脈頻脈症候群は抗不整脈薬によって惹起されることが多い．実は，図16-37に示す症例は，発作性心房細動に対し，I群抗不整脈薬が投与された後に眼前暗黒感を訴えた患者のホルター心電図記録である．心房細動停止時に著明な洞停止（ポーズ）を生じている．徐脈が遷延する場合，一時（緊急）ペーシングを行い抗不整脈薬を中止する．徐脈が消失すればペーシングも不要になる．もちろん，抗不整脈薬によらない徐脈頻脈症候群もあり，この場合は，恒久ペースメーカが必要になる．

が生じる（図16-35）．徐脈頻脈症候群は，心房細動，心房粗動，上室頻拍などが停止した際にみられる徐脈（洞停止や洞性徐脈）である（図16-36）．

2　房室ブロック

病的な房室ブロックは高齢者に多い．加齢や基礎疾患にともなう房室結節および周辺組織の炎症，線維化，脂肪変性などが原因となる．たとえばサルコイドーシス症の患者では，病変が心臓に及ぶ（心サルコイドーシス症）と高頻度に完全房室ブロックをきたす．逆に，「完全房室ブロックをきたした患者を精査したら，サルコイドーシス症が判明した」ということも少なくない．加齢や基礎疾患によって生じる房室ブロックは"器質的"障害によるもので重症度の高いものが多い．一方，重症度の低い房室ブロックは若年健常者にもみられる．**若年者では副交感神経機能が亢進しているために房室ブロックがみられる．**このような"機能的"にみられる房室ブロックは良性のもので治療を要さない．心電図上，房室ブロックは1度，2度，3度に分類される（表16-6）．1度→2度→3度となるにつれ重症度が増す．

1度房室ブロックはPR間隔が0.2秒を超えるがQRSが脱落することは

表16-6　房室ブロックの分類

- I度房室ブロック
- II度房室ブロック
  ウェンケバッハ型ブロック
  （モビッツ I 型）
  モビッツ II 型
- III度（完全）房室ブロック

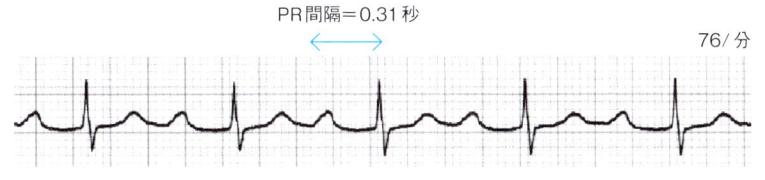

図16-37　1度房室ブロック
PR間隔が0.2秒を超えている.

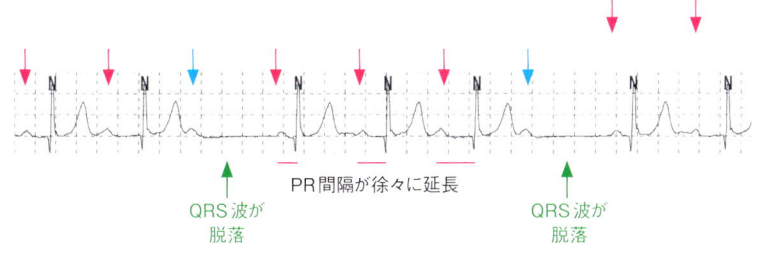

図16-38　ウェンケバッハ型2度房室ブロック
PR間隔が徐々に延長し，ついにはQRS波が脱落している．赤矢印は心室に伝導したP波，青矢印はブロックされたP波を示している．

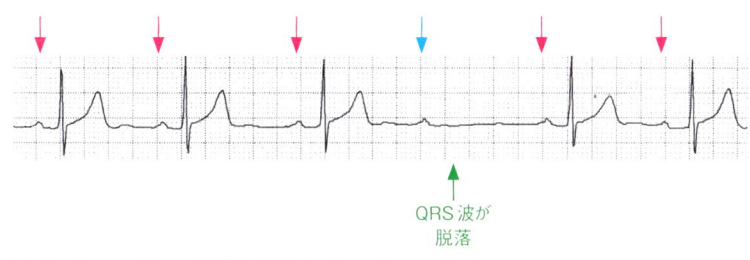

図16-39　モビッツⅡ型2度房室ブロック
PR間隔が延長することなく，突然QRS波が脱落している．赤矢印は心室に伝導したP波，青矢印はブロックされたP波を示している．

ない(図16-37)．病的意義は少なく治療を要さない．2度房室ブロックは，ウェンケバッハ型(モビッツⅠ型)とモビッツⅡ型に分類される．**ウェンケバッハ型2度房室ブロックでは，PR間隔が徐々に延長し，遂にはQRSの脱落をみる**(図16-38)．**モビッツⅡ型2度房室ブロックでは，PR間隔の延長をみることなしにQRSが突然脱落する**(図16-39)．ウェンケバッハ型ブロックとモビッツⅡ型ブロックでは病的意義が大きく異なる．ウェンケバッハ型2度房室ブロックは，若年者にしばしばみられる房室結節内の機能的なブロックで治療を要さないことが多い．一方，モビッツⅡ型ブロックの多くは，ヒス束内およびヒス束以下の器質的障害が原因となることが多い．モビッツⅡ型ブロックは高い頻度で高度の房室ブロックに移行し，恒久ペースメーカが必要になる．2度房室ブロックが進行すると高度房室ブロックへと移行する．図16-40aではPR間隔の著明な延長を認める．図16-40bでは，QRS波の脱落をともなうP波が2つ連続以上してみられる．図16-40cでは，QRS波の脱落をともなうP波が3つ連続してみられる．このように，**2つ以上，連続してP波がQRSに伝導しない場合を高度房室ブロック**と呼ぶ．完全房室ブロックでは心房と心室間の伝導が全くない．

補充調律

心臓の刺激伝導系には，"上位の刺激伝導系の自発興奮が生じなくなったり，ブロックされたりして心室に伝わらなくなると，下位の刺激伝導系が自発興奮して心臓(心室)が止まらないようにバックアップする"という機構がある．これが補充調律である．図16-43に示すように，房室結節およびヒス束(この2つを合わせて"房室接合部"，または単に"接合部"と呼ぶ)，またはプルキンエ線維からの自動能が補充調律となって心室の興奮をバックアップする．補充調律が接合部から生じる場合が"接合部補充調律"で，プルキンエ線維から生じる場合が"心室補充調律"である．接合部補充調律ではQRS幅は比較的狭く，レートがある程度保たれるが，心室補充調律ではQRS幅は広くなり，レートも遅いのが一般的である．すなわち，心室補充調律のほうが緊急性が高い．

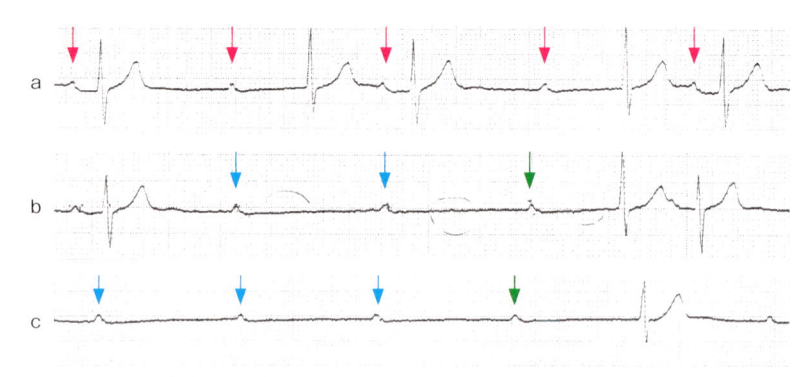

図16-40　高度房室ブロック

aではPR間隔の著明な延長を認める．bでは，QRS波の脱落をともなうP波（↓）が2つ連続してみられる．cでは，QRS波の脱落をともなうP波（↓）が3つ連続してみられる．

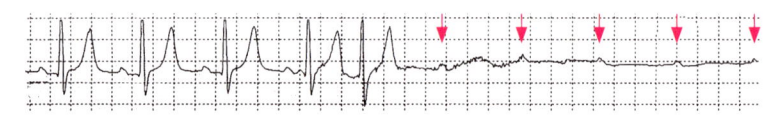

図16-41　発作性房室ブロック

上室期外収縮（青矢印）の後，連続してP波に続くQRS波が脱落している．この状態が1分以上持続し，失神と全身痙攣を生じた．

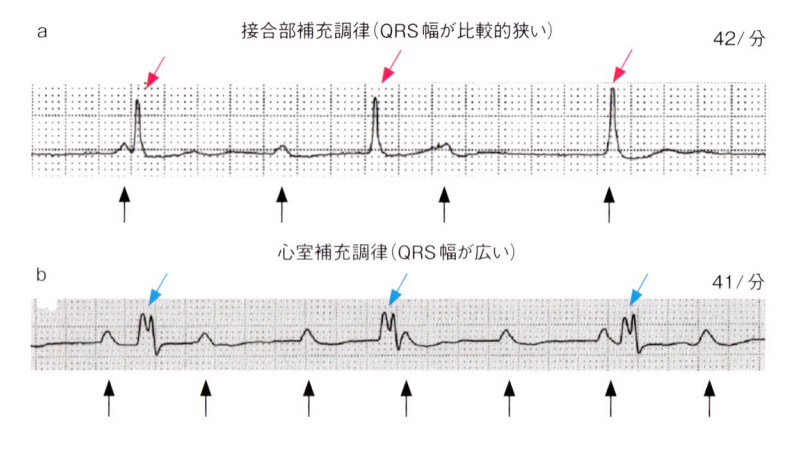

図16-42　完全房室ブロック

a，bともにP波とQRS波は全く無関係に生じている．PP間隔もRR間隔も一定であり，RR間隔はPP間隔よりも明らかに長い．aは比較的QRS幅が狭く，接合部補充調律である（赤矢印）．bはQRS幅が広く，心室補充調律である（青矢印）．黒矢印はP波を示す．

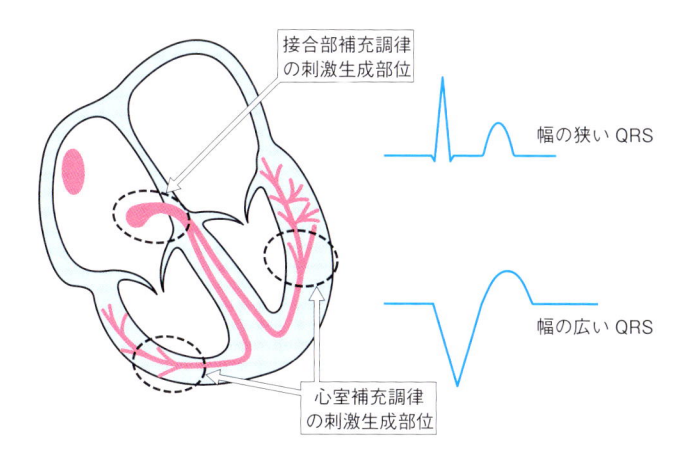

図16-43　接合部補充調律と心室補充調律
接合部補充調律では，左右の心室は，洞調律時とほぼ同じ様式で興奮するためQRS幅は比較的狭くなる．一方，心室補充調律では，心室興奮様式は複雑で心室全体に興奮が行き渡るのに時間を要するため，QRS幅は広くなる．一般に調律が下位に行くほど心拍数は遅くなる．

心電図所見は，PP間隔一定，RR間隔一定で，かつPP間隔＜RR間隔である．P波とQRS波の出現には全く関連性がない（**図16-41**）．心房興奮は洞結節によって支配され，心室興奮は接合部（接合部補充調律，**図16-41a**）または心室（心室補充調律，**図16-41b**）によって支配される．完全房室ブロックに近い特殊な病型として発作性房室ブロックがある（**図16-42**）．上室期外収縮（青矢印）のあと，連続してP波に続くQRS波が脱落している．この患者はこの状態が1分以上持続し，失神と全身痙攣を生じた．発作性房室ブロックは心臓突然死をきたしやすい病態である．恒久ペースメーカ植込みが必要である．

> **simple point**
> - ウェンケバッハ型2度房室ブロックは機能性で経過観察でよいが，モビッツⅡ型2度房室ブロックは，器質的障害によるもので，ペースメーカ植込みが必要になる
> - 補充調律には接合部補充調律（QRS幅が狭い）と心室補充調律（QRS幅が広い）がある

3　徐脈性不整脈の治療

a　緊急時の対処

著しい洞性徐脈や完全房室ブロックで失神をきたした患者が来院した場合，まず，経静脈的に一時ペーシング（緊急ペーシング）を行う．脈拍を上げる目的で急性期に使用する薬剤（注射薬）に，アトロピン（ムスカリン受容体拮抗薬）とイソプロテレノール（β受容体刺激薬）がある．これら

の薬剤を一時凌ぎに使用する場合があるが，効果は一過性かつ不確実である．次に，徐脈が可逆性か否かを判断する．薬剤（Ｉ群抗不整脈薬，β遮断薬，カルシウム拮抗薬，ジギタリス）によって徐脈が生じている場合は速やかに該当する薬剤の投与を中止する．高カリウム血症によって洞停止が生じている場合は血清カリウム値を補正する．**徐脈が非可逆的な病態によって生じていると判断された場合，恒久ペースメーカ植込みを行う．**

b ペースメーカ治療

洞不全症候群であれ，房室ブロックであれ，非可逆的な徐脈に起因する脳虚血症状がある場合，治療の原則は恒久ペースメーカ植込みである．脈拍を増加させる効果のある薬剤もあるが，効果は不確実であり，慢性的に投与するのは好ましくない．

simple point

- 徐脈の緊急時にはアトロピンやイソプロテレノールを使用する
- 非可逆的な徐脈に対しては恒久ペースメーカ植込みが適応になる

17章 肺性心疾患

A 肺高血圧症　pulmonary hypertension

1 概念・定義

肺高血圧症は肺動脈圧の上昇を認める病態の総称である．安静時に右心カテーテル検査を用いて実測した**肺動脈圧平均圧が25mmHg以上の場合**をいう．さらに，肺高血圧のなかで肺動脈楔入圧が15mmHg以下の場合を**肺動脈性肺高血圧 pulmonary arterial hypertension（PAH）**という．

2 原因

病態生理，臨床像，基礎疾患に基づいた肺高血圧症の臨床分類（2013年ニース会議における分類）を**表17-1**に示す．

3 症状・身体所見

症状としては，労作時呼吸困難，易疲労感，動悸，胸痛，失神などがみられる．いずれも軽度の肺高血圧では出現しにくいため，症状が出現している場合は高度の肺高血圧を呈することが多い．高度の肺高血圧では労作時の突然死の危険がある．症状による重症度分類としてWHO肺高血圧症機能分類があるが，これは基本的にはNHYA心機能分類と同じである．

身体所見としては，低酸素血症によるチアノーゼ，**右心不全徴候（頸静脈怒張，肝腫大，腹水，下腿浮腫）**，ばち指（慢性閉塞性肺疾患chronic obstructive pulmonary disease [COPD]，間質性肺炎，先天性心疾患にともなうもので認めることがある），右室拡大にともなう傍胸骨拍動，三尖弁閉鎖不全（肺高血圧による右心系の圧負荷の結果，三尖弁輪が拡大して生じる）による胸骨左縁第4～5肋間の全収縮期雑音（右心系の心雑音は吸気時の静脈還流量増加により増強するが，これを**リベロ・カルバイヨ Rivero Carvallo's徴候**という），胸骨左縁第2肋間の拡張早期雑音（肺動脈弁輪拡大による肺動脈閉鎖不全によるもので**グレーアム［グラハム］・スティール Graham Steel雑音**という），Ⅱ音の肺動脈成分の亢進，肝頸静脈逆流（hepatojugular reflux：右季肋部を圧迫すると頸静脈が怒張する）などがみられる（図7-5参照）．

表17-1 肺高血圧症臨床分類（2013年ニース会議）

第1群．肺動脈性肺高血圧（PAH）

1) 特発性肺動脈性肺高血圧症 idiopathic PAH（IPAH）
2) 遺伝性肺動脈性肺高血圧症 heritable PAH（HPAH）
   1. BMPR2
   2. ALK1, endoglin, SMAD9, CAV1
   3. 不明
3) 薬物・毒物誘発性肺動脈性肺高血圧症
4) 各種疾患にともなう肺動脈性肺高血圧症
   1. 結合組織病
   2. エイズウイルス感染症
   3. 門脈肺高血圧
   4. 先天性短絡疾患
   5. 住血吸虫症

第1'群．肺静脈閉塞性疾患および・または肺毛細血管腫症
第1''群．新生児遷延性肺高血圧症

第2群．左心性疾患にともなう肺高血圧症

1) 左室収縮不全
2) 左室拡張不全
3) 弁膜疾患
4) 先天性/後天性の左心流入路/流出路閉塞

第3群．肺疾患および・または低酸素血症にともなう肺高血圧症

1) 慢性閉塞性肺疾患
2) 間質性肺疾患
3) 拘束性と閉塞型の混合障害をともなう他の肺疾患
4) 睡眠呼吸障害
5) 肺胞低換気障害
6) 高所の慢性暴露
7) 発育障害

第4群．慢性血栓塞栓性肺高血圧症（CTEPH）

第5群．詳細不明な多因子のメカニズムにともなう肺高血圧症

1) 血液疾患（慢性溶血性貧血，骨髄増殖性疾患，脾摘出）
2) 全身性疾患（サルコイドーシス，肺ランゲルハンス細胞組織球症，リンパ脈管筋腫症，神経線維腫症，血管炎）
3) 代謝性疾患（糖原病，ゴーシェ病，甲状腺疾患）
4) その他（腫瘍塞栓，線維性縦隔炎，慢性腎不全）
   区域性肺高血圧

4 検査

血液生化学検査では，慢性的な低酸素血症をともなう場合は多血症，右心不全によるうっ血肝をともなう場合は肝機能異常を認める．動脈血ガス分析では，基礎疾患にもよるが低酸素血症を認めることが多く，COPDや肺胞低換気症候群による肺高血圧の場合は高二酸化炭素血症も加わる．心電図では，右室負荷を反映したV$_{1～3}$誘導陰性T波，右室肥大をきたした場合は右心室肥大による所見がみられる．胸部X線では，右心系の拡大による右第2弓の突出と左第4弓の挙上や両側中枢の肺動脈拡張と末梢の急激な狭小化（**ナックルKnuckle徴候**）（**図17-1**）を認める．心エコー図では，右心系の拡大，心室中隔の左室側への圧排（**図17-2**），弁輪拡大に

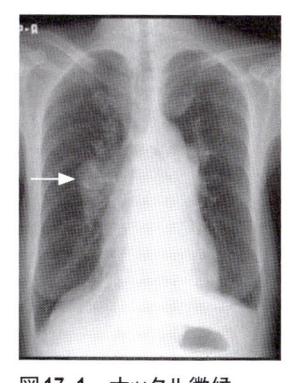

図17-1　ナックル徴候
肺動脈の中枢側は著明に拡大（矢印）し，その末梢は狭小化している．

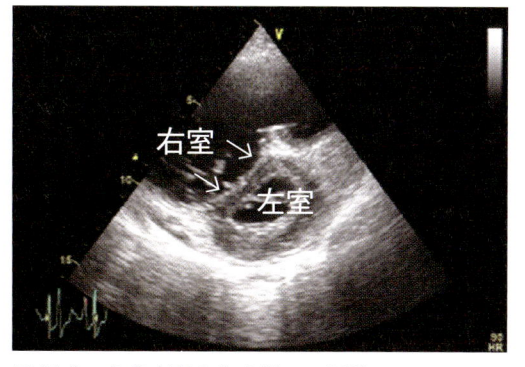

図17-2　心室中隔の左室側への圧排
短軸断層心エコー図で心室中隔が左室側に圧排（矢印）されている．

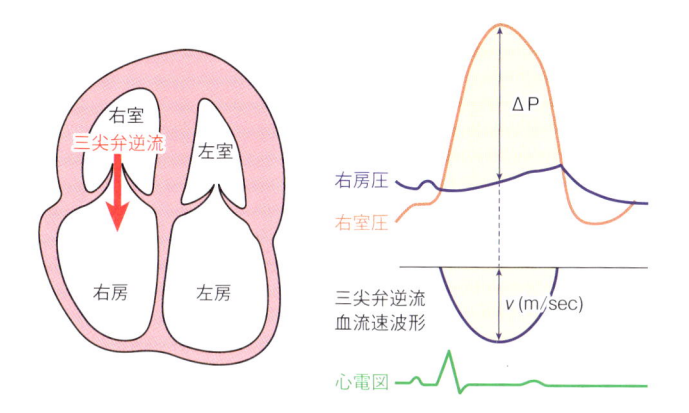

図17-3　簡易ベルヌーイの式による肺動脈収縮期圧の推定
ある狭窄管腔を血流が通過する場合には，圧力損失がないと仮定するベルヌーイの定理の簡易式（$\Delta P = 4v^2 + 10 \text{mmHg}$）より推定肺動脈収縮期圧が求められる（p.133 コラム参照）．

よる三尖弁閉鎖不全，下大静脈の拡大と呼吸性変動の減弱，肝静脈の拡大がみられる．三尖弁逆流を認めた場合，ドプラ法にて三尖弁逆流最大血流速度（V）を計測し，簡易ベルヌーイの法則から肺動脈収縮期圧が推定（右房圧を10mmHgと仮定した場合，$4v^2 + 10 \text{mmHg}$）できる（**図17-3**）．40mmHg以上は肺高血圧を疑う．肺実質病変による肺高血圧の場合，肺機能検査を行う．COPDの診断には必須の検査である．胸部CTでは，右心系の拡大，肺動脈の拡大を認めるほか，肺実質病変の評価や肺動脈内血栓の有無が評価できる．肺血流シンチグラフィは肺塞栓症の診断に必須である．**右心カテーテル検査による肺動脈圧の測定は肺高血圧の診断のゴールデンスタンダード**である．

B 原発性肺高血圧症

1 概念・定義

現在，原発性肺高血圧症は**特発性/遺伝性肺動脈性肺高血圧症**（idiopathic/heritable pulmonary arterial hypertension［IPAH/HPAH］）に名称が変更されている．

2 疫学・予後

海外の報告では，頻度は100万人に1～2人である．20～30歳代を中心として若年発症がほとんどで，男女比は1:2である．平均生存期間は2.8年，5年生存率34％といわれていたが，後に述べる治療の進歩により予後は改善している．死因としては突然死，右心不全，喀血が多い．

3 原因

発症機序はいまだ明らかではないが，近年本症における遺伝子異常の検索が進み，bone morphogenetic protein receptor type 2（BMPR2），activin receptor-like kinase 1（ALK1）などの遺伝子変異が報告されている．以前，本症に特徴的病理所見とされていた叢状病変 plexiform lesion（側副血行による再疎通と考えられる新生血管が入り込み複雑な像を呈する病変）は必ずしも全例に存在せず，他の肺動脈性肺高血圧でもみられる．

4 症状・身体所見

労作時呼吸困難，易疲労感，胸痛，血痰，喀血，失神などの症状がみられる．身体所見では肺高血圧の項で述べた所見を認める．**レイノー Raynaud現象**を認めることがある．

5 検査

肺高血圧を呈する他の疾患の除外が必要である．血液検査では**赤沈亢進やガンマ（γ）グロブリンの上昇**を認めることがある．胸部X線，心電図，心エコー図いずれも特異的な所見はなく，肺高血圧でみられる所見と同様である．肺血流シンチグラムでは，ほぼ正常から特徴的な**小斑状不均一分布 mottled pattern**を示す症例とさまざまである．診断のためには右心カテーテル検査により，**安静時平均肺動脈圧25mmHg以上，肺動脈楔入圧15mmHg以下**を証明する．

6 治療

一般療法としては運動制限，塩分制限が必要である．妊娠は原則禁止し，

血栓形成を助長させる可能性のある経口避妊薬の使用は避ける．**安静時動脈血酸素分圧が55mmHg未満，または動脈血酸素分圧が60mmHg未満で睡眠時，または運動負荷時に著しい低酸素血症をきたす症例は在宅酸素療法**home oxygen therapy（HOT）を導入する．薬物療法としては，WHO肺高血圧症機能分類Ⅱ／Ⅲ度の症例には**エンドセリン受容体拮抗薬**（血管平滑筋増殖抑制もあわせもつ），**ホスホジエステラーゼ5阻害薬**を，WHO肺高血圧症機能分類Ⅲ度のなかでも重症例やⅣ度の症例にはプロスタサイクリンの誘導体である**エポプロステノール**の持続静注を用いる．単独で十分な効果が得られない場合は併用する．エポプロステノールの持続静注は大規模前向き無作為試験で運動耐容能や肺血行動態のみならず予後改善効果（5年生存率が50％を超える）が証明されている．本症は肺動脈血栓を合併することが多いため，抗凝固療法を考慮する．薬物療法で改善が認められない重症例は肺移植が，不可逆的心機能低下をともなう場合は心肺移植が考慮される．

> **simple point　原発性肺高血圧症**
>
> - 特発性/遺伝性肺動脈性肺高血圧症に名称が変更
> - 頻度は100万人に1〜2人
> - 若年発症が多く，男女比は1：2
> - 軽中等症例ではエンドセリン受容体拮抗薬，ホスホジエステラーゼ5阻害薬，重症例ではエポプロステノールの持続静注
> - 薬物療法抵抗例は肺移植，不可逆的心機能低下をともなう場合は心肺移植

C　二次性肺高血圧症

二次的に肺高血圧をきたす疾患である（原因疾患は表17-1参照）．膠原病，なかでも**混合性結合組織病，強皮症，全身性エリテマトーデス，多発性筋炎・皮膚筋炎**は肺高血圧の頻度が高い．

D　肺塞栓症　pulmonary embolism

1　概念・定義

肺塞栓症は，静脈系の**塞栓子**が肺動脈を閉塞した結果，肺循環障害を生

表17-2 ウィルヒョウVirchowの3要因

誘発因子	臨床病像
血流停滞	長期臥床，肥満，妊娠，心肺疾患（うっ血性心不全，慢性肺性心など），全身麻酔，下肢麻痺，下肢ギプス包帯固定，下肢静脈瘤，長距離旅行
血管内皮傷害	外傷・手術による血管損傷，カテーテル検査・治療，中心静脈カテーテル留置，血管炎，高ホモシステイン血症
血液凝固能亢進	アンチトロンビン欠乏症，プロテインC，S欠乏症，プラスミノーゲン異常症，異常フィブリノーゲン血症，トロンボモジュリン異常，組織プラスアスミノーゲン活性化因子インヒビター増加，抗リン脂質抗体症候群，悪性腫瘍，手術，外傷，骨折，熱傷，妊娠，薬物（経口避妊薬，エストロゲン製剤など），感染症，ネフローゼ症候群，炎症性腸疾患，骨髄増殖性疾患，多血症，発作性夜間血色素尿症，脱水

じる疾患である．塞栓子として，**骨盤内や下肢深部静脈血栓が80〜90%**を占め，その他，腫瘍細胞，脂肪塊，羊水，空気，カテーテルなどがある．血栓によるものをとくに**肺血栓塞栓症 pulmonary thromboembolism**と呼ぶ．**肺梗塞**は肺塞栓症の結果，末梢肺組織に**出血性壊死**が起こったものをいい，肺塞栓症とは区別しなければならない．肺梗塞は肺塞栓症の**10〜15%**に起こる．

2 疫 学

わが国の発症頻度は近年増加している．これには，高齢化，診断能の向上，生活習慣の欧米化などが関与している．

3 原 因

塞栓子の大部分を占める骨盤内や下肢深部静脈血栓の形成の条件として，**ウィルヒョウVirchowの3要因（血流の停滞，血管内皮傷害，血液凝固能亢進）**が重要である（**表17-2**）．欧米では第V因子ライデンLeiden変異やプロトロンビン遺伝子変異による先天性凝固異常によるものが多いが，わが国ではこれらの遺伝子異常の報告はない．長時間の飛行機，列車，自動車による旅行などにより起こる肺血栓塞栓症を旅行者血栓症traveller's thrombosisと呼ぶ．

4 分 類

これまでは血行動態と心エコー図所見を組み合わせた重症度分類が用いられている（**表17-3**）．時期による分類では，発症後2週間以内を急性，6ヵ月以上を慢性，その間を亜急性とする．2008年ヨーロッパ心臓病学会European Society of CardiologyのTask Forceは早期死亡のリスクを層別化した分類を提唱した（**表17-4**）．

5 病態生理

急性肺塞栓症の病態の基本は，①塞栓による**解剖学的肺血管床減少**と，

表17-3 急性肺血栓塞栓症の臨床重症度分類

分類	血行動態	心エコー図上の右心負荷
Cadiac arrest collapse	心停止あるいは循環虚脱	あり
massive(広範型)	不安定 ショックあるいは低血圧(新たに出現した不整脈,脱水,敗血症によらず,15分以上継続する収縮期血圧90 mmHg未満あるいは40 mmHg以上の低下)	あり
submassive(亜広範型)	安定	あり
non-massive(非広範型)	安定	なし

表17-4 急性肺血栓塞栓症の早期死亡リスク層別化

早期死亡率	ショックや低血圧	右心機能不全	心筋マーカー上昇	治療法
高リスク群(>15%)	+	(+)*	(+)*	血栓溶解療法あるいは血栓摘除術
中リスク群(3〜15%)		+	+	入院加療
	−	+	−	
		−	+	
低リスク群(<1%)	−	−	−	早期退院あるいは外来治療

*ショックや低血圧の存在下では高リスクに分類されるために右心機能不全や心筋マーカー上昇(トロポニン)の有無を確認する必要はない.

②神経体液因子や低酸素血症がもたらす肺血管収縮による**機能的肺血管床減少**の結果生じる肺血管抵抗の増大である.塞栓子により肺血流が遮断されるとその領域の肺胞から肺毛細血管へのガス拡散が停止するため,その領域の換気は無効(**換気と血流の不均衡**)となり,低酸素血症をきたす.解剖学的肺血管床の減少に,血栓より放出されるセロトニンなどの神経液性因子と低酸素血症による肺血管攣縮が加わり,肺血管抵抗が増大する.急性肺塞栓症では肺血管床の**30%以上**が閉塞する肺高血圧を生じ,右心系に圧負荷として作用する.右室は壁運動の亢進と拡大により適応しようとするが,高度の圧負荷が急激に生じれば,それに耐えきれずに右室壁運動の低下,右室の前方駆出量(心拍出量)の減少,体血圧の低下をきたし,ショックとなる.静脈圧も上昇し,頸静脈怒張,肝腫大,腹水,浮腫などの**右心不全徴候**が生じる.圧負荷が長期持続すれば**右室肥大**を生じる.慢性心肺疾患がない場合,右室は平均動脈圧として40mmHgまでしか圧を発生できないことが知られている.卵円孔開存例では右房圧の上昇により右-左短絡による低酸素血症の増悪や塞栓子が動脈系に流れ込み奇異性塞栓症を起こすことがある.

6 症状・身体所見

症状としては**突然発症の呼吸困難**（症状としては最多）と**胸痛**が多い．肺梗塞合併例では胸膜痛（吸気時に増強する限局性の胸痛）や血痰を認めることがある．長時間安静後の初回歩行，排便・排尿，体位変換時の呼吸困難や失神は本症を強く疑うべきである．

身体所見では**頻脈，頻呼吸**を認めることが多い．心音では肺高血圧を反映してⅡ音の肺動脈成分の亢進が聴取される．右心不全徴候や重症例ではショックを認める．深部静脈血栓症に基づく下肢腫脹や**ホーマンズ Homans 徴候**（下肢を伸展し，足関節を背屈させるとふくらはぎに疼痛を生ずる）の有無も重要である．

7 検 査

血液検査では **D ダイマー**（フィブリンの安定した分解産物の集まり）の上昇が重要である．これを認めない場合はほぼ肺塞栓症を否定できる．D ダイマーは感染，悪性腫瘍，炎症などでも上昇する．古くから有名な**ワッカー Wacker の 3 徴**（LDH とビリルビン上昇，AST 正常）を満たす症例は少ない．血栓形成の原因検索として，**プロテイン C，プロテイン S，抗リン脂質抗体**（抗カルジオリピン抗体，ループス・アンチコアグラント）の測定が必要である．動脈血ガス分析では，**低酸素血症と代償性過換気による低二酸化炭素血症と呼吸性アルカローシス**を呈する．**肺胞気−動脈血酸素分圧較差（A-aDO$_2$）は開大**する．心電図では，右脚ブロック，右軸偏位，SIQⅢTⅢ（Ⅰ誘導で S 波，Ⅲ誘導で Q 波と陰性 T 波の新たな出現），肺性 P 波（Ⅱ，Ⅲ，aVF 誘導で高い P 波），V$_{1~3}$ 誘導の陰性 T 波などが認められる．胸部 X 線画像では，肺高血圧をきたせば，右心系の拡大による右第 2 弓の突出と左第 4 弓の挙上，**ウェスターマーク Westermark 徴候**（中枢側肺動脈の拡張と末梢肺野の透過性亢進），**ナックル Knuckle 徴候**（中枢側肺動脈の拡大とその遠位部の急激な途絶）を認める．肺梗塞合併例では，**ハンプトンズハンプ Hampton's hump**（肺野末梢にみられ，比較的不均一の濃度で肺門部に対して凸の楔状影）や胸水を認める．心エコー図では，右心圧負荷を反映して右室，右房の拡大，心室中隔の奇異性運動，三尖弁逆流，肺動脈拡大を認める．ドプラ法による三尖弁逆流最大速度から肺動脈収縮期圧を推定できる．右心腔内に浮遊血栓を認めることもある．肺血流シンチグラムで肺動脈区域枝に一致した**欠損**を認め，肺換気シンチグラムが正常であることを**換気血流ミスマッチ**（図 17-4）というが，これは肺塞栓症の診断に重要な所見である．肺動脈内血栓の直接証明は**造影 multidetector (row) CT** が有用で，**肺動脈内の血栓**（図 17-5）の描出のみならず，静脈相で**骨盤内・下肢深部静脈血栓の有無**が診断できる．かつては肺動脈造影が診断のゴールデンスタンダードであったが，現在は造影 MDCT が主流となっている．下肢の静脈血栓の診断には超音波検査も有用である．

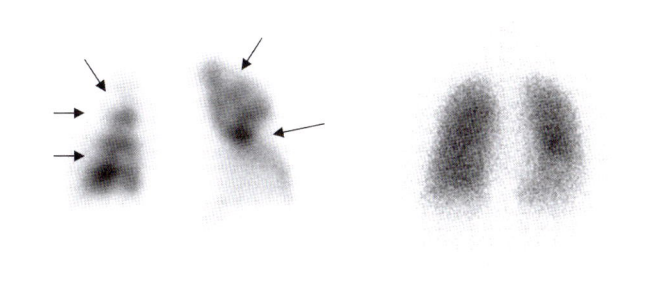

図17-4　換気血流ミスマッチ
肺血流シンチグラムで多発性の陰影欠損（矢印）を認めるが，肺換気シンチグラムでは異常はない．

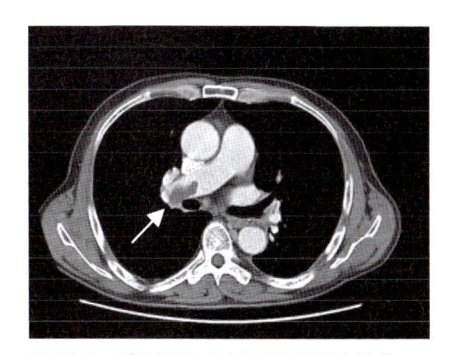

図17-5　造影CTにおける肺動脈血栓像
右肺動脈に陰影欠損（血栓所見：矢印）を認める．

8　予　後

　急性肺塞栓症は症状がほとんどなく，自然軽快するものから突然死にいたるものまでさまざまである．欧米のデータによれば，診断されずに未治療例の死亡率は約30%であるが，十分な治療を行えば死亡率は2〜8%まで低下する．

9　治　療

　呼吸循環管理と**抗凝固薬**が治療の基本である．低酸素血症に対しては酸素投与を行う．ショック例ではカテコラミンによる循環管理を行う．カテコラミンを用いても血行動態が安定しない場合は経皮的心肺補助装置percutaneous cardiopulmonary support（PCPS）を使用する．抗凝固療法は肺動脈に捕捉された血栓や塞栓源の血栓の成長予防のために行う．禁忌がない限り早期に未分化・低分子ヘパリンとワルファリンの投与を開始し，ワルファリンの効果が出現した時点でヘパリンを中止し，ワルファリン単独に切り替える．広範型では，**ウロキナーゼ**や**組織プラスミノーゲンアクチベーター**を用いた**血栓溶解療法**が有効である．血行動態が不安定，血栓溶解薬が禁忌，少なくとも一側の主肺動脈の完全閉塞・亜完全閉塞の場合は，カテーテルによる肺動脈内血栓吸引や破砕を行い，効果がない場合は**肺動脈内血栓摘除術**を考慮する．深部静脈血栓が残存している場合は，再発予防に**下大静脈フィルタ**を考慮する．永久留置型に加え，一時的に留置し抜去できる型もある．

E 慢性血栓塞栓性肺高血圧症

　器質化した血栓により肺動脈が慢性的に狭窄・閉塞した病態である．6ヵ月以上にわたって肺血流分布と肺循環動態が大きく変化しないことが明らかである場合に診断する．急性肺血栓塞栓症で慢性期に血栓が残存している場合と急性肺血栓塞栓症を反復する場合が考えられる．WHO肺高血圧機能分類Ⅲ／Ⅳ度，平均肺動脈圧30mmHg以上，肺動脈血栓が区域動脈より中枢に存在する場合は肺動脈壁に付着した器質化血栓を肺動脈内膜とともに摘除する**肺血栓内膜摘除術**を考慮する．

> **simple point　肺塞栓症**
>
> - 静脈系の塞栓子が肺動脈を閉塞し，肺循環障害を生じる疾患
> - 塞栓子として骨盤内・下肢深部静脈血栓が80〜90％
> - 突然発症の呼吸困難と胸痛
> - Dダイマーの上昇
> - 造影CTは肺動脈血栓ならびに骨盤内・深部下肢静脈血栓の診断に有用
> - 換気血流ミスマッチ
> - 治療は呼吸循環管理と抗凝固薬，広範型は血栓溶解療法

F 肺性心　cor pulmonale

1　概念・定義

　肺性心とは，一次的に肺，肺血管，または肺ガス交換を障害し，その結果，肺高血圧を惹起する疾患によって生じた右室拡大（右室拡張・肥大）または右室不全がみられる場合をいう．

2　原因・分類

　肺動脈性肺高血圧の原因のなかで，一次的に肺，肺血管，または肺ガス交換を障害し，肺高血圧をきたすものが肺性心の原因となる．わが国における肺性心の原因は1970年代までは肺結核が大半を占めていたが，近年は欧米と同様に**COPDが主**となっている．

　肺性心は肺でのガス交換の障害に起因する換気障害型肺性心と肺血管の

閉塞による肺血管型肺性心に分類される．病期からは急性肺性心と慢性肺性心に分類される．

3 症状・身体所見

基礎疾患による症状，身体所見に加え，肺高血圧の項で述べた症状，身体所見を認める．

4 治療

原因疾患の治療が優先される．浮腫を認める場合には利尿薬を用いるが，脱水に注意する．**安静時動脈血酸素分圧が55mmHg未満，または，動脈血酸素分圧が60mmHg未満で睡眠時または運動負荷時に著しい低酸素血症をきたす症例は在宅酸素療法home oxygen therapy（HOT）**を導入する．肺胞低換気の場合は高濃度の酸素吸入により**CO_2ナルコーシス**を招くことがあるので注意を要する．右心不全増悪の契機として呼吸器感染症が多いため，感染時の適切な抗生薬の投与や去痰が重要である．

> **simple point　肺性心**
> - 肺，肺血管または排ガス交換を一次的に障害し肺高血圧をきたす疾患により右室拡大・右室不全をきたした状態
> - 換気障害型と肺血管型
> - 在宅酸素療法

18章 血管疾患

血管は広い意味では3つの脈管（動脈，静脈，リンパ管）を含む．それら内腔を流れる血液もしくはリンパ液が，①外部に出る（壁の破綻）もしくはそれらが，②停滞（管腔閉塞もしくは狭窄）すると病的症状をきたす（発病）．発病の前段階（未破裂瘤など）も含め脈管に形態学的機能的な病的変化をきたす疾患を血管疾患vascular diseaseという．脈管自体の異常が主体である場合がほとんどであるが，一部の閉塞性疾患においては流体側ことに血液凝固線溶系の異常が主な原因の場合もある．

> 巨大化した瘤では動脈硬化，cystic medial necrosisともに二次的に生じ成因を特定できないことが多い．

第一部　動　脈

A　大動脈瘤　aortic aneurysm

1　概念・定義

異常に拡大した動脈を動脈瘤aneurysmといい，凹凸なく全体的生理的な拡張ectasiaとは画されるとされるが臨床上は区別が難しい場合も多い．動脈は通過する血液量に比例する内腔をもつため大動脈基部が最大で枝分かれをするたびに小さくなる．すなわち末梢に行くに従い必ず小さくなる．この法則が破られた場合（末梢径＞中枢径）を動脈瘤ということもできる．

2　病態生理

大動脈は壁性状と壁応力そして血流状態shear stressの関係で拡大する．

a　壁側因子

弓部大動脈以下の末梢では圧倒的に動脈硬化によるものが占め，生活習慣病といってもよく，加齢・老化現象ともいえる．常に強い伸縮を強いられている上行大動脈では**嚢胞性中膜壊死**cystic medial necrosisが成因である割合が高い．**マルファンMarfan症候群**，エーラス・ダンロスEhlers-Danlos症候群などのマトリックスの構造異常をきたす遺伝疾患ではこのcystic medial necrosisが特徴的に認められる．まれではあるが炎症（自己免疫，感染）で壁が脆弱となり拡大することがある．

> 収縮期血圧より拡張期血圧が径拡大への影響が大きいのは，通常の脈拍数では拡張期である時間がほとんどであるからである．

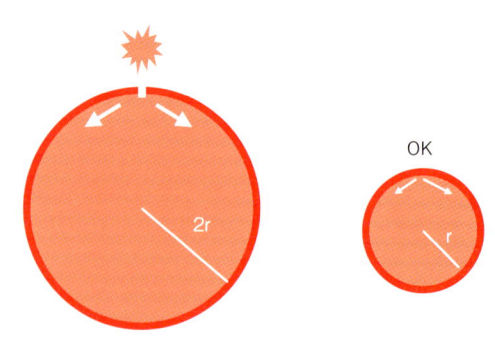

図18-1 なぜ瘤は破裂するのか（ラプラスの法則）
半径が2倍になると破けようとする力は2倍．内圧（血圧）2倍でも破けようとする力は2倍である．

b 壁応力

　拡大させる物理的力は壁応力（壁がつっぱろうとする力）であり，ラプラスLaplaceの法則により動脈圧×動脈径に比例する（**図18-1**）．拡大すればするほど壁応力が増すため拡大速度は速くなる．これはゴム風船を膨らませてみると実感できる．はじめは，なかなか膨らまないが，いったん膨らみ始めるとスーッと膨らんでいくのを経験したことがあるであろう．動脈硬化は壁因子とともに血圧上昇により瘤化を進める側面ももつ．

c shear stress

　乱流が生じるとshear stressが高まり瘤化する．**狭窄後拡張poststenotic dilatation**がそれにあたり，大動脈狭窄症にともなう上行大動脈瘤はその典型である．

3 分類

a 形態分類

　組織形態的には，①**真性瘤**（動脈壁3層構造が保たれている）と，②**仮性瘤**（壁構造が欠損）がある．これに，③大動脈解離を加えて3つに分類する場合もあるが，壁構造が保たれていないという点からは解離は②に含めて考えてよい．仮性瘤の典型は外傷によるものであり，外膜1層もしくは壁が全破綻し，周囲組織にて血液が被覆されている状態であり，明らかに①よりは破裂の危険性が高い．肉眼形態的には①紡錘形瘤，②囊状瘤があり，これに③大動脈解離を加える場合もある．紡錘形瘤はほぼすべて真性瘤であるのに対し囊状瘤は真性瘤，仮性瘤のどちらの場合もある．また仮性瘤はすべて囊状瘤といってよい（**図18-2，18-3**）．

> 破裂の危険性は仮性瘤＞真性瘤，囊状瘤＞紡錘瘤と考えてよい．

> 気道は軟骨をもち，通過するのが気体であるため狭窄による呼吸困難は生じにくい．

b 部位分類

　瘤の存在部位，範囲により胸部，腹部，胸腹部に分けられ，それによりその症状，治療方法が異なる．腎動脈以下腹部動脈瘤が最も多い．胸部で

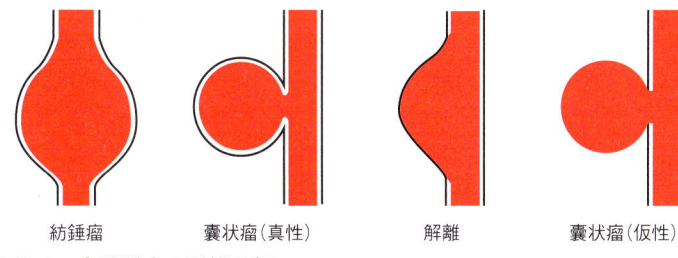

図18-2 大動脈瘤の形態分類

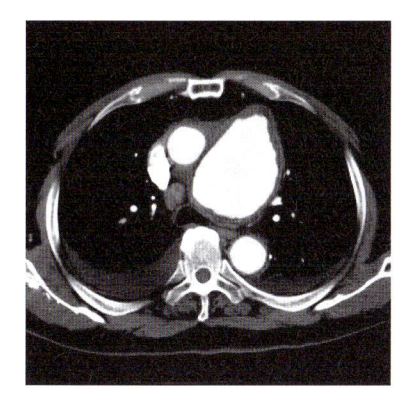

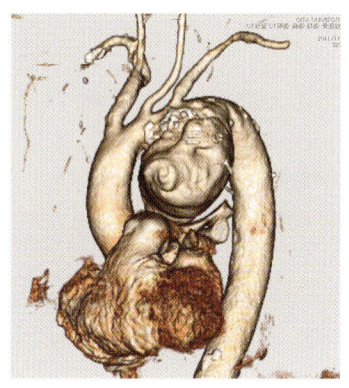

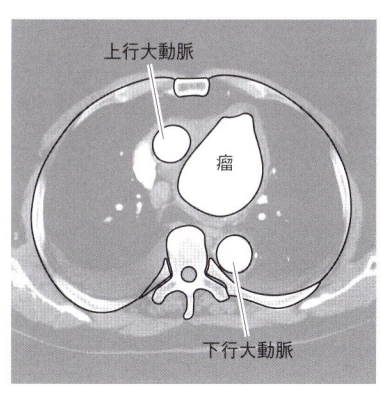

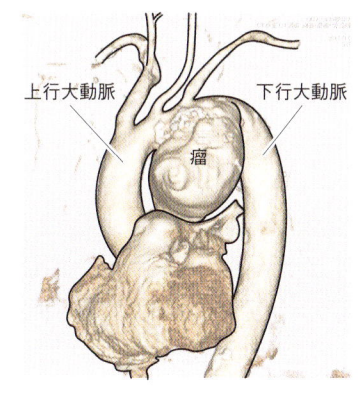

紡錘瘤　囊状瘤(真性)　解離　囊状瘤(仮性)

図18-3 弓部大動脈囊状瘤

は左鎖骨下動脈近傍の遠位弓部，近位下行大動脈が好発部位である．胸腹部大動脈はその範囲によるクロフォードCrawford分類がよく用いられる（**図18-4**）．

c 病因分類

大半を占める動脈硬化性のほか先天性，各種炎症などがある（**表18-1**）．

4 症　状

多くは破裂するまで無症状である．胸部は胸郭内であるので自覚することはなく，腹部ではるい瘦が強い人がまれに拍動性腫瘤として気づく．周辺臓器への圧迫症状が主で，**嗄声**（反回神経），嚥下困難（食道），ホルネルHorner症候群（頸部交感神経節），水腎症（尿管），腰，背部痛（椎体）

表18-1 大動脈瘤の病因的分類

1. 先天性
● 中膜異常（中膜囊状壊死） 　マルファン症候群，エーラス・ダンロス症候群 ● 血流異常（狭窄後拡張 poststenotic dilatation） 　肺動脈弁狭窄症，大動脈縮窄症，胸郭出口症候群
2. 外傷性
3. 動脈硬化性
4. 炎症性
梅毒性，結核性，細菌性，各種血管炎

| Ⅰ型 | Ⅱ型 | Ⅲ型 | Ⅳ型 |

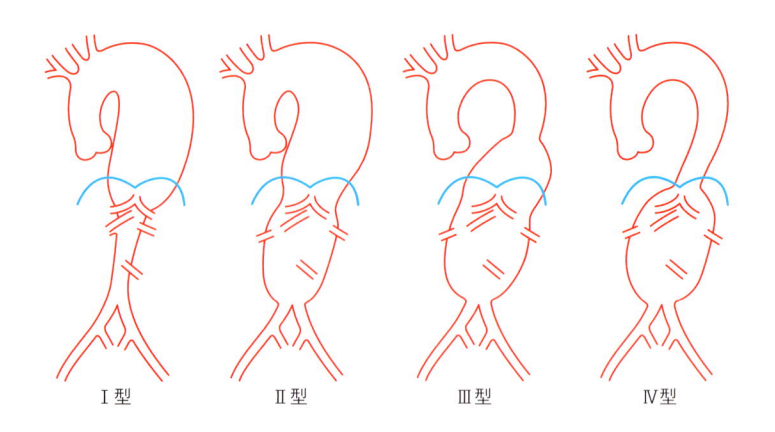

図18-4 クロフォード分類
Ⅰ型：左鎖骨下動脈から腎動脈より上まで，Ⅱ型：左鎖骨下動脈から腎動脈下方まで，Ⅲ型：第6肋間動脈より下から腎動脈下方まで，Ⅳ型：第12肋間から腹部大動脈末端まで

が生じうる．

5 診　断

　弓部大動脈以下胸部大動脈では単純X線画像で縦隔腫瘤として発見されるが，上行大動脈，腹部大動脈は検出されにくい．石灰化が強ければ瘤の輪郭が追える．CT（コンピューター断層撮影）が最も有用で，治療法の決定には不可欠である．腹部大動脈瘤は一般健診の超音波検査でよく発見される．

> 瘤治療は爆弾処理と同じ．撤去するか（切除置換），不発にする（ステントグラフト）．

6 治　療

　胸部大動脈瘤で6cm，腹部大動脈瘤で5cmを超える場合，半年で5mm以上の拡大がみられたら治療対象となる．人工血管置換（瘤切除）とステントグラフト内挿術（瘤非切除）がある．胸部，胸腹部大動脈瘤の置換術では補助（体外）循環を必要とするが腎動脈以下の瘤では単純遮断が可能である．開胸，開腹を必要としないステントグラフトは低侵襲で他合併症を有する高齢者に適した治療であるが，主要分枝を閉塞しなくてよい胸部下行大動脈瘤に関しては第一選択とされるようになった．

simple point

- 弓部大動脈置換術 ── 脳分離体外循環（他に超低体温循環停止，逆行性脳灌流など）（図18-5）
- 下行大動脈置換術 ── 部分体外循環（図18-6）

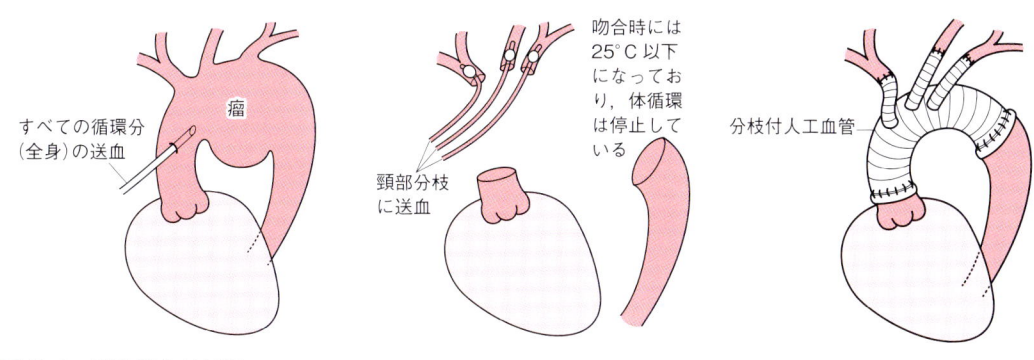

図18-5 脳分離体外循環

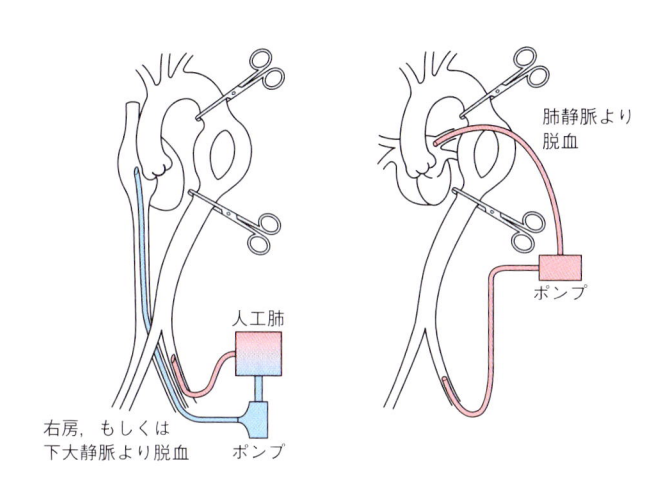

図18-6 部分体外循環

> **simple point　部分体外循環**
>
> - 大腿動静脈バイパス ── 人工肺必要→全身ヘパリン投与必要→出血が多い（欠点）
> 　　　　　　　　　　　　　　　　　　　　　　　　　大量出血に対応可能（利点）
> - 左心バイパス ── 人工心肺不要→ヘパリン不要（または少量）→出血が少ない（利点）
> 　　　　　　　　　　　　　　　　　　　　　　　大量出血に対応困難（欠点）

7　予　後

　腹部大動脈瘤で破裂のリスクは5から5.9mmでは年間5〜10％の率で1cm大きくなるごとにリスクは倍となっていく．未治療の6cm以上の胸部大動脈瘤患者の生存率は1年で65％，5年で20％である．

B 大動脈解離

1 概念・定義

　大動脈壁は組織学的に内，中，外膜で構成されており，大動脈解離は内膜の破綻（亀裂）により血液が中膜層に流入し動脈壁が連続的に裂けていく（解離する）ことである．解離でも破裂（血管外への血液流出）は起こりうるが内外膜間に間隙（解離腔）が存在し，かつ多くの場合，外膜の破綻部位は内膜の破綻部位とは一致しておらず，大動脈破裂とは異なる．

2 病態生理

　大動脈瘤と同じく壁側因子，壁応力，ずり応力 shear stress が関与して発生する．したがって大動脈瘤が併存していることもあり，瘤が完璧性に破裂せず，すぐに外膜の破綻が起こらなかった場合は解離形式をとる．

> 動脈硬化性潰瘍が穿孔するとpenetrating aortic ulcerという．以前は瘤が存在しないのに出血をきたす特発性破裂といわれていた．

a 壁側因子

　マルファン Marfan 症候群やその亜系など，遺伝的に解明されたもの以外にもまだ明らかになっていない何らかの遺伝的マトリックス異常が関与している場合が多いと推測されている．しかし，病理学的に嚢胞性中膜壊死 cystic medial necrosis などの異常を呈することはまれで，いわゆる組織学的には正常である特発性大動脈解離が大半である．動脈硬化性潰瘍 atherosclerotic ulcer から血液が中膜層へ流入する，いわゆる破裂しそこないの場合も解離形式をとる．近年高齢者でみられる解離はこの型である．また動脈硬化は解離範囲の進展を抑制する側面もある．

> **壁内血腫**
> **intramural hematoma**
> 全く亀裂なく内外膜間に血液が流入し血栓閉塞型解離となっているもの．大動脈壁を栄養するvasa vasosrmの破綻が原因といわれている．

b 壁応力

　動脈径と血圧の積に比例して増大する壁応力が内膜裂傷を生じさせる．したがって，ほとんど全例で高血圧を合併する．大動脈径の拡大が主要因であることは少なく，正常もしくは軽度拡大の段階で解離が生じている場合が多い．

c shear stress

　壁応力とは違う流体力学的ストレスとして，解離の発生に関与していると考えられている．

d 臓器虚血

　解離の進展により臓器血流が障害されるとその臓器別の障害を生じる．

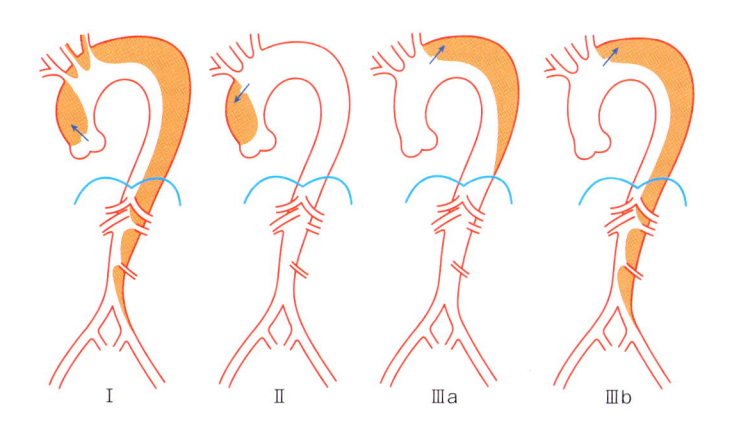

図18-7 ドベーキー分類

I型：全大動脈に解離が及ぶ，II型：上行大動脈に限局，III型：下行大動脈に限局（a.横隔膜上まで　b.横隔膜下へ進展）．
ドベーキー分類では亀裂（エントリー）発生部位が重要．上行大動脈に解離が及んでいても亀裂が下行大動脈にあればI型ではない（III型）．

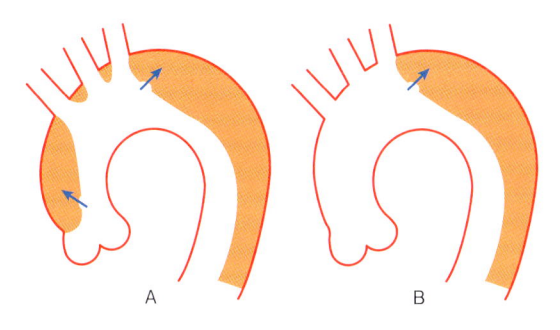

図18-8 スタンフォード分類

A型：解離が左鎖骨下動脈より中枢に存在．　B型：解離は左鎖骨下動脈より末梢のみに存在．
スタンフォード分類は解離の進展範囲のみで分類．亀裂（エントリー）が上行でも下行大動脈でも解離が鎖骨下動脈より中枢に存在すればA型である．

e 破裂

　心囊内（上行大動脈）での破裂は**心タンポナーデ**を生じる．心囊外では出血性ショックを呈する．

f 大動脈閉鎖不全

　弁付着部（弁輪）が剥離すると，その部位の大動脈弁尖が左室側へ落ち込む形となり急性大動脈閉鎖不全を生じる．解離する前より大動脈弁閉鎖不全が存在しており，解離によりそれが増悪したということも多い．大動脈閉鎖不全があると上行大動脈は収縮期に一気に大きく拡張され解離を生じやすいからである．

3 分類

a 形態分類

ドベーキー DeBakey 分類（亀裂部位主体）とスタンフォード Stanford 分類（解離進展範囲主体）がある．重篤度はスタンフォード分類でよく隔することができ，したがって治療選択ではスタンフォード分類が用いられる（図18-7，18-8）．

> **simple point**
> - ドベーキー分類は亀裂（エントリー）部の違いに注目した分類
> - スタンフォード分類は解離の進展部位に注目した分類（亀裂部位は無視）

b 形状分類

偽腔が開存している開存型，偽腔に液状血液がなく完全に血栓で充満されているものを血栓閉塞型という．亀裂部位のごく一部のみ血液の流入がみられる場合は血栓閉塞型に含めることもあるが，それ以上開存している場合は血栓が部分的に存在していても開存型に含まれる．

c 病期分類

明確な定義はないが，発症後2週間以内を急性，それ以降を慢性大動脈解離という．急性期と慢性期では治療適応が異なる．

4 症 状

急性大動脈解離では大動脈径の急激な拡大による激痛を生じる．前胸部から背部，腹部まで感じられる．解離の進展にともない移動する疼痛 wandering pain は特徴的である．疼痛による二次的な高血圧，もしくは高血圧のため解離を起こした状況での来院のため，解離によって循環障害が生じていなければほぼ全例血圧は高い．偽腔による真腔の狭窄・閉鎖が起こると関連臓器の虚血が起こり，心筋虚血（胸痛，ショック），脳虚血（意識消失，片麻痺），腸管虚血（腹痛），下肢虚血（下肢痛，知覚鈍麻）など多彩な症状を呈する．心囊外で外膜が破綻し破裂すれば出血性ショックを呈するがその頻度は少ない．心囊内で破裂（上行大動脈）すると**心タンポナーデ**となり急速な血圧低下をきたす．その際出血性ショックと異なるのは静脈圧が上昇し頸静脈怒張がみられることである．また大動脈基部まで解離が及び大動脈弁が変形すると**大動脈閉鎖不全**となり，急性うっ血性心不全による呼吸困難，起座呼吸となる．慢性になり拡大してくると大動脈瘤としての症状を呈する．

> 解離による急性心筋虚血（心筋梗塞）を，通常の動脈硬化による冠動脈閉塞と間違うと危険である．心筋梗塞を疑う心臓超音波検査では必ず大動脈基部の解離を確認しなくてはならない．

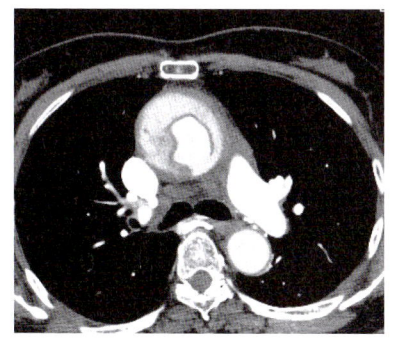

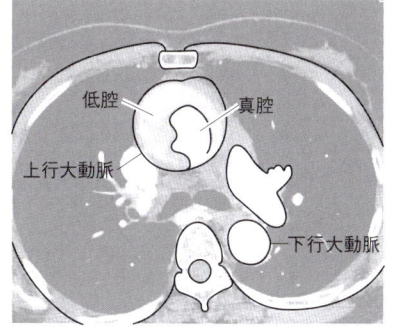

図18-9　急性大動脈解離の造影CT

5　診　断

　急性期では大動脈外径の拡大は強くないため，通常の胸部X線撮影ではほとんど診断できない．手術適応を決めるには造影CTが最も重要で不可欠である．単純CTでは診断確定できないが偽腔内血栓がCT値が高く（白く）写るのは新鮮血栓（4日以内）の特異的所見である．来院時にすぐ低侵襲でできる心臓超音波検査は心タンポナーデ，大動脈弁逆流の診断には有用で，心基部まで解離していれば解離腔がみえる場合がある（すなわちスタンフォードStanford Aの診断が可能）．重度のショックに陥った場合はCTを行わないままエコー所見のみで心嚢穿刺を行う必要も生じる．慢性期解離性大動脈瘤となれば大動脈瘤の診断方法と同じである（図18-9）．

6　治　療

a　急性期

　上行大動脈に解離が及んだスタンフォード A型解離は緊急手術，スタンフォード B型は降圧保存的治療が原則である．A型であっても血栓閉塞型であれば保存的治療を選択する場合があるし，B型であっても破裂，臓器虚血などの合併症があれば手術適応となる．治療は人工血管置換術（図18-10）が基本であるが，近年合併症を有するB型に対しステントグラフト内挿術（図18-11）が登場し普及しつつある（図18-11）．

b　慢性期

　大動脈瘤と同じ治療適応・方法にて行う．

7　予　後

　急性大動脈解離は病院に着くまでに60％が死亡し，それも合わせると24時間以内の死亡率は93％となり，まさに致死的疾患である．A型であっても手術をすれば10％以下の死亡率となる．血栓閉塞型A型解離の予後

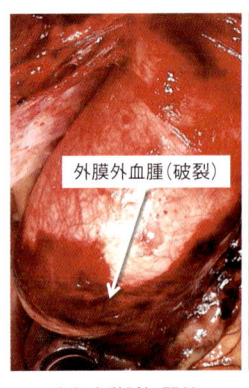

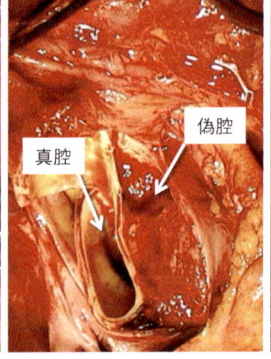

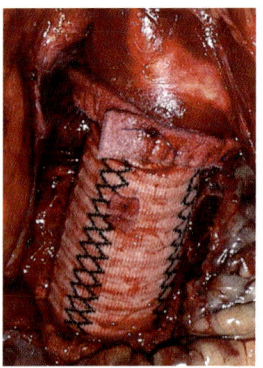

| 上行大動脈切開前 | 切開後(偽腔内血栓) | 人工血管置換後 |

図18-10 急性大動脈解離症例(解離術中写真)

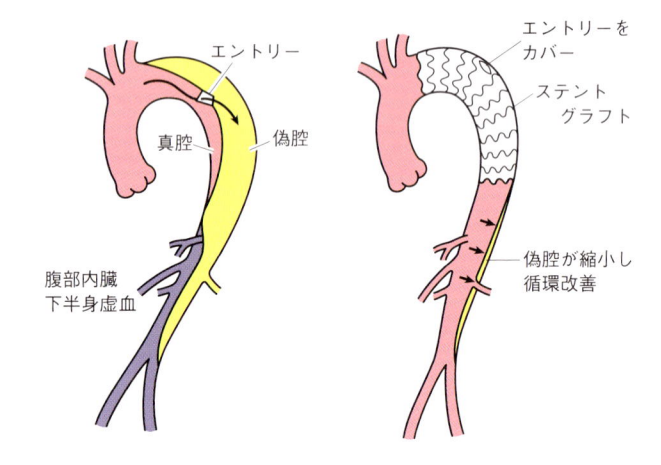

図18-11 急性解離期に対するステントグラフト治療

は良好である．B型で合併症のない場合予後は良好だが，合併症があると人工血管置換術を行っても20%の生存である．ステントグラフト治療ではこの死亡率が5%以下となるといわれている．急性B型解離の25〜40%はその後偽腔拡大を呈し慢性期に治療を要する．

simple point

- A型大動脈解離→緊急手術　　血栓閉塞型は保存的にみる場合もある
- B型大動脈解離→保存的治療　　臓器虚血など合併症あれば緊急手術

C 高安病（大動脈炎症候群 aortitis syndrome）

1 概念・定義

大動脈とその分枝，および肺動脈に炎症が起こる大血管炎で血管炎症候群の1つである．1908年眼科医の高安右人によってはじめて報告されたことから国際的に **Takayasu's disease** と呼ばれる．発症頻度，病態が地域性，民族性に富み，東アジアことにわが国で最も多く発生する．若い妊娠可能期の女性に多く，男女比は1：6〜8以上にもなる（**表18-2**）．

2 病態生理

発症機序は依然不明で多様な因子が関与しているが，まずウイルス感染が引き金になり自己免疫的機序で血管炎が進展すると考えられている．家族歴はほとんど有さない．しかし，わが国では発症者にHLA-Bw52陽性例が多くまた陽性例は活動性が強く病変進行が早いことから，なんらかの遺伝的素因も示唆される．他の自己免疫疾患と同様に細胞性免疫，体液性免疫の両方が関与していると考えられている．妊娠年齢に発症することから性ホルモンの関与もいわれている．大動脈の外側（外膜と中膜の外側）は血管栄養血管 vasa vasorum によって栄養されており，炎症細胞はこの栄養血管によって大動脈壁内に侵入し，動脈炎は外膜および外側の中膜から進展してくる．外膜の線維化に続き中膜の平滑筋細胞壊死，弾性線維の破壊が起きさらに内膜の炎症性肥厚が生じて狭窄病変となるが，外膜の線維化より中膜の弾性線維破壊が先に進んだ場合に瘤化すると考えられている．

表18-2 罹患血管のサイズに基づく血管炎症候群の分類

分類	罹患血管	血管炎
大型血管炎	大動脈とその主要分枝	高安動脈炎 側頭動脈炎
中型血管炎	内臓臓器に向かう主要動脈とその分枝	バージャー病 結節性多発動脈炎 川崎病
小型血管炎	細動脈・毛細血管・細静脈，ときに小動脈	ANCA関連血管炎 　顕微鏡的多発血管炎 　ウェゲナー肉芽腫症 　アレルギー性肉芽腫性血管炎 免疫複合体性血管炎 　ヘノッホ・シェーンライン紫斑病 　本態性クリオグロブリン血症 　悪性関節リウマチ

| I | IIa | IIb | III | IV | V |

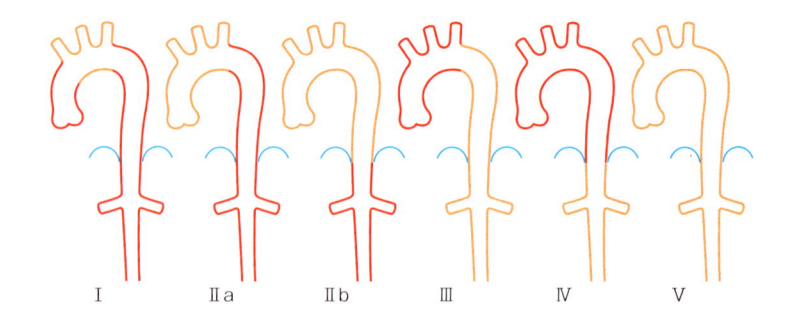

これにC：冠動脈病変あり・なし，P：肺動脈病変あり・なしを加える．

図18-12　高安動脈炎血管分類

3　分　類

　病変部位によりI型：大動脈弓部分枝血管のみ，IIa型：上行および弓大動脈とその分枝，IIb型：IIaと胸部下行大動脈，III型：胸部下行大動脈および腹部大動脈とその分枝，IV型：腹部大動脈とその分枝，V型：全大動脈とその分枝に分けられる．この基本的分類に冠動脈病変，肺動脈病変があるかどうかを付加して表現する（厚生省難治性血管炎研究班）（**図18-12**）．

4　症　状

　早期には発熱，頭痛，筋肉痛，関節痛，体重減少など非特異的炎症症状を呈し，風邪もしくは不明熱として扱われる．中期には頸動脈などの血管痛を訴え，晩期burned-out期になり左右の血圧差，脈なし，頭痛，めまい，視力障害，間欠性跛行，腎血管性高血圧などの狭窄による多彩な虚血症状を示す．ただし，このような典型的な症状を呈さない症例も多い．瘤化は症状として現れにくい．1/3の症例で大動脈閉鎖不全を生じ数年の経過でそれによる心不全症状を呈してくる．

5　診　断

　2006〜2007年度合同研究班によって示された診断基準に従って行う．若い女性で発熱や倦怠感を訴え①脈拍，血圧の左右差，②血管雑音の有無，③心雑音，とくに大動脈弁閉鎖不全による雑音の有無，④頭部乏血症状を認めるかが重要になる．血液生化学的にはC反応性蛋白C-reactive protein（CRP）上昇，赤沈亢進など一般的な炎症を示す以外特異的なものはない．凝固亢進，血小板活性化亢進もみられる．免疫学検査では免疫グロブリン，補体の増加を認めることがある．HLA-B52陽性例は重症度が高いといわれている．血管造影で大動脈やその枝の壁不整，閉塞，拡張病変を認める．近年はMDCT（multi detector-row computed tomography）やMRA（magnetic resonance angiography）が低侵襲で血管造影

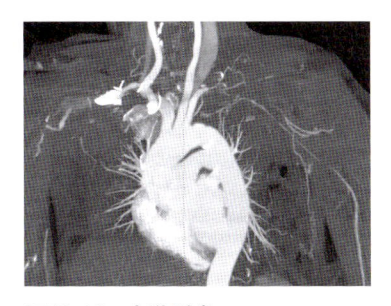

図18-13 大動脈炎
両側鎖骨下動脈から末梢動脈にかけての狭窄.

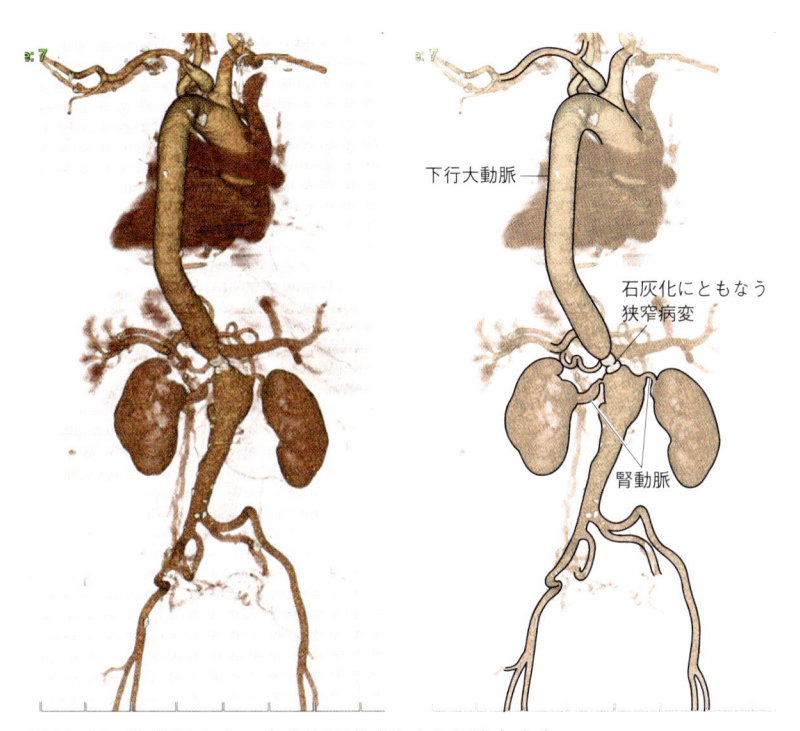

図18-14 腎動脈直上の高度石灰化をともなう狭窄病変

と同等かそれ以上の所見を与えてくれるようになった．大動脈閉鎖不全は心臓超音波検査で診断される．約8％と冠動脈病変合併は少なく，心筋虚血が疑われたときのみ心臓カテーテル検査を行う（図18-13，18-14）．

6 治療

　ステロイド療法がゴールデンスタンダードである．早期発見治療により臓器障害なくコントロールできるようになった．脳梗塞などの臓器障害予防として少量のアスピリン投与が行われる．難治例では他の自己免疫疾患と同様にシクロホスファミド，メトトレキサート，シクロスポリンなどが用いられる．有症状の狭窄病変，破裂の危険のある瘤，心不全を呈する大動脈閉鎖不全に対しては外科治療を考慮するが，吻合部などの合併症発生の危険から炎症所見消退後が望ましい．

7 予後

　MRAやCTの普及により早期発見治療が行われるようになって予後が著しく改善した．大動脈弁閉鎖不全，大動脈縮窄，動脈瘤，腎動脈狭窄などが予後を決定する病変であり適切な外科治療で長期予後改善が期待できる．

D 急性動脈閉塞症

1 概念・定義

　原則的には，外傷も含めなんらかの原因で急速に動脈の閉塞をきたし，末梢臓器の虚血をきたした状態であり，脳梗塞なども含まれるが，通常は上下肢の虚血を起こした場合を指す．

2 病態生理

　塞栓症と血栓症がある．塞栓は他部位から発生した固形物（塞栓子）がそれより細径の血管に到達して内腔を閉塞させる．塞栓子のほとんどは心原性で**心房細動をともなう左房内血栓**が遊離したものである．大動脈壁の動脈硬化性粥腫が破綻剥離して塞栓子となることもある．血栓症は閉塞性動脈硬化症もしくはバージャー Buerger 病や，その他の血管炎で，ある程度慢性動脈狭窄病変が存在していた部位に急速に血栓形成をきたして完全閉塞に陥った場合である．脱水，心不全，ショックなどが直接的引き金となる．完全閉塞の場合，重症度は側副血行の発達の程度による．塞栓症はそれまで正常であった血流が一瞬にして途絶されるため側副血行が少なく重症化しやすい．外傷も同様である．それに対して血栓症は慢性虚血により，ある程度側副血行路が発達しており比較的症状は軽い．急性動脈閉塞をきたす原因として頻度は低いが急性大動脈解離による真腔閉鎖によっても四肢虚血を生じる（図18-15，18-16，18-17）．

3 症状

　典型的には急速に進行する四肢の疼痛 Pain，しびれ Parestheia，皮膚蒼白 Pallor，脈拍消失 Pulselessness，機能麻痺 Paralysis が認められ**急性動脈閉塞の5P**という．虚血は神経→筋→皮膚と進行するので，疼痛が主で知覚異常が生じていない場合は，まだ程度は軽いといえる．

4 診断

　前記症状から診断は可能である．部位を特定するために末梢血管の触診を行う．虚血重症度は症状のほかにドプラによる血管音聴取（側副血行があれば聴取可）が参考となる．超音波検査でもある程度病変は把握できる

致死的代謝性筋腎症候群 myo-nephropatic metabolic syndrome（MNMS）は術後問題となる．時期を逸した血行再建は動かない脚しか得られずMNMSを発症し致死的であるため危険である．診断に遅れた場合血行再建を断念し切断を選択せざるをえない．

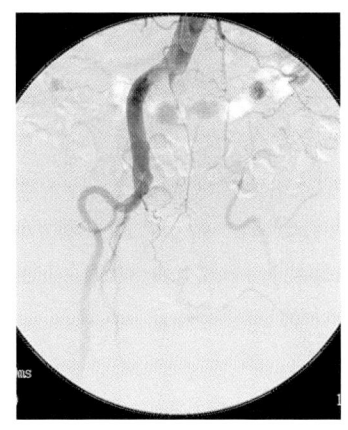

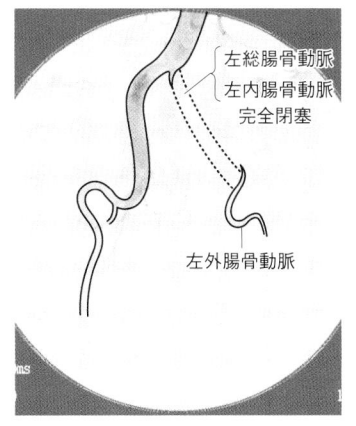

図18-15 急性動脈閉塞(血栓溶解療法前)

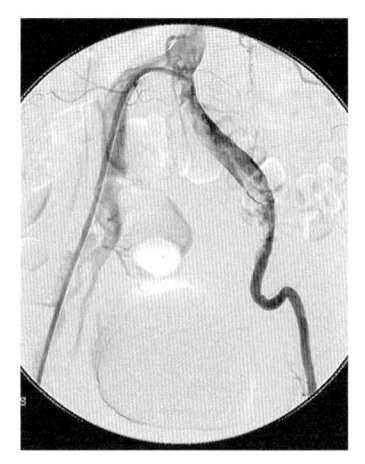

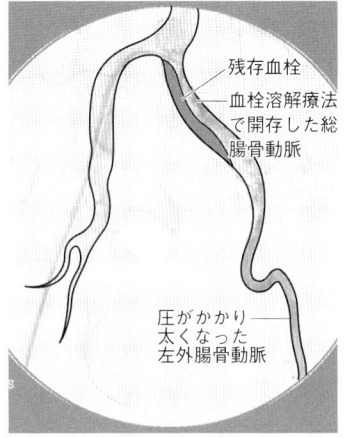

図18-16 急性動脈閉塞(血栓溶解療法後)

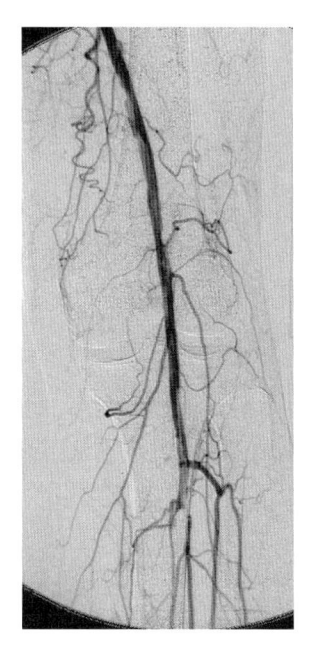

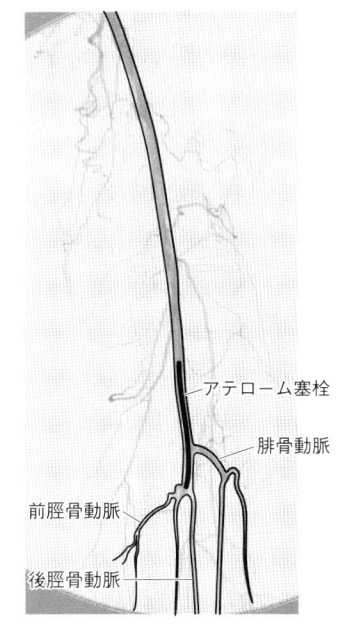

図18-17 急性動脈閉塞(末梢動脈)

が正確な診断には血管造影，CT撮影が必要である．また問診で過去の症状，治療歴，発症からの経過時間を明らかにすることは治療法や緊急度決定，予後推測に重要である．心原性塞栓が疑われる場合，心電図や心臓超音波検査でその原因を検索する．白血球増多，CPK，LDHの上昇は心筋梗塞と同様の経過をとり，発症初期には生化学的異常は著しくない．大量の筋肉が壊死崩壊した場合，時間経過とともにミオグロビンによる尿細管障害により代謝性筋腎症候群 myonephropathic syndrome（MNMS）をきたし，血清カリウムの上昇，アシドーシスを呈してくる場合がある．

5 治　療

　二次血栓形成予防に診断がつきしだいヘパリンを投与し，できるだけ早い時期に直達的血行再建をする（大動脈解離であった場合，ヘパリンは禁忌であるので鑑別が重要）．血栓塞栓症の場合はフォガティー Fogarty バルーンカテーテルによる血栓除去術が低侵襲できわめて有効である．慢性動脈閉塞症の急性憎悪では血栓除去のみでは十分な血流確保できず，かつ再閉塞率が高いのでバイパス手術を行うことが多い．緊急であるほど術中血管造影は非常に有用で治療の達成度把握，またそれによる追加治療の決定に役立つ．カテーテルによる血栓溶解や血栓吸引方法も行われることがあるが，この外科治療の多くは局所麻酔下で行うことができるので低侵襲化する意義は低い．重症でかつ虚血範囲が広い場合血行再開後急速に MNMS に陥り高カリウム血症から心停止をきたす．その場合，頻回の動脈血ガス分析，電解質測定を行い，透析を含めた全身管理が必要となる．**compartment syndrome** をきたした場合は筋膜切開を行い減圧を計る．

6 予　後

　発症後6時間（golden time）以内で虚血解除できれば，高率に救肢可能である．24時間経過すると20％が四肢切断となる．血行再建後急速にMNMSを起こした場合生命予後は不良となる．

compartment syndrome
golden timeを過ぎた血行再建後数時間で虚血再灌流により毛細血管の透過性亢進，筋肉浮腫が起こる．そのため限局した範囲内に筋肉が存在する部位（主に下腿）では組織内圧が上昇し再度虚血に陥る．筋膜切開を行うがその部位の筋の機能的再生は困難である．

simple point

- 急性動脈閉塞の症状は5P（Pain, Paresthesia, Pallor, Pulselessness, Paralysis）
- 急性動脈閉塞で救肢できる可能性が高い golden time は6時間

E 閉塞性動脈硬化症（ASO）

ASO：arteriosclerosis obliterans

1 概念・疫学

ASOは，動脈硬化性プラークにより動脈が進行性の狭窄をきたし，血流の減少，途絶にいたった状態である．食生活の欧米化や高齢化にともない，現在では末梢閉塞性動脈疾患peripheral arterial disease（PAD）の大部分を占めている．性別では，男性が女性よりも有病率が高い．危険因子として，加齢，喫煙，糖尿病，高血圧，異常脂質血症，CRP高値，慢性腎不全などがある．

ASOはアテローム性動脈硬化症の発現形態の1つであり，これらの患者の冠動脈疾患，脳動脈疾患の有病率は非ASO群より高い傾向にある．

PAD
全身の末梢性動脈疾患すべてを含む疾患概念で，そのなかに閉塞性動脈硬化症，バージャー病，血管炎などが含まれる．最近よく使われ出した言葉である．

2 臨床症状・分類

四肢のASOでは，初期は側副血行の代償により臨床症状を呈さないが，病状の進行により運動時に痛みを生じる**跛行claudication**などの症状を生じるようになる．これらの症状は，**表18-3**に分類される．虚血が進行すると，潰瘍・壊疽などの重症下肢虚血critical limb ischemia（CLI）になる．

3 診 断

動脈に狭窄をきたすと，身体所見としては狭窄部位よりも末梢の動脈を触知しなくなる．触診でPADが疑われた場合，**足関節上腕血圧比ankle-brachial pressure index（ABI，ABPI）**を行う．ABI≦0.90ではPADと診断する．糖尿病や透析患者などでは，下肢の血管の高度石灰化のためカフ圧を上げても血流を遮断できず偽陰性となる可能性があるため注意を要す

表18-3 フォンタン分類とラザフォード分類

フォンタン分類		ラザフォード分類		
度	臨床所見	度	群	臨床所見
I	無症候	0	0	無症候
IIa	軽度の跛行	I	1	軽度の跛行
IIb	中等度から重度の跛行	I	2	中等度の跛行
		I	3	重度の跛行
III	虚血性安静時疼痛	II	4	虚血性安静時疼痛
IV	潰瘍・壊疽	III	5	小さな組織欠損
		III	6	大きな組織欠損

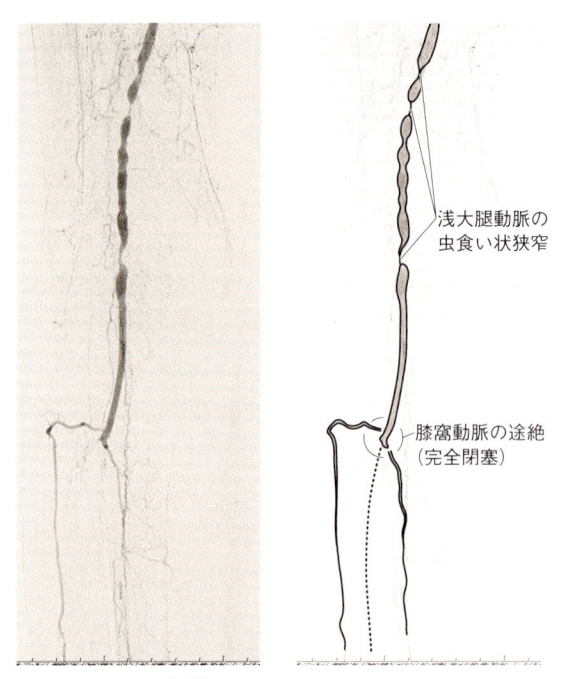

図 18-18　ASO 術前 DSA
ASO. 右大腿動脈, 膝窩動脈の高度虫食い状狭窄と膝窩動脈の途絶.

る．また，ドプラ速度波形解析にて，その動脈波形が正常な3相性パターンから2相，そして単相へと変化していくことにより評価できる．

　血行再建術の対象となる病変が疑われた場合には，画像診断が必要となってくる．現在用いられている画像診断には，デジタルサブトラクション digital subtraction angiography(DSA) を含む X 線血管撮影，カラーデュプレックス超音波検査法，コンピュータ断層血管撮影 computed tomographic angiography(CTA)，磁気共鳴血管撮影 magnetic resonance angiography(MRA) などがある．ASO 患者での DSA では**図18-18**のような動脈の虫食い状狭窄，途絶などの所見を認める．カラーデュプレックス超音波検査法は安全で安価であるが，検査術者の技能に左右される．マルチディテクター CTA multidetector CTA(MDCTA) は，広く導入されつつある(**図18-19**)が，ヨード造影剤を必要とし，腎機能障害や高度石灰化の患者には使用しにくい．MRA は石灰化によるアーチファクトはないが，体内にペースメーカなどを入れている患者には禁忌である．それぞれの検査の利点欠点を考慮しながら，その患者の病変の評価に最も有効な検査を選択することが求められる．

4　治　療

　ASO 患者の初期治療の**基本は危険因子の改善と運動療法である**．運動療法は歩行訓練が最も効率的で，軽度のフォンタン Fontaine Ⅱ度までの患者にはとくに有効である．

　薬物療法としては，血管拡張，代謝および抗血小板作用をもつホスホジ

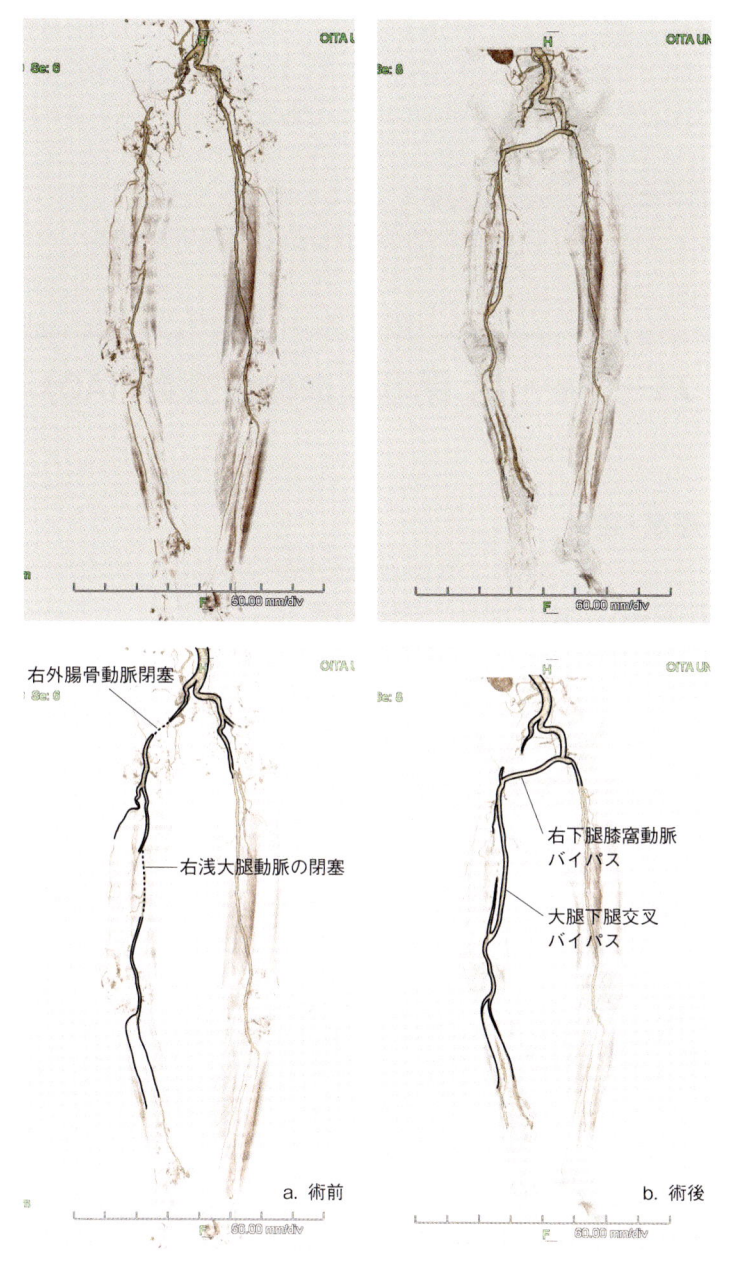

図18-19　ASOのMDCTA

ASO. 右外腸骨動脈と膝窩動脈閉塞に対し，人工血管で大腿−大腿動脈交叉バイパス術および右大腿−膝窩動脈バイパス術施行．

　エステラーゼⅢ阻害薬であるシロスタゾールcilostazolのほか，アスピリンaspirinなどの抗血小板薬，血管拡張薬，プロスタグランジン，脂質低下薬などが用いられている．

　血行再建術には，バルーン血管形成術，ステント，ステントグラフト内挿術，プラーク削減などの血管内治療と，大伏在静脈などの自家血管あるいは人工血管を用いたバイパス術や動脈内膜摘除術などの外科的治療や，あるいはその両者を組み合わせた術中ハイブリッド法などがある．どの血

行再建術を選択するかは，その病変の部位，狭窄の程度，長さや患者の全身状態などを総合的に検討するべきであり，その指針として，2007年に発表されたTASC(Trans-Atrantic Inter-Society Concensus) IIがある．

CLIにおいては肢切断も必要となることがあり，結果として患者のquality of life(QOL)のみならず生命予後にも大きく関与してくる．

> フォンタンII度の時点では予後は良好であるから外科的血行再建もしくは血管内治療の適応は患者の意思が重要となる．つまり日常生活のみならずスポーツなどで支障があると感じる場合に積極的な治療を行うこととなる．

TAO：thromboangitis obliterans

F バージャー病 閉塞性血栓血管炎（TAO）

1 概念・疫学

バージャー Buerger病（TAO）は血管炎疾患の1つである．喫煙歴のある20～40歳代の男性に好発し，四肢の動脈，とくに下腿および前腕動脈より末梢側の動脈に閉塞をきたすのを特徴とし，わが国を含むアジア諸国に多くみられた．しかし，食習慣の変化などにより，わが国においては1970年代以降激減している．

2 臨床症状

ASOが腸骨動脈や大腿動脈などの比較的近位の動脈に病変を生ずるのに対し，バージャー病は下腿や前腕などの末梢遠位の動脈に病変をきたす．とくに上肢にも病変をもつことが，ASOと異なる．臨床症状は足趾，足部のしびれや冷感，間欠性跛行，安静時疼痛などであり，悪化すれば潰瘍・壊死をきたすことがあるが，ASOと異なり，症状の程度，進展は**喫煙と因果関係が深く**，禁煙により症状の改善が認められる．また，移動性の表在性血栓性静脈炎をともなうことがある

3 診 断

診断の方法はASOに準ずるが，血管造影において，遠位の動脈に側副血行が閉塞部の周りをらせん状に走る特徴的な**コークスクリュー様所見**（図18-20）や，先細り状途絶などがみられる．

HLA-A9，HLA-B5が検出されることがある．

4 治 療

先述のように，まず禁煙が必要である．また，患肢の保温や清潔の保持，靴ずれなどの外傷の回避や爪の管理などのフットケアも重要である．指趾先端のしびれや冷感などの症状があれば，運動療法およびシロスタゾールなどの薬物療法を試みる．病状の進行によっては，プロスタグランジンの点滴静注も行う．

薬物療法無効の安静時疼痛や潰瘍例に対しては，自家静脈を用いた血行

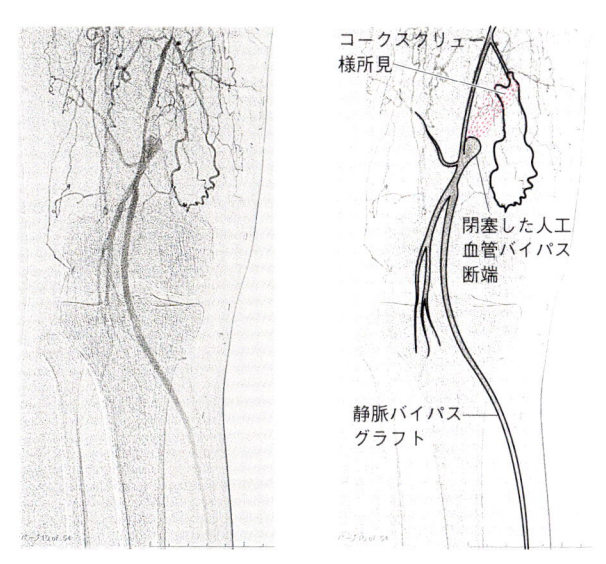

図18-20 バージャー病の血管造影所見

再建術を行うこともあるが,開存率は50％程度と低い.
　また,内科的,外科的治療抵抗性の症例に対しては,交感神経節切除や,近年では血管新生療法も行われている.

> **simple point**
> - 間欠性跛行はPAD（血管外科疾患）か腰部脊柱管狭窄症（整形外科疾患）で生じる
> - PADによる間欠性跛行の第一の治療は運動療法
> - 安静時疼痛があるか潰瘍・壊死を生じる場合は手術の絶対適応（可能な場合）

第二部 静　脈

静脈系には循環血液量の70％以上が維持されている．静脈は動脈に比し壁が薄く伸展性に富む．逆流防止機構として弁（二尖弁）をもつ．表在静脈と深部静脈があり，これらは交通枝（穿通枝）で結ばれる．

静脈還流は，四肢の筋収縮・弛緩による筋ポンプ作用，呼吸，右房圧減少による吸引作用（呼吸ポンプ作用，心ポンプ作用），流入する動脈圧の押し上げ，四肢の高さの変化，静脈弁の機能などにより調節されている．

静脈疾患の病態は逆流と閉塞である．四肢静脈還流障害の症状は，だるい，重い，痛いなどの血液のうっ滞症状のほか，浮腫，瘙痒感，こむら返り（つる），静脈瘤，湿疹，皮膚硬化，色素沈着，潰瘍形成など多彩である．下肢静脈還流の慢性的不全症状を臨床的所見からCEAP分類で分類される（表18-4）．

A 静脈瘤　varicose vein

1 概念・疫学

拡張，屈曲した表在静脈を静脈瘤varicose veinと呼ぶ．基礎疾患をもたない表在性の静脈瘤を**一次性静脈瘤**，深部静脈血栓症など深部静脈に明らかな原因がある静脈瘤を**二次性静脈瘤**と呼び，両者では治療方針が異なる．

下肢静脈瘤は血管疾患のなかで最も頻度の高い疾患である．女性が男性より2〜3倍多い．静脈瘤の家族歴を有することも多い．一次性静脈瘤の

表18-4　CEAP分類

C	臨床分類Clinical signs クラス0〜6（C0〜6）
E	病因分類Etiologic signs 先天性（Ec），post-thrombotic　　　　c：congenital 一次性（Ep），post-traumatic　　　　　p：primary（原因のはっきりしないもの） 二次性（Es），others　　　　　　　　　s：secondary（原因の明らかなもの）
A	解剖分類Anatomical signs 表在静脈（As）s：superficial 深部静脈（AD）D：deep 穿通枝（交通枝）（AP）P：perforator 混在するもの
P	病態性分類Pathphisiologic signs 逆流（PR）R：reflux 閉塞（Po）o：obstruction 混在するもの（PR, o）

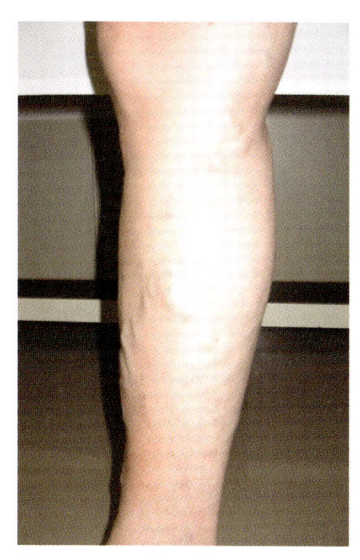

図18-21　下肢一次性静脈瘤
右大伏在静脈およびそれに流入する静脈の拡張，屈曲を認める．

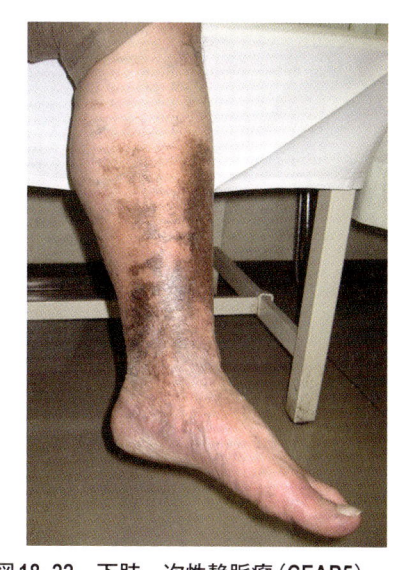

図18-22　下肢一次性静脈瘤（CEAP5）
右下腿に著明な色素沈着，皮膚硬化を認める．一部に湿疹，潰瘍治癒後の皮膚変化もある．

危険因子として，妊娠，長時間の立位姿勢や下肢下垂，肥満などがある．

2　臨床症状・分類

　四肢静脈瘤はその原因により**一次性静脈瘤**と**二次性静脈瘤**に分類される（**表18-4**）．**図18-21**は典型的な下肢一次性静脈瘤の下腿の写真である．大伏在静脈およびそれに流入する表在静脈の拡張，屈曲が認められる．

　静脈瘤の臨床症状は先述の静脈還流障害として段階的にさまざまな症状を呈する．**図18-22**は潰瘍形成，再発を繰り返した重症症例（CEAP分類クラス5）の下腿の写真である．

3　診　断

　静脈瘤の診断法には，駆血帯を用いた，大伏在静脈の逆流をみるトレンデレンブルグ Trendelenburg test や深部静脈の開存や弁不全を確認するペルテス Perthes test などや，逆流の有無を確認するのに簡便な超音波ドプラ聴診器が昔より用いられてきた．また，順行性静脈造影，逆行性静脈造影，静脈瘤造影などの静脈造影検査 venography も行われてきた．

　現在では，患者に対して侵襲がなく，かつ繰り返して行える超音波法が診断，治療方針決定の主流となっている．超音波法はBモード超音波断層法で形態を観察するほか，さらにカラードプラ法やデュプレックス法を用いて，逆流の有無や程度の評価も行うことができる．また，静脈機能検査として脈波法 plethysmography も用いられている．深部静脈血栓による二次性静脈瘤が疑われた場合はCT検査なども行う．

二次性静脈瘤（深部静脈が閉塞している）の場合大伏在静脈が主要な側副血行路となっているのでストリッピングによってうっ滞が強まり重篤となるため手術は禁忌である．理学的所見，画像診断での一次，二次の鑑別が重要な所以である．

4 治療

静脈瘤治療の目的は，①症状をとる，②下腿潰瘍や血栓性静脈炎などの合併症を防ぐ，③外観をよくする，である．

静脈瘤患者の初期治療の基本は下肢挙上，歩行や足関節の屈曲伸展運動などによる下腿筋ポンプの強化である．さらに，弾性ストッキングや弾性包帯を用いた圧迫療法がある．CEAP分類クラス1のクモの巣状静脈瘤，網目状静脈瘤や，側枝静脈瘤などはポリドカノールを用いた硬化療法sclerotherapyが単独で行われることがある．

症状が進行すれば外科的治療を行う．伏在静脈本幹の高位結紮術は簡便ではあるが再発率が高いので，単独で行われることは少ない．静脈瘤の根治的治療として多く行われてきたのは，ストリッパーを用いた伏在静脈本幹の抜去術（ストリッピング手術）および小切開による静脈瘤切除術である．ストリッピングはバブコックBabcock法のほか，伏在神経損傷の合併率を低下させるために内翻型ストリッパーが用いられることも多くなっている．再発率は10〜30%とあるが，硬化療法の追加で対応できる．さらに症例によっては伏在静脈本幹に対して，ストリッピング手術の代わりに血管内レーザー治療も行われており，一部認定施設において保険内診療として認められている．また，CEAP分類クラス4〜6の重症下腿うっ滞症例に対して，内視鏡的筋膜下穿通枝切断術subfascial endoscopic perforator vein surgery(SEPS)も行われている．深部静脈の弁不全を合併する症例に対しては，弁形成術も行われている．

B 静脈血栓　venous thrombosis

四肢の静脈の血栓は，表在静脈，深部静脈いずれにも生じうる．

1 深部静脈血栓症

a 概念・成因

四肢の深部静脈に血栓が生じた状態を深部静脈血栓症deep venous thrombosis(DVT)というが，その発生成因として，**ウィルヒョウVirchowの3要因（①血流の遅延，②凝固亢進状態，③静脈壁の損傷）**がある（第17章 表17-2 参照）．

血流の遅延の原因としては，エコノミークラス症候群として一般的に知られている車・飛行機での長時間の座位姿勢や，同一肢位の保持（骨折後など），手術後や脳梗塞などによる長期臥床，妊娠，腫瘍による静脈圧排，多血症，心不全などがある．

また凝固亢進状態をきたす病態としては，プロテインC欠損症やプロテ

インS欠損症，アンチトロンビンⅢ異常症などの遺伝的血栓性素因，抗リン脂質抗体症候群，悪性疾患の合併，妊娠，経口避妊薬などがある．

外傷や血管内留置カテーテル，ペースメーカ，静脈炎などによる静脈壁の損傷も血栓形成の原因となりうる．

b 臨床症状

急性期DVTの症状は，完全閉塞であるかないか，閉塞の部位や範囲などで，無症候のものから四肢の違和感やしびれ，重量感，疼痛，腫脹，変色をきたすものまで多岐にわたる．

肺塞栓症の発症に際し偶然発見されることもある．

また，DVTは急性期の治療後も，血栓のために静脈弁が破壊されるため静脈圧の上昇をきたし，慢性の下肢の腫脹，疼痛，場合によっては下腿潰瘍形成などの血栓後症候群にいたることがある．

c 診 断

急性期DVTの診断に用いられる検査として，**ホーマンズHomans徴候**と**ローウェンベルグLowenberg徴候**がある．ホーマンズ徴候では，臥位になった患者の膝を軽く抑え足関節を背屈させる．DVTが存在すると腓腹部に疼痛が生じる．ローウェンベルグ徴候では，下腿に血圧測定用のカフを巻き加圧する．DVTでは100〜150mmHgの圧で疼痛が生じる．両徴候とも，筋炎や骨膜炎，神経炎，リンパ管炎などでも疑陽性となるので注意が必要である．

血液検査では**Dダイマー**の測定が有効である．Dダイマーはプラスミンによる安定化フィブリンの分解産物で，その値は，いったん形成された新鮮血栓の消退過程を反映している．これは悪性疾患，炎症，感染症などでも上昇するため確定診断とはならないが，正常値ならばDVTを否定できるので，スクリーニングおよびその後の血栓の増減の状況の確認に有効である．

確定診断は，超音波検査法，CT，MRA，静脈造影検査法などの画像診断である．ことに超音波検査法は非侵襲的検査であり，DVT検査の第一選択である．Bモード超音波断層法では，血管内の異常陰影や圧迫による虚脱の程度などにより血栓の有無を確認できる．また，ドプラによる血流診断，カラードプラなどを用いたduplex scanningにより，詳細な情報を得ることができる．しかし，超音波法は安全で安価であるが，検査術者の技能に左右され，下肢全体の評価が困難なことがある．CTは下肢の静脈の血栓の有無のほか，超音波検査ではみえにくい骨盤内静脈や下大静脈の評価，さらには肺塞栓症の合併の有無まで同時に評価できるため，腎不全合併やヨード造影剤禁忌患者でない限り，積極的に行われるようになってきた（**図18-23**）．MRAも造影剤を使用せずに血流シグナルから画像を構築することができるので，DVTの評価に有効である．静脈造影検査法は以前はゴールドスタンダードであったが，他の画像診断法の発達と

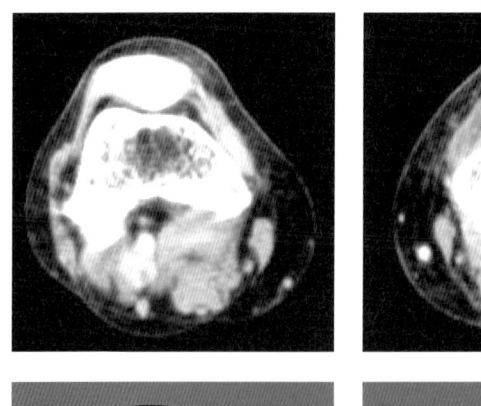

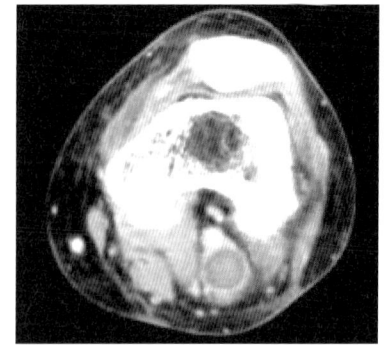

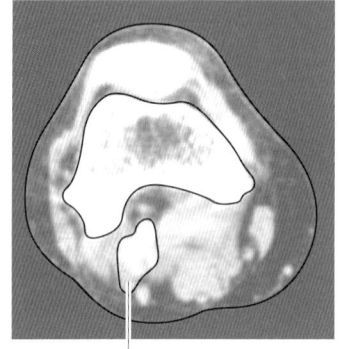

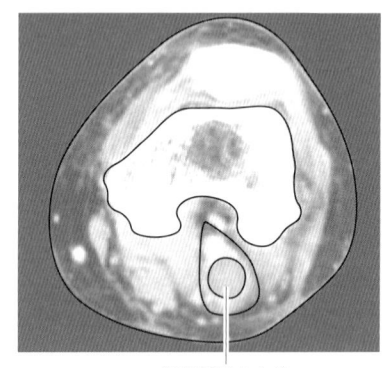

正常な開存する静脈　　　　　　　　　深部静脈内血栓

図 18-23　深部静脈血栓症（左膝窩静脈）
左下肢は右側に比し腫脹．左膝窩静脈は拡大し，内部に血栓を認める．

ともに行われることは少なくなっており，カテーテル治療の一貫としての診断法となりつつある．

d 治　療

DVTの治療の目的は，急性期は静脈うっ滞の改善と肺塞栓症の合併の予防，慢性期は静脈血栓後症候群への対応である．

DVT治療の基本は，抗凝固療法や血栓溶解療法，圧迫療法などの保存的治療である．急性期は，出血性疾患合併などの禁忌症例でなければ，抗凝固療法でまずヘパリンの投与を行い二次血栓の形成を防止し，その後長期的には経口薬であるワルファリンへ移行していく．同時に現存する血栓の溶解，消失をはかるために，全身投与，もしくは経カテーテル的にウロキナーゼによる血栓溶解療法も行う．肺塞栓症合併の危険性があれば，下大静脈フィルター留置を行う．下大静脈フィルターには一時的留置と永久留置とがあるが，近年はどちらも選択できるGünter tulip filterなど回収可能型が広く用いられている．

弾性ストッキング，弾性包帯などによる圧迫療法は，虚血性の下肢動脈疾患の合併などがなければ，DVT患者では必須である．また下肢を挙上し，下肢の腫脹と疼痛の軽減をはかる．

静脈うっ滞が高度であり，強い疼痛をともなう有痛性青股腫 phlegmasia cerulea dolensなどでは，外科的血栓摘除術が適応となる．

e 最近の動き

近年，入院患者のDVT合併は大きな問題となっている．各種手術の周術期，周産期，外傷や骨折後，内科疾患急性期などのウィルヒョウの3要因をもつDVT合併のリスクが高い症例においては，DVTの予防が重要である．現在では，肺血栓塞栓症／深部静脈血栓症（静脈血栓塞栓症）予防ガイドラインを作成し，個々の症例をその状態に応じてリスク評価，層別化し，弾性ストッキング着用や間欠的空気圧迫法，さらには抗凝固療法を併用する医療施設も増えている．

2 表在性血栓性静脈炎（STP）

STP：superficial thrombo-phlebitis

表在静脈に血栓を生じると，腫脹，疼痛，発赤などの静脈に沿った炎症をともなう．表在静脈の血栓の多くは静脈瘤で生じ，局所の炎症は一時的なもので放置しても良好な経過をたどることが多い．また，カテーテルや留置針による静脈損傷や，高張液やPGE1，抗生物質などの注入によっても起こることがある．

しかし，STPを前駆症状とする疾患もあり，注意を要する．背景疾患としては，各種血液凝固異常疾患や，上肢または下肢の表在静脈に限局性に繰り返しSTPを生じる（遊走性静脈炎）バージャー病，ベーチェットBehçet病，乳房の領域に発症するモンドールMondor病，悪性疾患を合併するトルーソーTrousseau病などがある．

下肢静脈瘤内に血栓を生じそれが肺塞栓など重篤な合併症につながることはない．すなわち肺塞栓予防は下肢静脈瘤手術の目的ではない．

原因疾患のあるものは，それに対する治療を先行する．局所の治療は，炎症を起こした部分の冷却と安静，疼痛が強ければ消炎鎮痛薬が有効である．伏在静脈本幹のSTPではまれに肺塞栓症を合併したという報告もあり，伏在静脈の高位結紮術や部分切除術を行うことがある．

19章 先天性心疾患

A 心血管系の発生

　心血管系の発生は，胎生期第3週に始まる．第3週の中期には，急速に成長する胎児が必要とする栄養と酸素を単純な**拡散**ではまかないきれなくなるため，効率よく器官へ栄養と酸素を供給するためのシステムとして心血管系が発達する必要がある．心血管系は胎児において最初に機能し始める器官であり，**中胚葉**に由来する．

　心臓の発生初期（胎生17日ころ）には，初期胚盤の間葉系細胞が増殖し始め，1対の**内皮心筒**と呼ばれる管を形成する．この2本の筒が徐々に近づき癒合し，胎生22日までに1本の**心内膜筒**が形成される．胎生22〜23日までには，心内膜筒とそれを取り囲む筋層からなる**原始心臓**が形成され拍動を始める．心臓の原基は静脈と接続する**静脈洞**，**原始心房**，**原始心室**，**動脈幹**と接続する**心球**からなり，第4週のはじめまでには血液の循環が始まる．

　静脈洞からは右房の一部，原始心房からは左右の心房，原始心室からは心室流入口，心球と動脈幹は，将来の心室流出口と大動脈，肺動脈の一部になり，心室流出路を形成する．

　心筒の成長は狭い心膜腔のなかで生じるため，成長過程で心筒は屈曲することになり，腹側右側向きのU字型となる（**心ループ形成**）．これにより，心房は原始心室の後ろ側で上方に位置することになる．

　その後，胎生27〜40日の間に，心房における中隔形成，房室管における中隔形成，心室における中隔形成，心球における中隔形成が同時に進行し，心血管系の主要な中隔が形成され，最終的に各々2つの大血管，心房，心室を有する形態となる．

> **simple point　先天性心疾患を理解するためには…**
>
> - 先天性心疾患は心臓発生過程の異常であり，どの時期にどのような発生異常が生じたのかを理解することが重要である
> - 一般的には，心臓発生の初期段階での異常では，正常構造から大きく逸脱した複合した先天性心疾患を有し，重篤な臨床経過になるものが多い

B 胎児循環

a 構造・機能

　胎児循環を成立させるための胎児期に特有の解剖学的構造として，**静脈管（アランチウスAranchius管）**，**動脈管（ボタローBotallo管）**，**卵円孔**がある（図19-1）．

　胎児はガス交換や成長に必要なブドウ糖などの栄養分を完全に母体に依存している．胎盤では，胎児の血管網（絨毛）と絨毛間腔を満たしている母体血との間でガス交換が行われ栄養分が供給される．最も酸素と栄養分を豊富に含む血液は1本の臍静脈を通り胎児に戻る．臍静脈血の多くが，静脈管を通ることにより肝臓をバイパスして下大静脈へ注ぐ．

　右房の中には下大静脈弁（ユースタキオ弁 Eustachian valve）と分界稜crista dividensという構造物があり，効率よく下大静脈の血流を卵円孔へ導いている．

　卵円孔を通過した血液は，左房内で肺静脈血と混合されるが，胎児の肺への血流量は右室拍出量の10％程度であるため，酸素飽和度の低い肺静脈血が混入する量は少ない．肺静脈血と混合した後，左室を経て上行大動脈へと拍出される．この結果，脳と心臓（冠状動脈）へ最も酸素飽和度の高い血液が送り出されることになる．

　下大静脈血の一部と上大静脈血は右室へ流入し，肺動脈へ駆出される．胎児の肺は肺液で満たされており，ガス交換に関与していない．むしろ成長のため肺循環により酸素を消費している．肺内は低酸素状態であるため肺動脈が収縮し，肺血管抵抗が非常に高い状態になっており，血液が流れにくい．機能していない肺に血液を供給する必要はないため，主肺動脈から下行大動脈へ動脈管が開口しており，右室拍出量の約90％の血液が動脈管を通過し下行大動脈へと流入する．

　下行大動脈へ流入した血液は，左右総腸骨動脈から左右内腸骨動脈を経て2本の臍動脈となり，臍静脈と1束の臍帯を形成し胎盤に戻る．

---

simple point　胎児循環を成立させるための3つのバイパス

- 静脈管：肝臓をバイパス
- 動脈管：左右肺動脈の分枝前で肺をバイパス
- 卵円孔：心房レベルで肺循環系から体循環系へバイパス
  → 脳・心臓（冠状動脈）に最も酸素と栄養分を含んだ血液を供給する

胎児循環で酸素飽和度が最も高い下大静脈（静脈管）からの血液を心房の段階で右房（⇒肺循環系）から左房（⇒体循環系）へとバイパスさせるために卵円孔がある．

胎児循環では脳と心臓（冠状動脈）に最も酸素飽和度の高い血液が供給されるようなシステムを形成している．

分界稜
(crista dividens)
↑
酸素飽和度が最も高い下大静脈を効率よく卵円孔へ導くための構造物
↑
下大静脈弁
（ユースタキオ弁）

胎児の肺実質は肺液で満たされている．肺血管は収縮しており，肺血管抵抗は非常に高い状態．(⇒血流が流入しにくい)．胎児は胎盤でガス交換を行っているため，肺は機能していない．
⇓
機能していない肺に血液を供給する必要はなく，肺をバイパスするために動脈管（ボタロー管）がある．右室拍出量の約90％が動脈管を通過し下行大動脈へ行く．

胎児は胎盤で糖分などの栄養が供給されるため血液が肝臓を通過する必要はない．
⇓
肝臓をバイパスするシステムとして静脈管（アランチウス管）がある．

臍静脈
（1本）
酸素飽和度が高い

内腸骨動脈

臍帯

臍動脈
（2本）
酸素飽和度が低い

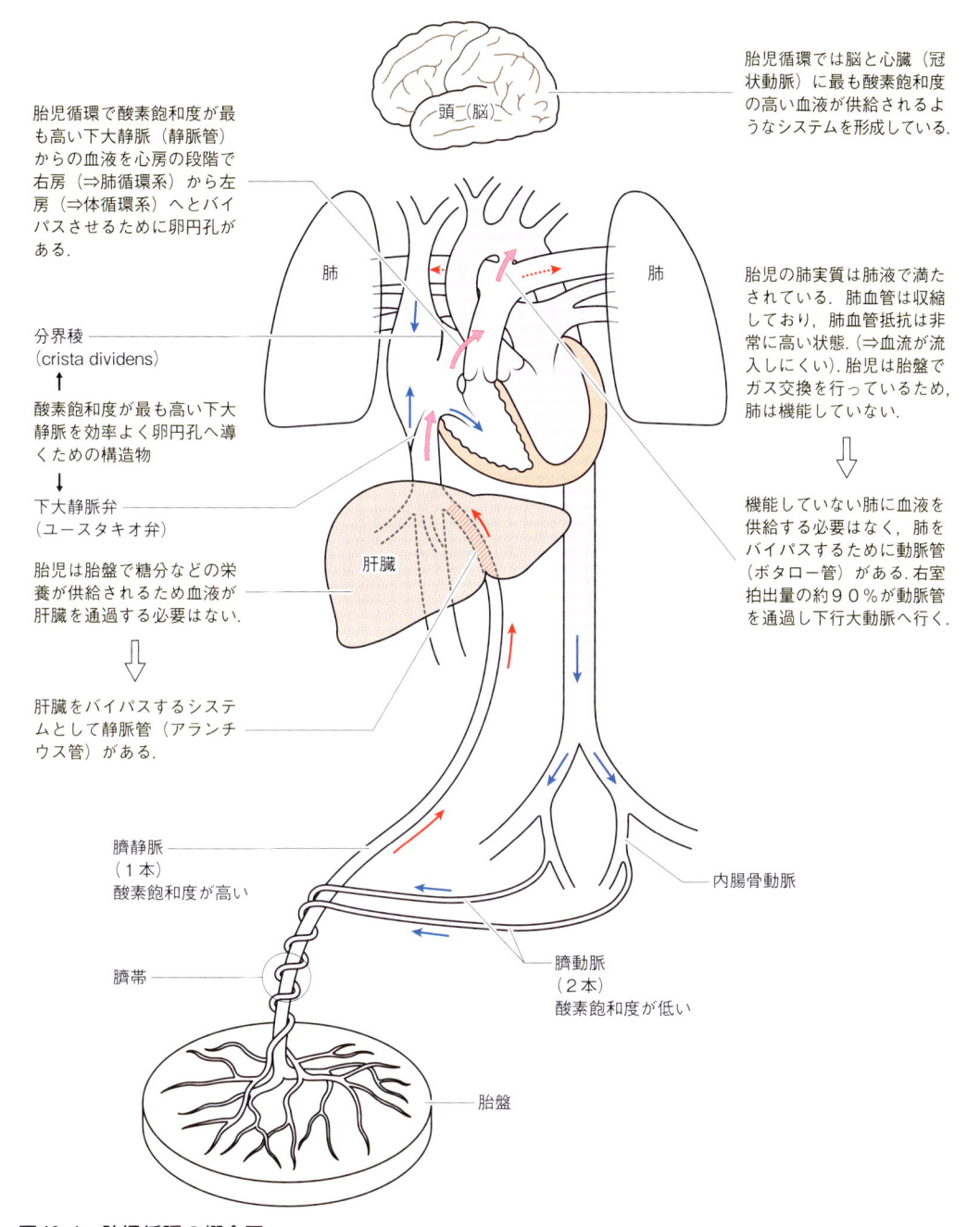

胎盤

図19-1 胎児循環の概念図

b 出生後の循環系の変化

　胎児は体内では肺呼吸は行っておらず，すべて胎盤でガス交換を行っている．しかし，出生直後，胎盤から切り離されたのと同時に，外界に適応するために肺呼吸へと循環系をスイッチする必要がある．それにともなって前述の3つの胎児循環のための構造物は閉鎖される．

　分娩時に胎児が産道を通過する際に胸郭が圧迫され多くの肺液が吐き出され，さらに産声を上げることにより，残った肺液を吐き出し肺内に十分

相対的三尖弁の「相対的」とは

三尖弁自体には「器質的異常がない」が，通過する血流量が増加したことにより，血流量に比すると狭い状態を指す．相対的肺動脈弁狭窄も心室中隔欠損の相対的僧帽弁狭窄（後述）もすべて同様の考え方である．

拡張期中期雑音は，その低調で重々しい性状から，ランブル（rumble：雷がゴロゴロととどろく）と表現される．

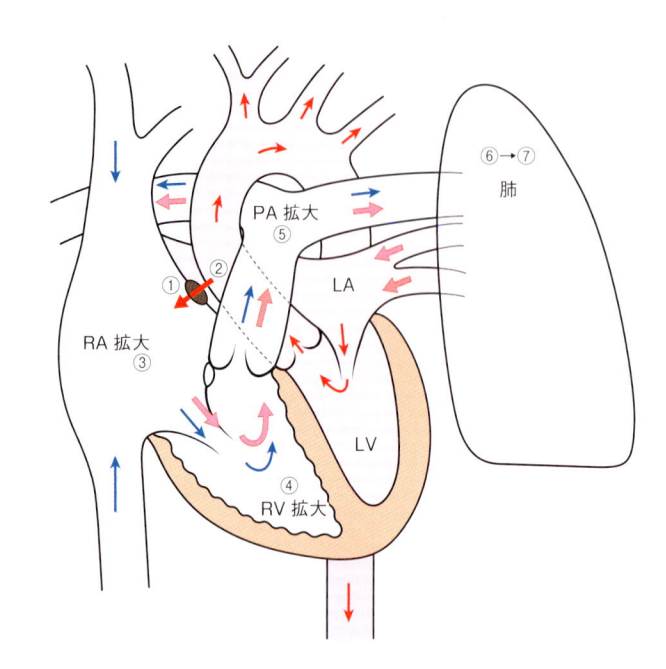

図19-2 心房中隔欠損の血行動態

① 心房中隔に二次孔欠損を認める．
② LAとRAの心内圧の差により（LA＞RA），LAからRAに短絡血流が生じる（左-右短絡）．LAとRAの圧較差は数mmHgであり，欠損孔を通過する血流では心雑音は発生しない．
③ RAに対して，②により増大した血流量が容量負荷となる（RA拡大）．
④ RVに対して容量負荷となる（RV拡大）．
③〜④ 通常より増加した血流量が三尖弁を通過することにより，相対的三尖弁狭窄による心雑音が生じる（三尖弁性拡張中期雑音）．
⑤ 肺血流量増加（PA拡大）．
④〜⑤ 通常より増加した血流量が肺動脈弁を通過することにより，相対的肺動脈狭窄症による心雑音が生じる（収縮期駆出雑音）．
⑥ 治療適応があるものを無治療で長年放置すると，肺血管床の閉塞性病変が進行する（アイゼンメンジャー化）．
⑦ 肺血管抵抗が体血管抵抗以上になると，②の血流方向が逆方向となり（右-左短絡），チアノーゼを認めるようになる（アイゼンメンジャー症候群）→手術適応外となる．

な空気が入る．機械的な肺組織の伸展により，肺血管抵抗が低下すると，より多くの血液が肺動脈へと流れるようになる．また肺呼吸が開始されると，肺でのガス交換により胎児期より動脈血の酸素飽和度が上昇する．動脈血酸素飽和度の上昇は，肺血管抵抗をさらに低下させる方向に働くと同時に，動脈管の閉鎖を促進する．

出生後，臍帯をクランプすると，低圧系である胎盤が体循環から排除されるため，体血管抵抗が上昇する．臍静脈の血流が途絶すると静脈管は自然に収縮し，その結果，下大静脈圧と右房圧が低下する．

肺血流が増加することにより左房への肺静脈血の還流量が増え，左房圧が上昇する．圧が上昇した左房と圧が低下した右房の間にある卵円孔は，フラップ上になった弁が二次中隔に押し付けられることにより卵円孔は閉鎖し，心房レベルでの短絡も消失する．

C 心房中隔欠損（ASD）

ASD：atrial septal defect

a 概念・定義

胎生期における心房中隔形成過程の異常により心房中隔に欠損孔を生じ，左房と右房が交通した状態（図19-2）．

b 疫　学

小児期の先天性心疾患において8〜10％を占め，成人では約40％と最多である．女児に多く，男女比は1：2．

c 分　類

欠損孔の部位による分類（括弧内は頻度）を下記に示した．

1）二次孔型（70％）

胎生期の心房中隔形成段階において，二次孔が形成された段階で発生が停止し，欠損孔として残存したもの．健常児における卵円孔foramen ovaleと同じ部位に欠損孔がある．

2）静脈洞型（20％）

静脈洞型は上大静脈または下大静脈が右房と移行する部分の欠損である．部分肺静脈還流異常を合併することがある．

3）一次孔型（10％）

二次孔形成の前段階である一次孔が形成された状態で発生が停止したもの．この段階は，心内膜床から房室弁（僧帽弁，三尖弁）の形成が同時に進行しているため，房室弁に裂隙cleftを生じ，房室弁閉鎖不全をともなうことが多い．そのため，一次孔型心房中隔欠損は不完全型心内膜床欠損と同義である．

4）冠状静脈洞型（まれ）

卵円孔開存（PFO：patent foramen ovale）は，胎児循環を成立させるために重要な卵円孔が，出生後も弁機構を維持したまま残存したものであり，成人の約25％にみられる．

d 病　態

左右心房の圧較差により左-右短絡が生じ，右心系に容量負荷がかかる疾患である．しかし心房間の圧較差は非常に小さく（通常，数mmHg），欠損孔の大きさが肺血流量を大きく変動させることはない．無治療の場合，肺血流増加により，10年単位でゆっくりと肺血管床の閉塞性病変が進行し，**肺高血圧**を呈するようになる．

肺血管床の閉塞性病変の進行により肺血管抵抗が体血管抵抗以上になると，心房間での右-左短絡が生じチアノーゼがみられるようになる．このような状態を**アイゼンメンジャー Eisenmenger症候群**と呼ぶ．

e 臨床経過

10歳代までは無症状で経過することが多く，わが国では小学校，中学校，高校の各1年生を対象として実施されている**学校心臓検診**において，心雑音や心電図異常を契機に診断される者が多い．心雑音の程度も大きくなく，乳児健診でも見逃されることも多々ある．高肺血流状態が持続すると，思春期を過ぎたころから肺動脈圧が徐々に上昇し肺高血圧を呈するようになる．また右房への長期的な負荷により洞機能不全や心房細動を生じることもある．主な症状は，息切れ，運動時の呼吸困難，動悸など．

> **simple point**　心房中隔欠損と診断されるまでには時間がかかる？
>
> ● 短絡（シャント）を生じさせる力は左右心房間の圧較差であり，心室中隔欠損の場合の左右心室間の圧較差と比較すると非常に小さい．そのため，診断の契機となる身体症状や理学所見を呈するまでに長い期間を要することになる

f 理学所見

胸部の触診では，胸骨左縁下部に拡張した右室の収縮による拍動（RV heave）を触知する．

聴診では，**Ⅱ音の固定性分裂**fixed splitting，**相対的肺動脈狭窄**relative PSにともなう収縮期駆出雑音，**相対的三尖弁狭窄**relative TSによる**拡張期中期雑音（ランブル）**を聴取する．理学所見は，心房間での左-右短絡量を反映しているため，欠損孔が小さい場合は，全く有意な所見を呈さない．

> 心房間の圧較差は非常に小さいため，欠損孔を血液が通過することによる心雑音は生じえない．

g 検　査

1）心電図

右軸偏位，**不完全右脚ブロック**（図19-3），**孤立性陰性T波**などを認める．とくに不完全右脚ブロックは重要で，学校心臓検診ではこの所見を契機に診断される症例が多い．

2）胸部X線画像

右心系の負荷，肺血流の増加を反映し，心拡大，右第2弓および左第2弓の突出，肺血管陰影の増強を認める（図19-4）．

3）心臓超音波検査

間接的所見として，心室中隔の**奇異性運動**（収縮期に心室中隔が前方に偏位する），**右室内腔拡大**，僧帽弁の**収縮期前方運動**，肺動脈血流速度の上昇など．

直接的所見として，心房中隔に欠損孔そのものを同定することができ，カラードプラでは欠損孔を通じて，血液が左房から右房へ短絡している様子が確認できる（図19-5）．

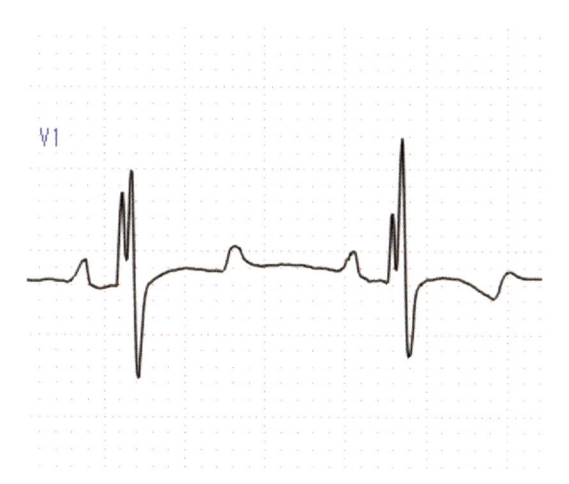

図19-3 心房中隔欠損の心電図（不完全右脚ブロック）

胸部誘導V₁で、RSR'S'パターンの不完全右脚ブロックを認める．

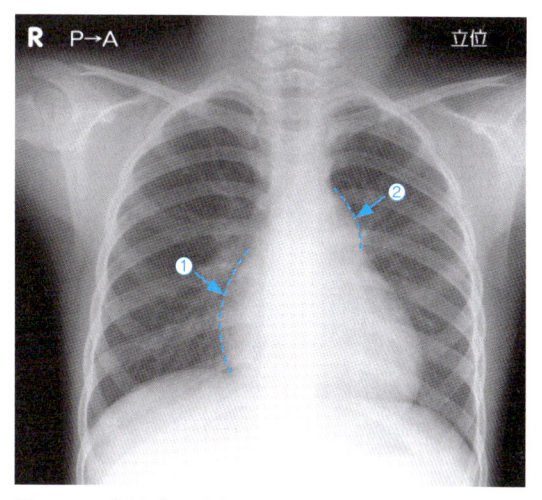

図19-4 心房中隔欠損の胸部単純X線画像（立位正面像）

心拡大，肺血管陰影の増強，右第2弓および左第2弓の軽度突出を認める．

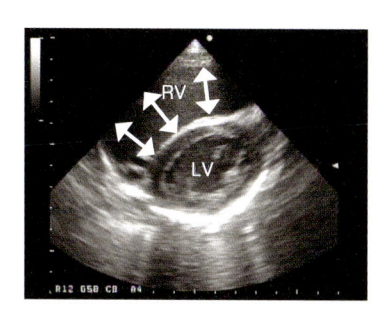

a. 左室短軸像
右心系の容量負荷を反映し，右室の著明な拡大を認める．

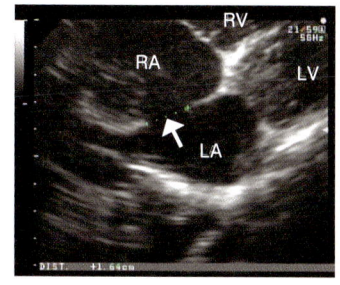

b. 傍胸骨四腔像
心臓超音波検査では，心房中隔の欠損孔そのものを同定でき，サイズの計測も可能である．

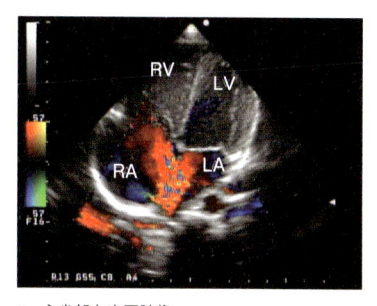

c. 心尖部左室四腔像
カラードプラでは，欠損孔を介して，左房から右房へ大量の短絡血流が同定できる．

図19-5 心房中隔欠損の心臓超音波検査

h 治療

　明らかな心負荷や心合併症がないものは治療適応なし．小欠損の場合は，自然閉鎖することもある．

　施設ごとに治療基準は異なるが，概して**肺体血流比（Qp/Qs）が1.5以上，右房や右室が拡大**している場合には治療が必要と判断される．

　治療適応と考えられる場合，一般的には2～3歳以上，体重は15kg以上で治療を行う．乳児期に治療が必要となることはまれである．

　根治術として**心内修復術**（開胸し人工心肺を用い直視下に直接閉鎖する），および**カテーテル治療**（カテーテルによる経皮的心房中隔欠損閉鎖術）が行われている（図19-6）．

　わが国でのカテーテル治療では，2006年より健康保険の適用となり，**アンプラッツァー閉鎖栓Amplatzer septal occluder（ASO）**（図19-7）による閉鎖術が行われている．

C 心房中隔欠損 | 351

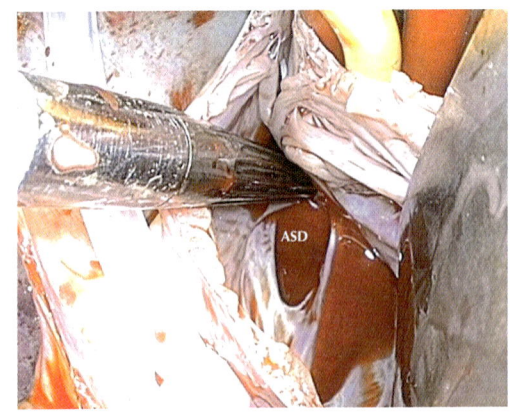

図19-6 心房中隔欠損症（右房よりみる）
短絡が消失し血行動態は基本的に正常化する．従来，手術は胸骨正中切開で行われていたが，最近は右小開胸下による手術で行われることが増えている．

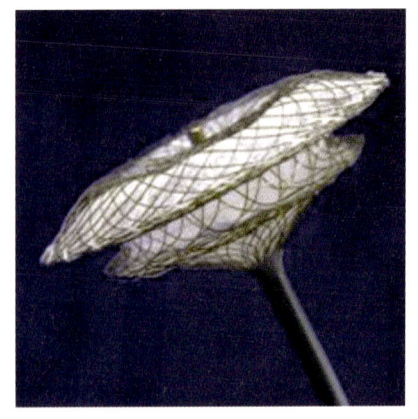

図19-7 アンプラッツァー閉鎖栓
欠損孔に対して適切なサイズの閉鎖栓をケーブルに取り付け，閉鎖栓を運搬する細長いカテーテルに挿入して心房中隔欠損まで運び，閉鎖栓で心房中隔欠損を挟み込んで閉鎖する．

VSD：ventricular septal defect

D 心室中隔欠損（VSD）

a 概念・定義

胎生期における心室中隔の発生異常により心室中隔に欠損孔を生じ，左室と右室が交通した状態（**図19-8**）．さまざまな複雑先天性心疾患に併存する形で認めることが多い．

以下，単独で存在する場合について述べる．

b 疫学

先天心疾患の約20％を占める．

c 分類

1）欠損孔の部位による分類

主な分類としては，国際的に頻用されている**カークリンKirklin分類**（Ⅰ～Ⅳ型）とわが国独自の**東京女子医大心研分類**（Ⅰ～Ⅴ型）がある．

欧米とわが国との疫学的な調査結果の違いから，アジア系人種で頻度が高いとされるカクリン分類Ⅰ型を，さらに2つに細分類（Ⅰ型，Ⅱ型）したものが東京女子医大心研分類である．

2）欠損孔の大きさによる分類

いくつかの分類があるが，日々成長する小児においては，絶対的な基準ではなく，大動脈弁輪径と欠損孔の大きさの相対的な比較により分類する方法が妥当である．

　小欠損：大動脈弁輪径の1/3未満，または，1/2未満
　中欠損：大動脈弁輪径の1/3～2/3，または，1/2～同等の欠損孔
　大欠損：大動脈弁輪径の2/3以上，または，同等以上の欠損孔

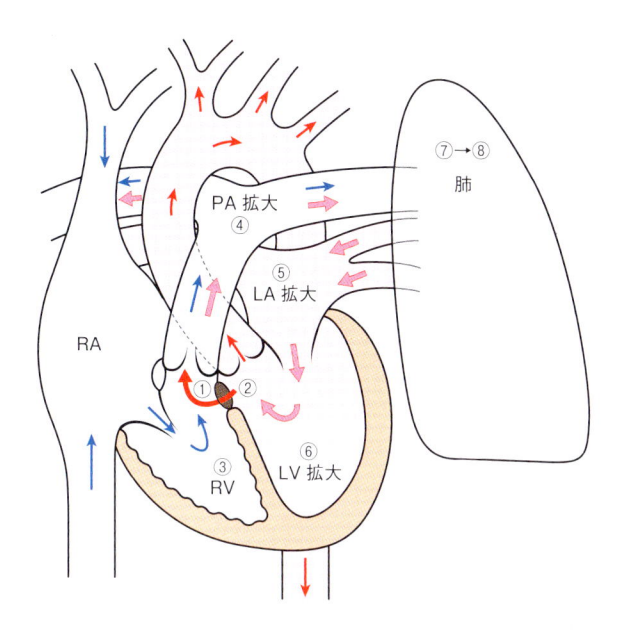

図19-8 心室中隔欠損の血行動態

① 心室中隔に欠損孔を認める.
② LVとRVの心内圧の差により(LV≫RV), LVからRVに短絡血流を生じる(左-右短絡). LVとRVの圧較差は数10mmHgと大きく, 欠損孔を通過する血流(ジェット)により大きな汎収縮期雑音が発生する.
③ ②の短絡血流は収縮期に流れるため, 肺動脈弁の開放と同時に短絡血流は大部分が主肺動脈へと流入する(RV容量負荷とはならない).
④ 肺血流量増加(PA拡大).
③~④ 通常より増加した血流量が肺動脈弁を通過するため, 相対的肺動脈弁狭窄による心雑音が生じるが, ②の大きな雑音と同じタイミングで発生するため, 聴診上は②の雑音しか聴取できない.
⑤ LAに対して容量負荷となる(LA拡大).
⑥ LVに対して容量負荷となる(LV拡大).
⑤~⑥ 通常より増加した血流量が僧帽弁を通過することにより, 相対的僧帽弁狭窄による心雑音が生じる(僧帽弁性拡張中期雑音).
⑦ 治療適応があるものを無治療で放置すると, 肺血管床の閉塞性病変が進行する(アイゼンメンジャー化).
⑧ 肺高血圧を生じるようになる(右室肥大).
⑨ さらに, 肺血管抵抗が高くなると, ②の血流方向が逆方向となり(右-左短絡), チアノーゼを認めるようになる(アイゼンメンジャー症候群)→手術適応外となる.
⑩ 右-左短絡により, 肺血流量が減少し, 以前認めていた左心系容量負荷が改善する.

> **simple point　心室中隔欠損の大きさの判定基準**
>
> ● 小児は成長する個体であり, 絶対値を決めることは困難である. 心室中隔欠損は, 左室から拍出される血液の出口が2つある病気ととらえることもできる. 本来の左室の出口は左室流出路であるため, 大動脈弁輪径と比較する判定基準が用いられている

d 病　態

左右心室の圧較差が非常に大きいため, 心房中隔欠損とは病態が大きく異なる.

左室と右室の間の欠損孔を通じて, 左室から右室への短絡血流を生じる.

病態は欠損孔の部位や短絡血流の量により大きく異なる．

　心房中隔欠損では欠損孔のサイズが病態に及ぼす影響は小さいが，心室中隔欠損では圧較差が大きいため，欠損孔のサイズにより病態に大きな違いが生じる．一般に血流量は通過する孔の断面積に比例するため，欠損孔の直径が2倍になると血流量は4倍になる．これに欠損孔での大きな圧較差が加味され，肺血管抵抗との相互関係で短絡量が規定される．

　小欠損で短絡量が少ない場合は，比較的大きな心雑音が聴取されるのみであり，左心系への容量負荷はかからない（ロジャーRoger病）．中欠損以上になると短絡量の増加が循環動態に影響を及ぼすようになり，短絡量に比例する形で肺動脈，左房，左室に容量負荷がかかる．心室中隔欠損を介する短絡血流は心室収縮期に流入するため，肺動脈弁が開放している時相であり，左-右短絡血流はそのまま肺動脈へ流入するため，右室容量負荷にはならないのが原則である．大欠損になってはじめて両心室の拡大を認めるようになる．筋性部欠損は小損欠が多く，高頻度に自然閉鎖を認める．大血管下部漏斗部欠損では，大動脈冠尖が逸脱し，右室側へ落ち込むことがあり，大動脈弁逸脱から大動脈弁逆流を生じる場合がある．その場合，心負荷所見がなくても，大動脈弁変形および逆流の進行を防ぐ目的で，心内修復術が行われる．

　無治療の場合，肺血流増加により中〜大欠損では肺血管床の閉塞性病変の進行が速く，肺高血圧を呈するようになる．

　肺血管床の閉塞性病変の進行により肺血管抵抗が体血管抵抗以上になると，心室間での右-左短絡が生じチアノーゼがみられるようになる．このような状態を**アイゼンメンジャー症候群**と呼ぶ．

e 臨床経過

　欠損孔を介した短絡量に相応した症状が出現する．出生直後は，生理的に肺血管抵抗が高い状態にあり，左右心室間の圧較差が小さいため短絡量が少なく無症状である．心雑音も聴取されないことがある．生理的な肺血管抵抗の低下にともない，肺動脈圧，右室圧が低下し左-右短絡量が増加すると心雑音が聴取されるようになる．一般的には新生児期早期に心雑音を契機に診断されることが大多数である．短絡量が多い場合，乳児期早期から心不全症状を呈するようになる．乳児の高肺血流にともなう心不全徴候としては，多呼吸，陥没呼吸，頻脈，哺乳不良，体重増加不良，顔色不良，末梢冷感などを認める．

　ダウンDown症候群に合併する心室中隔欠損は，肺血管の閉塞性病変が進行しやすく，心不全徴候が顕在化しないまま，肺高血圧を生じることがあり，慎重なフォローアップが必要となる．

> **simple point　症状の変化**
> - 出生直後から低下し始める肺血管抵抗により，肺血流量が経時的に増加し，症状や理学所見が時々刻々と変化することを理解する必要がある

f 理学所見

　聴診においては，胸骨左縁に**汎収縮期雑音**(収縮期逆流雑音)を聴取する．最強点は欠損孔の部位によってさまざまである．高位の欠損(**大血管下部漏斗部欠損**)では，胸骨左縁第2〜3肋間の高い位置に，心尖部の筋性部欠損であれば，胸骨左縁下部の低い位置で**汎収縮期雑音**を聴取する．心雑音の大きさに関しては，欠損孔からの短絡血流(ジェット)が直接胸壁へ伝わるため，レバインLevine II〜Vの範囲の比較的大きな心雑音として明瞭に聴取できる．心雑音の発生機序からは，相対的な肺動脈狭窄relative PSによる収縮期駆出雑音も生じうるが，ジェットによる心雑音の音量が上回るため，収縮期駆出雑音は聴取不能である．短絡量の増加にともない，II音の分裂およびIII音の出現，肺高血圧の進展によりII音の亢進と拡張期グレーアム・スティールGraham Steell雑音(肺動脈弁閉鎖不全による)を聴取するようになる．短絡量が増加すると，僧帽弁を通過する血流量が増大するため，**相対的僧帽弁狭窄**relative MSによる**拡張期中期雑音(ランブル)** も聴取する．

心室間の圧較差は非常に大きいため，欠損孔を通過する短絡血流により心雑音が発生する．

> **simple point　心雑音の発生部位**
> - 心房中隔欠損の心雑音は欠損孔を通過する血流では発生しておらず，心室中隔欠損の心雑音は欠損孔を通過する血流で生じている

g 検査

1) 心電図
　中欠損の場合は左室肥大，左房負荷，大欠損になると両心負荷所見を反映し，左心系負荷に加えて右室肥大を呈する．カクリン分類III型は心内膜床欠損型とも呼ばれ，左軸偏位を呈するのが特徴である．アイゼンメンジャー症候群に移行した場合，左室肥大が目立たなくなり，右室肥大がより顕在化する．

2) 胸部X線画像
　中〜大欠損孔の場合は，左−右短絡にともなう肺血流量増加所見(肺血管陰影の増強，左第4弓の突出，左房・左室拡大)が認められる(**図19-9**)．

3) 心臓超音波検査
　間接的所見として，左房・左室内腔の拡大を認める．
　直接的所見として，心室中隔に欠損孔そのものを認め，欠損孔のサイズ

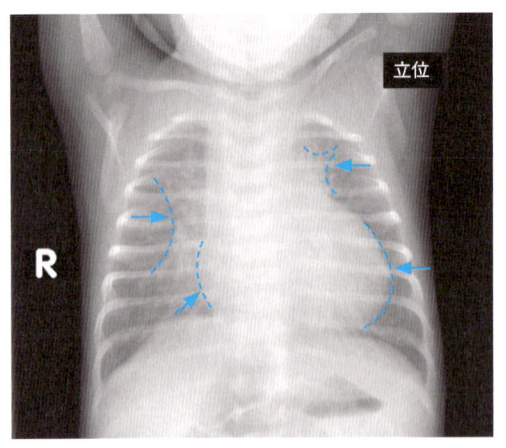

図19-9 心室中隔欠損の胸部単純X線画像（立位正面像）
心拡大と肺血管陰影の増強が認められる．

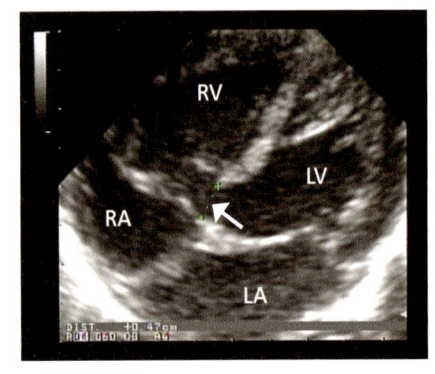

a. 傍胸骨四腔像
心臓超音波検査では，心室中隔の欠損孔そのものを同定でき，サイズの計測も可能である．膜様部中隔に約5mmの欠損孔を認める．

b. 傍胸骨四腔像
カラードプラ法では心室中隔を通過する血流を可視化することができ，連続波ドプラ心エコー法により，短絡血流速度から右室圧の推定も可能である．

図19-10 心室中隔欠損の心臓超音波検査

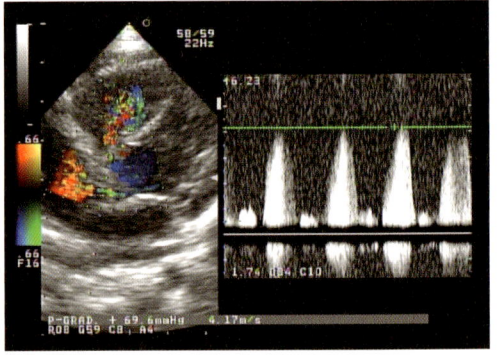

の計測が可能である．カラードプラ法では欠損孔を通じて，左室から右室への短絡血流を描出できる．肺動脈圧の推定も可能である（図19-10）．

4) 心臓カテーテル検査

中〜大欠損孔では，右室で酸素飽和度のステップアップを生じ，肺動脈圧の上昇を認める．また，左室造影により心室中隔欠損を介する短絡血流がそのものが描出でき，左室容積と駆出率の算出が可能となる．各心内腔および大血管から採血を行い，それぞれの酸素飽和度を用いて，**肺体血流比（Qp/Qs）** を求めることができる．

h 治療

明らかな心負荷や心合併症がないものは治療適応はなく，自然閉鎖を期待しつつ経過観察が可能である．小欠損の場合は（とくに筋性部など），高率に自然閉鎖が得られる．小欠損であっても**感染性心内膜炎**のリスクファクターとなりうるため，歯科治療時は処置前に抗生物質を内服するよ

う指導が必要である．心不全徴候を認める場合，内科的治療として，利尿薬，強心薬の内服を開始するのが一般的である．心不全症状が強い場合は，入院のうえ，薬物療法，水分バランス管理などの内科的治療を行うが，最近では乳児でも安全に心内修復術を行えるようになっており，内科的治療による改善に乏しければ，すぐに外科的治療が選択される．乳児期は心不全症状が強い場合は手術適応と判断してよい．小児期では容量負荷が明らかで，自然閉鎖傾向を認めない場合，カテーテル検査で通常Qp/Qs1.5以上，大大動脈弁の逸脱・変形や逆流を認めれば手術適応となる．施設ごとの相違はあるが，心臓カテーテル検査を実施し，手術適応を判断している施設が多い．根治術としては，**心内修復術**（開胸し人工心肺を用い，直視下でのパッチ閉鎖術）を施行する．全身状態，低出生体重，他の合併症がある場合は，まず**肺動脈絞扼術**を行い肺血流量を減少させ肺血管の閉塞性病変への進行を予防した後，心内修復術を施行することもある．

海外ではカテーテルによる経皮的心室中隔閉鎖術も行われているが，わが国ではまだ実施されていない．

E 心内膜床欠損（ECD）

ECD：endocardial cushion defect

a 概念・定義

胎生期の心内膜床の形成癒合不全により，房室弁形成と心房中隔・心室中隔の形成がともに不十分なために生じる先天性心疾患である．心房中隔の一次孔が残存し，完全型では心室中隔欠損も合併する（図19-11）．その場合，**房室中隔欠損** atrioventricular septal defect（AVSD）とも呼ばれる．

b 疫学

先天心疾患の2〜4％を占める．

c 分類

心房中隔一次孔欠損単独の場合，**不完全型心内膜床欠損**と呼び，心室中隔欠損をともなう場合，**完全型心内膜床欠損**と呼ばれる．

完全型心内膜床欠損は，房室弁（共通前尖）の形態により，さらに，3つの型に分類されている（ラステリRastelli分類A〜C型）．

d 病態

左-右短絡量の多少によってさまざまな病態を呈する．不完全型は心房中隔欠損に房室弁逆流を合併した病態であり，房室弁逆流が軽微であれば，心房中隔欠損と同様の病態と考えてよい．完全型では，一次孔欠損に加え

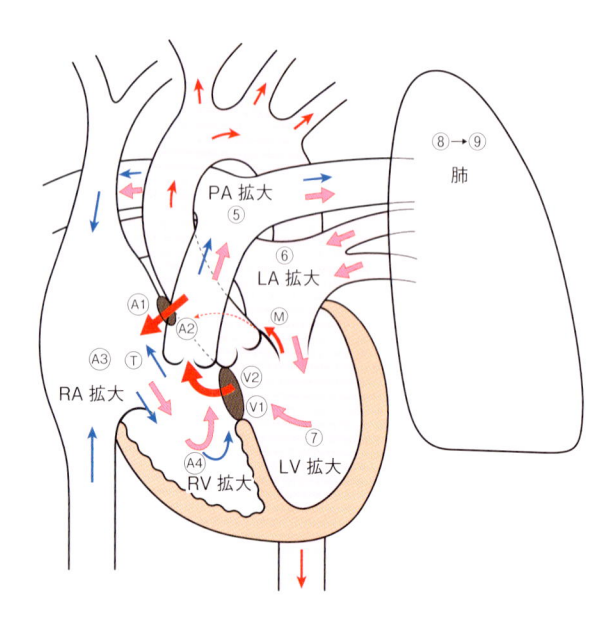

図19-11 心内膜床欠損の血行動態

① 不完全型心内膜床欠損は，心房中隔欠損の一次孔欠損と同義であり，発生学的に僧帽弁形成不全により僧帽弁裂隙cleftをともなう．
② 完全型心内膜床欠損の血行動態は，ASD＋VSD＋房室弁閉鎖不全（三尖弁逆流＋僧帽弁逆流）．
Ⓐ₁ 心房中隔に一次孔欠損を認める．
Ⓐ₂ LAとRAの心内圧の差により（LA＞RA），LAからRAに短絡血流が生じる（左‐右短絡）．
Ⓜ 僧帽弁裂隙により僧帽弁閉鎖不全が生じ逆流が発生する．
Ⓣ 三尖弁閉鎖不全もともなうことが多く，逆流が発生する．
Ⓐ₃ RAに対して Ⓐ₂ により増加した血流量がRA容量負荷となる．Ⓜによる血流の一部が一次孔欠損を通過してRA容量負荷となる．Ⓣによる血流がRA容量負荷となる．
これら3つの血流によりRA拡大が生じる．
Ⓐ₄ RVに対して Ⓐ₃ の血流量が容量負荷となる．
Ⓥ₁ 心室中隔に欠損孔を認める．
Ⓥ₂ LVとRVの心内圧の差により（LV＞＞RV），LVからRVに短絡血流を生じる（左‐右短絡）．
Ⓥ₃ Ⓥ₂の短絡血流は，収縮期に流れるための肺動脈弁の開放と同時に短絡血流は大部分が主肺動脈へと流入する．
⑤ Ⓐ₄の血流量＋Ⓥ₃の血流量により，肺血流量増加（PA拡大）．
⑥ LAに対して容量負荷となる（LA拡大）．
⑦ LVに対して容量負荷となる（LV拡大）→LV拡大にともない，僧帽弁閉鎖不全がさらに増悪．LAと一次孔欠損を通してRAへの逆流量が増加する（悪循環）．
⑧ 無治療で放置すると，肺血管床の閉塞性病変が進行．
⑨ 肺高血圧を呈するようになりⒶ₂，Ⓥ₂が右‐左短絡となりチアノーゼを認めるようになる．

比較的大きな心室中隔欠損が併存しているため，出生後の生理的肺高血圧の減弱にともない，心室レベルで大量の左‐右短絡を生じ，急速に高肺血流状態となる．通常，乳児期早期に心不全が顕在化し，肺高血圧をきたしやすい．

肺血管の閉塞性病変の進行が速く，とくに基礎疾患としてダウン症候群に合併する場合は，肺血管抵抗が急速に上昇し，不可逆性の変化を生じることがあり（**アイゼンメンジャー症候群**），注意が必要である．

> **simple point　ダウン症候群と心内膜床欠損**
>
> - 一般的には疾患頻度が低い心内膜床欠損であるが，先天性心疾患を有するダウン症候群では，その約半数が心内膜床欠損である．ダウン症候群に特徴的とされる由縁である

e 臨床経過

一般的には新生児期早期から，房室弁逆流や心室中隔欠損による心雑音を聴取するため，これを契機に精査が行われ，診断されることが多い．短絡量が多い場合，高肺血流にともなう心不全徴候として，多呼吸，陥没呼吸，哺乳不良，体重増加不良，末梢冷感，多汗などを認める．

f 理学所見

不完全型の場合には，短絡量が多い場合，Ⅱ音の固定性分裂と胸骨左縁第2～3肋間で収縮期駆出雑音（相対的肺動脈狭窄）を聴取する．完全型の場合には，胸骨左縁第3～4肋間を中心に心室中隔欠損による汎収縮期雑音を聴取する．完全型，不完全型ともに，房室弁逆流を認める場合は，これによる汎収縮期雑音（収縮期逆流雑音）も聴取される．

g 検　査

1）心電図

左軸偏位と**不完全右脚ブロック**が特徴的である（図19-12）．

2）胸部X線画像

中～大欠損孔の場合は，左-右短絡にともなう肺血流量増加所見（肺血管陰影の増強，左第4弓の突出，左房・左室拡大）が認められる．

不完全型では左第2弓の突出と軽度の心拡大を認める．完全型では肺血管陰影の増強と心拡大を認める．

> **simple point　先天性心疾患で左軸偏位を呈するもの**
>
> - 先天性心疾患で左軸偏位を呈するものは，主に心内膜床欠損と三尖弁閉鎖の2つであり，診断の一助となりうる

3）心臓超音波検査

不完全型では四腔断面像において流入部心室中隔が短縮しており（**scooping**），心房中隔一次孔欠損を認め，両側の房室弁が同一レベルにあり心室中隔の頂上に付着している（図19-13）．完全型では四腔断面像において心房中隔一次孔欠損と心室中隔欠損が認められる．完全型では心臓超音波検査で**ラステリRastelli分類**まで行うことが可能である．共通前尖の腱索が心室中隔頂上に結合しているものをA型，共通前尖が完全に遊離している（free floating type）のがC型として区別できる．

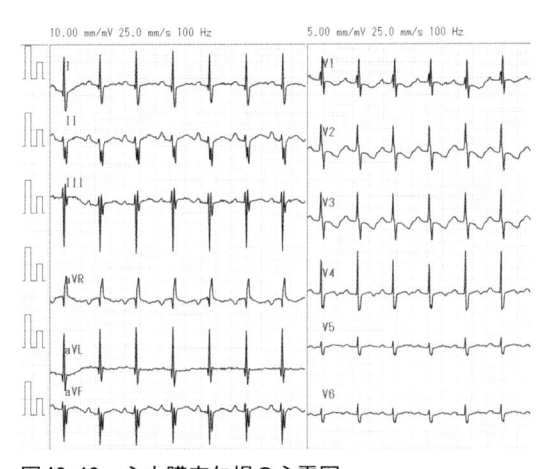

図19-12 心内膜床欠損の心電図
左軸偏位と不完全右脚ブロックを認める.

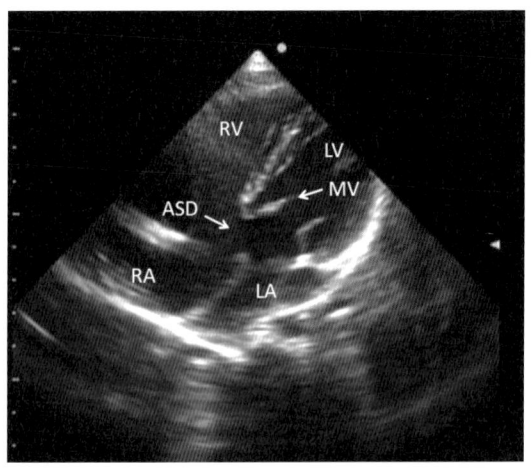

図19-13 心内膜床欠損の心臓超音波検査
不完全型心内膜床欠損の心エコー図. 心房中隔一次孔の欠損（ASD矢印）と心室中隔流入部の欠損にともなう掘れ込み（scooping）を認める.

4）心臓カテーテル検査

不完全型では, 心房中隔欠損による左-右短絡を認め, 右室および肺動脈の拡大が拡大するが, 肺動脈圧は正常に保たれていることが多い. 左室造影を行うと, 正面像にて心室中隔流入部の欠損（**scooping**）と房室弁の付着異常により, 左室流出路が細長く延長しており, **goose neck sign**と呼ばれている.

完全型では, 心室中隔欠損の程度により右室圧・肺動脈圧が上昇する. 左室造影では, goose neck signや僧帽弁閉鎖不全を認める.

h 治療

原則として外科治療の適応となる. 不完全型で心不全症状がなければ, 成長するまで手術待機とし, 一期的に根治可能な場合が多い. 完全型では, 肺血流を減少させ, 肺血管病変の進行を防ぐ目的で, 姑息手術を先行させることがある.

姑息手術は, 完全型の症例において乳児期より肺血流増加による心不全症状が進行し, 一期的根治手術が適当でないと判断された症例に行われる. **肺動脈絞扼術**を行う.

根治術は, 不完全型では心房中隔欠損閉鎖と僧帽弁裂隙の閉鎖術を行う. 完全型では心房中隔欠損および心室中隔欠損閉鎖と, 左側房室弁の裂隙閉鎖を行う. **two patch法**が標準的である.

F ファロー四徴症（TOF）

TOF : tetralogy of Fallot

a 概念・定義

　ファロー四徴症は，**大きな心室中隔欠損**，**大動脈の心室中隔への騎乗**，**肺動脈狭窄（右室流出路狭窄）**，**右室肥大**という4つの特徴をあわせもった先天性心疾患である（**図19-14**）．発生学的には大血管下部漏斗部中隔が過度に前上方へ偏位したことが原因であり，この1つの発生過程の異常から4つの特徴的な組み合わせが生じる．ファロー四徴症には，肺動脈閉鎖をともなうもの（いわゆる**極型ファロー**）や肺動脈弁欠損をともなうものまであり，典型的な肺動脈狭窄を有するファロー四徴症とは，血行動態や臨床症状から治療法まで大きな違いがある．典型的なファロー四徴症においても，その肺動脈狭窄の程度によって，チアノーゼがほとんど認められないものから高度のチアノーゼを呈するものまで幅広いスペクトラムを有する疾患として認識する必要がある．

　以下，典型的な肺動脈狭窄を有するファロー四徴症について述べる．

b 疫学

　1,000の出生に対して0.26～0.48人であり，全先天性心疾患では3.5～9.0%を占める．男女比および人種差に有意な傾向は認められていない．

c 病態

　ファロー四徴症の血行動態を決定づけるのは，4つの特徴のなかでも**大きな心室中隔欠損**と**右室流出路狭窄**の2つである．とくに右室流出路狭窄は漏斗部中隔の肥厚にともなう**筋性狭窄**であり，その狭窄の程度が患者の状態により刻々と変化しうるということが重要である．ファロー四徴症では，大きな心室中隔欠損により，左室圧と右室圧がほぼ等圧となっている．そのため，右室流出路狭窄の程度と体血管抵抗とのバランスにより心室レベルでの左-右短絡と右-左短絡の量が決定される．これにより肺血流量が決まりチアノーゼの程度も変化する．右室肥大は，大きな心室中隔欠損と右室流出路狭窄により二次的に生じる右室圧上昇を反映した所見である．

d 臨床経過

　新生児期から乳児期早期に心雑音やチアノーゼを契機に診断されることが多い．ファロー四徴症の臨床症状は，肺血流量と体血流量のバランスによって大きく変化する．右室流出路狭窄が軽度であれば，チアノーゼを認めないこともある．反対に高度の右室流出路狭窄を有する場合は，常時チアノーゼを認める状態であり，啼泣などを契機としてさらに右室流出路狭

アイゼンメンジャー症候群は，最初は左-右短絡性の先天性心疾患であったものが，肺血管に不可逆性の閉塞性病変が生じ，最終的に肺高血圧から右-左短絡を生じた状態を指している．

ファロー四徴症の肺動脈圧は正常であり，もともと右-左短絡性の先天性心疾患であるためのアイゼンメンジャー症候群には含まれない．混同しないこと．

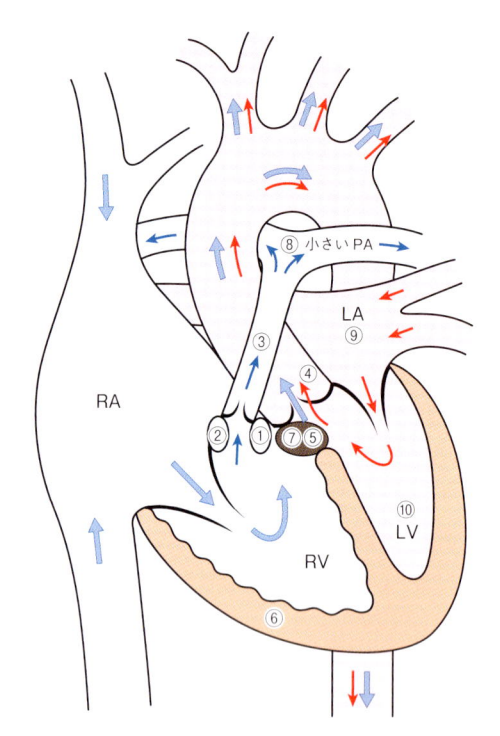

図 19-14　ファロー四徴症の血行動態

① 大動脈と肺動脈を二分する円錐部中隔が前方に偏位している（＝発生学的には"monology of Fallot"）
② その結果として，肺動脈弁下の筋性の狭窄が生じる（右室流出路心筋の攣縮により可変性の漏斗部位狭窄を生じる）．
③ 肺動脈弁や肺動脈自体も細い．
④ 大動脈は肺動脈と比べて太く，心室中隔をまたぐ形になる（大動脈騎乗）．
⑤ 大きなVSDが形成される．
⑥ 肺動脈狭窄により二次性に右室肥大を生じる．
⑦ 肺動脈狭窄と大きなVSDにより，両心室は等圧となり（LV≒RV），VSDの部分でRVからAoへの血流が生じる（右-左短絡）．右-左短絡の血流量は，肺動脈狭窄の程度により変化しうる→漏斗部狭窄が可変性であることから，狭窄が強くなればチアノーゼも増強することになる．このことが無酸素発作が生じる原因となる．
⑧ 心室レベルでの右-左短絡により，肺血流量は減少する（小さなPA）．
⑨，⑩ 肺血流量減少により，肺静脈還流量が減少するため，LA，LVともに小さくなる．

窄が強くなると，肺血流量が著しく減少する．これを**無酸素発作anoxic spell**と呼び，適切な処置がなされなければ，致死的な経過となる可能性もある．

e 理学所見

　身体所見では，年余にわたりチアノーゼ持続した場合，**ばち指clubbed fingers**を認めるようになる．聴診所見では，Ⅱ音は単一で亢進し，胸骨左縁第2～3肋間に収縮期駆出雑音を聴取する．収縮期駆出雑音の大きさや持続時間の長さは，右室流出路狭窄の程度を反映しているため，無酸素発作時には心雑音は持続時間が短く，音量も小さくなる．ファロー四徴症の心室中隔欠損は非常に大きく，左室と右室間での圧較差はほとんどないため，心室中隔欠損による心雑音（汎収縮期雑音）は生じえない．

安静時の心雑音の性状を知っておくことにより，無酸素発作には，聴診上の心雑音の変化から早期に発作を同定することが可能である．

f 検　査

1）心電図

典型的な肺動脈狭窄を有するファロー四徴症では，乳児期に右室肥大の所見として，V_1誘導のR波増高やV_6誘導の深いS波などが顕在化する．

2）胸部X線画像

非常に特徴的な心陰影を呈する．右室流出路狭窄（肺動脈狭窄）を反映し左第2弓が陥凹，右室肥大のため心尖部が上方へ跳ね上がったような形の心陰影となり，いわゆる**木靴心**sabot heartと表現される．肺血管陰影はチアノーゼの程度に相応し減弱する．約25％の症例において，右大動脈弓を認める（**図19-15**）．

3）心臓超音波検査

ファロー四徴症の診断において，最も有用な検査方法である．左室長軸像で大きな心室中隔欠損と大動脈の心室中隔への騎乗を認める．左室短軸像の大動脈弁レベルでは，右室流出路と肺動脈弁，主肺動脈を観察することができ，肺動脈弁狭窄や弁下部狭窄の程度を評価可能である．その他，注意深く観察することにより，側副血管の有無や右側大動脈弓などについても評価可能である（**図19-16**）．

4）心臓カテーテル検査

心臓超音波検査など非侵襲的な検査により容易に診断が可能となった現在においては，心臓カテーテル検査の診断的重要性は低下している．ファロー四徴症で心臓カテーテル検査を行う場合は，肺動脈全体の発達の程度を評価したり（肺動脈インデックス：PA index），根治術を行ううえで問題となるような冠状動脈の走行異常の有無を検索したり，非侵襲的検査では評価が困難な情報を収集することが目的となる．

無酸素発作を生じる可能性のある児に対して，採血や心臓カテーテル検査などの侵襲的な検査・処置を行う場合は，必ず発作に対応できるよう十分な準備（酸素，薬剤，人員など）が必要である．

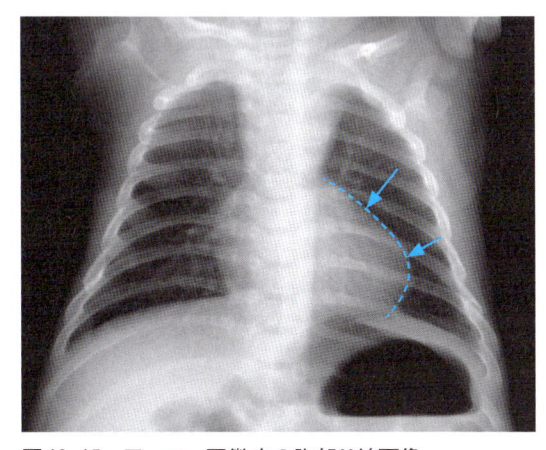

図19-15　ファロー四徴症の胸部X線画像
肺血管陰影の減弱，左第2弓の陥凹，心尖部の挙上あり，心陰影は木靴型を呈している．

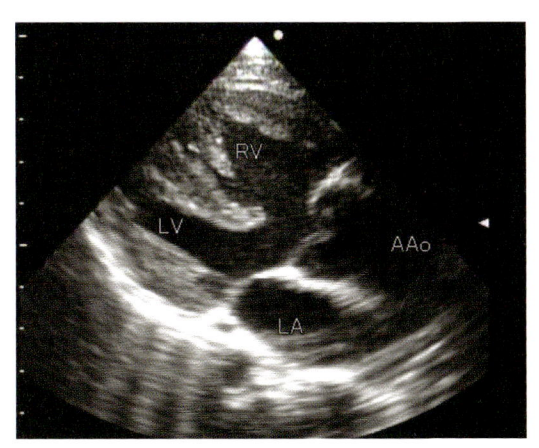

図19-16　ファロー四徴症の心臓超音波検査（左室長軸像）
大きな心室中隔欠損，右室壁の肥厚，大動脈の心室中隔への騎乗を認める．この像では肺動脈は描出されていない．

g 治療

ファロー四徴症の治療は，基本的に外科治療（心内修復術）である．施設ごとに手術適応基準に違いがあるが，検査結果から一期的に根治術が可能と判断されれば，心内修復術（心室中隔欠損パッチ閉鎖術＋右室流出路狭窄解除術）を行う施設が増えている．肺動脈の発達が不十分，低体重，冠状動脈の走行異常の合併など，何らかの理由で一期的に根治術が行えない場合，姑息手術が行われる．とくに無酸素発作を繰り返す症例に対しては，発作の予防として，ブラロック・トーシッヒBlalock-Taussig短絡術（**B-Tシャント術**）が行われる．

無酸素発作を生じる場合は，姑息手術もしくは心内修復術を急ぐ必要があるが，手術待機中は内科的治療を行い発作の予防に努める．

無酸素発作の発症機序は，右室流出路の漏斗部筋性狭窄の発作性の増強にともなうチアノーゼの増強である．発作を生じた場合には，母親に抱かせる，胸膝位をとらせる，**酸素投与**，**塩酸モルヒネ**，**鎮静薬**，**β遮断薬**，**α刺激薬**，**アシドーシス補正**，**十分量の輸液**などの処置を行う．β作動薬（イソプロテレノール，アドレナリンなど），ドパミン，ドブタミン，ジギタリス薬は漏斗部筋性狭窄を増強させる作用を有するため禁忌である．また血管拡張薬も，体血圧を低下させるため，むしろ肺血流を減少させることにつながるため禁忌である．発作予防のためには，相対性貧血の治療，脱水の予防，**β遮断薬（プロプラノロール）の内服**などを行う．

PDA：patent ductus arteriosus

G 動脈管開存（PDA）

a 概念・定義

胎児循環を形成するうえで重要な動脈管が出生後も閉鎖せずに遺残している状態（図19-17）．

胎生期の肺組織はガス交換機能を有しない．そのため右室から拍出される酸素飽和度の高い血液が肺へと流入することは無駄である．動脈管では，右室から拍出される血液の大部分を主肺動脈から下行大動脈へとバイパスしている．胎内ではプロスタグランジンEにより動脈管は開存しているが，出生後にプロスタグランジンEの産生低下と自発呼吸による血中酸素分圧の上昇により動脈管は自然に収縮し，機能的に閉鎖する．何らかの原因で，この生理的な閉鎖の過程が障害されると，動脈管が開存したままの状態となる．

b 病態

動脈管を介する短絡血流が大動脈から肺動脈へと流入する．大動脈圧と肺動脈圧との間には，収縮期および拡張期ともに大きな圧較差が存在する

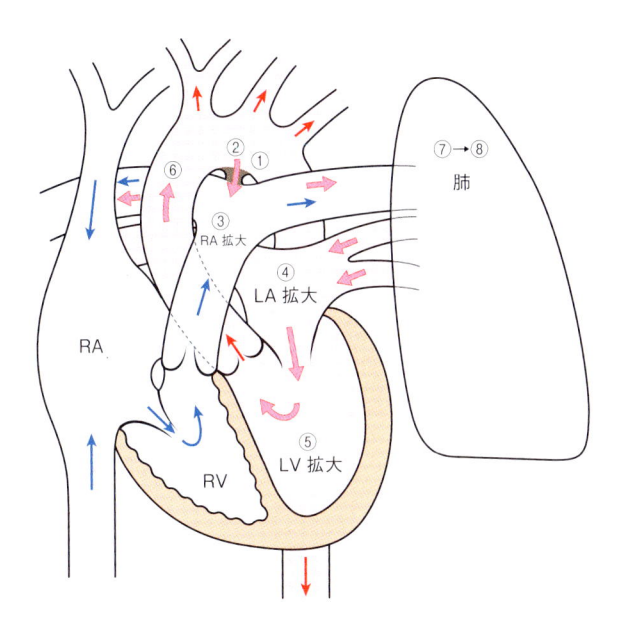

図19-17 動脈管開存の血行動態

① 胎児循環の遺残物である動脈管が自然閉鎖せずに残存.
② AoとPAの圧較差により(Ao≫PA), AoからPAに短絡血流を生じる(左-右短絡). AoとPAには, 収縮期, 拡張期を通して常に圧較差があるため, 短絡血流は収縮期にも拡張期にも流れる(→聴診上, 連続雑音を呈する).
③ 肺血流量増加(PA拡大).
④ LAに対して, 容量負荷となる(LA拡大).
⑤ LVに対して, 容量負荷となる(LV拡大).
⑥ 動脈管が分枝する手前の上行大動脈に対して容量負荷となる(上行大動脈拡大).
⑦ 治療適応のあるものを無治療で放置した場合など, 肺血管床に不可逆性の閉塞性病変が生じ, 肺高血圧となる.
⑧ 肺血管抵抗が体血管抵抗より大きくなると, ②の短絡血流が逆方向となり右-左短絡となる(アイゼンメンジャー症候群). この場合, 動脈管でPAからAoへ酸素飽和度の低い血液が流入することになり, 上半身にはチアノーゼはなく, 下半身にのみチアノーゼを認める状態となる(differential cyanosis という).

ため, 動脈管を介する血流は全心周期にわたり常時肺動脈内へ左-右短絡し肺血流量が増加する. 短絡血流により肺動脈および左心系に容量負荷がかかる. 短絡血流が多い場合は, 多呼吸, 陥没呼吸, 哺乳不良, 体重増加不良を呈する. 太い動脈管を放置した場合, 肺高血圧を生じ, 不可逆性の肺血管閉塞性病変から**アイゼンメンジャー症候群**を呈するようになる.

満期産児の動脈管は出生後の数日以内に自然閉鎖する. しかし, 早産児では出生後も動脈管が開存し続けることがある. 在胎週数が少なく, 出生体重が小さい早産児ほど, 動脈管の自然閉鎖率は低下することが知られており, このような未熟性にともなう動脈管開存は, **未熟児動脈管開存**と呼ばれ, 先天性心疾患としての動脈管開存とは発生機序が異なっている.

c 理学所見

触診上, 末梢動脈では**反跳脈 bounding pulse** として触知される. これは,

収縮期の駆出の増大と拡張期に肺動脈へ短絡する血流の分だけ拡張期血圧が低下し，脈圧が増大していることを反映している．

典型例では胸骨左縁第2肋間で特徴的な心雑音が聴取される．I音の直後から始まり，II音が聞かれるタイミングで最大となり，拡張期に漸減する**連続雑音continuous murmur**を聴取する．短絡血流量が多い場合，**相対的僧帽弁狭窄**relative MSによる**拡張期雑音（ランブル）**を聴取する．

肺血管抵抗が高くなると心雑音は主に収縮期に聴取されるようになり，II音肺動脈成分が亢進する．アイゼンメンジャー化した場合，動脈管を介して右-左短絡が生じ，下半身の酸素飽和度が上半身よりも低下し，**differential cyanoisis**（上下差異性チアノーゼ）を認めるようになる．この場合，下肢でのみ**ばち指**を呈する．

d 検 査

1）心電図

短絡量が少ない場合は，有意な心電図変化は認めない．短絡量が多く左室容量負荷を認める場合，左側胸部誘導およびII，III，aVFで高いR波など左室肥大の所見として心電図変化がみられる．肺高血圧症を合併した場合，両室肥大を呈する．

2）胸部X線画像

短絡量が多くなると，肺血流量の増加にともなって肺血管陰影が増強し，左房，左室の拡大による心拡大を認める．

3）心臓超音波検査

動脈管開存を診断するうえで，最も有用な検査方法である．左室短軸像大動脈弁レベルで，カラードプラを用いると，肺動脈内に流入する左-右短絡血流を同定することができる（**図19-18**）．これをもとにして，右鎖

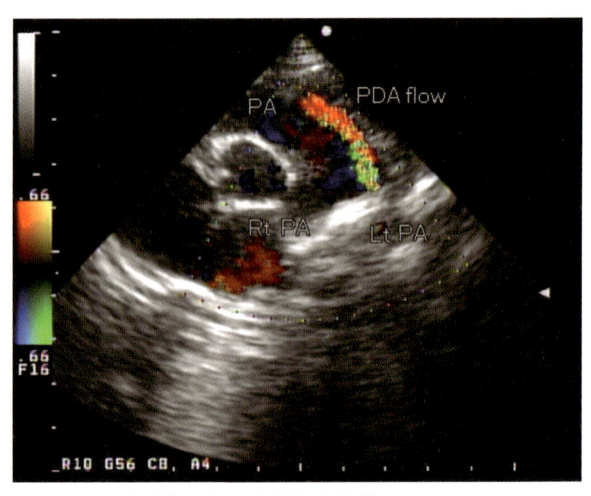

図19-18 動脈管開存の心臓超音波検査
カラードプラ法では，左右肺動脈の分岐部より主肺動脈内へ流入する動脈管からの左-右短絡血流を認める．

骨下や胸骨上窩からのアプローチにより，動脈管そのものを直接描出し，血管径を正確に計測することができる．動脈管の太さやその形態はカテーテル治療の適応や塞栓子の選択のため重要な情報となる．短絡血流量が多くなると，左房，左室が拡大し，四腔像で左右のバランスが不均等となる．短絡血流の最大流速を計測することにより肺動脈圧の推定が可能であり，肺高血圧の程度が評価できる．

4）心臓カテーテル検査

心臓超音波検査で正確な診断が可能であるため，診断のためだけに心臓カテーテル検査が施行されることはない．カテーテル治療を行う前提で，治療に先立って大動脈造影で動脈管を描出し，その形態，内腔などを計測し，塞栓術に使用するデバイスを決定し，そのまま塞栓術へ移行するという一連の流れで行われることが多い．

e 治療

一般的には心不全症状が顕在化している乳児例は，早急に外科治療（開胸し直視下で結紮・切断）を優先する．内科的治療で心不全症状がコントロール可能な症例や心雑音のみで心不全症状を認めない症例においても，閉鎖術の適応があるため治療待機し経過観察を行う必要がある．

閉鎖方法として，外科治療以外に，最近では**カテーテル治療**が広く行われている．1歳以上で動脈管の内径が2.5mm以内の症例はカテーテル治療のよい適応となる．わが国ではコイルを用いた塞栓術が行われ，良好な成績を収めている．カテーテル治療ではコイルの脱落，残存短絡，溶血などの有害事象が生じうる．しかし，コイル塞栓術後の軽微な残存短絡は，その後経過観察中にほとんど自然に消失することが知られている．閉鎖術後に何も残存病変がない場合の予後は，全く健常児と同等である．

H その他の先天性心疾患

1 大動脈縮窄　aortic coarctation, CoA

CoA：coarctation of the aorta

a 概念・定義

動脈管から大動脈壁に存在する動脈管組織が，出生後に収縮することにより大動脈弓部遠位側に限局性の狭窄を生じる．主に動脈管と大動脈との接合部に狭窄を生じるが，それより近位部の**大動脈峡部（左鎖骨下動脈～動脈管接合部）の低形成**をともないやすい．

「狭窄」とは，血管などが現時点で狭いという状態を意味し，「縮窄」とは，もともとは正常だったものが時間経過とともに狭くなっていったという変化の過程を含めた用語である．

b 病態

大動脈縮窄以外に異常がない場合（**単純型大動脈縮窄**）と他の先天性心

疾患をともなう場合（**複合型大動脈縮窄；大動脈縮窄複合**）があり，病態，治療法，予後は大きく異なる．

単純型では，狭窄部位で圧較差が生じることが主要病態であり，上半身が高血圧となり下半身は低血圧となる．左室にかかる圧負荷増大から左室肥大を生じる．

複合型は本疾患の約70％を占め，合併する先天性心疾患としては心室中隔欠損が最多である．大動脈縮窄を合併する心室中隔欠損は，漏斗部中隔の後方偏位から左室流出路狭窄を生じやすく（不整合型心室中隔欠損 malalignment type），より大量の左-右短絡を生じる．その結果，急速に高肺血流状態になるので注意が必要である．

c 臨床経過

単純型は狭窄の程度により，出生後間もなくショックにいたるような重篤なものから，成人期に高血圧で発見されるものまでさまざまである．複合型では合併する心奇形による影響が大きい．通常，内科的治療だけでは管理できず，ほぼ全例が外科手術の適応となる．

d 理学所見

単純型では，上肢の高血圧と脈圧増大，下肢の低血圧と脈圧低下を認め，上肢と下肢の脈を同時に触診すると，下肢脈が上肢に遅れて弱く触知される．狭窄が強いと下肢脈の触知自体が困難となる．上背部で小さな収縮期雑音を聴取する．複合型では，単純型の特徴に加え，合併する心疾患の所見を有する．

e 検 査

1）心電図

単純型では左室肥大所見を認める．複合型では合併する心疾患による特徴が付加される．

2）胸部X線画像

単純型では，胸部単純X線の正面像で縮窄部位そのものが確認できることがあり，左第1弓から連なる下行大動脈陰影が「**3の字型 figure of 3**」を呈する．年長例で側副血行が発達すると，拡大した肋間動脈により**肋骨下縁侵食像 rib notching**を認めるようになる．

3）心臓超音波検査

胸骨上窩や上部肋間から直接大動脈弓部を描出すると，下行大動脈の限局性の狭窄を認める．ドプラ法により狭窄部位前後での圧較差を推定することも可能である．下行大動脈や腹部大動脈のドプラエコー図により血流波形のパターンから大動脈縮窄の存在を間接的に知ることもできる．すなわち正常よりも収縮期の血流速度が低下し，ピークが遅れて形成される．

4）心臓カテーテル検査

大動脈造影を行えば，縮窄部位や側副動脈の発達，大動脈弓部の形態

の詳細な評価や圧較差を実測することが可能である．しかし侵襲的検査であるため，**左橈骨動脈から造影剤を逆行性に急速静注**（動脈の血流に逆らって注入：radial injection）することにより代用することが多い．

5) MRA検査，造影CT検査

圧較差などの情報は得られないが，最近ではMRA検査や造影CT検査により詳細な3D像が得られるようになった（図19-19）．

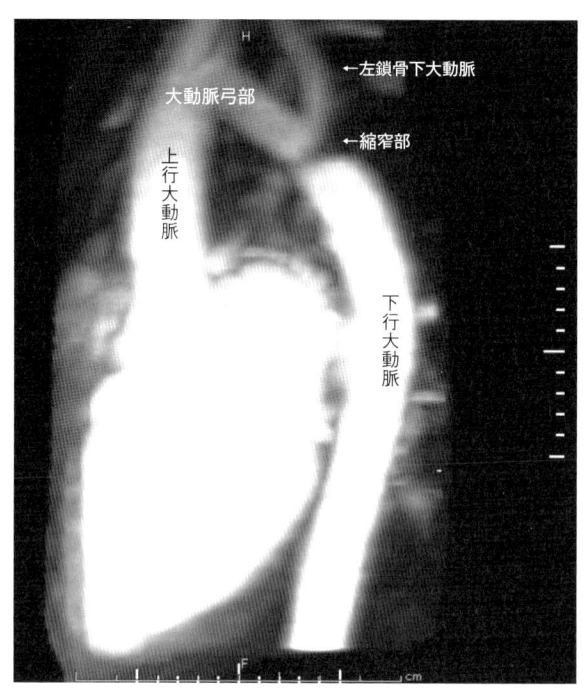

図19-19 単純型大動脈縮窄のMRA
高血圧を主訴に受診した18歳女子．外来での血圧測定で上肢173/94mmHgに対し，下肢82/44mmHgであった．左鎖骨下動脈分枝直後の下行大動脈に高度の狭窄を認める．

f 治療

単純型でも複合型でも，動脈管を開存させておくことが，下肢血流を保つうえで必要であれば，直ちにプロスタグランジンE_1製剤の持続投与を開始し，早急に外科治療に踏み切る．狭窄を解除する方法としては，カテーテル治療によるバルーン拡大術や外科手術による鎖骨下動脈フラップ術，縮窄切除・端々吻合術，パッチ拡大術，拡大大動脈弓再建法を縮窄部とその周囲の形態などを考慮した上で行う．

2 完全大血管転位　complete TGA

TGA：transposition of great arteries

a 概念・定義

大血管great arteriesとは大動脈と肺動脈のことを指す．これら大血管の起始異常のために，左室から肺動脈，右室から大動脈が起始した（＝転位した）疾患である．

表19-1 完全大血管転移の病型分類と頻度

	心室中隔欠損	肺動脈狭窄	頻度(%)
Ⅰ型	−	−	40
Ⅱ型	+	−	40
Ⅲ型	+	+	20
Ⅳ型	−	+	まれ

b 疫学

全先天性心疾患の約3%を占める．

c 病態

肺循環と体循環が別々の循環系（並列関係）になるため，心房，心室，大血管のレベルでどこかに短絡が存在しなければ生存しえない．出生後からチアノーゼを認める．出生直後は動脈管と卵円孔が開存しているが，これらが生理的に閉鎖傾向となるのにともない，急速にチアノーゼが増強し全身状態は悪化する．心室中隔欠損と肺動脈狭窄の有無により血行動態に大きな差があるため，現在はこれら2つの合併の有無による分類が用いられている（**表19-1**）．

d 臨床経過

出生後間もなくチアノーゼで気づかれることが多い．

e 理学所見

Ⅰ型はチアノーゼのみで心雑音は聴取しない．Ⅱ～Ⅳ型は合併する心疾患による心雑音を聴取する．大動脈が胸骨直下にあるためⅡ音の亢進を認める．

f 検査

1）胸部X線画像

右室から起始する大動脈が前方に，その背側で肺動脈が起始しているため，心基部の陰影の幅が細くなり，心陰影全体は**卵形egg-shape**となる．

2）心臓超音波検査

心エコー，およびドプラ法により上述の型分類までほぼ正確に診断可能である．

3）心臓カテーテル検査

大血管でのスイッチ術である**ジャテーンJatene手術**では，冠状動脈も正常な位置に付け替える必要があり，手術前に冠状動脈の走行について詳細な評価が必要である．また，卵円孔や心房中隔欠損が小さい場合は，動静脈血液の混合が不良となるため，カテーテルで心房間交通を広げる治療

（バルーンによる心房中隔裂開術BAS；balloon atrioseptostomy）を行うこともある．

g 治　療

肺血流が動脈管に依存している場合は，プロスタグランジンE_1持続静注を行い，動脈管を開存した状態で維持する．必要があれば，BASも施行する．

Ⅰ型およびⅡ型は，生後1～3週で**ジャテーン手術**を行う．

Ⅲ型は肺動脈狭窄があるため，ジャテーン手術では術後に大動脈狭窄を生じることになり適応とならない．肺血流が減少する場合は，B-T短絡術を行ったうえで，適切な時期に心室でのスイッチ術である**ラステリ手術**を行う．

3　総肺静脈還流異常TAPVR，部分肺静脈還流異常PAPVR

TAPVR：total anomalous pulmonary venous return

PAPVR：partial anomalous pulmonary venous return

a 概念・定義

肺静脈が左房以外の部位に還流している疾患である．総肺静脈還流異常では4本の肺静脈すべてが左房以外の部位に還流しており，通常，左房の背側に**共通肺静脈腔**を形成し，そこから無名静脈や上大静脈，門脈や下大静脈へ還流している．部分肺静脈還流異常は4本の肺静脈のうち，1～3本が左房以外の部位に還流している心奇形である．

b 疫　学

総肺静脈還流異常は全先天性心疾患の約1.5％を占める．やや男児に多い（1.7～2.1：1）．

c 病　態

総肺静脈還流異常では，循環血液のすべてが右房に還流することになり，体循環は心房間交通を介して右房から左房へ流れる短絡血流に依存している．肺静脈が還流する部位による分類が広く用いられている（ダーリングDarling分類：**表19-2**）．生直後は肺血管抵抗が高いが，低下するのにともない急速に肺血流が増加し，肺うっ血を呈する．

d 診　断

出生後間もなくチアノーゼで気づかれることが多い．

e 検　査

心電図では，右軸偏位，右房負荷，右室肥大の所見を認める．胸部X線画像上，心陰影の拡大と肺血管陰影の増強を認める．ⅠA型では，無名静脈へ還流する静脈（垂直静脈）と拡大した上大静脈により**雪だるま型（8字形）**の心陰影を呈する．心臓超音波検査では，右心系の拡大，心房での

表19-2 総肺静脈還流異常の病型分類と頻度（ダーリング分類）

ダーリング分類	還流部位による細分類		頻度（%）
I型（上心臓型）	IA型：無名静脈	IB型：上大静脈（奇静脈）	47
II型（傍心臓型）	IIA型：冠静脈洞	IIB型：右房後壁	30
III型（下心臓型）	下大静脈，門脈，静脈管など		18
混合型	上記I〜III型の2つ以上の組み合わせ		5

右-左短絡，左房の背側に共通肺静脈腔の確認，共通肺静脈から体静脈または右房へ還流する静脈が同定できる．最近では，造影CT検査により心臓や大血管，静脈系を3D構築することができ，肺静脈の還流部位を術前に詳細に検討することができるようになった．心臓カテーテル検査，とくに肺動脈造影検査は患児の状態を急激に増悪させることがあり，ほとんど行われなくなった．

f 治療

総肺静脈還流異常は診断確定後，直ちに手術を行う．部分肺静脈還流異常では異常な還流をしている肺静脈の本数により治療が異なる．異常還流する肺静脈が1本だけの場合は，肺血流量の増加は20%であり，手術適応とならない場合が多い．2本の場合は，右房は左房よりコンプライアンスが大きいため50%以上となり手術を考慮する必要がある．

4 肺動脈閉鎖（PA）

PA：pulmonary atresia

a 概念・定義

心室中隔欠損をともなうものと，ともなわないものがあり，とくに心室中隔をともなわない場合を**純型肺動脈閉鎖**PA with intact ventricular septumと呼び区別される．心室中隔欠損に肺動脈閉鎖が合併する場合は，**肺動脈閉鎖兼心室中隔欠損**PA with ventricular septal defectと呼ばれる．この心奇形のなかで動脈管と左右に連続する肺動脈をもつものは，発生学上はファロー四徴症の肺動脈狭窄が最も高度で閉鎖した型と考えられ，**ファロー四徴症極型** extreme tetralofy of Fallotとも呼ばれる．ここでは，心室中隔をともなわないものを取り上げる．

b 病態

発生機序は胎児期の右室の発生障害や弁形成の異常によるものと考えられている．胎児期の早い時期に異常が生じれば，右室に流入する血流が遮断され，その結果，右室内腔は発達せず低形成となる．高度の右室低形成をともなうもののなかには，心内膜線維弾性症や類洞交通により右室内腔と冠状動脈が交通するものまである．肺循環は完全に動脈管のみに依存し

ており，肺血流が多いとチアノーゼは軽いが，左心系の容量負荷となりうっ血性心不全症状が強く出る．

c 診断・治療

心臓超音波検査では，右室は低形成で肺動脈内への順行性の血流は認めず，肺動脈弁の可動性を認めないことから，診断は容易である．出生後数時間から数日で動脈管の自然閉鎖にともない急速にチアノーゼと多呼吸が出現する．肺循環は動脈管依存性であり，肺血流維持のためプロスタグランジン製剤 E_1 の持続静注を行い，動脈管が閉鎖しないようにする．酸素投与は禁忌である．類洞交通のない膜様閉鎖の症例はバルーンカテーテルによる肺動脈弁形成術の適応となる．右室が小さい症例では，最終的に**フォンタンFontan手術**が行われる．

5 三尖弁閉鎖（TA）

TA：tricuspid atresia

a 概念・定義

三尖弁口が筋性または膜性に閉鎖し，心房と右室との交通が遮断された心奇形である．

b 疫　学

全先天性心疾患の1～3％を占める．やや男児に多い（1.7～2.1：1）．

c 病　態

心房と右室の交通が断たれているため，必ず卵円孔開存か心房中隔欠損をともなう．多くは，心室中隔欠損，肺動脈狭窄または閉鎖，右室低形成などの心奇形をともなう．これら合併する心奇形と大血管関係をもとにした病型分類が使用されることが多い（キース・エドワードKieth-Edwards分類：**表19-3**）．

肺血流が減少する型では，出生後まもなく強いチアノーゼを認めるが，肺血流が増加する型では心不全や肺高血圧を生じる．

d 検　査

心電図が**左軸偏位**を呈するのが特徴的である．心臓超音波検査では，拡大した右房と右房から右室への房室接合の閉鎖を認め，診断は比較的容易である．

e 治　療

1）内科的治療

肺血流が減少する型で，新生児期にチアノーゼが進行する場合は，プロスタグランジン E_1 製剤の持続点滴により動脈管を開存させ肺血流を維持する．心房間交通が小さい場合は右房圧が上昇しており，カテーテル検査

表19-3 三尖閉鎖の病型分類（キース・エドワード分類）

タイプ	細分類	肺血流
I型：正常心室大血管関係	a. 正常な心室中隔，肺動脈閉鎖 b. 心室中隔小欠損，肺動脈狭窄 c. 心室中隔大欠損，肺動脈狭窄なし	↓ ↓ ↑
II型：d型大血管転位	a. 肺動脈閉鎖 b. 肺動脈狭窄 c. 肺動脈狭窄なし	↓ ↓ ↑
III型：l型大血管転位	a. 肺動脈狭窄 b. 大動脈弁下狭窄	

時の左房－右房引抜き圧較差などからBASの適応を判断する．肺血流が多い場合は，容易に心不全を生じるため，強心薬，利尿薬を投与する．

2）外科的治療

肺血流の多寡により経過中に選択する姑息手術は異なるが，最終的には**フォンタン手術**の適応となる．フォンタン型手術の前段階として，**両方向性グレンGlenn手術**を行う場合が多い．フォンタン型手術後の遠隔期には**心房性不整脈**の出現頻度が高いことが判明し，心房収縮の影響を少なくし，人工血管で下大静脈と肺動脈を吻合する**両側大静脈肺動脈吻合術total cavopulmonary connection（TCPC）**が広く施行されている．

6 左心低形成症候群（HLHS）

HLHS：hypoplastic left heart syndrome

a 概念・定義

左房から僧帽弁，左室，大動脈弁，上行大動脈，大動脈弓，胸部下行大動脈にいたる左心系の構成要素が，全体的に低形成であるという特徴を有する一連の疾患の総称である．

b 病態

大動脈弁閉鎖＋僧帽弁閉鎖が最も多い組み合わせである．ほとんどの症例で，左室は痕跡的であり通常の左室機能は有しない．出生前は右房に還流した血液は卵円孔から左-右短絡で右房に流入する酸素化された血液と合わさり右室から肺動脈へと駆出される．胎児期は肺血管抵抗が高いため，大部分が動脈管を経由して下行大動脈へ流れ，その一部が大動脈弓を逆行性に流れ頭部，上肢，冠状動脈を還流する．出生後は，体循環も肺循環も右室により維持され，生存するためには動脈管の開存が必須となる．体循環と肺循環の絶妙なバランスの上に血行動態が成立している．動脈管が閉鎖した場合，腹部臓器への血流低下から腎不全，肝不全，壊死性腸炎などを併発しショック状態となる．このような状態は**ductal shock**と呼ばれている．

c 治療

以前は救命できない致死的な心奇形として位置づけられていた．しかし現在では，内科的に動脈管を開存させつつ，肺体血流のバランスを考慮した呼吸循環管理を行い，全身状態を安定した状態で維持することが可能となった．また外科治療の目覚しい進歩により段階的に姑息術や心内修復術を行い，最終的にフォンタン型手術まで到達できる症例が全体の70〜80％程度までと治療成績が向上している．

> **simple point　動脈管依存性先天性心疾患**
>
> - 肺血流を動脈管に依存：純型肺動脈閉鎖，肺動脈閉鎖兼心室中隔欠損，重症肺動脈狭窄，重症ファロー四徴症，三尖弁閉鎖（肺血流が減少する型）
> - 体血流を動脈管に依存：左心低形成症候群，大動脈閉鎖，大動脈縮窄，大動脈離断，重症大動脈狭窄
> - その他：完全大血管転位，総肺静脈還流異常
> - 上記の先天性心疾患は，出生後，迅速な対応が必要である．動脈管依存性であると判断した場合，直ちにプロスタグランジンE_1製剤の持続点滴により動脈管を開存させ，時期をみて早期に外科治療（姑息術，カテーテル治療など）を行う

7 エブスタイン奇形　Ebstein's anomaly

a 概念・定義

胎児期に三尖弁（中隔尖および後尖）が右室心筋内層より形成される過程が障害されたことにより生じる三尖弁と右室流入部の奇形である．主要な形態学的変化は，三尖弁の中隔尖が右室壁に貼りつく **plastering**，弁尖が貼りついた右室部分は壁が非常に薄くなる（**右房化右室 atrialized right ventricle**），異常のない前尖はカーテン状の大きな弁尖となるなどである．

b 病態

エブスタイン奇形はその多様な形態により，血行動態は多岐にわたる．血行動態に影響を及ぼす要因としては，三尖弁閉鎖不全，右室のコンプライアンス低下，右房化右室の奇異性運動があり，右室拍出量減少，右房圧上昇により右心不全を呈するようになる．約60％の症例に心房中隔欠損や肺動脈狭窄など他の心奇形をともない **complicated Ebstein** と呼ばれている．これら合併奇形により血行動態はさまざまに修飾される．

c 検査

定形例では，心電図は**右房肥大**，**PR延長**，**右脚ブロック**を呈する．約20％に**WPW症候群**を合併し，大部分がB型である．胸部X線画像では，

右房の拡大を反映し，心陰影は四角く拡大する(**box shaped**)．肺血管陰影は減弱する．心臓超音波検査では，心尖部からの四腔像で心尖方向に起始部がずれた三尖弁中隔尖と巨大な前尖を認めれば診断できる．

d 治　療

軽症のエブスタイン奇形では，plasteringの程度が軽いため三尖弁機能が維持されており，全く無症状で一生経過するものが多い．plasteringの程度が強い場合は，重度の三尖弁閉鎖不全を呈し，三尖弁形成術，三尖弁置換術，右房化右室縫縮術などの外科手術を必要とする．右室を肺循環のポンプとして使用できない症例もあり，そのような場合はグレン手術を経てフォンタン型手術を行う．

8　両大血管右室起始(DORV)

DORV：double outlet right ventricle

a 概念・定義

1つの大血管が解剖学的右室から起始し，もう1つの大血管の50％以上が右室上にあるものと定義されることが多い(50％ルール)．

b 分　類

外科治療を考えるうえで，心室中隔欠損の位置と大血管関係が最も重要であり，これらに基づく病型分類が用いられることが多い．

c 病　態

血行動態は心室中隔欠損の位置と大きさ，肺動脈狭窄の程度により大きく影響される．肺動脈弁下に心室中隔欠損がある場合は，左室から右室に流入する血流は肺動脈へ優先的に流れるため，病態は心室中隔欠損をともなう完全大血管転位(Ⅱ型のTGA)に類似する．大きな心室中隔欠損と肺動脈狭窄，とくに漏斗部中隔が発達した肺動脈弁下狭窄をともなう症例は，ファロー四徴症と類似の血行動態を呈し，**無酸素発作**を起こすものも存在する．

d 治　療

病態に応じた治療が必要になる．一期的に修復できない場合は，肺血流量をコントロールするための姑息術を行い，根治手術への条件が整うのを待つ．外科治療は2つの心室をポンプとして用いること(**biventricular repair**)が可能な場合は，正常な心室大血管関係を目指し，**ジャテーン手術**，**ラステリ手術**などが適応される．一方の心室が低形成のときは**フォンタン型手術**の適応となることもある．

9 修正大血管転位　corrected TGA

TGA: transposition of great arteries

a 概念・定義

心房心室関係と心室大血管関係がともに不一致である心奇形である．心房心室関係が不一致とは，右房が左室へ，左房が右室へつながっている状態を指し，心室大血管関係は大血管転位と同様に右室から大動脈が，左室から肺動脈が起始している．正常の心臓の発生初期には原始心筒が右にループをつくるが，この心奇形では，正常とは逆に左方向へループを形成すると考えられている．

b 病態

本症例の80％以上に何らかの心奇形を合併するが，他の心奇形の合併がない場合，血行動態は全く正常である．ただし，本症では，体循環を支える心室（機能的左室）が解剖学的右室であるため，血行動態は正常でも収縮能の低下や三尖弁閉鎖不全を生じうる．

c 治療

心室中隔欠損，肺動脈狭窄，三尖弁閉鎖不全など合併する心疾患に対して，必要な治療，手術を行う．心奇形の合併がない場合でも，経過観察中に三尖弁閉鎖不全や房室ブロックの出現，進行を認めることがあり，注意が必要である．近年，心室中隔欠損と肺動脈閉鎖や狭窄をともなう症例に対して心室レベルでの血流転換術である**ラステリ手術**と心房レベルでの血流転換術である**マスタードmustard手術**を組み合わせ，解剖学的左室から大動脈へ血流を送るようにする手術（**ダブル・スイッチdouble switch手術**）が行われ，よい成績を収めている．

20章 失　神

A 失神の定義

　失神は，"一過性の意識消失のため，姿勢が保持できなくなるが，自然に，そして完全に意識の回復がみられること"と定義される．失神は，一過性の脳虚血によって生じる．脳血流が数秒以上途絶えた場合や，収縮期血圧が60mmHg以下に低下すると失神にいたる．

失神と失神前状態
失神は英語でsyncopeと表現される．「血の気が引いて気を失いそうになる感覚」を，失神前状態（pre-syncopeまたはnear-syncope）と呼ぶ．

B 圧受容体反射

　失神の病態を知るうえで，圧受容体反射baroreflex sensitivity（BRS）の理解は重要である．出血などによって動脈圧が低下した場合，生体が危険を察知し，反射的に交感神経が緊張し，心拍数増加，心収縮力増強をもたらし，末梢血管を収縮させて動脈圧を維持させようとする反射である（図21-8参照）．図20-1に示すように，圧受容体（高圧系圧受容体）は，主に大動脈弓と頸動脈洞とに存在し，動脈壁の伸展を感知する．動脈圧が下がった場合，すなわち圧受容体への伸展刺激が低下した場合，その信号が延髄

圧受容体 baroreceptor＝圧受容器
圧受容体は圧受容器と表現されることも多い．

副交感神経と迷走神経
副交感神経 parasympathetic nerveと迷走神経 vagus nerveは機能的にはほぼ同じ意味であるが，解剖学的には，「副交感神経は脳幹に起始し，第Ⅹ脳神経（迷走神経）を通って心臓を支配する」となる．すなわち，全身に分布する副交感神経のうち，心臓を支配する副交感神経が迷走神経である．

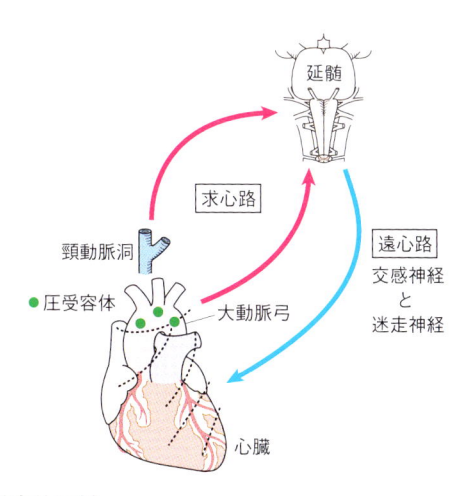

図20-1　圧受容体反射
大動脈弓および頸動脈洞に存在する圧受容体の伸展刺激が求心路を介して　延髄に伝えられる．たとえば，出血などで圧受容体の伸展刺激が低下した場合，この求心路を介した信号は延髄で処理され，反射性に遠心路を介して，交感 神経緊張と迷走神経抑制が生じる．

の孤束核に送られる（求心路）。この信号は延髄のなかで処理され，反射的に遠心路の交感神経を刺激し，迷走神経を抑制する．逆に動脈圧が過剰に上昇した場合，すなわち圧受容体への伸展刺激が上昇した場合，その信号は延髄に送られ，処理され，反射的に交感神経を抑制し，迷走神経を緊張させる．このように，圧受容体は循環系の恒常性を維持するうえで非常に重要な役割を果たしている．一方，心房壁，上大静脈や下大静脈の入口部付近，肺静脈などの低圧領域にも圧受容体が存在し，**心肺圧受容体（低圧系圧受容体）**と総称される．

C 失神をきたす疾患

1 反射性（神経調節性）失神

a 血管迷走神経性失神

小中学校の朝礼などで，体調のすぐれない児童・生徒が長時間の起立から，崩れるように失神する場面に遭遇することがある．これが**血管迷走神経性失神 vasovagal syncope** の典型例である．

1）診　断

神経調節性失神を疑った場合，その診断のために，失神を再現しようとする試験が **head-up tilt 検査（チルト検査）** である（図20-2）．

チルト検査にともなう血圧低下や心拍数低下の機序を図20-3に示す．立位になると，下肢の血流が増加し，右房に戻ってくる静脈還流量が減少する．すると，右房圧が低下するため，低圧系圧受容体が延髄に求心信号を送り，交感神経緊張および迷走神経抑制をきたす．一方，静脈還流低下により1回心拍出量も減少するため，動脈圧が低下し，高圧系圧受容体が刺激され，これも反射性に交感神経緊張および迷走神経抑制をきたす．こ

> **チルト検査の実際**
> 図20-2に示すように，被検者を，角度調節可能なチルト台に仰臥位に寝かせる．心電図と，1拍ごとの動脈圧がモニターできる機器（トノメトリー）を橈骨動脈に装着し，静脈確保する．60〜80°にギャッジアップ（チルト）し，20分程度，観察する．チルト中，血圧低下，心拍数低下などとともに失神もしくは失神前状態になった場合，「チルト試験陽性」と判断する．20分程度の観察で，血圧低下や心拍数低下が生じない場合，イソプロテレノールを点滴静注しながらチルトを行う．

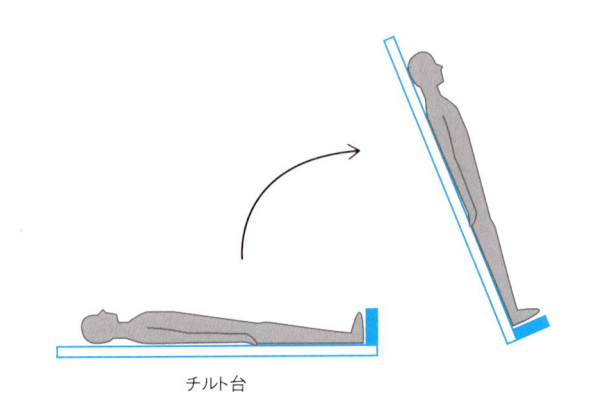

図20-2　チルト検査の実際
被検者を仰臥位からギャッジアップし，血圧，心電図をモニターしながら，20分程度観察する．

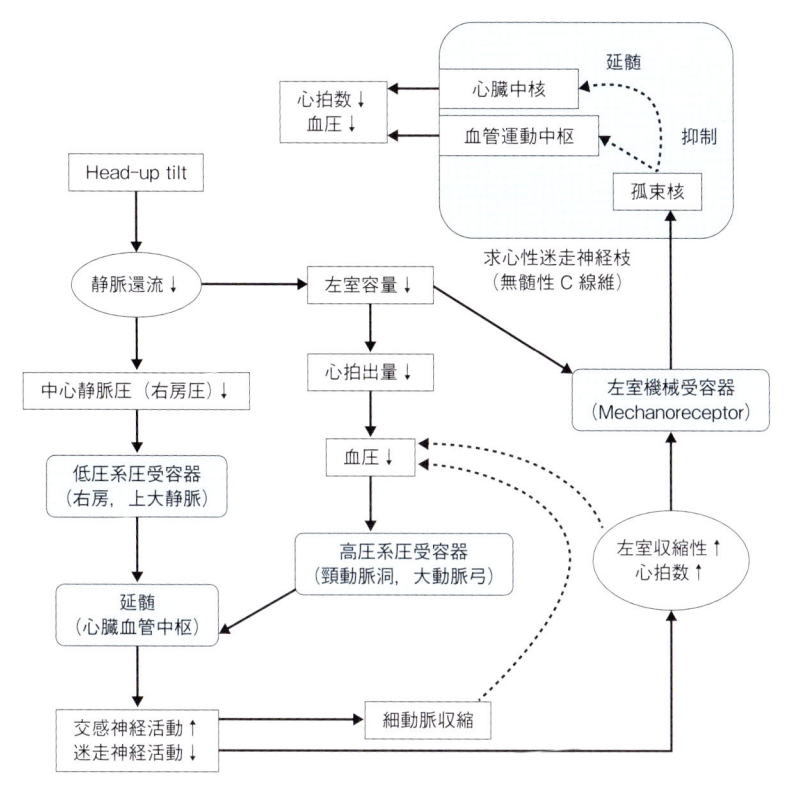

図20-3 チルト検査で誘発される神経調節性失神の機序

（循環器病の診断と治療に関するガイドライン（2011年度合同研究班報告）．失神の診断・治療ガイドライン（2012年改訂版）http://www.j-circ.or.jp/guideline/pdf/JCS2012.inoue_h.pdf（2015年2月閲覧））

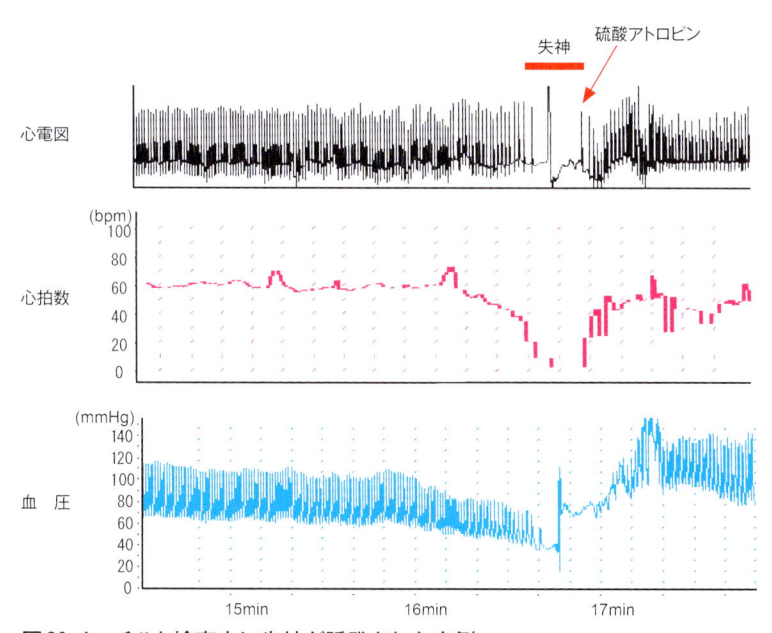

図20-4 チルト検査中に失神が誘発された実例

上段から，心電図，心拍数，血圧を示す．

の交感神経緊張および迷走神経抑制によって，左室の収縮力が増強するが，静脈還流低下のため左室容量は減少しているため，左室は"空打ち"のような状態となり，左室機械受容体（メカノレセプター）が刺激され，無髄性C線維を経て，延髄の孤束核に到達し，迷走神経を緊張させる．これが遠心路を介して，迷走神経を緊張させ，交感神経を抑制するため，心拍数低下や血圧低下が生じ，失神をきたすのである．チルト試験が陽性であった患者の実例を図20-4に示す．試験開始16分過ぎ，一過性の脈拍上昇に引き続き洞性徐脈が生じ，心停止にいたり失神した．失神の直前には嘔気，気分不良を自覚していた．洞性徐脈が生じた際には，動脈圧も徐々に低下していた．心停止が生じた時点で直ちにチルト台を水平に戻したところ，心拍が再開した．この患者には，硫酸アトロピンが静注されている．**チルト検査で失神が誘発される場合には，①心拍数の低下が顕著である心抑制型，②血圧の低下が顕著である血管抑制型，③心拍数，血圧ともに低下する混合型の3パターンがある**．図20-4に示した症例は，血圧の低下もあるが，心停止が生じており，心抑制型と診断した．

2）治療

神経調節性失神の多くは，たとえば，「睡眠不足で体調不良であるときに長時間起立を行った」など，誘因がある．神経調節性失神自体は悪性疾患ではないが，二次的に重大な外傷を生じたり，運転中であれば事故を起こしたりする可能性もあるため，注意が必要である．したがって，きちんと病態を患者に説明したうえで，**誘因（脱水，過剰なアルコール摂取，睡眠不足，長時間の立位）を避けるよう生活指導を行う**．また，前駆症状（悪心，嘔気，めまい，眼前暗黒感など）が出現した際には速やかに横たわるといった対処を指導する．**失神や失神前状態を生じている急性期の治療としては，抗コリン薬であるアトロピンの静注がきわめて有効である**．生活指導を行っても失神を生じる場合には薬物療法を考慮する．薬物療法の有効性は確立されていないが，β遮断薬，ジソピラミドなどが有効な場合がある．非薬物療法としては，弾性ストッキングの着用，塩分摂取，チルトトレーニング，ペースメーカ植込みなどがある．

> **チルトトレーニング**
> チルト検査を治療に応用しようという発想で，自宅の壁面などを利用して，1日1回30分の起立訓練を毎日継続させる．これによって，"耐性"ができ，長時間の起立にも耐えられるようになる．

b 状況失神

状況失神situational syncopeは，ある状況で誘発される失神であり，**排尿失神，排便失神，嚥下性失神，咳嗽性失神**などが含まれる．息こらえ，嘔吐，などにともなって失神を生じる．

1）診断

他疾患の除外とともに，病歴の詳細な聴取によって診断する．チルト試験の有用性は低い．

2 起立性低血圧　orthostatic syncope

仰臥位または座位から立ち上がった際に，3分以内に，①収縮期圧が20mmmHg以上低下する　②収縮期血圧が90mmHg以下に低下，③拡

張期血圧が10mmHg以上低下のいずれかが認められる場合，**起立性低血圧**と診断する．これにともなって失神を生じる場合がある．糖尿病性自律神経機能障害の進行した患者に多く認められる．

3 不整脈　Adams-Stokes症候群

アダムス・ストークスAdams-Stokes症候群とは，不整脈が原因で生じる失神のことである．徐脈性不整脈（洞不全症候群，房室ブロック）や頻脈性不整脈（発作性上室頻拍，心房細動，心房粗動，心室頻拍，心室細動）が原因となる．

4 その他の心疾患

心臓弁膜症，心筋症，虚血性心疾患で失神が生じうるが，その詳細な病態については，それぞれの項に譲る．しかし，大動脈弁狭窄症と肥大型心筋症にみられる失神は重要な病態であるためここで扱う．

a 大動脈弁狭窄症

大動脈弁狭窄があるため，運動にともない，末梢血管抵抗が下がるにもかかわらず心拍出量が増えないため，血圧が下がり失神する．**大動脈弁狭窄で失神が出現した場合の生命予後は不良で，多くの例で数年以内に死亡する．**

b 肥大型心筋症

肥大型心筋症では，①致死的不整脈（心室頻拍や心室細動），②高度な左室流出路狭窄，が失神の原因となる．②に関しては，閉塞性肥大型心筋症において，運動時などに，交感神経が緊張すると左室流出路狭窄が増強され，左室壁内の圧受容体が刺激され，迷走神経緊張と交感神経抑制が生じ失神する．とくに，**若年者の運動時の失神は心臓突然死のハイリスクであり，厳重な運動制限や治療（場合によっては植込み型除細動器）が必要**になる．

21章 循環器疾患治療薬の作用機序

A 強心薬と心不全治療薬

　心不全の薬物治療は急性心不全と慢性心不全で大きく異なる．急性心不全の治療は前負荷の軽減と後負荷の軽減，さらに心収縮力の増強を目安に短期的に症状を軽減させることに主眼を置く．一方，慢性心不全の治療は血行動態を改善して肺うっ血と末梢循環不全の是正を目安に，長期的生命予後の改善と生活の質 quality of life (QOL) を向上させることを主眼とし，大規模臨床試験の結果に基づいて治療戦略が立てられる．ここでは強心薬，すなわち陽性変力作用が期待される薬剤の薬理作用を概説する．慢性心不全治療の現在のガイドラインが推奨するACE阻害薬，ARBおよびβ遮断薬の薬理作用は便宜上，降圧薬の項で述べる．

　強心薬は大きく4種類に分類される．①**ジギタリス**のようにNa^+-K^+ポンプ活性を抑制し，細胞内Ca^{2+}濃度を上昇させる薬剤，②**カテコラミン類**，③**ホスホジエステラーゼ阻害薬**および，④その他の薬剤（カテコラミンや静注強心薬からの離脱で用いられる薬剤など）である（**表21-1**）．

1 ジギタリス

　ジギタリスはキツネノテブクロという植物の抽出物に由来する薬剤であり，200年以上も前から心不全や浮腫の治療薬として用いられている．今日用いられているジギタリス類は**ジゴキシン**，**メチルジゴキシン**，**デスラノシド**でありステロイド核を母核とするアグリコン環の共通構造を有し強心配糖体と呼ばれる．ジギタリスは頻脈性心房細動を合併した慢性心不全

表21-1　強心薬の分類

分類	作用と特徴
ジギタリス製剤	● Na^+-K^+ ATPase（Na^+-K^+ポンプ）阻害によって心筋内のCa^{2+}濃度を高く維持する（直接作用）． ● 迷走神経の緊張を高め交感神経の活動を抑制する（間接作用）．
カテコラミン類	α受容体およびβ受容体を介し，陽性変力作用，陽性変時作用，および昇圧作用を示す．
ホスホジエステラーゼ阻害薬	心筋，および平滑筋のcAMPの分解を抑制することでPKAとI_hの増強による陽性変力作用（L型Ca^{2+}チャネル開口）と陽性変時作用（I_fチャネル開口），さらにPKAによる血管拡張作用によって末梢血管抵抗を減弱させる．
その他	ドパミンのプロドラッグや心筋収縮蛋白（トロポニン）のCa^{2+}感受性を増強させて低濃度Ca^{2+}で収縮を維持する薬剤等が含まれる．

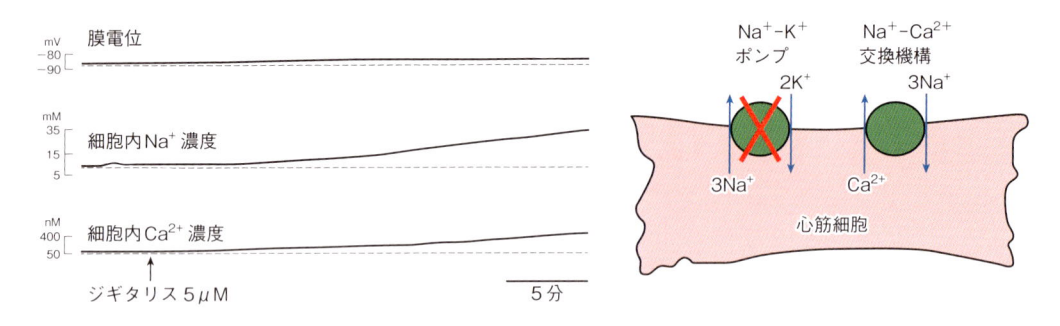

図21-1　ジギタリスによる心筋細胞内 Ca^{2+} 濃度の上昇

心筋細胞にジギタリスを作用させた際の細胞内 Na^+ 濃度，および Ca^{2+} 濃度の変化を示す．ジギタリスによる Na^+-K^+ ポンプの抑制は，細胞内の Na^+ 濃度の上昇をきたし，その結果として Na^+-Ca^{2+} 交換機構の作用が低下して細胞内に Ca^{2+} が蓄積される．細胞膜電位はわずかに脱分極する．

> **DIG試験**
> 1997年に報告されたDIG試験（digoxin investigation group trial）は，心不全患者の生存におけるジゴキシンの効果を調べた．ジゴキシン投与群で心不全の症状改善はもたらしたが，長期予後の改善（死亡率を改善）にはつながらなかった．

の治療に最も有効であるが，洞調律の心不全に対してはプラセボと比べ死亡率に有意な差はない（DIG試験）．

a 作用機序

ジギタリスの薬理作用は心臓に直接作用する**機械的作用（直接作用）**と迷走神経を賦活化させる**電気的作用（間接作用）**に分けられる．このジギタリスの直接作用は「**心臓作用**」と呼ばれ，心筋細胞の Na^+-K^+ ポンプの働きを抑制することで発揮される．ジギタリスが Na^+-K^+ ポンプを抑制すると細胞内の Na^+ 濃度が上昇し，そのため **Na^+-Ca^{2+} 交換機構（NCX）** の作用が抑制を受け，細胞内から細胞外への Ca^{2+} の排出が低下して細胞内 Ca^{2+} 濃度が上昇する（**図21-1**）．その結果，陽性変力作用が生まれる．ジギタリスの間接作用は，①迷走神経の緊張を高め交感神経の活動を抑える作用と，②利尿作用の2つが知られている．この2つの間接作用は「**心臓外作用**」とも呼ばれる．

> **simple point　ジギタリスの作用**
> - 機械的作用（直接作用）：強心作用
> - 電気的作用（間接作用）：迷走神経刺激作用

b 特徴・使用法・注意点

経口薬と静注薬が利用可能であり，血中濃度を測定しながら量を加減することが可能である．ジギタリスは中毒域と治療域の差が小さいため副作用が出やすい．ジギタリス中毒では頻脈性不整脈や徐脈性不整脈などのさまざまな不整脈の出現を認める．房室ブロックをともなう発作性心房頻拍（**PAT with block**）はジギタリス中毒のときにみられる特徴的な不整脈であり，心房の自動能，すなわち洞結節からの刺激無しに収縮する能力が亢進

していることに起因する．Na⁺-K⁺ポンプは細胞外K⁺を細胞内に取り込み，代わりに細胞内Na⁺を駆出する．したがって細胞外にK⁺が不足するとNa⁺-K⁺ポンプ機能が低下する．よって低カリウム血症時はジギタリス濃度が治療域でもその作用が強調されるため，消化器症状（悪心，嘔吐）などの副作用が出現しやすい．とくにループ系利尿薬やステロイド投与時は低カリウム血症を招きやすくジギタリスの併用は注意を要する．また，**β遮断薬や非ジヒドロピリジン（DHP）系カルシウム拮抗薬との併用は徐脈を増強**することがある．

> **simple point　ジギタリスによる心電図変化**
> - 徐脈
> - QT短縮
> - ST盆状降下
> - ジギタリス不整脈（心室期外収縮，ブロックをともなう発作性心房頻拍ほか）

2　カテコラミン

交感神経系は心臓や末梢血管の活動にとって重要な調節器官である．交感神経刺激の効果は神経終末から遊離するノルアドレナリン（NA）がシナプス後膜（心筋細胞，平滑筋細胞）上のアドレナリン受容体を刺激することによる（図21-2）．また，ストレスに反応して副腎髄質から遊離されたアドレナリン（Ad）は血液を介して標的器官へ運ばれて作用が現れる．よってAdは神経伝達物質であると同時にホルモンでもある．このカテコール核とアミノ基をもつ分子種をカテコラミンと呼び，循環器領域では重要な

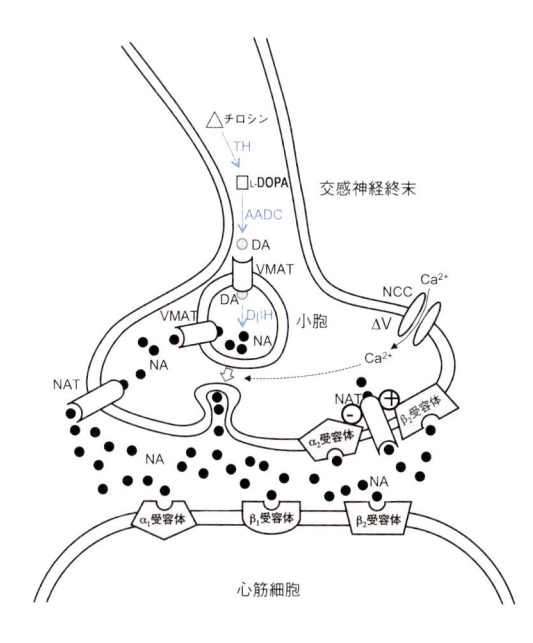

図21-2　交感神経終末のノルアドレナリン（NA）分泌機構

内因性カテコラミンはチロシンから合成される．NAは，チロシンヒドロキシラーゼ（TH）と芳香族L-アミノ酸デカルボキシラーゼ（AADC）の作用によってジヒドロフェニルアラニン（L-DOPA）とドパミン（DA）を経由して合成され，交感神経終末の小胞内に蓄積される．小胞内で，ドパミンβヒドロキシラーゼ（DβH）の作用によってNAに変換される．交感神経終末が活動電位の伝播によって脱分極するとN型Ca²⁺チャネル（NCC）が開口し，その結果流入するCa²⁺によって小胞体のNAは終末から放出される．NAはノルアドレナリン輸送体（NAT）によって神経終末に再取り込みされ，引き続き小胞性モノアミン輸送体（VMAT）によって小胞内に取り込まれて再利用される．神経終末のβ₂受容体刺激はNATを介するNAの再取り込みを促進し，逆にα₂受容体刺激はこれを抑制して終末や小胞内のNA濃度を下げ，神経終末からのNA分泌を低下させる．

> **アドレナリンとエピネフリン**
> 高峰譲吉と上中啓三はウシの副腎から血圧上昇物質を世界ではじめて結晶化しアドレナリンと命名した．一方，米国のジョン・エイベルは羊の副腎から類似物質を結晶化し，高峰らは自己の発見を盗んだものであると主張してこれをエピネフリンと名付けた．その後，エピネフリンと呼ばれる物質はアドレナリンとは別物であることが判明したが，米国ではエイベルの主張が認められ，エピネフリンという名称を用いている．一方，ヨーロッパなどではアドレナリンという名称が一般的である．わが国でも混乱がみられたが，2006年に日本薬局方が同薬剤名をエピネフリンからアドレナリンと改定した．

薬剤でもある．カテコラミンは，急性心不全と慢性心不全の急性増悪に対して不可欠の薬剤であり，NA，Ad，ドパミンなどのカテコラミン類に加え合成カテコラミン類も頻用される．

a 薬理作用

カテコラミンは**アドレナリン受容体**と**ドパミン受容体**を介してさまざまな作用を示す（表21-2，表21-3）．アドレナリン受容体は**α受容体**と**β受容体**に分類され，さらにα受容体はα$_1$受容体とα$_2$受容体に細分される．β受容体は主に心筋に発現するβ$_1$受容体，主に平滑筋と骨格筋，肝臓に発現するβ$_2$受容体，さらに脂肪細胞に発現するβ$_3$受容体に細分される．心筋ではα$_1$受容体を介した収縮増強作用が得られ，血管平滑筋ではα$_1$受容体，及びα$_2$受容体を介し異なる機序による収縮が得られる（**図21-3**）．心筋ではβ$_1$受容体を介して主に筋収縮作用が現れるが，血管平滑筋ではβ$_2$受容体を介して筋弛緩作用が出現する（第4章）．心筋のβ$_1$受容体を介する陽

> **β$_3$アドレナリン受容体**
> 心臓にはβ$_1$，β$_2$，β$_3$受容体のいずれもが発現しているが大部分はβ$_1$，β$_2$受容体であり，そのうち7～8割がβ$_1$受容体である．β$_3$受容体は主に脂肪細胞に分布しており，脂肪の分解の促進にかかわる．心筋のβ$_3$受容体刺激はNOSの活性化により陰性変力作用にかかわるとされる．

表21-2 アドレナリン受容体作動薬の相対的選択性

作動薬の種類	受容体親和性
α作動薬 フェニレフリン	α$_1$ > α$_2$
α，β作動薬 アドレナリン	α$_1$ = α$_2$ = β$_1$ = β$_2$
ノルアドレナリン	α$_1$ = α$_2$ = β$_1$ >> β$_2$
β作動薬 イソプロテレノル	β$_1$ = β$_2$
ドブタミン	β$_1$ > β$_2$
ドパミン作動薬 ドパミン	D$_1$ = D$_2$ > β > α

表21-3 アドレナリン受容体とドパミン受容体の作用（循環器系）

受容体サブタイプ	シグナル介在因子	組織	効果
α$_1$	G$_q$	血管平滑筋 心臓（作業心筋）	収縮 陽性変力作用
α$_2$	G$_{i/o}$	血管平滑筋 交感神経終末	収縮 ノルアドレナリン分泌抑制
β$_1$	G$_s$	心臓（作業心筋） 心臓（特殊心筋） 腎傍糸球体細胞	陽性変力作用 陽性変時作用，房室結節伝導の促進 レニン分泌亢進
β$_2$	G$_s$	血管平滑筋 心臓（特殊心筋）	拡張 陽性変時作用，房室結節伝導の促進
D$_1$	G$_s$	腎血管	拡張（糸球体濾過率の上昇と利尿）
D$_2$	G$_{i/o}$	交感神経終末 副腎皮質	ノルアドレナリン分泌抑制 アルドステロン分泌抑制

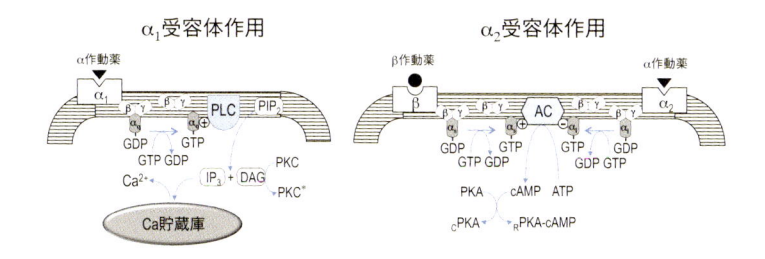

図21-3 α₁受容体−PLCシグナルとα₂受容体−ACシグナルの違い

α作動薬（アドレナリン，ノルアドレナリン）がα₁受容体に結合するとホスホリパーゼC（PLC）活性化G蛋白（Gq）がGTPの存在下でβγサブユニットと解離して活性を獲得しPLCを刺激する．その結果，PLCは膜のリン脂質のホスファチジルイノシトール4,5二リン酸（PIP₂）をセカンドメッセンジャーであるジアシルグリセロール（DAG）とイノシトール1,4,5三リン酸（IP₃）に解離する．DAGはPKCを活性化（PKC*）しIP₃はCa貯蔵庫に作用してCa²⁺放出を促進させる．アドレナリンまたはノルアドレナリンがβ₁受容体（またはβ₂受容体）に結合すると促進性GTP結合蛋白（Gs）を介してACが刺激され，cAMPの産生を亢進させる．一方，α作動薬がα₂受容体に結合すると抑制性GTP結合蛋白（Gi）を介してcAMPの産生が抑制される．PKAは触媒サブユニット（cPKA）と制御サブユニット（RPKA）が重合しており（cPKA-RPKA）不活性であるが，cAMPとRPKAと結合することで酵素活性を有するcPKAが遊離し，基質をリン酸化させる活性型となる．
β：βアドレナリン受容体，AC：アデニル酸シクラーゼ．

性変力作用は主に**電位依存性Ca²⁺チャネル**のPKA依存性リン酸化にともなうCa²⁺流入の増加が主作用となる．平滑筋のβ₂受容体を介する弛緩反応は，主に**Ca²⁺感受性K⁺チャネル**（I$_{K·Ca}$）のPKA依存性リン酸化による細胞膜の過分極がその機序である．心筋での交感神経緊張にともなう収縮力の増強は迷走神経興奮によるアセチルコリン（ACh）の作用で抑制されるが，その程度は心室筋と心房筋で異なる．AChは心室筋では**ムスカリンM₂受容体**を介して抑制性GTP結合蛋白（Gi）によるPKA作用の減弱が現れるが，心房筋ではGiによる**アデニル酸シクラーゼ**の抑制に加え，**アセチルコリン感受性K⁺チャネル**（I$_{K·ACh}$）が開口する．その結果，心房筋は過分極し，徐脈が現れるとともに収縮力の低下は心室筋と比べ顕著となる（**図21-4**）．

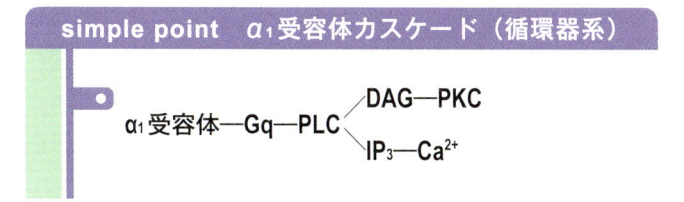

---

simple point　α₁受容体カスケード（循環器系）

α₁受容体—Gq—PLC ⟨ DAG—PKC
　　　　　　　　　　IP₃—Ca²⁺

ドパミン受容体は平滑筋に発現する**D₁受容体**と神経終末に発現する**D₂受容体**に細分される．**ドパミン**は神経伝達物質として機能する内因性の交感神経作用性アミンであり，またNAやAdの生合成前駆体でもある（**図21-2**）．D₁受容体は血管，とくに腎血管に豊富に存在する．ドパミンのD₁受容体刺激はPKA依存性に平滑筋を弛緩させるため，腎血流量の増大とそれにともなう糸球体濾過量の増大が期待される．しかしドパミンの投

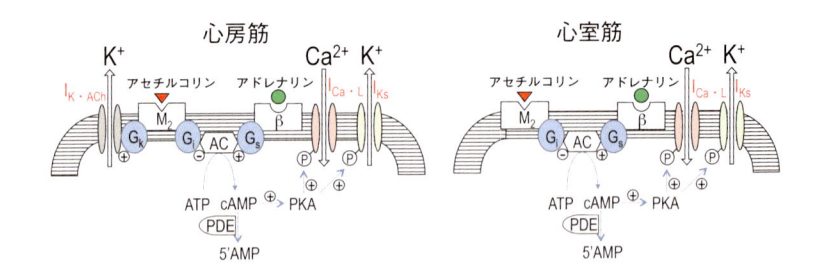

図21-4 アドレナリンとアセチルコリンに対する心房筋と心室筋のイオンチャネルの調節機構

アドレナリン（ノルアドレナリン）がβ受容体結合後にGs-AC-PKA系を介してCa^{2+}チャネルのリン酸化を促進する機序は心房筋と心室筋で生じる．アセチルコリンがM$_2$受容体に結合し，G$_i$蛋白を介してcAMPの産生を抑制する機構は心房筋と心室筋で生じるが，G$_k$蛋白を介してアセチルコリン感受性Kチャネルを開口させる機構は心房筋のみで生じる．

β：βアドレナリン受容体，M$_2$：M$_2$アセチルコリン受容体，AC：アデニル酸シクラーゼ，G$_s$：促進性GTP結合蛋白，G$_i$：抑制性GTP結合蛋白，PKA：protein kinase A，PDE：ホスホジエステラーゼ

与量が増すとα受容体刺激を介する血管収縮反応が現れるため腎血流量は逆に減少する．

　治療薬として用いられるカテコラミン類は受容体親和性の違いを考慮して使用適応が決められる（**表21-2**）．

　フェニレフリンは純粋なα作動薬であり血管平滑筋ではβ$_2$受容体を介する拡張反応は現れない．Adは強力な血管拡張，および心臓刺激薬である．心臓では主としてβ$_1$受容体刺激による陽性変力作用と陽性変時作用による収縮期血圧の上昇，さらに心拍数の増加が得られる．一方，血管平滑筋ではβ$_2$受容体刺激によって末梢血管が拡張し血管抵抗は減弱する．その結果，拡張期血圧は逆に低下する（**図21-5**）．NAはAdと同程度のα$_1$受容体刺激作用，α$_2$受容体刺激作用，およびβ$_1$受容体刺激作用をもつ（**表21-2，21-3**）．しかしβ$_2$受容体刺激作用はほとんどない．その結果，NA投与では心筋の収縮作用と血管平滑筋収縮作用のため，著しく収縮期血圧と拡張期血圧が上昇する．著しい昇圧によって圧受容器反射（**図21-8**）が生じ徐拍化が生じる（**図21-5**）．

　イソプロテレノールはアドレナリン類似の合成化学薬剤である．純粋なβ作動薬でありα受容体刺激作用をもたない．心臓に対しては陽性変時作用と陽性変力作用の結果，心拍出量の増加が得られる．末梢血管ではβ$_2$受容体刺激作用によって末梢血管抵抗の低下と降圧が生じる．その結果，収縮期血圧はわずかに増加するものの拡張期血圧は低下する（**図21-5**）．

　ドブタミンは合成ドパミン類似化合物であるがドパミンと異なりドパミン受容体刺激作用をもたない．β$_1$受容体刺激作用とβ$_2$受容体刺激作用をもつがα受容体刺激作用は軽微であり，**純粋なβ作動薬に近い**．D$_1$受容体刺激作用をもたないため腎血管拡張作用はない．**ドパミン**は主にドパミン受容体に作用する．ドパミンD$_1$受容体は腎血管や腸管血管に多く分布するため，ドパミンの低用量使用で腎血流量と糸球体濾過量が増加し利尿作

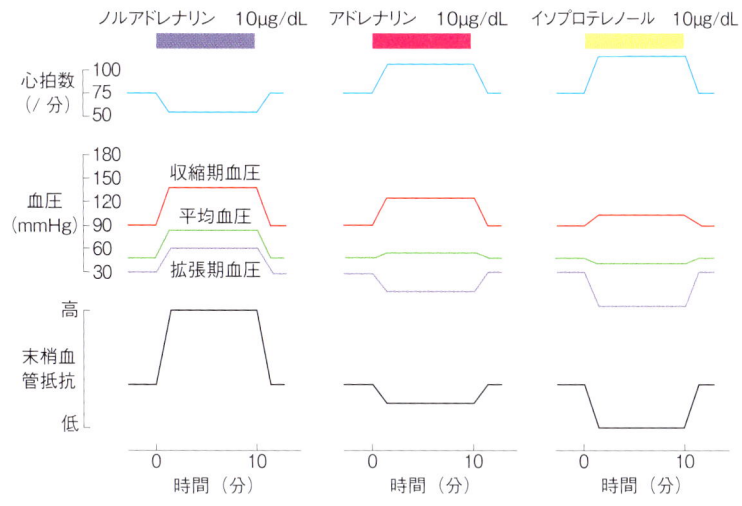

図21-5 3種のカテコラミン（ノルアドレナリン，アドレナリン，イソプロテレノール）の心拍数，血圧および末梢血管抵抗に対する作用の違い

ノルアドレナリンとアドレナリンの$α_1$，$α_2$および$β_1$受容体に対する作用はほぼ同等であるが，ノルアドレナリンは$β_2$受容体に対する作用がきわめて弱い．その結果，ノルアドレナリンは血管平滑筋の$β_2$受容体刺激を介する弛緩作用を欠くため，そのα受容体作用による血管抵抗の増大と血圧上昇が主作用となる．その結果，圧受容体反射を介する徐脈が出現する．アドレナリンは心筋$β_1$刺激による収縮力の増大によって収縮期血圧は上昇するものの，血管$β_2$受容体を介する弛緩反応によって拡張期血圧はむしろ低下する．アドレナリンの洞房結節$β$受容体刺激によって頻拍が生じる．イソプロテレノールはα作用を欠くためその投与による生体反応は心筋$β_1$受容体刺激による収縮力の増大と血管平滑筋$β_2$受容体刺激による弛緩作用だけが出現する（**表21-3** 参照）．

用が得られる．中等度用量ドパミンは心臓の$β_1$受容体刺激が現れ，陽性変時作用と陽性変力作用が認められる．その結果，心拍数の増加と1回拍出量の増加により心拍出量の増加が得られる．高用量ドパミンは全身のα受容体刺激作用によって血管が収縮して体血管抵抗が増し，後負荷が増大し腎血流量が低下して利尿作用が打ち消され，心不全患者には不適当な血行動態となる（**表21-3**）．

simple point　$α_2$受容体カスケード（循環器系）

- $α_2$受容体—G_i—AC(-)—cAMP(-)—PKA(-)

b 特徴・使用法・注意点

ドパミンは強心薬というよりも**腎血流量を維持する**ために用いられ，低血圧と腎血流量低下をともなう心不全で有効である．強心作用を示さない低濃度ドパミンと強心作用をもつドブタミンの併用はそれぞれの単独投与よりも心不全の治療効果を上げることができる．それは，D_1受容体刺激（腎血流増加作用）と$β_1$受容体刺激（心収縮力増強作用）だけによるものであり，できうる限りα受容体刺激を回避して後負荷の増加をきたさないことによるものである．

カテコラミンは腸管や肝臓に多く分布する**カテコール-O-メチルトラ**

ンスフェラーゼ(**COMT**)によって代謝を受け不活化される．血液循環中のドブタミンは半減期がわずか2.5分で代謝されるがそれは肝臓のCOMTの作用による．カテコラミンは**モノアミンオキシダーゼ(MAO)**によっても代謝を受けるが，MAOの2つのアイソフォームのうち，MAO-Aはノルアドレナリンとドパミンを分解し，MAO-Bはドパミンを分解する．
β受容体刺激はGs-AC-cAMP-PKAの一連のシグナルを介して細胞内のさまざまな基質をPKA依存性にリン酸化する．リン酸化を受ける基質のなかに**β受容体キナーゼ(βARK)**も含まれる．よってβ受容体刺激の亢進はβARKをリン酸化しその活性を増強する．活性が亢進したβARKはβ受容体をリン酸化する．リン酸化されたβ受容体はGs蛋白との会合が阻害され，受容体刺激によるPKA活性の上昇が鈍る．これを「β受容体の脱感作」という．**リン酸化されて不活化したβ受容体**は細胞内に取り込まれ(**内在化**)，心筋細胞表面の**β受容体数は減少**する．これを「β受容体のdown regulation」という．内在化されたβ受容体の一部は細胞内で分解消化され，一部は再度，細胞膜に運ばれて再利用される．病的心筋，とくに心不全時には心筋のβ受容体は脱感作されdown regulationを受けてβ受容体刺激反応が鈍化することが心不全の悪化要因の1つとなる．

> **simple point　β受容体カスケード（循環器系）**
>
> ● β受容体—Gs—AC(+)—cAMP(+)—PKA(+)

3　ホスホジエステラーゼ(PDE)阻害薬

ホスホジエステラーゼ(PDE)は細胞内のcAMPあるいはcGMPを代謝・分解する酵素である．よってPDE阻害薬は細胞内cAMPあるいはcGMP濃度を維持する作用をもつ(**図21-4**)．細胞内cAMPの維持により，βアドレナリン作動薬と類似の薬理作用が現れる．

a　薬理作用

テオフィリンは非特異的PDE阻害薬として古くから用いられている．気管平滑筋細胞に作用してPKA依存的に気道を拡張させ，閉塞性気道疾患に対して効果を示す．一方，テオフィリンは心臓に対しても陽性変時作用と陽性変力作用を示す．心筋には多くのPDEアイソフォームが存在するがPDE3の選択的阻害薬は心血管作用を示すことが知られている．PDE3阻害薬はこれまで数種の薬剤がうっ血性心不全の治療に用いられてきたが慢性心不全に対する使用では予後をむしろ悪化させるという結果も出されている．

b　特徴・使用法・注意点

現在，わが国で使用されているPDE3阻害薬はミルリノン，ピモベンダ

ン，およびオルプリノンの3つである．一方，同じくPDE3阻害薬であるシロスタゾールは血小板内のcAMP濃度を高めて血小板凝集を抑制する抗血小板薬として用いられる（図21-26参照）．ピモベンダンはPDE阻害作用と同時に心筋のCa^{2+}感受性増強作用をあわせもつため心筋のCa^{2+}過負荷を抑制するという特徴をもつ．

> **simple point　PDE阻害薬の臨床応用**
> - PDE3阻害薬（ミルリノン，シロスタゾールほか）：心不全治療薬，抗血小板薬
> - PDE4阻害薬（ロフルミラストほか）：COPD治療薬
> - PDE5阻害薬（シルデナフィルほか）：勃起不全治療薬＋肺高血圧症
> - PDE非選択性阻害薬（テオフィリンほか）：気管支喘息治療薬

4　その他

コルホルシンダロパートはフォルスコリンの水溶性の誘導体でありアデニル酸シクラーゼ活性を直接刺激することで心筋細胞内のcAMP濃度を高め強心作用を示す．ブクラデシンは膜透過性cAMP（ジブチリルcAMP）であり細胞膜を通過した後にcAMPとしての作用を示す．

B　降圧薬

　高血圧症の薬物治療に用い高血圧を適正血圧に維持する薬剤を降圧薬という．血圧は心拍出量と末梢血管抵抗の積により規定される．心拍出量を有効循環血液容量とするとそれは体内Na^+量，水分量，アルドステロン濃度，腎機能などの要因によって規定される．末梢血管抵抗は血管の収縮に依存するため，ノルアドレナリン，アンジオテンシンII，プロスタグランジンなどの液性因子の影響を受ける．さらに自律神経機能は血圧の調節に大きな働きをもつ．降圧薬はこのような多彩な血圧調節因子に対し直接，あるいは間接に作用して血圧を下げる．
　歴史的にさまざまな薬剤が高血圧症の治療のために用いられたが現在用いられている降圧薬はおおよそ表21-4の7種である．

1　カルシウム拮抗薬

　電位依存性Ca^{2+}チャネルは現在5種が知られている．そのなかで心筋の収縮と血管のトーヌスの維持に主要な役割を果たすのがL型Ca^{2+}チャネルであり，降圧薬カルシウム拮抗薬はすべてこのL型Ca^{2+}チャネルの遮断作用をもつ．L型Ca^{2+}チャネルは6回の膜貫通セグメントを1つのド

表21-4 降圧薬の分類・特徴と作用機序

降圧薬	作用機序	特徴
カルシウム拮抗薬	①血管平滑筋のL型Ca^{2+}チャネルの抑制による血管拡張作用 ②心筋のL型Ca^{2+}チャネルの抑制による心収縮力の抑制作用 ③刺激伝導系の抑制 ジヒドロピリジン(DHP)系カルシウム拮抗薬の作用は①, 非DHP系カルシウム拮抗薬の作用は, ①+②+③	DHP系薬は強い末梢血管拡張作用によって反射性交感神経緊張による頻脈という有害事象を生じることがある. 非DHP系薬剤は③作用により房室ブロックや洞性徐脈を生じることがある
アンジオテンシン変換酵素(ACE)阻害薬	①昇圧ペプチドであるアンジオテンシンⅡ(AngⅡ)の合成の抑制 ②ブラジキニンの分解を抑制しNOの作用を増強	ブラジキニンの作用の増強による咳嗽を生じることがある. アルドステロンの産生を抑制し, 高K血症を生じることがある. 妊婦への投与は禁忌
アンジオテンシンⅡ受容体拮抗薬(ARB)	①昇圧ペプチドであるアンジオテンシンⅡ(AngⅡ)受容体(AT_1受容体)に特異的に結合し, AngⅡの作用(血管収縮, 交感神経亢進, 体液貯留)を抑制	アルドステロンの産生を抑制し, 高カリウム血症を生じることがある. 妊婦への投与は禁忌
利尿薬	尿細管で水とNa^+の再吸収を抑制して循環血液量を減少させる	サイアザイド系薬, ループ利尿薬, カリウム保持性利尿薬, その他に細分類される
β遮断薬(αβ遮断薬を含む)	①心拍出量の低下, ②レニン産生の抑制. 内因性交感神経刺激作用(ISA)を有する薬剤もある	気管支喘息, 徐脈, 房室ブロック, レイノー症状, 褐色細胞腫では要注意. 非DHP系カルシウム拮抗薬との併用は要注意
α遮断薬	平滑筋α受容体を抑制して血管を拡張させる	起立性低血圧症を生じることがある
レニン阻害薬	レニンの活性部位に直接結合して血漿レニン活性を低下させる	ARBと類似の副作用

メインとする構造が4つ連なり中心にCa^{2+}を通過させる孔構造をもつ蛋白である(図21-6). 臨床で用いられるカルシウム拮抗薬はチャネルの孔付近に可逆的に結合することで細胞内へのCa^{2+}流入量を減少させる.

a 薬理作用

カルシウム拮抗薬はジヒドロピリジン(DHP)系カルシウム拮抗薬, フェニルアルキラミン(PAA)系カルシウム拮抗薬, およびベンゾチアゼピン(BTZ)系カルシウム拮抗薬の3種がある. このうち, PAA系とBTZ系はまとめて非DHP系カルシウム拮抗薬と呼ばれる. この3種のカルシウム拮抗薬はCa^{2+}チャネルに対する結合部位が異なり, そのため異なる遮断様式で細胞内へのCa^{2+}流入を遮断する(図21-6). PAA系カルシウム拮抗薬はCa^{2+}チャネルが開閉を繰り返すたびに遮断の程度が増大する「使用依存性遮断作用」が強く, 閉鎖状態のCa^{2+}チャネルの遮断作用「静止時遮断作用」がほとんどみられない. DHP系カルシウム拮抗薬は逆に「静止時遮断作用」が強く, 「使用依存性遮断作用」がみられない. BTZ系カルシウム拮抗薬は両者の中間の性質をもつ(図21-7). DHP系カルシウム拮抗薬は膜電位が浅いときにCa^{2+}チャネル遮断作用が著しく増大するため, 臨床使用濃度では膜電位の浅い平滑筋のCa^{2+}チャネルだけを遮断し, 心筋のCa^{2+}チャネル遮断作用をもたない. すなわちDHP系カルシウム拮抗薬は心筋の収縮抑制作用をもたない(陰性変力作用をもたない). 一方, PAA系カルシウム拮抗薬とBTZ系カルシウム拮抗薬は平滑筋収縮を抑制するとともに心筋の収縮も低下させる. また, この非DHP系カルシウム

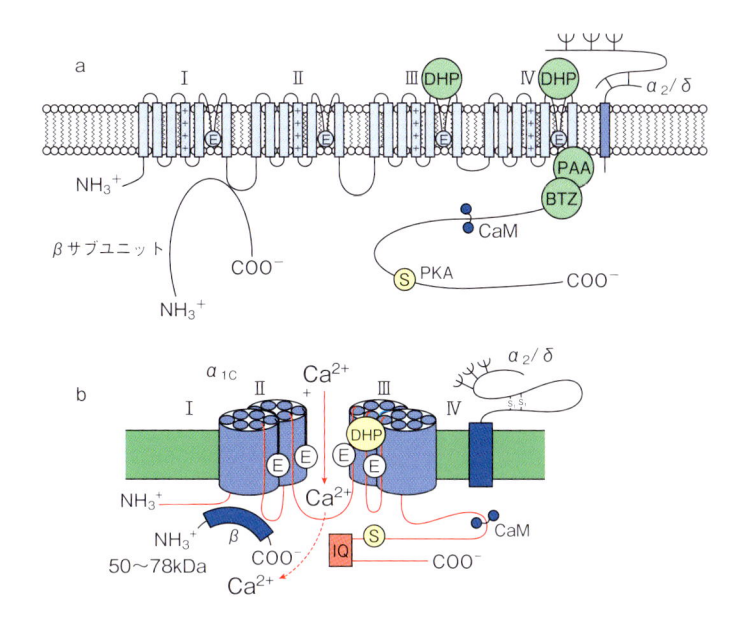

図21-6 心筋の電位依存性L型Ca²⁺チャネルの構造とカルシウム拮抗薬の結合部位

a:心筋型L型Ca²⁺チャネル(Ca$_{v1.2}$)のサブユニット($α_1$サブユニット, $β$サブユニット, $α_2/δ$サブユニット)の機能部位. $α_{1C}$サブユニットのI～Ⅳはそれぞれのドメイン, S4の＋はR/Kの正電荷を有するアミノ酸, Eは孔の内張ループの最深部に位置するglutamate, SSはジスルフィド結合(S-S), SはAキナーゼ依存性(PKA), あるいはCキナーゼ依存性(PKC)リン酸化部位, CaMはカルモジュリン作用部位をそれぞれ示す.
b:心筋型L型Ca²⁺チャネルの$α_1$サブユニット($α_{1C}$)の立体構造. Eは孔の内張ループの最深部に位置するCa²⁺選択フィルタであり, glutamateを表す. DHPはジヒドロピリジン系カルシウム拮抗薬の結合サイトを示す. IQはカルモジュリン結合モチーフ. 3種類のカルシウム拮抗薬(ジヒドロピリジン系:DHP), (フェニルアルキラミン系:PPA)および(ベンゾチアゼピン系:BTZ)は$α_{1C}$サブユニットに対してそれぞれ異なる結合部位に作用する.

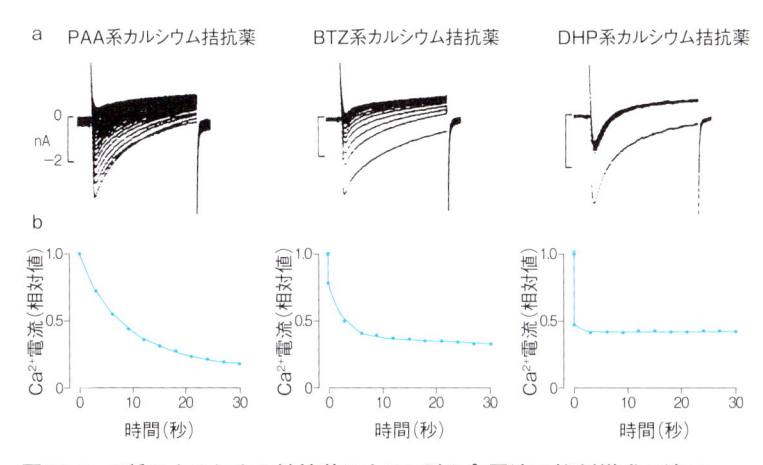

図21-7 3種のカルシウム拮抗薬によるL型Ca²⁺電流の抑制様式の違い

a:保持電位－40mVから持続120ms, ＋20mVのパルスを0.05Hzの頻度で与えて記録したCa²⁺電流の重ね書き. それぞれ内向き電流が最も大きなトレースが対照値で, その上の第2番目の電流トレースはカルシウム拮抗薬を3分間無刺激で作用させた後の第1回目のCa²⁺電流. フェニルアルキラミン(PAA)系カルシウム拮抗薬, ベンゾチアゼピン(BTZ)系カルシウム拮抗薬, およびジヒドロピリジン(DHP)系カルシウム拮抗薬の作用様式を比較したもの.
b:L型Ca²⁺電流の使用依存性ブロックの形成過程を対照値を1として刺激の回数(時間)に対しプロットしたもの. 縦軸はCa²⁺電流の相対値を示す. PAA系カルシウム拮抗薬では刺激の回数(チャネルの使用回数)が増えるほどCa²⁺電流が減少する(使用依存性ブロック). DHP系カルシウム拮抗薬ではCa²⁺電流の対照値(0秒)に比べ薬剤使用後第1回目のCa²⁺電流(0秒)ですでに大きな減少がみられる. しかしその後は刺激回数(チャネルの使用回数)が増えてもCa²⁺電流がほとんど減少していない. BTZ系カルシウム拮抗薬は両者の中間の遮断様式を示す.

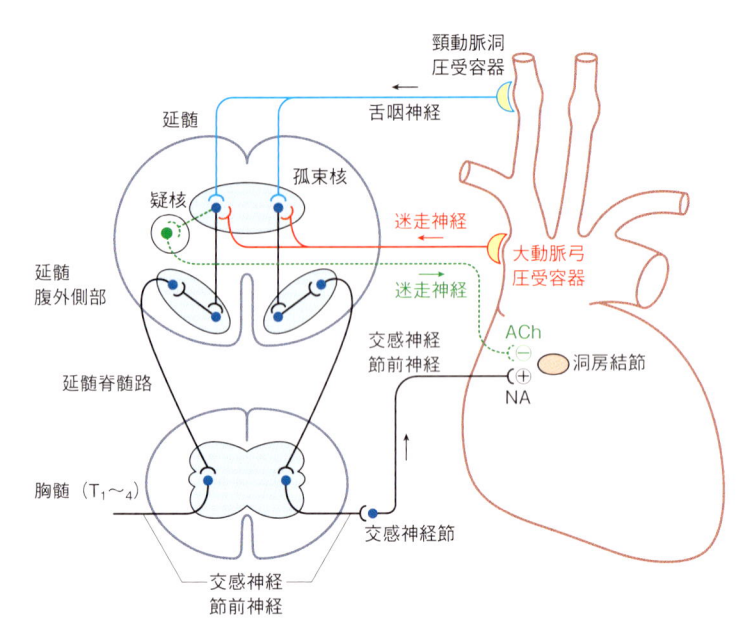

図21-8 薬剤や循環血液量の減少によって引き起される血圧の低下に対する圧受容器反射

頸動脈洞や大動脈弓の血管壁に存在する圧受容器から求心性情報が延髄孤束核に入力されると循環調節の遠心性経路として交感神経を介する信号(黒実線)が心臓全体に伝わる．その結果，陽性変時作用や陽性変力作用が出現する．この交感神経遠心路とは別に孤束核からのニューロンは直接に心臓支配の迷走神経節前ニューロン(疑核)にもシナプスし，心臓迷走神経(緑点線)は抑制を受ける．この両者の作用によって心拍数は増加する．

拮抗薬はCa^{2+}チャネルの使用依存性遮断作用が強いため，自動能の形成に寄与するL型Ca^{2+}チャネル電流を脈拍数に応じて減少させ，自動能を抑制し，併せて房室結節伝導能も抑制する．すなわち，非DHP系カルシウム拮抗薬は徐拍化作用(陰性変時作用)を有する．

b 特徴・使用法・注意点

カルシウム拮抗薬は降圧薬のなかで最も降圧作用が強い．また，その他のすべての降圧薬との併用が可能であるという利点を有する．しかし，非DHP系カルシウム拮抗薬とβ遮断薬の併用は房室伝導の抑制や洞性徐脈をきたすことがある．今日用いられるカルシウム拮抗薬の大部分はDHP系カルシウム拮抗薬であり，PAA系(**ベラパミル**)とBTZ系(**ジルチアゼム**)はそれぞれ1種類のみである．ベラパミルとジルチアゼムは心筋Ca^{2+}チャネルの使用依存性遮断作用を有するため，降圧作用にあわせて抗不整脈作用も示す．一方，DHP系カルシウム拮抗薬は抗不整脈作用をもたない．DHP系カルシウム拮抗薬は平滑筋Ca^{2+}チャネルに対する選択的遮断作用が高く，そのため大部分の患者において反射性の交感神経の活性化にともなう頻脈の出現を認める(**図21-8，21-9**)．この心拍数の増加作用は短時間作用型DHP系カルシウム拮抗薬においてとくに顕著であり，短時間作用型カルシウム拮抗薬を服用している患者において心筋梗塞の危険性や死亡率の増加が報告されている．以上の理由により現在用いられる

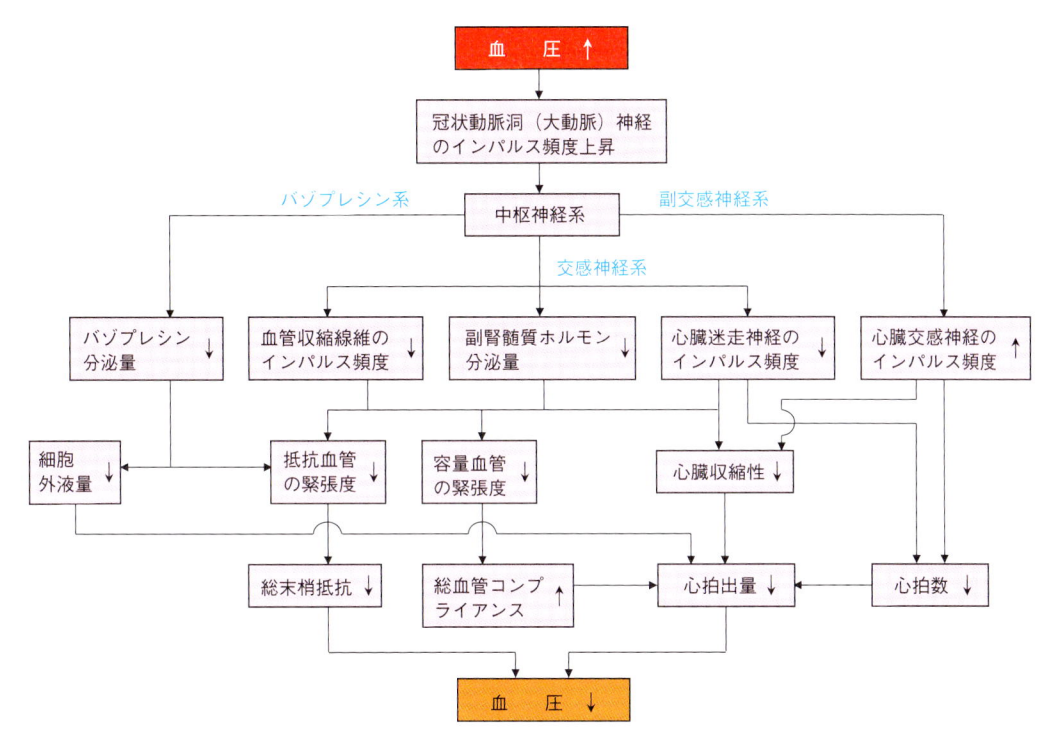

図21-9 動脈圧受容器反射による血圧調節

血圧の上昇は圧受容器反射を介し，交感神経系，副交感神経系，およびバゾプレシン系によるネガティブ・フィードバックにより，末梢血管抵抗，心拍出量，および心拍数の減少がもたらされ血圧の降下に向かう調節機構が働く．

DHP系カルシウム拮抗薬は血中半減期の長い長時間作用型カルシウム拮抗薬が中心となっている．

> **simple point　カルシウム拮抗薬の作用の違い**
>
> - DHP系カルシウム拮抗薬：降圧薬，抗狭心症薬，血管拡張薬
> - 非DHP系カルシウム拮抗薬：抗不整脈薬，降圧薬，抗狭心症薬，血管拡張薬

2 アンジオテンシン変換酵素（ACE）阻害薬

　レニン・アンジオテンシン・アルドステロン系（**RAA系**または**RAAS**）は心血管系に対して多彩な作用をもつ（**図21-10**）．RAA系の主要活性ペプチドであるアンジオテンシンⅡ（AngⅡ）は多くの臓器で**AT$_1$受容体**と**AT$_2$受容体**に結合して下流シグナルのスイッチを入れるが，AT$_2$受容体の機能に関してはいまだに詳細に解明されていない（**表21-5**）．一方，AT$_1$受容体は心筋細胞や血管平滑筋細胞に豊富に発現しており，血管収縮や心筋肥大という生理的・病的シグナルを司る．また，副腎皮質球状層ではアルドステロンの分泌刺激にかかわり，視床下部ではバゾプレシンの分泌を促進させる．

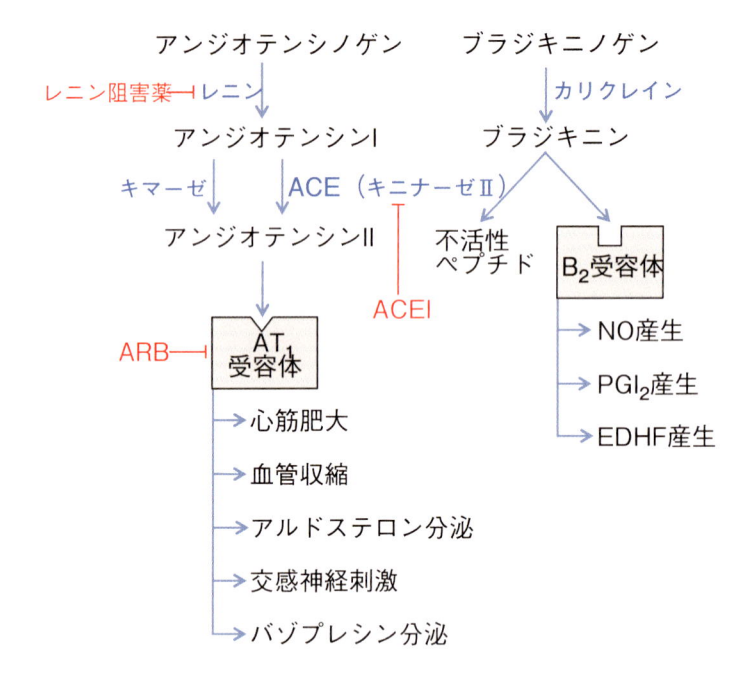

図21-10　レニン・アンジオテンシン・アルドステロン系（RAAS）

アンジオテンシノゲンはレニンによってアンジオテンシンIに変換され，さらにアンジオテンシン変換酵素（ACE）とキマーゼによってアンジオテンシンII（AngII）に変換される．ヒトではACEとキマーゼの働きはほぼ同等である．アンジオテンシンII（AngII）はAT₁受容体とAT₂受容体に作用する．ブラジキニンはブラジキニノゲンからカリクレインの作用によって産生される．ブラジキニンを不活性ペプチドに分解するキニナーゼIIはACEと同一酵素であり，ACE阻害薬（ACEI）によってブラジキニンの分解が抑制される．

表21-5　アンジオテンシンII AT₁受容体とAT₂受容体作用の違い

AT₁受容体の機能	AT₂受容体の機能
心筋肥大 血管収縮 アルドステロン分泌 交感神経刺激 バゾプレシン分泌 その他（心筋線維化，血管平滑筋増殖ほか）	血管拡張 細胞増殖抑制 心筋線維化の抑制 アポトーシス促進

a 薬理作用

　ACE阻害薬（ACEI）はアンジオテンシンI（AngI）のアンジオテンシンII（AngII）への変換を阻害することでRAA系の活性を抑制し降圧をはかる薬剤である．AngIIは血管平滑筋のAT₁受容体に結合するとGq-PLC-DAG/IP₃系を賦活して細胞内のCa²⁺濃度を高め血管のトーヌスを亢進させる（図21-10，図4-3）．またAngIIはAT₁受容体-GDP/GTP交換因子-Rhoキナーゼ系を賦活化して血管のトーヌスを高めることで二重の血管緊張制御機構をもつ．この血管平滑筋に対するAngIIの直接作用の抑制と，アルドステロンの分泌抑制や交感神経活性の抑制などを

表21-6 ブラジキニンのB₁受容体とB₂受容体の作用の違い

B₁受容体の機能	B₂受容体の機能
コラーゲンの合成 細胞増殖	NO産生 血管拡張性プロスタグランジン(PGI₂, PGE₂)の産生 内皮由来弛緩因子(EDRF)の産生

通してACE阻害薬の降圧作用が発揮される．

b 特徴・使用法・注意点

　AngIはAngⅡへ変換を受けるがヒトではACEと**キマーゼ**の2つの経路にほぼ均等に依存する（**図21-10**）．よってACEの阻害だけではAngⅡの産生を十分に抑制できない．しかし，AngIをAngⅡ変換する酵素ACEは**ブラジキニン**を不活性化する酵素キニナーゼⅡと同一であるため，ACE阻害薬によるACEの活性阻害によってブラジキニンの分解が抑制され，組織・血中ブラジキン濃度の上昇が生じる．ブラジキニンは血管内皮B₂受容体に作用してNOを産生し血管の拡張作用を助ける（**表21-6**，**図4-3**）．この**NO産生作用**により，虚血性心疾患を併発する患者における降圧に際しACE阻害薬は有効に作用する．一方，ブラジキニンが肥満細胞表面のB₂受容体に結合するとヒスタミンの遊離が生じるため，ACE阻害薬の副作用として咳嗽が出現する．また，ACE阻害薬は最終的にアルドステロンの産生を低下させるため，遠位尿細管からのK⁺分泌が減少し高カリウム血症をきたすことがある（**図21-23**参照）．

3 アンジオテンシンⅡ受容体拮抗薬（ARB）

　アンジオテンシノゲンの最終産物であるAngⅡのAT₁受容体結合を直接遮断する薬剤がARBである．すなわち，ARBはAT₁受容体に対する結合をAngⅡと競合することでその作用を阻害する．ARBの降圧作用はおおよそACE阻害薬の降圧作用と類似している．しかしAngIからAngⅡへの変換はACEと**キマーゼ**の両方に依存するため，ACE阻害薬はAngⅡの産生をたかだか半分に減らすにすぎない．一方，ARBはAngⅡの標的受容器であるAT₁受容体を直接遮断するため，より強いAngⅡ抑制作用が期待される．また，残されたAT₂受容体へのAngⅡの結合率も高まるため，AT₂受容体機能の亢進を加味した効果が期待される（**表21-5**）．ARBもACE阻害薬と同様に**アルドステロン**の分泌を抑制するため高カリウム血症をきたすことがある（**図21-23**参照）．

4 利尿薬

　利尿薬は現在の高血圧治療薬のなかで主要な役割を果たすが，降圧作用は比較的弱い．したがって利尿薬は他の降圧薬との併用，あるいは他の降圧薬との合剤が用いられることが多い．降圧薬として用いられることが多

い利尿薬は以下のとおりである．

①サイアザイド系利尿薬（トリクロルメチアジドほか）
②ループ利尿薬（フロセミドほか）
③K⁺保持性利尿薬（スピロノラクトンほか）

利尿薬の薬理作用やその特徴は後述の「**F** 利尿薬」の項で詳解する．

5　β遮断薬（αβ遮断薬を含む）

交感神経系は胸髄，腰髄から節前線維を出し，神経節で節後神経とシナプスを形成し，その節後神経は心臓・血管などに広く分布する．交感神経が興奮するとその興奮（脱分極）は交感神経終末まで伝わり，神経終末の脱分極はそこに分布する電位依存性N型Ca^{2+}チャネルを活性化させる．開口したCa^{2+}チャネルから流入するCa^{2+}の量に従って終末の小胞がシナプスに移行し，内部のNAを放出する．近接する心筋細胞や平滑筋細胞はα受容体やβ受容体を介してNA刺激を細胞内に伝達し，収縮蛋白やイオンチャネルの活性化を通して機能が調節される（**図21-2**）．よって**α受容体遮断薬（αブロッカー）やβ受容体遮断薬（βブロッカー）**は交感神経遮断薬と呼ばれる．

a　薬理作用

β遮断薬は高血圧の治療薬として古くから用いられており，また心不全，頻脈性不整脈，虚血性心疾患などのさまざまな心血管疾患で多用されている．β遮断薬は全身，とくに心臓におけるカテコラミンの作用を抑制することで，心筋収縮力の低下，心拍数低下，伝導速度遅延をきたす．運動やストレスなどで交感神経活動が活発になるさいにβ遮断薬の効果が顕著となる．β遮断薬は心拍数と血圧を低下させ心仕事量を減らし，その結果，酸素需要量を低下させる．よって労作性狭心症や頻脈にともなう高血圧では第一選択薬となる．β遮断薬は$β_1$選択性遮断薬と非選択性β遮断薬に大別され，かつ**内因性交感神経刺激作用（ISA）**の有無によって分類される（**表21-7**）．β遮断薬でありながらカテコラミンやβ受容体作動薬がないときにはβ受容体と結合し，何らかのβ受容体刺激作用を発揮する薬剤のことを「**部分的作用薬** partial agonist」と呼ぶ．ISAを有するβ遮断薬はβ受容体に対する部分的作用薬であり，他のβ遮断薬と比べると心拍数を減らす作用が弱い．

腎の輸入細動脈の近くにある傍糸球体細胞はレニンの合成・貯蔵・放出にかかわる細胞である．レニン放出が増大する仕組みとして，①血管の伸

表21-7　β遮断薬の分類

	非選択的β遮断薬	$β_1$選択性遮断薬
ISA（−）	カルベジロール　ほか	ビソプロロール　ほか
ISA（＋）	カルテオロール　ほか	アセブトロール

泌の減少（血圧低下），②交感神経緊張が，主要な制御機構である．NAの傍糸球体細胞への作用はβ_1受容体を介している．したがってβ_1遮断薬はレニン分泌を抑制し，RAA系活性を低下させて降圧作用を発揮する．

β遮断薬のなかにはα遮断作用をあわせもつものがある．一般に，β受容体遮断作用によって相対的にα受容体作用が亢進するため，あわせもつα受容体遮断作用は血管抵抗を減弱させ降圧に有利に働く．

b 特徴・使用法・注意点

血管や気管平滑筋のβ_2受容体刺激はアデニル酸シクラーゼの刺激を介したPKA作用によって平滑筋を弛緩させるため，**β_2受容体の遮断は気管支収縮作用をもつ**（図4-3）．したがって非選択性β遮断薬は心筋の収縮を抑制すると同時に気管支の収縮作用をもつため，気管支喘息や気管支痙攣患者では禁忌である．

虚血性心疾患や心不全患者を対象とした臨床試験の結果，ISA(+)-β遮断薬はISA(-)-β遮断薬に比べ，利点が少ないことが判明した．それは，ISA(+)-β遮断薬では心拍数の抑制や心収縮の抑制作用が少なく，とくに安静時の心拍数コントロールが不十分であることによる．

β遮断薬には洞房結節や房室結節の抑制作用があるため，徐脈や房室伝導遅延のある患者では原則禁忌である．
β遮断薬を非DHP系カルシウム拮抗薬と併用するとL型Ca^{2+}チャネルに対する相乗効果のため，洞性徐脈や房室伝導障害を生じることがある．

冠攣縮性狭心症患者ではβ遮断薬の使用によってα受容体誘発性血管収縮をきたし**狭心症症状を悪化**させることがある．

心収縮機能が低下している患者ではβ遮断薬の陰性変力作用によって心不全が悪化することが予想される．実際に慢性心不全患者に対してβ遮断薬の使用は長い間，禁忌であるとされてきた．しかし，近年の臨床研究により安定した段階の慢性心不全患者においてβ遮断薬は臨床症状と生存率を改善することが明らかとなった（**第15章**）．その作用機序としては以下のものが挙げられる．

①心拍数・心収縮力の抑制（エネルギー代謝改善）
②心室拡張特性の改善
③レニン放出抑制による体液減少と血管拡張
④カテコラミンによる心筋障害の抑制
⑤心筋β受容体数の増加（β受容体のup regulation）
⑥抗不整脈作用

肝細胞ではβ_2受容体刺激がグリコーゲンの分解経路を活性化し，脂肪細胞のβ_3受容体刺激で脂肪分解が活性化する．したがって非選択性β遮断薬は糖・脂質代謝に悪影響を及ぼす可能性がある．臨床試験では新規糖尿病発症抑制効果がプラセボに比べβ遮断薬が劣るという結果を得られており，糖尿病患者においては注意を要する．

6 α遮断薬

α遮断薬は心抑制作用が少なく，血管平滑筋を拡張させて末梢血管抵抗を減少させることで降圧効果を示す．糖・脂質代謝に悪影響もないので特色ある降圧薬であるが，臨床試験の結果では他の降圧薬に比べ利点が少ないことにより，近年では降圧目的のためにα遮断薬のみでの使用が減少している．

a 薬理作用

臨床応用されているα遮断薬はすべて$α_1$受容体遮断薬であり，$α_2$遮断薬には治療効果が乏しい．$α_1$受容体は主に平滑筋に発現しておりGq-PLC-DAG/IP$_3$経路を介して平滑筋のトーヌスの亢進に作用する．したがって$α_1$遮断薬は末梢血管の拡張作用が強い（**図21-3**，**図4-3**）．

b 特徴・使用法・注意点

前立腺平滑筋や膀胱には$α_1$受容体の発現が多くその阻害によって排尿障害の改善や蓄尿効果が得られることにより，**前立腺肥大症にともなう排尿障害を合併する高血圧症の治療**としてとくに有用である．

7 その他の降圧薬

a $α_2$受容体作動薬（中枢性交感神経抑制薬）

$α_2$受容体作動薬は中枢神経系における心血管制御中枢の交感神経刺激を抑制する．交感神経終末ではノルアドレナリン（NA）の再取り込みはそこに発現する$α_2$受容体の刺激によって抑制を受ける（**図21-2**）．したがって$α_2$受容体作動薬は交感神経終末のNAの蓄積・分泌を低下させ，NAによる血圧の上昇に拮抗する．作用の強度は前者の中枢神経系に対するほうが強い．現在では$α_2$受容体作動薬の利用価値は低いが，安全性が確立しているため**妊娠高血圧症の治療**に用いられる．

b 末梢性交感神経抑制薬

レセルピンは交感神経終末において小胞性モノアミン輸送体（VMAT）を不可逆的に傷害する．その結果，交感神経機能は低下し**抑うつ症状が生じる**ため，現在ではほとんど使われない（**図21-4**）．

c レニン阻害薬（アリスキレン）

レニンの活性部位に直接結合してその活性を抑制する．血漿レニン濃度は上昇するが他のRAA系阻害薬と異なりレニン活性の上昇がない．

> **simple point　各種降圧薬の禁忌（慎重投与）**
> - カルシウム拮抗薬（非DHP系）：徐脈
> - ACE阻害薬：妊娠，高カリウム血症，血管神経性浮腫
> - ARB：妊娠，高カリウム血症
> - 利尿薬（サイアザイド系）：痛風，低カリウム血症
> - β遮断薬：気管支喘息，徐脈

C　狭心症治療薬

　狭心症の発症は心筋の酸素需要と供給のバランスが破綻し，酸素需要が酸素の供給量を上回ることによる．狭心症は，冠状動脈の器質的病変により冠血流量の増加が制限され酸素供給量が低下するために起こる労作性狭心症，冠状動脈の攣縮による冠血流量の低下に起因する安静時狭心症，および両者の混合型狭心症に分類される．狭心症の治療薬には，長期的に心筋梗塞の発症を抑制し心臓死のリスクを低下させる，多くの降圧薬，スタチン，抗血小板薬などが含まれるが，ここでは狭心症の発作を抑制する薬剤の働きを概説する．

　代表的な狭心症治療薬の薬理作用は，
　①心臓への静脈還流量を抑制し心前負荷の軽減
　②冠血流量を増加
　③血圧を下げ心臓にかかる後負荷量の軽減
　④心拍数と心収縮を抑制し心仕事量を抑制

表21-8　狭心症治療薬の種類と特徴

分　類	作用機序	特　徴
硝酸薬	動脈より静脈平滑筋の弛緩作用が強く前負荷の軽減作用が主作用	労作性狭心症および冠攣縮性狭心症に有効．長期間の持続使用で耐性を生じる
β遮断薬	心拍数を減少させ心収縮を抑制して心筋酸素需要を低下させる	労作性狭心症に有効であるが，冠攣縮性狭心症では増悪させることがある
非DHP系カルシウム拮抗薬	冠状動脈を拡張させ，心拍数を減少させて心筋酸素需要を低下させる	労作性狭心症に有効であるが，冠攣縮性狭心症でとくに有効
DHP系カルシウム拮抗薬	冠状動脈を拡張させ，全身血圧を低下させて後負荷を軽減させる	冠攣縮性狭心症でとくに有効
ニコランジル	硝酸薬とATP感受性K$^+$チャネル開口薬のハイブリッド作用	硝酸薬に類似．ただし長期間の持続使用による耐性はない

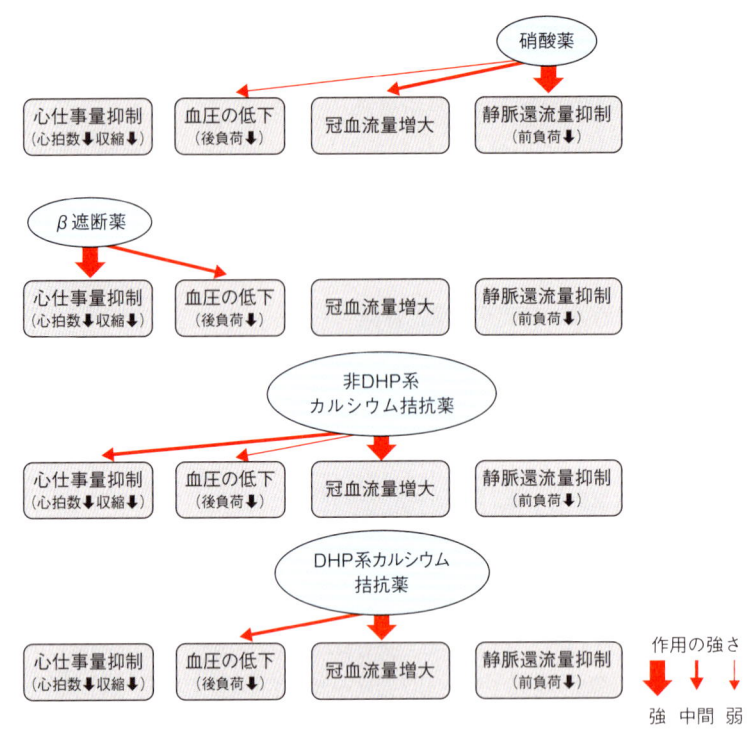

図21-11　4種の狭心症治療薬の薬理作用の違い

狭心症治療薬の作用点は，①心拍数や心収縮力を抑制して心仕事量を抑制する作用，②血圧を低下させて心後負荷を軽減させる作用，③冠状動脈を拡張させて冠血流量を増加させる作用，および④静脈還流量を減らして心前負荷を軽減させる作用，からなる．4種の狭心症治療薬（硝酸薬，β遮断薬，非ジヒドロピリジン［DHP］系カルシウム拮抗薬，ジヒドロピリジン［DHP］系カルシウム拮抗薬）はそれぞれ異なる作用機構をもちその作用の強さも異なる．

することで発揮される．狭心症発作を抑制する代表な狭心症治療薬として，硝酸薬，β遮断薬，カルシウム拮抗薬（DHP系カルシウム拮抗薬，非DHP系カルシウム拮抗薬），およびATP感受性K^+チャネル開口薬があげられる（**表21-8**）．それぞれの薬剤は異なる薬理作用と特徴をもち，単独，あるいは併用によって狭心症の発症を抑える（**図21-11**）．

1　硝酸薬（ニトログリセリンほか）

硝酸薬の主な薬理作用は血管拡張作用で，その作用は**静脈系でとくに強い**．古くから用いられている薬剤であり，強い前負荷軽減作用を有することから虚血性心疾患のみならず心不全でも使われている．

a　薬理作用

ニトログリセリン（**三硝酸グリセリン**）は他の硝酸塩と同様に体内に入ると還元を受け一酸化窒素（NO）を遊離する．NOは内因性のシグナル伝達分子であり平滑筋を弛緩させる（**図4-3**）．NOは静脈と動脈のどちらの血管に対しても弛緩作用をもつが治療量では静脈の拡張作用が顕著である．NOの作用で静脈が拡張すると血管容量が増し，心臓に流入する血液量は減少する．その結果，心室拡張末期圧が低下し心室容量は減少する．

NOの生理作用の発見と治療への応用

1998年のノーベル医学生理学賞は米国のロバート・ファーチゴット，ルイス・イグナロ，フェリド・ムラドの3氏が受賞した．授賞理由は「シグナル伝達分子としての一酸化窒素（NO）の発見」である．ファーチゴット氏は未知の血管拡張物質が血管内皮から出ていることを発見し，イグナロ氏はこの物質がNOであることを証明した．ムラド氏はニトログリセリンの作用がNOであることを示した．NOの作用を利用した薬剤は狭心症治療薬として有効であるばかりでなく，肺高血圧症，心不全治療薬，勃起障害治療薬などへの広がりをみせている．

以上の作用によって**心臓前負荷が軽減**されるため心臓の酸素需要は低下する．現在，臨床で用いられている**二硝酸イソソルビド（ISDN）**と**一硝酸イソソルビド（ISMN）**はいずれも作用機序は共通であるが効力の違いや活性持続時間の違いなどに差があり，その作用時間を制御するため経口薬，注射薬，外用薬テープ，あるいはスプレーなどの方法で用いられる．

b 特徴・使用法・注意点

硝酸薬の使用により動脈圧の低下が生じ，その代償的反応として頻拍が起こる．これを**反射性頻脈**という（**図21-8**）．平均血圧が過度に低下すると，めまい感やふらつきを生じることがある．反射性頻脈が生じると心筋の酸素消費量が増加し酸素需給バランスに悪影響が生じる．

NOは血管内皮細胞に働き内皮の膜表面接着分子の発現を抑え，好中球の内皮粘着を抑える内皮保護作用をもつ．

硝酸薬を持続投与した場合に作用が減弱することが報告されており，これを硝酸薬に対する耐性と呼ぶ．現在用いられている硝酸薬（ニトログリセリン，二硝酸イソソルビド，一硝酸イソソルビド）にはすべてこの**耐性獲得**があり，1日のうち，硝酸薬を服用しない時間帯を設けるなどの対応によって耐性からの回避に努めることができる．

2 β遮断薬（カルベジロールほか）

β遮断薬はその陰性変力作用と陰性変時作用によって**心仕事量（血圧×心拍数）を低下**させる．とくに**労作性狭心症で有効**である．

a 薬理作用

運動やストレスで交感神経活動が増加するとカテコラミンの分泌を介して心機能が亢進し，心臓の酸素消費量が増加する．冠状動脈に狭窄をもつ冠動脈疾患では冠血流量が確保されないため，酸素供給量が低下し狭心症が誘発される．β遮断薬は心拍数，心収縮力および血圧を減少させ，心臓の酸素需要を減らして狭心症発作を抑える．とくに**頻脈や高血圧をともなう労作性狭心症では第一選択薬**となる．

b 特徴・使用法・注意点

非選択性β遮断薬は$β_2$受容体刺激を介する血管拡張作用を阻害するため，**冠攣縮性狭心症を悪化させる危険**がある（**図4-3**）．

3 カルシウム拮抗薬（アムロジピン，ジルチアゼム，ベラパミルほか）

降圧薬，あるいは抗不整脈薬として用いられるカルシウム拮抗薬はその強い血管拡張作用によって**冠血流量を増加**させ狭心症発作を抑える（**図21-11**）．

a 薬理作用

カルシウム拮抗薬はDHP系カルシウム拮抗薬（アムロジピンほか）と非DHP系カルシウム拮抗薬（ジルチアゼム，ベラパミル）に分類される．DHP系カルシウム拮抗薬は最も強力な降圧剤であり，血管平滑筋のL型Ca^{2+}チャネルを遮断して全身血圧を低下させる．DHP系カルシウム拮抗薬は心筋に対する作用をもたないが，冠状動脈平滑筋に作用してこれを拡張させ冠血流量の増加を起こす．一方，非DHP系カルシウム拮抗薬の降圧作用は比較的弱いものの心筋に作用して心収縮力を抑え心拍数を減少させて心仕事量を減少させるとともに，徐脈にともなう拡張期の延長によって冠状動脈血流量の確保に有効に作用する．

b 特徴・使用法・注意点

短時間作用型DHP系カルシウム拮抗薬は急激な血圧低下のために**反射性頻脈を生じ心仕事量が増大して虚血が増悪する危険性**があり，狭心症治療薬としては用いられない（図21-8）．

4 ATP感受性K^+チャネル開口薬（ニコランジル）

ニコランジルは**ATP感受性K^+チャネル開口作用**と**亜硝酸薬としての作用**の2作用をあわせもつユニークな狭心症治療薬である（図21-8）．

a 薬理作用

ATP感受性K^+チャネルは，心筋細胞が心筋梗塞や冠攣縮などで虚血に陥ると細胞内のATP濃度が減少することで活性化される．このチャネルが活性化すると静止膜電位が過分極し心筋の活動電位持続時間が短縮して心臓のCa^{2+}過負荷を軽減し心仕事量を抑える．ニコランジルはわずかな虚血でもこのATP感受性K^+チャネルを開口し，心仕事量を軽減させて心筋を虚血より保護する．ATP感受性K^+チャネルは心筋細胞膜とミトコンドリア内膜に存在し，ニコランジルはこの両方を開口する．心筋を短時間の数回の虚血状態にすると引き続き生じる実際の虚血に対して抵抗力をもつようになる．これを**プレコンディショニング** preconditioning という．ニコランジルはミトコンドリア内膜のATP感受性K^+チャネルを開口し，人工的に心筋をプレコンディショニング状態にして**心筋虚血に抵抗する作用**を持つとされる．

b 特徴・使用法・注意点

硝酸薬を持続投与した場合には作用が減弱する耐性獲得があるが，ニコランジルは硝酸薬と異なり耐性獲得はなく休薬期間を設ける必要もない．

K^+チャネル開口薬ニコランジル
ニコランジルは血管拡張作用による抗狭心症薬として1970年代にわが国で開発された．しかし同薬の抗狭心症作用のメカニズムは不明であった．わが国の生理学・薬理学研究者の努力の結果，現在ではニコランジルの作用はK_{ATP}チャネル開口作用とNOドナーとしての作用のハイブリッド効果によるものであることが判明している．ニコランジルは心筋細胞膜と心筋ミトコンドリア膜の両方のK_{ATP}チャネルを開口することで心筋は虚血耐性が備わるという優れた作用を示す．

虚血プレコンディショニング
短時間の虚血により心筋細胞の虚血耐性が増強し，その後の虚血再灌流による障害が抑制される現象．メカニズムにかかわる因子はアデノシン，PKC，ROSなど多岐にわたるが，一部の吸入麻酔薬やK_{ATP}チャネル開口薬などの薬剤によるプレコンディショニング効果も確認されている．

D 血管拡張薬

　血管拡張薬とは，末梢循環障害，すなわち末梢動脈疾患，バージャー病，急性動脈閉塞，糖尿病性細小血管症，血管炎，肺動脈性肺高血圧症，血管機能障害に由来するレイノー病，深部静脈血栓症などの血管疾患に対する治療薬剤を指す．末梢血管拡張薬は血管に直接作用する薬剤と神経作動性薬剤に分類される（**表21-9**）．

1 プロスタグランジン（PG）製剤（PGE₁，PGI₂類似薬ほか）

　PGE₁やPGI₂などは血管弛緩性プロスタグランジンと呼ばれる．ともに受容体に結合後はGs-AC系を介して**血管平滑筋を弛緩**させる（**図4-3**）．PGI₂は血小板では同じくGs-AC系を介してPKA活性を高め，暗調小管系dense tubular system（DTS）内へのCa^{2+}の取り込みを促進させて血小板細胞内の遊離Ca^{2+}量を減らして血小板活性を抑制し**血小板凝集を抑制**する（**図21-26**）．

2 パパベリン系薬

　血管，消化管，気管支平滑筋に**直接作用して**弛緩させる．とくに胆道系疾患にともなう内臓平滑筋の痙攣の解除や末梢循環障害の改善に用いられる．

表21-9 末梢血管拡張薬の種類と特徴

分類		作用と特徴
血管に作用する薬剤	PG製剤（PGE₁，PGI₂ほか）	血管平滑筋のアデニル酸シクラーゼ（AC）の活性化作用と血小板凝集抑制作用など
	パパベリン系薬	血管，消化管，気管支平滑筋に直接作用して弛緩させる
	ニコチン酸系薬（トコフェロールほか）	肝でのVLDL合成を抑制し，TGを低下させコレステロールの排泄を促進させることで脂質代謝を改善し微小循環や末梢血行を改善させる
	カルシウム拮抗薬	降圧薬．脳循環改善作用
	ET受容体拮抗薬	エンドセリン（ET）受容体を遮断し血管収縮作用を阻害．肺動脈性肺高血圧（PAH）に適応
	PDE-5阻害薬（シルデナフィルほか）	cGMPの分解を司るPDEを阻害することでNOの作用を増強させる．勃起不全改善薬と同一．PAHに適応
神経作動性薬剤	β刺激薬（イソクスプリンほか）	選択的β₂受容体刺激薬．血管拡張作用のほか，子宮平滑筋のβ₂受容体にも選択性が高い
	α遮断薬（トラゾリンほか）	非選択的α₁〜α₂遮断薬

3 ニコチン酸系薬（ヘプロニカート）

肝でのVLDL合成を抑制し，TGを低下させコレステロールの排泄を促進させることで脂質代謝を改善し微小循環や末梢血行を改善させる（図21-28，表21-14）．レイノー病，バージャー病，閉塞性動脈硬化症に適応．

4 カルシウム拮抗薬（第21章 B 参照）

降圧薬であり，血管平滑筋のL型Ca^{2+}チャネルを遮断して血管を拡張させ脳循環改善作用を示す．

5 エンドセリン受容体拮抗薬（ボセンタンほか）

エンドセリン（ET）は血管内皮から分泌される血管収縮性ペプチドであり，その作用はこれまで発見された内因性血管収縮物質のなかで最も強力である．ETは血管平滑筋のETA受容体およびETB受容体に結合後はGq-PLC-DG/IP$_3$系，およびGDP/GTP交換因子-Rhoキナーゼ系を介して血管平滑筋を収縮させる（図4-3）．ET受容体拮抗薬はET$_A$受容体またはET$_B$受容体を遮断して血管収縮作用を阻害する．**肺動脈性肺高血圧（PAH）** に適応がある．

6 PDE5阻害薬（シルデナフィルほか）

cGMPの分解を司るPDE5を抑制することでNOの作用を増強させる．勃起不全改善薬と同一薬剤である．PDE5は陰茎海綿体平滑筋や血管平滑筋に存在する．PDE5阻害薬の血管拡張作用の適応は肺動脈性肺高血圧（PAH）である．

7 β刺激薬（イソクスプリンほか）

選択的$β_2$受容体刺激薬は血管拡張作用の他，子宮平滑筋の$β_2$受容体にも選択性が高い．閉塞性動脈硬化症，バージャー病，レイノー病などに適応がある．

8 α遮断薬（トラゾリンほか）

非選択的$α_1/α_2$受容体遮断薬は，バージャー病，レイノー病，閉塞性動脈硬化症などに適応がある．脳動脈血液量の増加作用によって脳梗塞治療薬としても用いられる．

E 抗不整脈薬

不整脈の薬物治療の基本的な考え方は近年大きく変化してきた．不整脈の薬物治療の役割を明らかにするために実施された大規模臨床試験の結果

表21-10 ヴォーン・ウィリアムズ分類による抗不整脈薬の種別と作用機序

分類			主作用機序		薬剤	適応不整脈
I	Na⁺チャネル遮断	Ia	活動電位持続時間延長	Naチャネルとの結合,解離中間型	キニジン プロカインアミド ジソピラミド ジベンゾリン ピルメノール	上室期外収縮 心室期外収縮 心房細動・粗動 発作性上室頻拍 心室頻拍
		Ib	活動電位持続時間短縮	中間型	アプリンジン	心室細動
				速い	リドカイン	心室期外収縮 心室頻拍
					メキシレチン	心室細動
		Ic	活動電位持続時間不定	中間型	プロパフェノン	Iaと同じ
				遅い	フレカイニド	
					ピルジカイニド	
II			交感神経β受容体遮断作用		プロプラノールなど	
III			K⁺チャネル遮断 (活動電位持続時間延長)		アミオダロン	心室頻拍 心房細動
					ソタロール	一部の心室細動 (肥大型心筋症,心不全例)
					ニフェラカント	
IV			Ca²⁺チャネル遮断		ベラパミル	発作性上室頻拍 頻脈性心房細動・粗動
					ジルチアゼム	
					ベプリジル	Iaと同じ,持続性心房細動等

抗不整脈薬を主たる薬効によって4分類し適応不整脈の種類を列記したもの.
I群薬:Na⁺チャネル遮断薬,II群薬:βブロッカー,III群薬:K⁺チャネル遮断薬,IV群薬:Ca²⁺拮抗薬.

に基づいた薬剤の選択が行われるようになった.明確に治療計画が立てられて,自覚症状の軽減や非薬物療法との併用による有効性が抗不整脈薬の適応の決定やその選択に重要視されている.

　抗不整脈薬は現在では主に2つの分類法に基づいて使用される.**ヴォーン・ウィリアムズVaughan Williams分類**は抗不整脈薬の作用機序を,Na⁺チャネル遮断作用,β受容体遮断作用,K⁺チャネル遮断作用,Ca²⁺チャネル遮断作用と考え,それぞれの抗不整脈薬の主たる薬効に基づいてこの4グループに振り分けすることで分類している(**表21-10**).

　一方,**シシリアン・ガンビットSicilian Gambit分類**は個々の抗不整脈薬の標的を細胞膜レベルのチャネルや受容体に対する相対的な強さを用いて比較し,それをスプレッドシートとして表記することで薬剤の性質を明らかにしている(**表21-11**).この分類法では,従来のヴォーン・ウィリアムズ分類によって抗不整脈薬として考えられていなかった,ジギタリス,ATP,アデノシン,アトロピンなどの薬効も表されている.シシリアン・ガンビット分類は個々の薬剤の性質を明らかにしたものでありヴォーン・ウィリアムズ分類の概念と必ずしも矛盾しない.薬剤のもつ代表的な薬理作用を説明する上でここではヴォーン・ウィリアムズ分類に基づいて薬物

表21-11 シシリアン・ガンビット分類による抗不整脈薬の枠組み

薬剤名	Na+ Fast	Na+ Med	Na+ Slow	Ca²⁺	K+	If	α	β	M₂	A₁	Na⁺-K⁺ ATPase	左室機能	洞調律	心外性	PR	QRS	JT
リドカイン	○											→	→	○			↓
メキシチレン	○											→	→	○			↓
プロカインアミド		Ⓐ			○							↓	→	●	↑	↑	↑
ジソピラミド			Ⓐ		○				○			↓	↑	○	↑↓	↑	↑
キニジン		Ⓐ			○		○					→	↑	○	↑↓	↑	↑
プロパフェノン		Ⓐ						○				↓	↑	○	↑	↑	
アプリンジン	Ⓘ				○	○	○					→	→	○	↑	↑	→
ジベンゾリン			Ⓐ	○	○							↓	↑	○	↑	↑	
ピルメノール			Ⓐ		○				○			↓	↑	○	↑	↑	↑→
フレカイニド			Ⓐ		○							↓	→	○	↑	↑	
ピルジカイニド			Ⓐ									↓→	→	○	↑	↑	
ベプリジル	○			●	○							?	↓	○			↑
ベラパミル	○			●				○				↓	↓	○	↑		
ジルチアゼム				○								↓	↓	○	↑		
ソタロール					●			●				↓	↓	○	↑		↑
アミオダロン	○			○	●		○	○				→	↓	●	↑		↑
ニフェカラント					●							→	→	○			↑
ナドロール								●				↓	↓	○	↑		
プロプラノロール								●				↓	↓	○	↑		
アトロピン									●			→	↑	○			
ATP										■		?	↓	○	↑		
ジゴキシン									●		■	↑	↓	●	↑		↓

ブロック作用の相対的強さ：○=低　○=中　●=高　Ⓐ=活性化チャネルブロッカー　Ⓘ=不活性化チャネルブロッカー　■=作動薬

スプレッドシート方式にすべての抗不整脈薬のチャネル，受容体，イオン輸送体への作用を相対的強さを用いて比較したもの．

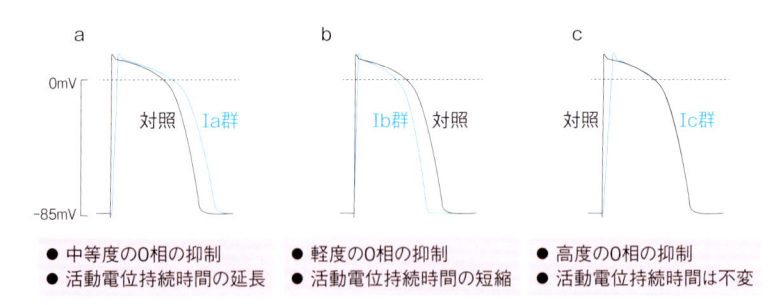

図21-12　I群抗不整脈薬の活動電位波形に対する作用

a：対照 / Ia群
- 中等度の0相の抑制
- 活動電位持続時間の延長

b：Ib群 / 対照
- 軽度の0相の抑制
- 活動電位持続時間の短縮

c：対照 / Ic群
- 高度の0相の抑制
- 活動電位持続時間は不変

Ia群抗不整脈薬（a）は中等度にNa⁺チャネルを遮断するため活動電位0相の立ち上がりは中等度に抑制される．Ia群薬はK⁺チャネルも軽度遮断する作用を有するため活動電位持続時間は延長する．Ib群薬（b）はNa⁺チャネル遮断作用は比較的弱く，活動電位0相の抑制も軽度である．Ic群薬（c）はCa²⁺チャネルも軽度抑制するため活動電位持続時間は短縮する．Ic群薬のNa⁺チャネル遮断作用は強く，活動電位0相は大きく抑制される．活動電位持続時間は大きな変化を示さない．

の作用を概説する．

1　Ⅰ群抗不整脈薬

　Ⅰ群抗不整脈薬は**電位依存性Na⁺チャネルの遮断作用**を主作用とする薬剤群である．Na⁺チャネルは静止膜電位から活性化する大きな内向き電流として活動電位第0相の形成にかかわり，心房筋，心室筋，およびプルキンエ線維の速い興奮伝導を担う．よって**Na⁺チャネル遮断作用薬**によって活動電位の0相は抑制を受けてその傾きは緩やかになる（**図21-12**）．活動電位第0相脱分極の最大立ち上がり速度の減少は伝導速度の低下を示す．Na⁺チャネル遮断薬と結合したNa⁺チャネルは不活性化からの回復が遅れるためNa⁺チャネル遮断薬によって活動電位の**不応期も延長**する（**図21-13**）．一方向性ブロックを受けている心筋組織では脱分極などですでにNa⁺チャネル依存性伝導が抑制を受けているため，Na⁺チャネル遮断薬の作用を受けて正常組織より伝導の抑制を受けやすい（**図21-14**）．また頻脈性不整脈では活動電位の終了と次の活動電位の開始までの時間，すなわち拡張期時間diastolic intervalが短縮するため速い解離速度のNa⁺チャネル遮断薬（Ⅰb群）はもちろんのこと，中間型や遅い解離速度をもつNa⁺チャネル遮断薬（Ⅰa群，Ⅰc群）ではより強いNa⁺電流の抑制を示してリエントリー回路内での伝導抑制が強まる（**図21-15**）．

　活動電位持続時間（APD）に対しては，キニジン，プロカインアミド，ジソピラミドなどは延長，リドカイン，メキシレチンなどは短縮させる作用を有する．当初の分類法では前者をⅠa群，後者をⅠb群とした．その後，APDに対しては一定の作用をもたないが，強い伝導抑制作用をもつ薬剤が開発されⅠc群として新たにつけ加えられた（**表21-10**）．プロパフェノン，フレカイニド，ピルジカイニドなどがこれに属する．ただし，こうしたAPDに対する作用は主としてK⁺チャネルやCa²⁺チャネルに対する遮断作用に関係するもので，本来のNa⁺チャネル遮断薬の細分類法としては適当ではない．また，APDに対する作用は心房筋，心室筋，プルキンエ線維で各々異なっており，条件でも差がみられる．たとえば，プロパフェノンは使用が開始された当初はⅠa群として分類されたが，現在ではⅠc群に分類されている．

　Ⅰ群薬の特徴として，Na⁺チャネル遮断にともない細胞内Na⁺が減少するため，Na⁺-Ca²⁺交換機構が働き細胞内Ca²⁺が減少して心筋収縮力の低下が生じることがある．**Na⁺チャネル遮断作用による伝導抑制作用**に直接関連する催不整脈作用と並んでこの心収縮力の抑制は重大な副作用の1つである．

　抗不整脈薬の役割を明確にするために実施された大規模臨床試験CASTによって抗不整脈薬，とくにⅠ群抗不整脈薬による不整脈治療の目標が根治治療から自覚症状の改善や非薬物療法を補完する役割へ移行しつつある．

CAST試験
Cardiac Arrhythmia Suppression Trial（CAST）は心筋梗塞後の心室期外収縮の抑制が突然死を減少させるという仮説のもと，無作為に抽出した患者を対象にⅠc群抗不整脈薬治療群とプラセボ群について死亡率と罹患率を比較した疫学試験．抗不整脈薬治療群の死亡率が高いことが判明し，試験の終了を待たずに途中で中止された．結果は1991年のNew England Journal of Medicineに掲載された．

図21-13 I群抗不整脈薬（プロカイン）による心筋不応期の延長と刺激閾値の上昇作用

心筋に刺激（S1）を入れて活動電位を誘発した後に刺激間隔時間を変えて2度目の刺激（S2）による活動電位の発生が得られるまでの回復時間を測定したもの．横軸はS1〜S2時間，縦軸は刺激閾値電流強度の大きさ（細胞外刺激）を示す．プロカインの投与後，曲線は右上方に偏位しており不応期の延長と閾値の上昇が認められる．

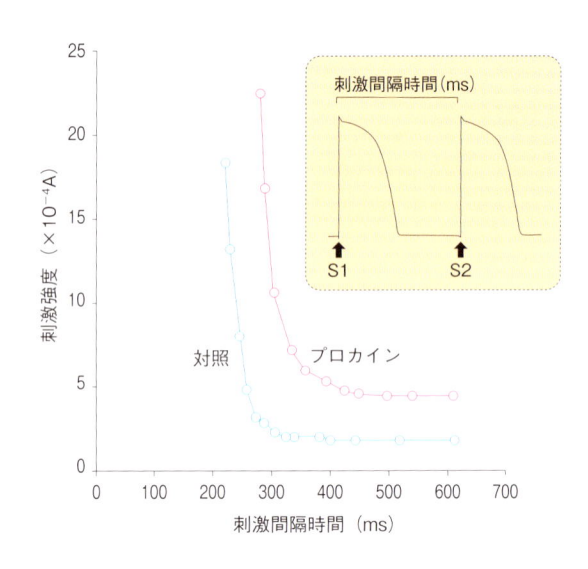

図21-14 末梢プルキンエ線維と心室筋の接合部におけるリエントリー回路

プルキンエ線維と心室筋の接合部では解剖学的リエントリー回路の形成が生じる．上位より伝導した興奮波（脱分極）は回路Aと回路Bに同時に進入し，回路Aでは心室筋に刺激が伝導される．回路Bでは伝播されない脱分極などの状況により，初期伝導はブロックされていたが，心室筋から脱分極が伝播されると不応期から脱しているブロック部位は逆行性に刺激伝導が生じ，回路A，およびプルキンエ線維を興奮させてリエントリー回路が形成される．

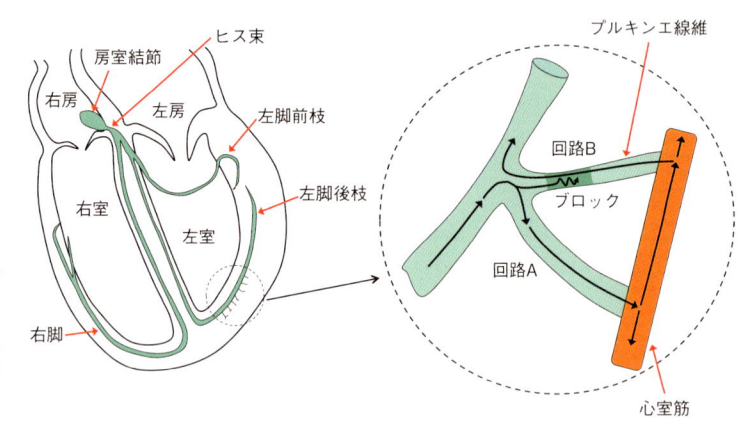

図21-15 Na⁺チャネル遮断薬（I群抗不整脈薬）のNa⁺チャネルへの結合と解離の模式図

上段：活動電位の時相に対応するNa⁺チャネルの状態（Na⁺チャネルの開・閉・不活性化状態）．
下段：チャネルのブロックの程度の時間経過．
a：速い解離を示す薬剤は活動電位の静止電位期にすべてチャネルから解離するのでブロックされるチャネルは0に戻る．
b：遅い解離を示す薬剤は活動電位の静止電位期でも解離が不十分であり，心拍とともにチャネルのブロックは加算される．
c：速い解離を示す薬剤でも頻拍時には解離が不十分となりブロックは加算される．

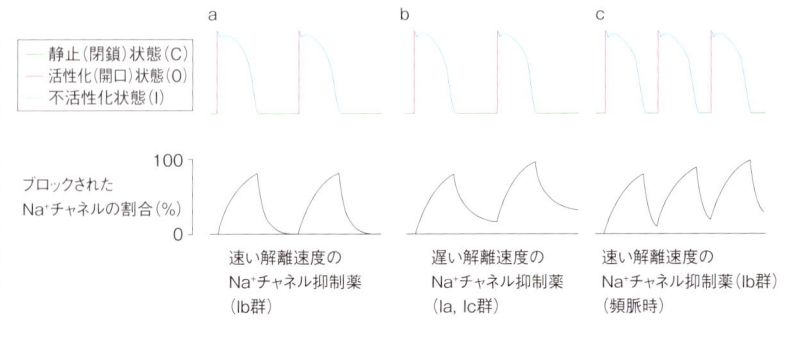

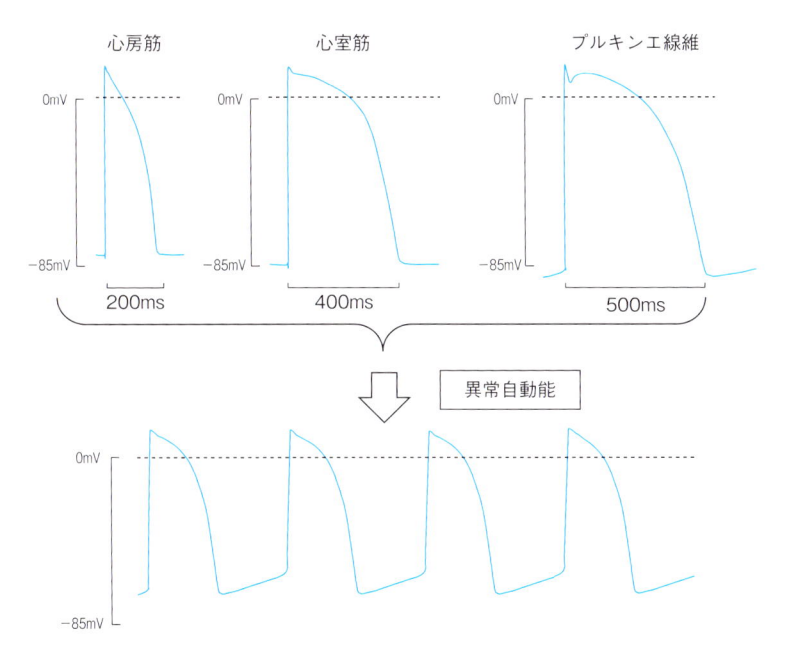

図21-16 心房筋，心室筋およびプルキンエ線維の活動電位波形の違いと異常自動能の形成

心房筋と心室筋は作業心筋であり健常では歩調取り電位をもたない．正常心室筋細胞は深い静止膜電位（−85mV）をもち活動電位持続時間は400ミリ秒程度である．心房筋の静止膜電位は心室筋より約5mV脱分極しており活動電位持続時間は短い．プルキンエ線維は心室筋より膜電位が浅く活動電位持続時間が長く，緩徐な歩調取り電位を有する．虚血などの病的環境下で間質のK$^+$濃度が上昇すると心筋の膜電位が脱分極しカテコラミンの作用などの影響を受けると歩調取り電位をもたない作業心筋でも異常な自動能を示し，不整脈の成因となる．

2　Ⅱ群抗不整脈薬

　Ⅱ群抗不整脈薬は**β受容体遮断作用**を主たる作用とする薬剤（**β遮断薬**）である．カテコラミンによる心筋細胞のβ$_1$受容体刺激は，アデニル酸シクラーゼ（AC）を活性化し，cAMP産生を増大させ，L型Ca^{2+}チャネル電流を増加させる．その結果，洞結節をはじめとする生理的自動能や病的心筋での異常自動能を亢進させる（**図21-16**）．また，再分極に関与する種々のイオンチャネル（I$_{to}$，I$_{Ks}$，I$_{Cl}$など）を活性化することによりAPDを短縮させる（**図21-4，表21-2，21-3**）．これによる不応期の短縮はリエントリー性不整脈を促す．また，L型Ca^{2+}チャネルの活性化は細胞内Ca^{2+}過負荷を生じ，後述する遅延性後脱分極（DAD）が発生しやすい条件が整うため，Ⅱ群抗不整脈薬によるL型Ca^{2+}チャネルの活性化の抑制は結果として**DADに由来する撃発活動の抑制**につながる（**図21-17**）．Ⅱ群抗不整脈薬はこうしたカテコラミン作用に拮抗することにより，頻脈性不整脈を抑制する．β遮断薬のなかには**プロプラノロール**などのように高用量ではNa$^+$チャネル遮断作用を示すものが多い．ただし通常の用量ではβ受容体遮断作用がその抗不整脈作用の中心である．

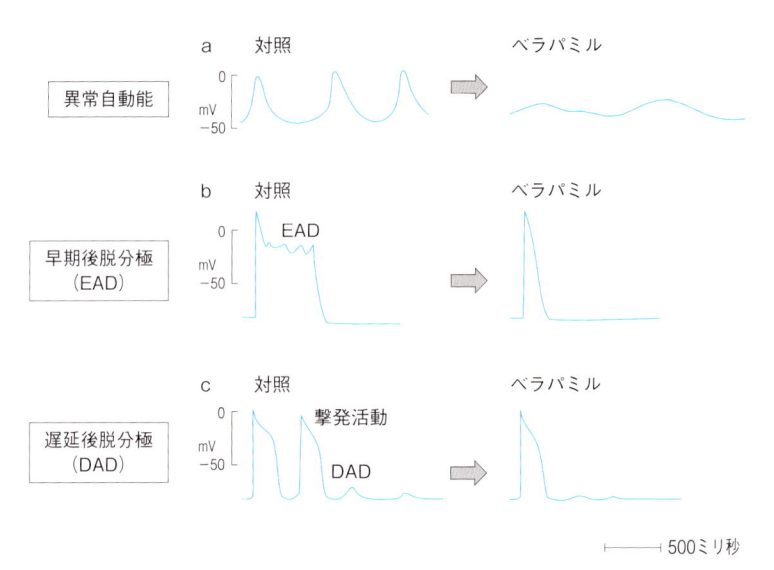

図21-17 異常自動能と撃発活動（トリガード・アクティビティ）に対するカルシウム拮抗薬の抑制作用

a：浅い膜電位から発生する異常自動能に対するカルシウム拮抗薬（ベラパミル）の作用．
b：早期後脱分極（EAD）から発生する撃発活動に対してベラパミルは活動電位持続時間を短縮させて後脱分極を抑制する．
c：遅延後脱分極（DAD）から発生する撃発活動に対して，ベラパミルは細胞内Ca^{2+}の過負荷を抑えて後脱分極を抑制する．

3　Ⅲ群抗不整脈薬

Ⅲ群抗不整脈薬の主作用はK^+チャネル遮断作用である．K^+チャネルの遮断によって活動電位の再分極は遅れ，APDは延長する．よってⅢ群抗不整脈薬はAPDの延長を主たる作用とする薬剤と定義される．APDを延長させて不応期を延長させることによりリエントリー性不整脈を治療する．**アミオダロン，ソタロール**などがこの群の薬剤に含まれる．アミオダロンは心筋に存在する数種類のK^+チャネルのいくつかを非特異的に遮断する薬剤である．**ニフェカラント**は遅延整流K^+チャネル電流の急速活性化成分（I_{Kr}）の選択的遮断薬である．

Ⅲ群薬はⅠ群薬や他の抗不整脈薬と異なり，**心筋収縮力の抑制作用がない**という利点をもっている．アミオダロンには心機能低下例での収縮力改善効果があることが示されている．一方，Ⅲ群薬に共通する重大な副作用として**QT時間延長にともなう多形性心室頻拍torsade de pointes（TdP）**がある．Ⅲ群薬によってこの催不整脈作用の発現率には差があり，K^+チャネル選択性やあわせもつほかの作用によるものと想像されている．Ⅲ群薬のその他の問題点として「逆頻度依存性遮断特性reverse use-dependent block」があげられる．「**逆頻度依存性遮断特性**」とは心筋の興奮頻度が高いとき，すなわち頻脈の時にK^+チャネルの遮断作用が弱まり徐脈のときにこの遮断作用が強まる薬理作用のことをいう．心房筋や心室筋の再分極は遅延整流K^+チャネル電流の急速活性成分（I_{Kr}）と緩徐活性成分

逆頻度依存性遮断
Ⅲ群抗不整脈薬はI_{Kr}チャネルやI_{Ks}チャネルを遮断して不応期を延長させる．I_{Kr}は活性化された後に急速に不活性化されるため，再分極に関与する割合は徐脈時と頻脈時に差がみられない．I_{Ks}は不活性化が緩徐であるため頻脈時は完全に閉鎖しないうちに次の開口が生じるため，徐脈時に比べ頻脈時に大きな再分極成分となる（図21-18）．選択的I_{Kr}遮断薬は遅い心拍（刺激頻度）で活動電位持続時間（QT時間）の延長作用が最大となり，頻拍性不整脈における抗不整脈作用が弱い．この特性は単に抗不整脈作用の減弱を意味するばかりでなく，徐脈時に不要にQT時間を延長させ，TdPなどの致死的不整脈の誘因となりうる．

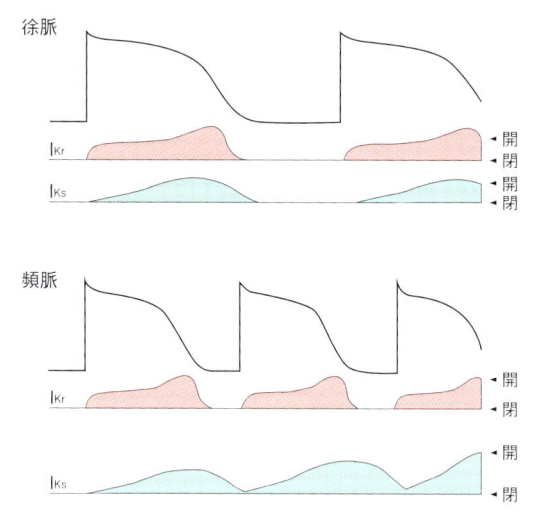

図21-18 徐脈時と頻脈時の心室筋活動電位と遅延整流K⁺チャネルの働き
心室筋の再分極には2種の遅延整流K⁺チャネル電流がかかわる．徐脈時には緩徐成分（I_{Ks}）と急速成分（I_{Kr}）が同等に再分極を担うが，頻脈時はI_{Ks}の脱活性化が完了する前に活性化が生じることによりI_{Ks}の電流は加算増大される．その結果，再分極は加速して活動電位持続時間は短縮するが，この機序には主にI_{Ks}がかかわる．

（I_{Ks}）の2つが主にこれを担う．徐脈時はI_{Ks}に比べるとI_{Kr}の役割が大きく，頻脈時はI_{Kr}に比べI_{Ks}が大きく再分極電流を担う（図21-18）．よって徐脈時の不応期の延長にはI_{Kr}の遮断が有利に働き，頻脈時の不応期の延長にはI_{Ks}の遮断が有利に作用する．しかし，多くのIII群薬はI_{Ks}遮断作用よりもI_{Kr}遮断作用のほうが強く，III群薬の使用は脈拍数の少ない徐脈のときほどAPD延長作用が強く出る，いわゆる逆頻度依存性特性をもつ薬剤が多い．抗不整脈薬の適応となる危険な不整脈は圧倒的に頻脈性不整脈である．したがってIII群薬は洞調律時に著明なQT延長が出現しTdPを合併する危険が高くなるだけでなく，本来抗不整脈作用を発揮してほしい頻拍発作時に薬剤作用が減弱する欠点を持つ．III群薬の次の欠点として，カテコラミン刺激による外向き再分極電流（I_{Ks}など）が活性化される状況で作用が減弱することがあげられる．突然死の発生とカテコラミン刺激との関連性が知られているなかで，III群薬を突然死の予防に使用する際の問題点となる．

4 IV群抗不整脈薬

IV群抗不整脈薬は**L型Ca²⁺チャネル遮断作用**を主作用とする薬剤と定義される（**カルシウム拮抗薬**）．これには**ベラパミル**，**ジルチアゼム**などの一般的な**非DHP系カルシウム拮抗薬**に加えて，**ベプリジル**も含まれる．なお，**DHP系カルシウム拮抗薬**は血管のCa²⁺チャネル選択性が高いため，心臓に対する作用は認められず抗不整脈作用をもたない．ベラパミルとジルチアゼムはL型Ca²⁺チャネルが主に関与する房室接合部を回路にもつリエントリー性頻拍症，すなわち発作性上室頻拍の治療に用いられる．IV群薬の通常の薬効はL型Ca²⁺チャネル遮断作用によるものが主体である

が，ベプリジルはK⁺チャネル遮断作用も有しており，その他の組織の関与するリエントリー性頻拍への効果も期待できる．またベプリジルはT型Ca^{2+}チャネル遮断作用も有することが知られ，心房細動時の電気的リモデリングの予防あるいはその回復に効果が認められるため使用適応が他のⅣ群薬とやや異なる．一方で，副作用としてTdPも観察されており慎重な使用が望まれる．

カルシウム拮抗薬の重要な抗不整脈作用は，前述した房室接合部の伝導主体であるCa^{2+}電流の抑制による**発作性上室頻拍の停止作用**に加え，**異常自動能の抑制作用**と**撃発活動の抑制作用**があげられる（**図21-17**）．心房筋や心室筋は正常状態では自動能を示さないが病的状況に陥ると普段は示さない緩徐脱分極相をもつ性質を帯び，自動能を発生する（**図21-16**）．この自動能の形成にはL型Ca^{2+}チャネルが重要な役割を果たすためカルシウム拮抗薬は異常自動能の停止作用をもつ．さらに，早期後脱分極（EAD）では活動電位持続時間APDの延長にともなうCa^{2+}チャネル電流の再活性化がその原因であるため，カルシウム拮抗薬によるAPDの短縮とCa^{2+}チャネルの再活性化の抑制にカルシウム拮抗薬が有効である（**図21-17**）．**遅延後脱分極（DAD）**は心筋細胞内Ca^{2+}濃度が上昇した際にその細胞内Ca^{2+}を細胞外に汲み出すNa^+-Ca^{2+}交換機構（NCX）が活性化して発生する．NCXは1個のCa^{2+}を汲み出す際に3個のNa^+を汲み入れるため，結果として内向き電流が発生する．これを**一過性内向き電流**transient inward current（I_{Ti}）という．I_{Ti}は振動性の遅延後脱分極（DAD）を生じDADによって撃発活動が生まれる．したがって，カルシウム拮抗薬による細胞内Ca^{2+}負荷の軽減はDADに起因する撃発活動を抑制し，抗不整脈作用に結びつく（**図21-17**）．カルシウム拮抗薬の臨床心電図に対する作用は**表21-12**のとおりである．

5 その他の抗不整脈薬

シシリアン・ガンビット分類の考えに従い，従来は抗不整脈薬と定義されていなかったジギタリスやその他の薬剤が新たに抗不整脈薬として認知された．さらに，不整脈を停止させる薬剤ばかりでなく不整脈の発生母地，すなわち不整脈基質の形成にかかわるシグナルを制御する薬剤も広義の抗不整脈薬として認識されつつある．

a ジギタリス（第21章A 1）

ジギタリスは強心配糖体として心収縮力を増強する心臓直接作用と心臓以外の作用，すなわち間接作用をもつ．ジギタリスの抗不整脈作用の大部分はこの間接作用に依存する．ジギタリスの間接作用の1つとして迷走神経刺激作用が知られている．心臓支配迷走神経活動の増加によって交感神経活動による頻脈は抑制され，房室結節では機能的不応期が延長し興奮伝導が抑制される．この**迷走神経刺激作用がジギタリスの抗不整脈作用の中心**となる．

表21-12 Ca²⁺チャネル遮断作用を有する薬剤の臨床心電図に対する作用の違い

	ベラパミル	ニフェジピン	ジルチアゼム	ベプリジル	アミオダロン 急性作用	アミオダロン 慢性作用
心拍数	−	+	−	−	0	−
QRS	0	0	0	+	0〜+	0
QTc	0	0	0	++	0	++
RR間隔	++	0	++	++	++	++
心房−ヒス束伝導時間	+++	0	+	+++	++	++
ヒス束−心室伝導時間	0	0	0	+	0	+
心房有効不応期	±	0	0	++	0	++
房室結節有効不応期	++++	±	+++	+++	++	++
房室結節機能的不応期	++++	±	+++	+++	++	++
心室有効不応期	0	0	0	++	0〜+	++
ヒス束−プルキンエ線維有効不応期	0	0	0	++	0	++
洞結節回復時間	0*	0	0*	+	0	0
心室性自動能	0	0	0	−		
血中濃度半減期(時間)	3〜7	2(L体:4, CR体:8)	3〜6(R体:8)	30〜52	−	29〜77日
血管心臓選択性	血管・心臓	血管優位	血管・心臓	心臓優位	心臓優位	心臓優位

0：不変，+：延長（+の数はその程度の強さを表す），±：変化は一定しない，−：減少，0*：洞不全症候群では延長．

b アデノシン

　アデノシンはリボヌクレオシドの1つで，塩基部分にプリン誘導体であるアデニンを有するオータコイドでもある．心臓では心拍数，心収縮力，あるいは冠血管流量を調節する．心臓には，A1，A2A，A2B，およびA3の4種のアデノシン受容体が存在するが，このうちで**A2A受容体**が冠状動脈の血流調節において主要な役割を果たす（図4-3）．一方，心筋に対する電気生理学的作用は主に**A1受容体**の刺激を介して発揮される．この受容体刺激は心筋に対して直接作用と間接作用（抗β受容体作用）を示す．アデノシンは心房筋，洞房結節，房室結節に対しては直接作用と間接作用を示すが，心室筋に対しては一般に間接作用を示すだけである（図2-14）．**アデノシンは洞房結節の自動能を抑制**することで陰性変時作用negative chronotropic effectを示し，房室伝導を抑制することで陰性変伝導作用negative dromotropic effectを示す（図2-14）．**ATP**（アデノシン5'-三リン酸）は単に**アデノシン三リン酸**とも呼ばれ，分子中に高エネルギーリン酸結合をもつ．生体細胞内ではエネルギー伝達体として数多くのエネル

ギー代謝に関与するが，筋収縮，細胞膜輸送や生物発光などではADPへの加水分解と共役して行われる．血管内に投与された**ATPは直ちに代謝を受けてアデノシンに変換される**がそれまでの間はATPとしての作用と変換後のアデノシンとしての両作用で心筋や血管機能を調節する．ATPやアデノシンのもつこのような作用は不整脈の診断に欠かせないばかりでなく，有効な抗不整脈薬として働く．

> **simple point　アデノシン受容体の作用（循環器系）**
>
> ● A1受容体：心房筋，心室筋でG$_i$を介してAC抑制
> 　　　　　　心房筋でG$_i$を介してK$^+_{ACh}$チャネル開口
> ● A2A受容体：冠状動脈血管内皮よりNO分泌による血管弛緩作用
> 　　　　　　　冠状動脈平滑筋細胞でG$_s$を介する血管弛緩作用

c アップストリーム治療薬

心筋のRAA系の活性化や心筋細胞内Ca^{2+}過負荷は心筋の形態や収縮機能を変化させるばかりでなく，心筋の興奮性を変えて不整脈の発生が容易になり不整脈が継続する心筋の性質を帯びる．これを不整脈の受攻性の増大につながる心筋の電気的リモデリングという．ACE阻害薬，ARB，抗アルドステロン薬，抗酸化薬，スタチン，ステロイドホルモン，プロテインキナーゼ阻害薬，カルシニューリン阻害薬などの薬剤は直接的な抗不整脈作用はもたないものの長期的に不整脈の発生を減らす可能性がある薬剤であるとされるがその検証は現時点では不十分である．

F 利尿薬

利尿薬は作用の違いによって以下のように分類される．
①サイアザイド系利尿薬
②ループ利尿薬
③カリウム保持性利尿薬
④炭酸脱水酵素阻害薬
⑤浸透圧利尿薬
⑥バゾプレシン拮抗薬

腎尿細管での水分の再吸収は尿細管各部位で機序が異なるが，Na$^+$の再吸収の部位とおおよそ一致しており，Na$^+$の再吸収のメカニズムの遮断作用が多くの場合に利尿作用に結びつく．腎糸球体毛細血管で濾過された濾過液のなかのNa$^+$は近位尿細管（約60%の再吸収），ヘンレHenle係蹄上行脚-太い上行脚（約30%の再吸収），遠位尿細管（約6%），および集合

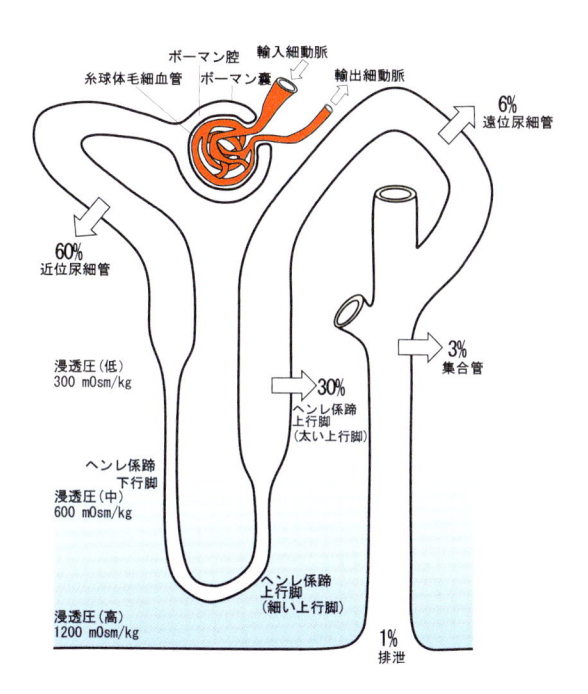

図21-19 ネフロンにおける Na⁺ 再吸収の割合
矢印と数字は Na⁺ の再吸収の場所と濾過量に対する再吸収の割合を示す.

管(約3%)で再吸収され, 全濾過量の約1%が尿として体外に排出される(図21-19). 浸透圧利尿薬とバゾプレシン拮抗薬を除き, 多くの場合で利尿薬は Na⁺ の再吸収装置を阻害し, 尿細管に残された Na⁺ による浸透圧勾配に従って水の再吸収が阻害される. ここでは代表的な利尿薬の作用を通し, Na⁺ と水の再吸収装置について概説する(図21-20).

利尿薬は作用の違いによって以下のように分類される.

1 サイアザイド系利尿薬(トリクロルメチアジド, ヒドロクロロチアジドほか)

Na⁺-Cl⁻ 共輸送体(NCC)は12回膜貫通領域をもつトランスポータであり Na⁺-K⁺-2Cl⁻ 共輸送体と類似構造をもつ. NCCは主に遠位尿細管の管腔側に発現するが, わずかに近位尿細管にも存在する. 尿細管管腔側の濾過液中の Na⁺ と Cl⁻ を尿細管上皮細胞に取り込み, 結果として間質-血管側への Na⁺ と Cl⁻, さらに付随する水の輸送にかかわる. **サイアザイド系利尿薬は NCC の阻害薬であり**, 遠位尿細管における水の再吸収を阻害する薬剤である(図21-20, 21-21).

NCC：Na⁺-Cl⁻ cotransporter

2 ループ利尿薬(フロセミド, アゾセミドほか)

Na⁺-K⁺-2Cl⁻ 共輸送体(NKCC2)は12回膜貫通領域をもつトランスポータであり Na⁺-Cl⁻ 共輸送体と類似構造をもつ. NKCC2は主にヘンレ係蹄上行脚(太い上行脚)の管腔側に発現している. ヘンレ係蹄 Henle's loop

NKCC2：Na⁺-K⁺-2Cl⁻ cotransporter

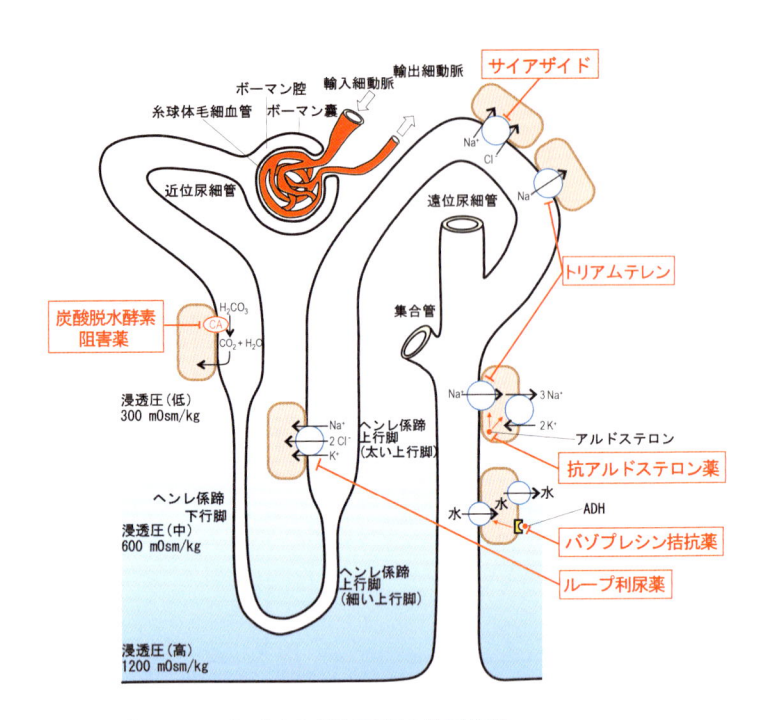

図21-20 ネフロンにおける各種利尿薬の作用部位
楕円で示すものは尿細管，または集合管細胞．管腔内から細胞内へイオン，または水の流れを阻害することで利尿作用が発揮される．

上行脚は水の透過性がないため，この部位での水の代償的再吸収能力はない．よってNKCC2の作用によるNa$^+$，K$^+$，Cl$^-$の再吸収によってヘンレ係蹄の周囲の腎髄質深部は電解質濃度の高い高浸透圧領域となる．一方，ヘンレ係蹄下降脚は水透過性が高く，ヘンレ係蹄下降脚の水の再吸収は腎髄質の高い浸透圧を駆動力にして管腔内から間質への水の移動に依存する．**ループ利尿薬はNKCC2を選択的に阻害し，腎髄質の浸透圧を低下させ，その結果ヘンレ係蹄下行脚の水の再吸収量が低下することで利尿作用を示す**．ループ阻害薬によるNa$^+$とK$^+$の再取り込み阻害は1：1であり，ループ利尿薬の作用によって細胞外分布がNaの3％程度であるK$^+$の喪失量がNa$^+$の喪失量に比べ相対的に大きいため，ループ利尿薬では**低カリウム血症が発現しやすい**（図21-20，21-22）．

3 カリウム保持性利尿薬（スピロノラクトン，エプレレノン，トリアムテレンほか）

カリウム保持性利尿薬は異なる薬理作用をもつ薬剤の総称であり，結果として血清K$^+$値が保持される利尿薬全体を含む．スピロノラクトンは集合管と遠位尿細管での**尿細管細胞内アルドステロン受容体（MR）を非選択的に阻害する**薬剤である．アルドステロンは集合管（あるいは遠位尿細管細胞内）で**アルドステロン誘導蛋白（AIP）**の産生を介して，①**上皮型Na$^+$チャネル（ENaC）**を活性化し，②基底膜側のNa$^+$-K$^+$ポンプを活性化し，③ミトコンドリアに作用してATPの産生を高める．その結果，アルドス

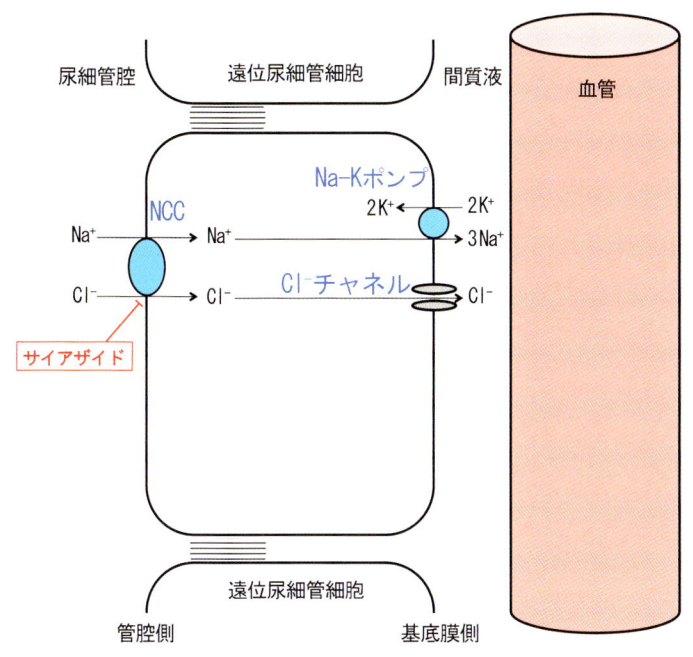

図21-21 Na⁺-Cl⁻共輸送体（NCC）の作用とNa⁺の再吸収メカニズム

遠位尿細管細胞では管腔側膜にNCCが豊富に分布しており，基底側膜のNa⁺/K⁺ATPase（Na-Kポンプ）とCl⁻チャネルと協調して尿細管腔のNa⁺とCl⁻を間質液－血管内に再取り込みする．サイアザイド系利尿薬がNCCを阻害するとNa⁺とCl⁻の再吸収が阻害されて利尿作用が現れる．遠位尿細管細胞は比較的に水の透過性が低く，サイアザイド系利尿薬は水の再吸収の抑制よりもNa⁺とCl⁻の排泄の促進作用が相対的に強い．

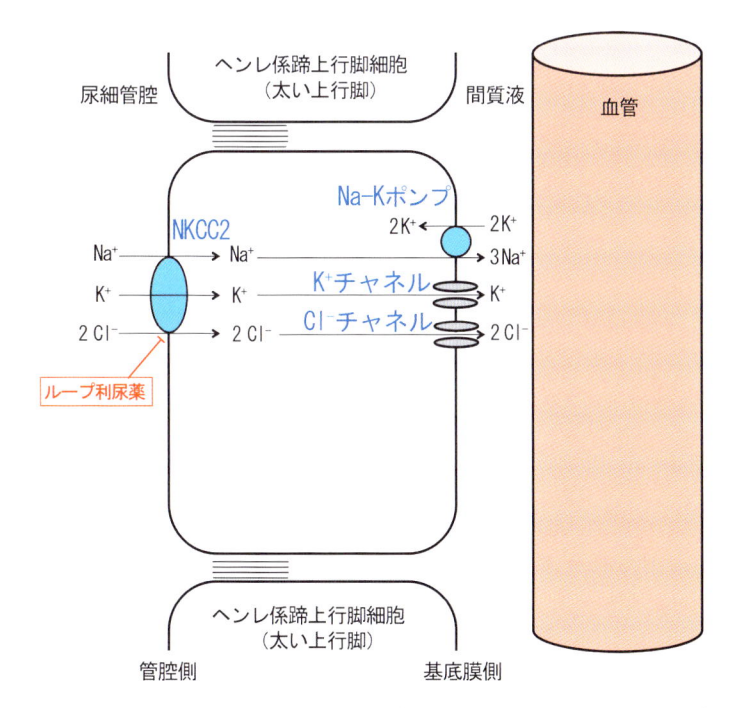

図21-22 Na⁺-K⁺-2Cl⁻共輸送体（NKCC2）の作用とNa⁺の再吸収メカニズム

ヘンレ係蹄の太い上行脚細胞では管腔側膜にNKCC2が豊富に分布しており，基底側膜のNa⁺/K⁺ATPase（Na-Kポンプ）とK⁺チャネルおよびCl⁻チャネルと協調して尿細管腔のNa⁺とK⁺およびCl⁻を間質液－血管内に再取り込みする．ヘンレ係蹄上行脚細胞は水透過性がきわめて低く血流も乏しいため，再吸収されたNa⁺，K⁺，およびCl⁻は髄質に長く蓄積され髄質間質は高浸透圧状態となり，水透過性の高いヘンレ係蹄下行脚で髄質浸透圧の程度に従って水が再吸収される．ループ利尿薬がNKCC2を阻害すると腎髄間質で高浸透圧が維持されなくなりヘンレ係蹄下行降脚で水の再吸収が阻害されて利尿作用が現れる．

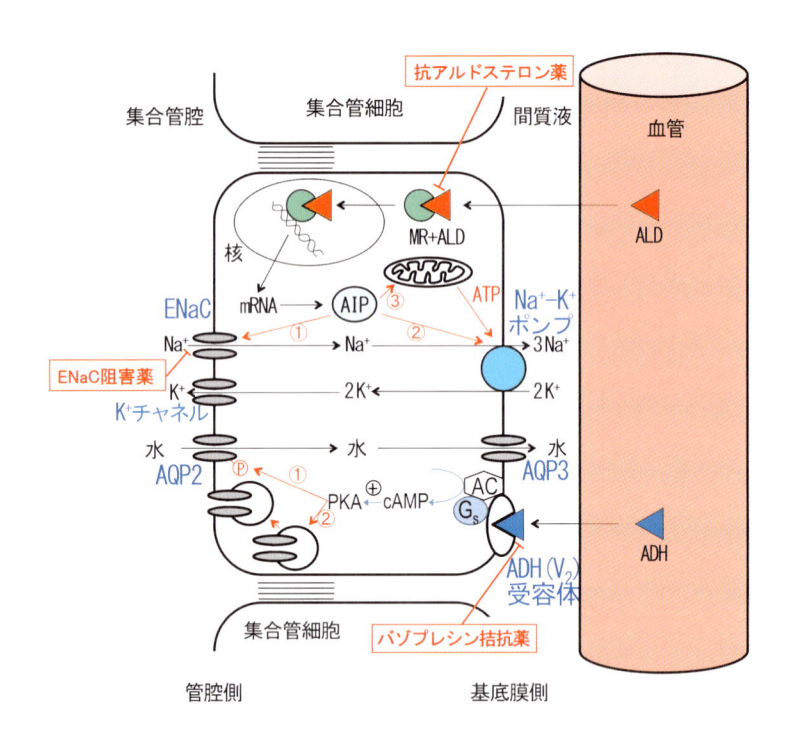

AIP：aldosterone induced protein

図21-23　アルドステロン（ALD）とバゾプレシン（ADH）の作用と集合管細胞におけるNa⁺と水の再吸収メカニズム

アルドステロン（ALD）は集合管細胞内の鉱質コルチコイド受容体（MR）に結合後に核に移行してAIPと呼ばれる蛋白を発現させる．AIPは，①集合管腔側に発現している上皮型Na⁺チャネル（ENaC）を活性化，②基底膜側に発現しているNa⁺-K⁺ポンプを活性化，③ミトコンドリア活性化を高めてATP産生を増量，してNa⁺の再吸収を促進させる．Na⁺-K⁺ポンプを介したK⁺の細胞内流入は集合管腔側のK⁺チャネルを通して集合管腔へのK⁺排出につながる．抗アルドステロン薬はALDと競合してMRに結合することでNa⁺の再吸収とK⁺の排出を抑制する．K⁺保持性利尿薬に分類されるトリアムテレンはENaCを直接阻害することで抗アルドステロン薬と類似の利尿作用を示す．抗利尿ホルモンであるバゾプレシン（ADH）は集合管細胞膜のADH-V₂受容体に結合すると細胞内cAMP濃度を高めPKA活性を介して，①集合管腔側に発現している水チャネル（AQP2）をリン酸化して水透過性を高め，②AQP2を発現している小胞体を融合して集合管腔側膜の水チャネル形成を高めて水透過性を亢進させる．バゾプレシン拮抗薬は選択的にV₂受容体を遮断して集合管での水の再吸収を阻害する．

テロンは濾過液中のNa⁺の再吸収を高め，濾過液へのK⁺の排出を高める．アルドステロンはさらに，上皮Na⁺チャネルやNa⁺-K⁺ポンプの蛋白発現も増加させる．スピロノラクトンはこのアルドステロン受容体と可逆的に結合することでアルドステロンの作用を減弱させる．その結果，Na⁺の再吸収と水の再吸収は抑えられ，K⁺の分泌も減少して血清のK⁺濃度が維持されつつ利尿作用が現れる．スピロノラクトンはアルドステロン受容体だけでなく，女性ホルモン受容体や男性ホルモン受容体にも部分的阻害作用をもつが，**エプレレノンは選択的にアルドステロン受容体（MR）を阻害する**薬剤である．したがってエプレレノンはスピロノラクトンと異なり女性化乳房などの性ホルモン関連の副作用は少ない．**トリアムテレンは集合管上皮などに発現する上皮Na⁺チャネル（ENaC）遮断薬**である．このチャネルの活性の低下に従ってNa⁺の再吸収が低下するため利尿作用が得られる．**アルドステロン受容体拮抗薬**との併用で作用が増強される（**図21-20，21-23**）．

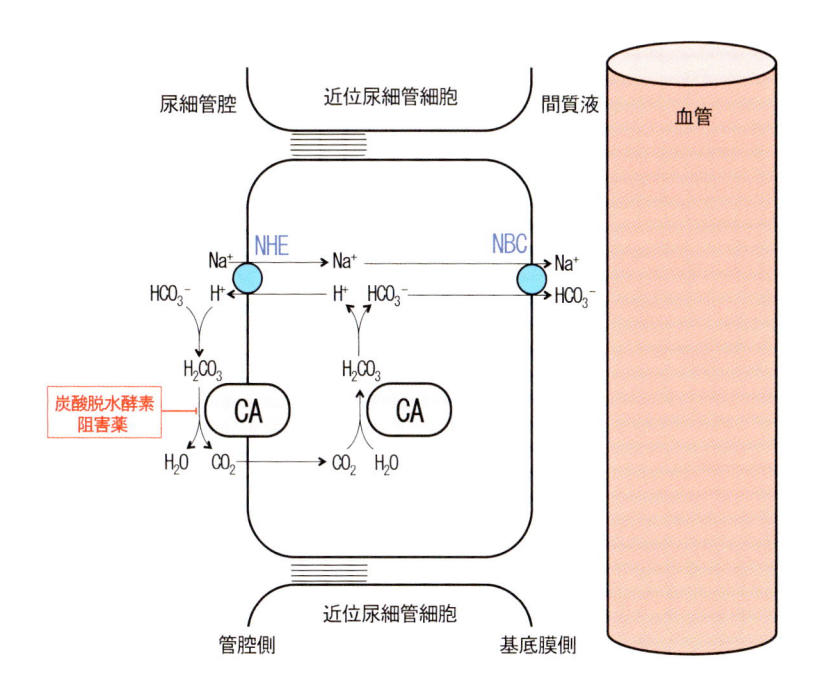

図21-24 炭酸脱水酵素(CA)の作用とNa⁺の再吸収メカニズム

近位尿細管細胞では管腔側膜のNa⁺/H⁺交換輸送体(NHE)と基底側膜のN⁺/HCO₃⁻共輸送体(NBC)がCAと協調して尿細管腔のNa⁺とHCO₃⁻を間質液‐血管内に再取り込みする．近位尿細管は水透過性が高いのでこの部位では水は塩(Na⁺)の再吸収に応じて再吸収される．利尿薬である炭酸脱水酵素阻害薬はCAを阻害してNa⁺とHCO₃⁻の排泄を促進させて尿量を増加させる．

4 炭酸脱水酵素阻害薬（アセタゾラミド）

炭酸脱水酵素は，近位尿細管，眼(毛様体)，赤血球に発現が多い．近位尿細管では管腔側上皮，および細胞質に発現しており，濾過液中のHCO₃⁻とH⁺(H₂CO₃)をCO₂とH₂Oとして尿細管細胞内に取り込み，さらに細胞内で濃度に従ってHCO₃⁻とH⁺に変化させる．尿細管上皮に発現するNa⁺-H⁺交換輸送体(NHE)と基底膜側に発現するNa⁺-HCO₃⁻共輸送体(NBC)の作用を受けて，細胞内に増加したH⁺の濃度を用いて濾過液中のNa⁺の血管側への輸送が促進される．したがって**炭酸脱水酵素の阻害は濾過液中のNa⁺の再吸収を抑制**する．炭酸脱水酵素阻害薬はNa⁺の再吸収を阻害して利尿作用を発揮するほか，HCO₃⁻の再吸収も阻害されて代謝性アシドーシスが誘導される．この作用を用いて，炭酸脱水酵素阻害薬は代謝性アルカローシスの補正にも用いられる（**図21-20，21-24**）．

NHE：Na⁺-H⁺ exchanger

NBC：Na⁺- bicarbonate co-transpoter

5 浸透圧利尿薬（イソソルビド，D-マンニトールほか）

イソソルビド，D-マンニトール，グリセリンなどは糸球体で濾過された後は尿細管で再吸収されない．その結果，濾過液中の浸透圧が高まり水の再吸収が減少して利尿が生じる．この浸透圧利尿薬の作用が現れる部位は水の透過性の高い部位，すなわち近位尿細管，ヘンレ係蹄下行脚，および集合管である．

6 バゾプレシン拮抗薬(トルバプタン)

トルバプタンは選択的バゾプレシン**V₂受容体(ADH-V2)**拮抗薬である．バゾプレシン(ADH)は集合管細胞のV₂受容体に結合するとGs-AC系を活性化してPKA依存性に**水チャネル(アクアポリン)**を活性化させる．その機序は，アクアポリン(**AQP**)をリン酸化して透過性を高め，かつ細胞内に内在するAQPを包含する小胞体を管腔側に移動させて機能する水チャネルの数を増やすことにある．集合管細胞には管腔側膜に**AQP2**が発現し基底膜側に**AQP3**が発現する．**AQP2はADH感受性AQP**であり，AQP3はADH非感受性AQPである(**図21-20**, **21-23**)．

---

simple point　利尿薬の副作用

- サイアザイド系利尿薬：低カリウム血症，高尿酸血症，耐糖能異常
- ループ利尿薬：低カリウム血症，高尿酸血症，アルカローシス
- K⁺保持性利尿薬：高カリウム血症，アシドーシス
- 炭酸脱水酵素阻害薬：アシドーシス
- 浸透圧利尿薬：高ナトリウム血症
- バゾプレシン拮抗薬：高ナトリウム血症

G　抗血栓薬

虚血性心疾患をはじめ多くの心血管病変，とくに血栓塞栓症では広義の血液凝固異常の病態に基づいて疾患が進行するため，凝固の進行と血小板の活性化の機序の理解が薬剤の作用機転の理解を助ける．冠状動脈を含め，動脈血栓においては血小板の粘着や凝集が血栓形成の始まりであり血小板凝集抑制薬を主体とした抗血小板療法が必要となる．経口抗凝固薬による抗凝固療法は心房細動や心臓弁膜症の術後などで形成された血栓の進展防止，血栓症の予防ないし再発防止のために用いられる．

血栓形成の機序を以下に概説する(**図21-25**)．血管壁が損傷すると，血管内皮細胞下組織のコラーゲンが露出し，コラーゲンに，血漿中の**フォンウィルブラントvon Willebrand因子(vWF)**が結合する．血液中の凝固因子が血管内皮細胞下組織のコラーゲンに接触すると，内因系血液凝固が開始される．血小板は，血小板膜糖蛋白の**GPIb受容体**(GPIb-V-IX)を介してvWFにつながれ，血管内皮細胞下組織に粘着して停滞する(一次凝集)．粘着した血小板は刺激伝達機構が働いて，活性化される．円盤状だっ

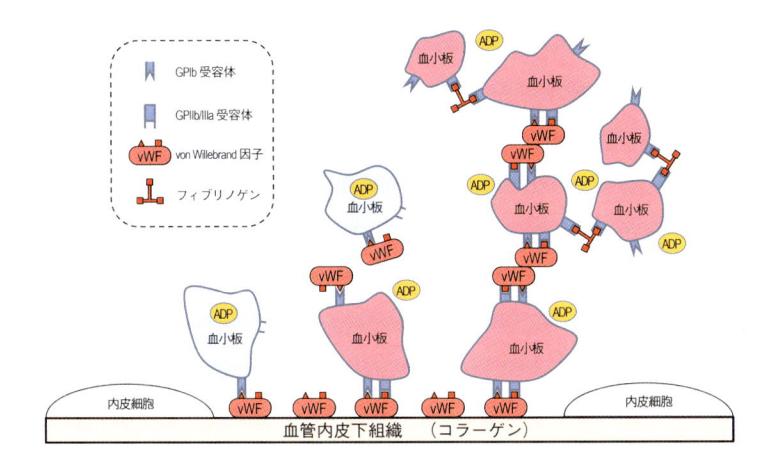

図21-25　血小板の凝集反応

内皮が損傷されコラーゲンが露出した血管では血漿中のフォンウィルブラント因子（vWF）が結合し，内因系血液凝固が開始される．血小板がGPIb受容体を介してvWFと結合して停滞する（一次凝集）と血小板は活性化を受け，細胞内Ca^{2+}濃度の上昇を引き金としてADPやセロトニンが放出され，PLA_2を介してTXA_2も放出される．その結果，周囲の血小板も二次的に活性化して血小板表面のGPⅡb/Ⅲa受容体が発現する．血漿中のvWFが血小板どおしを結合させ血小板凝集が生じる．vWFやフィブリノゲンで結合した血小板はずり応力を受けてさらに活性化が進み，ADP，セロトニン，TXA_2の放出が増加し血小板の形態が変化して互いに連なり凝集する（二次凝集）．

た血小板は，長い偽足を出して胞体を伸展させる．活性化された血小板では，開放小管系を介するCa^{2+}流入や，貯蔵Ca^{2+}の放出が起こり，細胞内Ca^{2+}が上昇する．その結果，脱顆粒が起こり，濃染顆粒（密顆粒）のADPやセロトニンが，細胞外に放出される．また，細胞内のホスホリパーゼA_2（PLA_2）が活性化され，TXA_2が放出される（**図21-26**）．その結果，最初に活性化された血小板周囲の血小板も二次的に活性化される．二次的に活性化された血小板表面に，血小板膜糖蛋白の**GPⅡb/Ⅲa受容体**が発現する．血小板のGPⅡb/Ⅲa受容体に血漿中のvWF因子やフィブリノゲンがつながれ血小板が凝集する．したがって血小板の活性を予防するためには，血小板の膜表面を介する活性化因子受容体を遮断し，細胞内のCa^{2+}放出を抑制することにある．抗凝固薬と抗血小板薬の作用点を**表21-13**に示す．

経口抗血栓薬は，**血液凝固阻害薬（抗凝固薬）と血小板凝集抑制薬（抗血小板薬）に分類される．抗凝固薬は主に静脈血栓症に用いられる．一方，抗血小板薬は主に動脈血栓症に用いられる．経口抗血栓薬は原則として血栓の予防に用いられる．**

抗凝固薬は作用機序の違いによって以下の3群に分類される（**図21-27**）．

①**ビタミンK依存性凝固因子阻害薬（ワルファリンほか）**

②**トロンビン阻害薬（ダビガトラン）**

③**第Ⅹa因子阻害薬（リバロキサバン，アピキサバン，エドキサバンほか）**

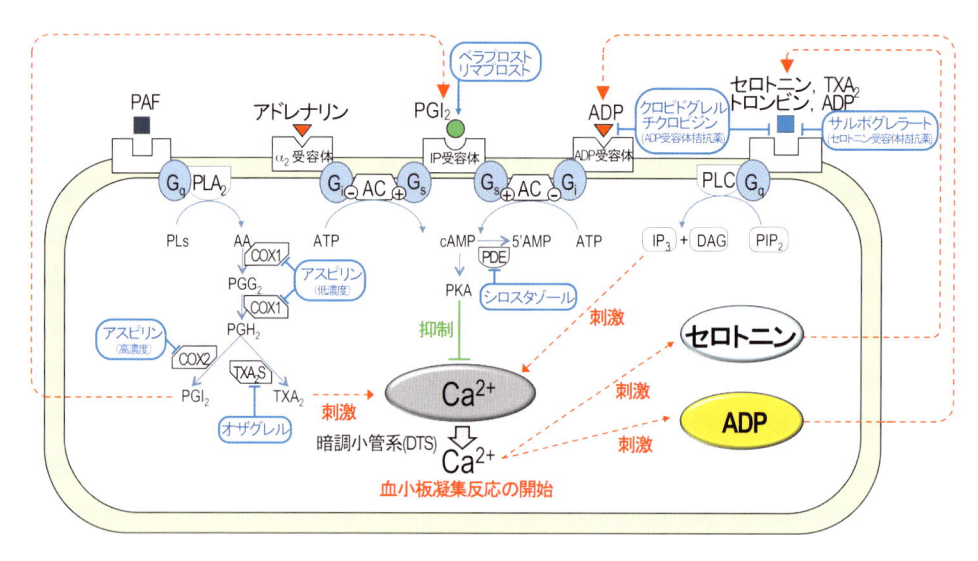

図21-26 血小板の活性化シグナルと抗血小板薬の作用機序

血小板細胞のアデニル酸シクラーゼ（AC）活性の上昇によるcAMPの産生とPKA活性の亢進は暗調小管系（DTS）からのCa^{2+}放出を抑制し血小板の活性を抑えるシグナルであり，プロスタグランジンI$_2$（PGI$_2$）-IP受容体を介する経路がその代表である．アドレナリン-α$_2$受容体とアデノシンニリン酸（ADP）-ADP受容体シグナルはともに抑制系G蛋白（G$_i$）によってアデニル酸シクラーゼを抑制しPKAによるDTSの機能抑制に拮抗する．セロトニン（5-HT$_2$受容体），トロンビン（PAR1受容体），トロンボキサンA$_2$（TP受容体），およびADP（P$_2$Y1受容体）はそれぞれの受容体がG$_q$-PLC系を介してIP$_3$の産生を亢進しDTSからのCa^{2+}放出が増大して血小板は活性化される．血小板活性化因子（PAF）はPLA$_2$を介してアラキドン酸（AA）の産生を高め，TXA$_2$を含む各種プロスタノイドの生成を亢進させる．抗血小板薬であるサルポグレラートはセロトニン受容体を，クロピドグレルとチクロピジンはADP受容体を阻害．シロスタゾールはPDE（PDE3）を阻害．低濃度のアスピリンはCOX1を阻害してTXA$_2$経路を抑制するが，高濃度のアスピリンはCOX2を阻害して血小板の活性を抑制するPGI$_2$の合成を低下させる．オザグレルはTXA$_2$合成酵素（TXA$_2$S）を抑制．

表21-13 抗血栓薬の分類と作用

分類		薬剤名	作用と特徴
ヘパリンとヘパリノイド		ヘパリン，ダルテパリン　ほか	アンチトロンビンIIIの抗トロンビン作用の増強．プロタミンで拮抗される．
経口抗凝固薬	クマリン系薬	ワルファリン	プロトロンビン，第VII因子，第IX因子，第X因子の合成阻害．
	抗トロンビン薬	ダビガトラン　ほか	トロンビンの活性阻害．
	第Xa因子阻害薬	リバーロキサバン，アピキサバン，エドキサバン　ほか	第Xa因子の活性阻害．
合成抗トロンビン薬		アルガトロバン	トロンビンによる「フィブリン生成」「血小板凝集」「血管収縮」の作用を抑制する．
アンチトロンビンIII濃縮製剤		濃縮ヒトアンチトロンビンIII	トロンビン，活性化第X因子，活性化第IX因子を阻害．
抗血小板薬		アスピリン，チクロピジン，クロピドグレル，シロスタゾール，サルポグレラート，ベラプロスト　ほか	ADP受容体やセロトニン受容体の抑制，PDE$_3$の抑制，COX$_1$の抑制などにより血小板の凝集を抑制．
血栓溶解薬		t-PA，u-PA	プラスミノゲンをプラスミンへ転化し血栓を溶解．抗プラスミン薬（トランサミン）で拮抗される．
トロンボモジュリン製剤		トロンボモジュリンアルファ	トロンビンのプロテインC活性化の促進．

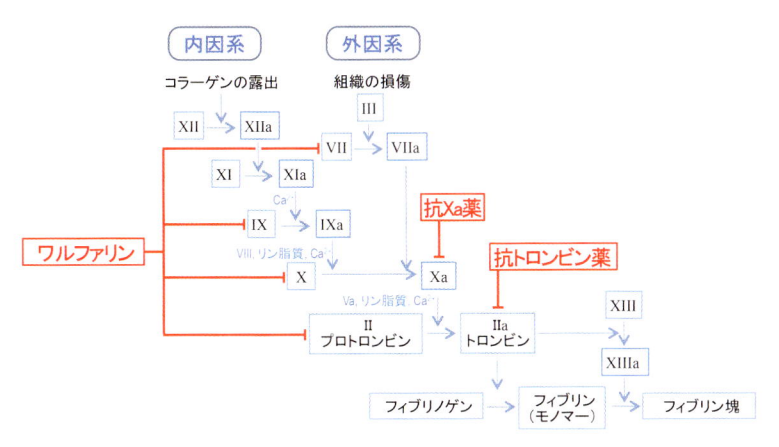

図21-27 血液凝固の制御機序と抗凝固薬の作用点

ワルファリンはビタミンK依存性凝固因子（第II，第VII，第IX，第X因子）の蛋白の合成を阻害する．抗トロンビン薬はトロンビンの触媒反応を阻害する．アンチトロンビンIIIと結合して第Xa因子を抑制する間接Xa阻害薬，およびXa因子活性部位に競合結合による直接Xa阻害薬の2種の合成抗Xa薬が抗血栓治療薬として使用される．

抗血小板薬は作用の違いによって以下の6群に分類される（**図21-26**）．

①**トロンボキサンA_2合成経路阻害薬**（低濃度アスピリン，オザグレル）

②**ADP受容体阻害薬**（アデニル酸シクラーゼ活性化薬）（チクロピジン，クロピドグレル，ジピリダモール）

③**ホスホジエステラーゼ阻害薬**（シロスタゾール，ジピリダモール）

④**セロトニン受容体拮抗薬**（サルポグレラート）

⑤**ω-3系不飽和脂肪酸**（エイコサペント酸エチル）

⑥**プロスタサイクリン（PGI$_2$）受容体刺激薬**（ベラプロスト，リマプロスト）

エイコサペント酸エチルは，体内でアラキドン酸と置き換わり，PGI$_3$（PGI$_2$と同等の抗血小板作用）やTXA$_3$（血小板凝集作用なし）を産生し，抗血小板作用を示す．

ヘパリンはアンチトロンビンIIIの抗トロンビン作用を増強する注射薬剤の抗凝固薬であり，プロタミン硫酸塩によって拮抗される．

血栓溶解薬は急性心筋梗塞，脳血栓症，肺塞栓症などで**血栓や塞栓を溶解することにより血流を回復することを主目的に用いられる**．注射薬剤の血栓溶解薬は以下の3群に分類される．

①**抗トロンビン薬**（アルガトロバン）

②**組織プラスミノゲンアクチベータ，t-PA**（アルテプラーゼ，モンテプラーゼ）

③**ウロキナーゼ型プラスミノゲンアクチベータ，u-PA**（ウロキナーゼ）

凝固阻止因子である**プロテインC**を生まれながらに欠乏している先天性プロテインC欠乏症では深部静脈血栓症や肺塞栓症の罹患が多発するが，治療としては活性化プロテインC製剤（乾燥濃縮ヒト活性化プロテインC）などが用いられる．

> **simple point　抗血小板薬の作用機序**
> - TXA₂合成経路阻害
> - ADP受容体阻害
> - PDE3阻害
> - セロトニン受容体拮抗
> - アラキドン酸拮抗
> - PGI₂受容体活性化

H　脂質異常症治療薬

　高脂血症とは血清脂質を構成するコレステロール，トリグリセリド，リン脂質，遊離脂肪酸の中で，コレステロールまたはトリグリセリド，あるいはその両者が増加した状態を指す．動脈硬化の進展には血清脂質の代謝が大きな役割りを果たしている．近年の疫学的研究によって**高コレステロール血症**（高**LDL**コレステロール血症）が狭心症や心筋梗塞などの冠動脈疾患の危険因子であることが明らかにされた．一方，**HDL**コレステロールが冠動脈疾患の負の危険因子であることも近年明らかにされ，HDLコレステロールが低い状態も脂質異常症と認められた．血清のトリグリセリドが上昇するとsmall dense LDLの増加やレムナントの増加などのリポ蛋白の質的異常が生じ，HDLコレステロールが上昇するため**トリグリセリド**も冠動脈疾患の重要な危険因子である．ここでは脂質異常症治療薬の分類と作用の特徴を概説する．

　コレステロールとリポ蛋白質代謝を改善する薬剤の作用機序は以下のように分類される．

　①コレステロール合成阻害作用（HMG-CoA還元酵素阻害薬＝スタチン）
　②胆汁酸吸収阻害作用（レジン）
　③コレステロール吸収阻害作用（小腸コレステロールトランスポーター阻害薬）
　④コレステロール異化作用促進薬（プロブコール）
　⑤**PPARα**作動薬（フィブラート）
　⑥脂肪組織からの脂肪酸の遊離抑制作用（ニコチン酸）
　⑦多価不飽和脂肪酸（エイコサペント酸エチル）

　脂質異常症の治療は，主作用の違いにより以下のような適応に基づいて用いられ方が決定される．

　1）**LDL**コレステロール低下作用

2) トリグリセリド低下作用とHDLコレステロールの上昇作用

スタチン，**レジン**，**小腸コレステロールトランスポーター阻害薬**，および**プロブコール**は主にLDLコレステロールの低下作用を担う．一方，**フィブラート系薬剤**，**ニコチン酸**，および**多価不飽和脂肪酸**は主にトリグリセリドの減少作用とHDLコレステロールの上昇作用をもつ（**表21-14，図21-28**）．

> **simple point　抗血栓薬の種類**
> - 抗凝固薬：静脈血栓症の予防
> - 抗血小板薬：動脈血栓症の予防
> - 血栓溶解薬：血栓症や塞栓症の治療

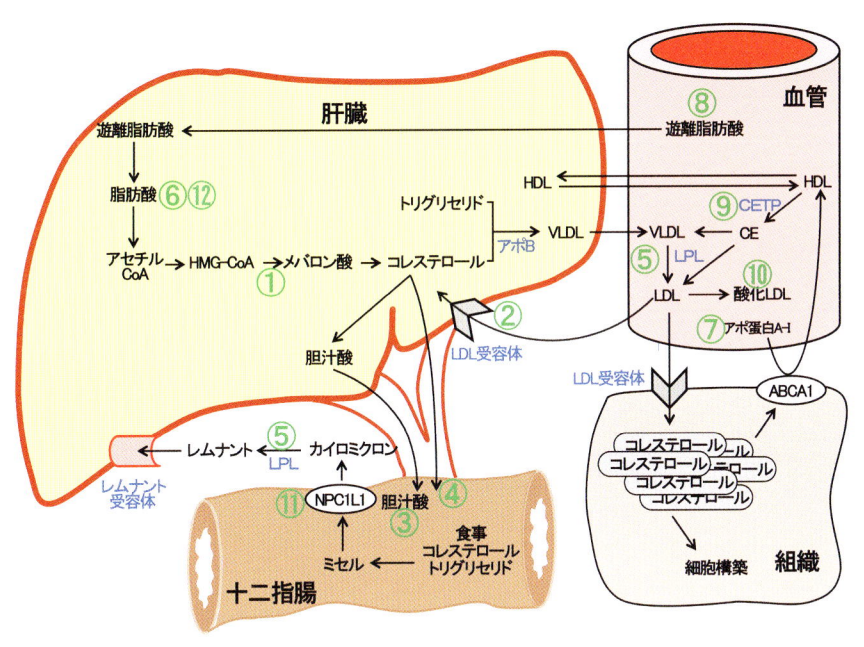

図21-28　高脂血症治療薬の薬理作用

① スタチン：メバロン酸の合成を抑制しコレステロールの産生を抑制
② スタチン，レジン，エゼチミブ：LDL受容体の合成を促進
③ レジン：胆汁酸の吸着
④ プロブコール：コレステロールの排泄を促進
⑤ フィブラート：リポ蛋白リパーゼ（LPL）の合成を促進
⑥ フィブラート：脂肪酸の合成を抑制
⑦ フィブラート，ニコチン酸：アポ蛋白A-Iの合成の促進
⑧ ニコチン酸：遊離脂肪酸量の減少
⑨ プロブコール：コレステロールエステル転送蛋白（CETP）を活性化
⑩ プロブコール：LDL酸化の抑制
⑪ エゼチミブ：NPC1L1蛋白に結合し小腸粘膜細胞のコレステロールの取り込みを抑制
⑫ 多価不飽和脂肪酸：脂肪酸の合成を抑制

表21-14 脂質異常症治療薬の分類と特徴

主作用	分類	代表的薬剤	作用と特徴
LDLコレステロールの低下作用	スタチン	プラバスタチン, フルバスタチン, アトルバスタチンほか	C合成酵素の阻害 LDL受容体の合成促進
	レジン	コレスチラミン, コレスチミド	小腸で胆汁酸を吸着 LDL受容体の合成促進
	小腸コレステロールトランスポータ阻害薬	エゼチミブ	NPC1L1の阻害 LDL受容体の合成促進
	プロブコール系	プロブコール	胆汁へのCの排泄促進 LDL酸化の抑制 CETPの合成亢進
トリグリセリドの低下とHDLコレステロールの上昇作用	フィブラート系	ベザフィブラート, フェノフィブラートほか	核内受容体PPARαのリガンド LPLとアポ蛋白A-Iの合成促進
	ニコチン酸	トコフェロールニコチン酸エステル, ニセリトロール	脂肪細胞からの脂肪酸遊離の抑制 アポ蛋白A-Iの合成促進
	多価不飽和脂肪酸（高純度EPA製剤）	エイコサペント酸エチル（EPA）	TG合成抑制 血小板機能抑制

C：コレステロール, TG：トリグリセリド, LDL-C：LDLコレステロール, HDL-C：HDLコレステロール, NPC1L1：小腸コレステロールトランスポータ, LPL：リポ蛋白リパーゼ, CETP：コレステロールエステル転送蛋白

参考文献

3章
- Levick, J.R.: An introduction to cardiovascular physiology, 5th ed. CRC Press, 2009.
- Bers, D.M.: Cardiac excitation-contraction coupling. Nature 415: 198-205, 2002.
- Opie, L.H.: Heart physiology, from cell to circulation, 3rd ed. Lippincott Williams & Wilkins, 1997.

8章
- 林邦昭ほか（著），高島力，佐々木康人（監）：11章 心臓（心臓・大血管）・脈管（末梢血管・リンパ管），各種画像の分析と解釈　1.単純X線像・心血管造影像．標準放射線医学，第6版，医学書院，2005.
- 川名正敏，川名陽子（訳）：ハーバード大学テキスト 心臓病の病態生理，第3版，メディカル・サイエンス・インターナショナル，2012.
- 久保敦司，木下文雄（著）：核医学ノート，第5版，金原出版，2009.
- 玉木長良（編著）：心臓核医学の基礎と臨床，改訂版，メジカルセンス，2003.
- 循環器病の診断と治療に関するガイドライン（2003～2004年度合同研究班報告）．
- 循環器病の診断と治療に関するガイドライン（2009年度合同研究班報告）．心臓核医学検査ガイドライン（2010年改訂版）日本循環器学会ホームページ（http://www.j-circ.or.jp）.
- 水野杏一ほか（編）：医学スーパーラーニング，循環器内科学，シュプリンガー・ジャパン，2011

9章
- 日本高血圧学会高血圧治療ガイドライン作成委員会（編）：高血圧治療ガイドライン2014，ライフサイエンス社，2014.
- 循環器病予防研究会（監）：完全収録第5次循環器疾患基礎調査結果，中央法規出版，2003.
- Kimura, G.: Clinical pathology and treatment of renin-angiotensin system 2. Chronic kidney disease and the renin-angiotensin system. Intern Med 46(16):1295-1298, 2007.
- Antman, E.M., et al.: Use of nonsteroidal antiinflammatory drugs: an update for clinicians: a scientific statement from the American Heart Association. Circulation 115: 1634-1642, 2007.
- Kannel, W.B., et al.: Prevalence, incidence, prognosis, and predisposing conditions for atrial fibrillation: population-based estimates. Am J Cardiol 82(8A): 2N-9N, 1998.
- Dahlöf, B., et al.: Prevention of cardiovascular events with an antihypertensive regimen of amlodipine adding perindopril as required versus atenolol adding bendroflumethiazide as required, in the Anglo-Scandinavian Cardiac Outcomes Trial-Blood Pressure Lowering Arm (ASCOT-BPLA): a multicenter randomized controlled trial. Lancet 366:895-906, 2005.
- Dahlöf, B., et al.: Cardiovascular morbidity and mortality in the Losartan Intervention For Endpoint reduction in hypertension study (LIFE): a randomized trial against atenolol. Lancet 359 (9311):995-1003, 2002.
- Julius, S., et al.: Outcomes in hypertensive patients at high cardiovascular risk treated with regimens based on valsartan or amlodipine: the VALUE randomized trial. Lancet 363(9426):2022-

2031, 2004.

10章

- 日本動脈硬化学会（編）：動脈硬化性疾患予防のための脂質異常症治療ガイド2013年版，日本動脈硬化学会，2013.
- Okamura, T., et al.：Atherosclerosis, 190, 216-223, 2007.
- Iso, H., et al.：Am J Epidemiol, 153, 490-499, 2001.
- Braunwald, E., Zipes, D., Libby, P., eds.：Heart Disease, A Textbook of Cardiovascular Medicine. Philadelphia, WB Saunders, 2001：99.
- 一般社団法人日本動脈硬化学会（編）：動脈硬化性疾患予防ガイドライン2007年版，日本動脈硬化学会，2007.
- 一般社団法人日本動脈硬化学会（編）：動脈硬化性疾患予防ガイドライン2012年版，日本動脈硬化学会，2012.
- メタボリックシンドローム診断基準検討委員会：日本内科学会雑誌，94(4)188-203，2005.

11章

- van der Wal, A.C., et al.: Site of intimal rupture or erosion of thrombosed coronary atherosclerotic plaques is characterized by an inflammatory process irrespective of the dominant plaque morphology. Circulation 89: 36-44, 1994.
- Cohn, P.F.: Silent myocardial ischemia. Ann Intern Med 109: 312-317, 1988.
- Jensen, L.O., et al.: Regression of coronary atherosclerosis by simvastatin: a serial intravascular ultrasound study. Circulation 110: 265-270, 2004.
- Braunwald, E.: Unstable angina: A classification. Circulation 80: 410-414: 1989.
- Thygesen, K., et al.: Third universal definition of myocardial infarction. Eur Heart J 33: 2551-2567, 2012.
- Seino, Y.: Biomarkers for the evaluation of cardiac function in myocardial ischemia. J Jpn Coron Assoc 13: 115-120, 2007.
- May, G.S., et al.: Secondary prevention after myocardial infarction: a review of long-term trials. Prog Cardiovasc Dis 24: 331-352, 1982.
- 一般社団法人日本動脈硬化学会（編）：動脈硬化性疾患予防ガイドライン2012年版，日本動脈硬化学会，2012.
- Nippon DATA 80 Research Group: Risk assessment chart for death from cardiovascular disease based on a 19-year-follow-up study of a Japanese representative population. Circ J 70: 1249-1255, 2006.
- Antman, E.M.: ST-elevation myocardial infarction. In: Braunwald's Heart Disease: A textbook of Cardiovascular Medicine(ed by Libby P. et al.). 8th ed. 1233-1299. WB Saunders, Philadelphia, 2008.

12章

- 北畠顕，友池仁暢（編），特発性心筋症調査研究班：心筋症，診断の手引きとその解説，有限会社かりん舎，2005.

- Maron, B.J., et al.: Contemporary definitions and classification of the cardiomyopathies. Circulation 113: 1807-1816, 2006.
- Elliot, P., et al.: Classification of the cardiomyopathies: a position from the European Society of Cardiology working group on myocardial and pericardial disease. Eur Heart J 29: 270-276, 2008.
- 循環器病の診断と治療に関するガイドライン（2011年度合同研究班報告）．肥大型心筋症の診療に関するガイドライン（2012年改訂版）．日本循環器学会ホームページ（http://www.j-circ.or.jp/）．
- 循環器病の診断と治療に関するガイドライン（2009-2010年度合同研究班報告）．拡張型心筋症ならびに関連する二次性心筋症の診療に関するガイドライン．日本循環器学会ホームページ（http://www.j-circ.or.jp/）．
- サルコイドーシスの診断基準と診断の手引き―2006要約．日サ会誌　2006; 26: 77-82.
- 循環器病の診断と治療に関するガイドライン（2008年度合同研究班報告）．急性および慢性心筋炎の診断・治療に関するガイドライン（2009年改訂版）日本循環器学会ホームページ（http://www.j-circ.or.jp/）．
- 循環器病の診断と治療に関するガイドライン（2007年度合同研究班報告）．感染性心内膜炎の予防と治療に関するガイドライン（2008年改訂版）．日本循環器学会ホームページ（http://www.j-circ.or.jp/）．
- 佐藤光ほか：多枝spasmにより特異な左心室造影「ツボ型」を示したstunned myocardium．臨床からみた心筋障害．科学評論社．p56-64．1990.

16章
- Echt, D.S., et al.: Mortality and morbidity in patients receiving encainide, flecainide, or placebo. The Cardiac Arrhythmia Suppression Trial. N Engl J Med. 1991 Mar 21;324(12)：781-788.

17章
- 循環器病の診断と治療に関するガイドライン（2011年度合同研究班報告）．肺高血圧症治療ガイドライン（2012年改訂版）．日本循環器学会ホームページ（http://www.j-circ.or.jp/）
- 循環器病の診断と治療に関するガイドライン（2008年度合同研究班報告）．肺血栓塞栓症および深部静脈血栓症の診断，治療，予防に関するガイドライン（2009年改訂版）．日本循環器学会ホームページ（http://www.j-circ.or.jp/）．
- Galiè, N., Hoepermm, Humbert, M., et al.: Guidelines for the diagnosis and treatment of pulmonary hypertension：the Task Force for the Diagnosis and Treatment of Pulmonary Hypertension of the European Society of Cardiology(ESC) and the European Respiratory Society(ERS), endorsed by the International Society of Heart and Lung Transplantation(ISHLT). Eur Heart J 30, 2493–2537, 2009.
- McLaughlin, V.V., Archer, S.L., Badesch, D.B., et al.: ACCF/AHA 2009 expert consensus document on pulmonary hypertension：a report of the American College of Cardiology Foundation Task Force on Expert Consensus Documents and the American Heart Association：developed in collaboration with the American College of Chest Physicians, American Thoracic Society, Inc., and the Pulmonary Hypertension Association. ACCF/AHA 2009 expert consensus document on pulmonary hypertension：a report of the American College of Cardiology Foundation Task Force on Expert Consensus Documents and the American Heart Association：developed in col-

laboration with the American College of Chest Physicians, American Thoracic Society, Inc., and the Pulmonary Hypertension Association. Circulation 119: 2250-2294, 2009.

19章
- 高尾篤良, 中澤誠（編）：臨床発達心臓病学, 中外医学社, 2001.
- 髙橋長裕（著）：図解 先天性心疾患―血行動態の理解と外科治療, 第2版, 医学書院, 2007.
- 中澤誠（編）：先天性心疾患（新 目でみる循環器病シリーズ 13）, メジカルビュー社, 2005.
- 里見元義（著）：心臓超音波診断アトラス 小児・胎児編 改訂版, ベクトル・コア, 2008.
- 山岸敬幸, 白石公（編）：先天性心疾患を理解するための臨床心臓発生学, メジカルビュー社, 2007.

和文索引

あ

アイゼンメンジャー症候群　74, 349, 354, 355, 358, 365
アイントーベンの三角形　111
アクアポリン　424
アクチンフィラメント　33, 41
足関節上腕血圧比　333
アスピリン　180, 427
アセタゾラミド　423
アセチルコリン　178
アセチルコリン感受性K^+チャネル　22
アゾセミド　419
アダムキーヴィッツ動脈　10
アダムス・ストークス症候群　282, 383
アダムス・ストークス発作　67
圧受容体反射　379
圧迫感　63
圧負荷　118, 120
アップストリーム治療薬　418
アディポサイトカイン　171
アディポネクチン　171
アデニル酸シクラーゼ活性化薬　427
アデノシンA1受容体　22
アデノシン三リン酸　417
アドレナリン　364
アドレナリン受容体　388
アドレノメデュリン　147
アトロピン　281, 382
アピキサバン　425
アポトーシス　166, 245
アミオダロン　278, 286, 414
アムロジピン　405
アランチウス管　346
アリスキレン　402
アルガトロバン　427
アルコール性心筋症　209
アルテプラーゼ　427
アルドステロン　399
　——拮抗薬　157
　——受容体拮抗薬　422
　——誘導蛋白　420
アルドステロン・ブレークスルー　157

アンジオテンシノーゲン　146
アンジオテンシン　51
　——Ⅰ　146, 398
　——Ⅱ　146, 398
　——ⅡAT$_1$受容体　397
　——ⅡAT$_2$受容体　397
　——Ⅱ受容体拮抗薬　157, 399
　——変換酵素　146
　——変換酵素阻害薬　157, 397
安静時狭心症　177
アンダーセン・タウィル症候群　22
アンチトロンビンⅢ　427
安定狭心症　177
安定プラーク　184
アンプラッツァー閉鎖栓　351

い

イオンチャネル　15
息こらえ　292
異型狭心症　120, 122, 177
異型狭心症発作　126
意識消失　379
異常Q波　117
異常自動能　273
イソクスプリン　408
イソソルビド　423
イソプロテレノール　281, 297, 364, 390
Ⅰ音　72
Ⅰ群抗不整脈薬　411
一次孔　349, 357
一時ペーシング　281, 303
一硝酸イソソルビド　405
1度房室ブロック　117, 300
1回拍出量　135, 247
一過性内向き電流　274, 416
一過性外向き電流　21
一酸化窒素　46, 48, 147
遺伝子多型　147
イベントレコーダ　128
インスリン抵抗性　169
陰性T波　122
陰性変力作用　278

う

ウィルソンの中心電極　111
ウィルヒョウの3要因　310, 340
植込み型除細動器　201, 267, 277, 279, 295
植込み型ループレコーダ　128
ウェスターマーク徴候　312
ウェンケバッハ型（房室ブロック）　117
ヴォーン・ウィリアムズ分類　278, 409
ウォルフ・パーキンソン・ホワイト症候群　117
右脚　8, 114
　——ブロック　117, 375
右軸偏位　350
右室　1
　——梗塞　113, 194
　——肥大　118
　——流出路狭窄　361, 363
右心カテーテル法　105
右心耳　2
右心不全　249
　——徴候　305, 311
内向きCa^{2+}電流　124
内向き整流K^+チャネル　20, 22
内向き背景電流　24, 27
右房　1
　——化右室　375
　——負荷　116, 117
ウロキナーゼ　427
　——型プラスミノゲンアクチベータ　427
運動負荷心電図　125

え

エイコサペンタエン酸　172
エイコサペント酸エチル　427, 428
エコーフリースペース　217, 222
エドキサバン　425
エブスタイン奇形　375
エプレレノン　420
エポプロステノール　309
エルゴノビン　178

塩化タリウム　98
エンドセリン　48, 147, 408
　　　──受容体拮抗薬　309, 408

お

嘔気　63
嘔吐　63
往復雑音　81
オースチン・フリント雑音　79
オータコイド　49
オザグレル　427
オシロメトリック法　148
オスラー結節　213
オルプリノン　393
温熱療法　267

か

カーリー・クームス雑音　79
カーリーライン　89
解剖学的右室　3
カイロミクロン　161
カウンターショック　278
核医学検査　178
拡張型心筋症　199
拡張期
　　　──雑音　79
　　　──ランブル　79, 232
拡張後期雑音　81
拡張早期雑音　79
拡張相肥大型心筋症　202
拡張中期雑音　79, 350, 355
拡張不全　249
確認造影　54
カクリン分類　352
過剰心音　74
家族性心臓ブロック　18
家族歴　55
下大静脈フィルタ　313
下大静脈弁　346
脚気衝心　209
脚気心　209
学校心臓検診　350
褐色細胞腫　67, 150
活性化部分トロンボプラスチン時間　143
活動電位持続時間　411
カテーテルアブレーション　279
カテーテル治療　351, 367
カテコール-O-メチルトランスフェラーゼ　391
カテコラミン　387
カブレラ誘導　111
過分極活性化内向き電流　23
カベオラ　42

仮面高血圧　149
カラードプラ法　132, 339
カリウム保持性利尿薬　420
カルシウム拮抗薬　156, 179, 393, 415
カルシウム時計　30
カルディオバージョン　279
カルベジロール　278, 405
カルモジュリン　45
カルモジュリンキナーゼⅡ　34
川崎病　92
換気血流ミスマッチ　312
肝頸静脈逆流　305
間欠性WPW症候群　290
還元型ヘモグロビン　69
間質性肺水腫　89
冠状動脈　5, 11
　　　──MRA　97
　　　──粥状硬化病変　175
　　　──造影　108
　　　──洞　2
　　　──攣縮　175
緩徐活性化遅延整流K$^+$チャネル　21
冠性T波　122
感染性心内膜炎　212, 232, 356
完全右脚ブロック　117
完全大血管転位　369
完全房室ブロック　210
冠動脈インターベンション　182
冠動脈ステント　182
冠動脈バイパス術　182
冠攣縮性狭心症　177

き

奇異性分裂　74
既往歴　55
機械的作用（直接作用）　386
機械弁　227
気管支喘息　65
機関車様雑音　217
木靴心　363
起座呼吸　226, 251
器質性狭心症　177
偽性アルドステロン症　153
偽正常化　135
キニジン　411
機能的合胞体　33
機能的不応期　32
キマーゼ　399
奇脈　222
脚　114
脚ブロック　117
逆頻度依存性遮断特性　414
ギャップ結合　33
吸診　59

急性冠症候群　63, 182, 185
急性心筋梗塞　120
急性心不全　226, 251
急性心膜炎　120, 216
急性大動脈解離　64
急性動脈閉塞（症）　330
　　　──の5P　330
急速活性化遅延整流K$^+$チャネル　21
急速脱分極相　28
急性心筋炎　210
狭窄後拡張　318
胸膝位　364
強心作用　386
狭心症　63, 175
強心配糖体　25
強心薬　385
胸痛　63
共通肺静脈腔　371
胸部単純X線検査　83
胸部誘導　112
極型ファロー　361
棘波　42
虚血性心筋症　233
鋸歯状波（F波）　286
起立性低血圧　382
キリップ分類　185, 186, 252
緊急ペーシング　281, 303
筋小胞体　34
　　　──Ca^{2+}-ATPase　244
筋性部欠損　354
筋節　33
筋節長　37

く

クエン酸シルデナフィル　46
駆出音　58, 75
駆出性クリック　75
クスマウル徴候　219
クッシング症候群　152
グリセリン　423
クリック　58
クレアチンホスホキナーゼ　141
グレーアム・スティール雑音　79, 305, 355
クロスブリッジ　35
クロピドグレル　427
クロフォード分類　320

け

経胸壁心エコー法　129
頸静脈波　72
経食道心エコー法　129, 137, 226
経食道心エコー図検査　285
頸動脈波　72

撃発活動　273
経皮的カテーテル心筋焼灼術　280
経皮的冠動脈インターベンション療法
　　191
経皮的冠動脈形成術　182
経皮的心肺補助装置　194, 259
経皮的僧帽弁形成術　232
経皮的中隔心筋焼灼術　205
血圧
　　——異常　145
　　——測定　60
　　——制御機構　146
血液ガス　107
血液凝固阻害薬　425
血管
　　——拡張薬　407
　　——収縮物質　45
　　——性高血圧　152
　　——造影検査　110
　　——抵抗　107
　　——迷走神経性失神　380
血小板活性化因子　50
血小板凝集抑制薬　425
血栓溶解薬　427
血栓溶解療法　191, 313
腱索　5
原始心室　345
原始心臓　345
原始心房　345
顕性 WPW 症候群　290
減衰伝導特性　274
原発性アルドステロン症　151
原発性高脂血症　163
原発性肺高血圧症　118, 308
現病歴　54

こ

高圧系圧受容体　379
降圧薬　393
高閾値活性化型電位依存性 Ca^{2+} チャネル　19
高カリウム血症　117, 124
高カルシウム血症　123
交感神経　379
高感度 CRP　169
恒久ペースメーカ　279
抗凝固薬　285, 425
抗狭心症薬　403
高血圧
　　——診断基準　145
　　——定義　145
高血圧治療ガイドライン　145
抗血小板薬　425
抗血栓薬　424
高コレステロール血症　428

高脂血症　161
甲状腺　66
甲状腺機能亢進症　152, 269
較正曲線　111, 114
合成ドパミン類似化合物　390
拘束型心筋症　205
高度房室ブロック　301
抗トロンビン薬　427
高比重リポ蛋白　161
後負荷　247
興奮収縮連関　34
絞扼感　63
呼吸困難　63, 65
50%ルール　376
コッホの三角　2, 8
固定性分裂　74
コネキシン　33
コネクソン　33
孤立性陰性 T 波　350
孤立性心房細動　285
コルホルシンダロパート　393
コレステロール　161
　　——異化作用　428
コロトコフ法　148
コントラストエコー図法　136
コンピュータ断層撮影(CT)　90

さ

サイアザイド系利尿薬　419
臍静脈　346
在宅酸素療法　309, 315
細動波(f 波)　284
臍動脈　346
催不整脈作用　278
再分極相　28
再分布　99
細胞外 ATP 活性化 Cl^- チャネル　24
細胞外液　68
細胞内液　68
細胞内 Ca^{2+} 活性化 K^+ チャネル　23
細胞内 Ca^{2+} 過負荷　276
細胞内 Na^+ 活性化 K^+ チャネル　23
細胞膜 Ca^{2+} ポンプ　34
細胞膜電流　15
左脚　8, 114
　　——ブロック　117
　　——後枝　114
　　——後枝ブロック　118
　　——前枝　114
　　——前枝ブロック　117
　　——分枝ブロック　117
作業心筋　27
錯綜配列　204
左軸偏位　355, 359, 373
左室　1, 4

　　——拡張能　135
　　——駆出率　108, 132, 134, 135, 191
　　——自由壁破裂　194
　　——心筋緻密化障害　207
　　——造影　108
　　——内径短縮率　132
　　——肥大　120, 368
　　——容積　191
　　——リモデリング　191, 196, 273
　　——流入血流速波形　135
左室圧-容積関係　248
左室壁運動異常　135
左室壁の非対称性肥厚　203
左心カテーテル法　105
左心耳内血栓　138
左心低形成症候群　374
左心不全　249
左第4弓の突出　355
左房　1, 4
　　——内血栓　138
　　——負荷　116, 117
サルコメア　33
　　——長　37
サルポグレラート　427
III 音　74
酸化 LDL　166
III 群抗不整脈薬　414
三枝(束)ブロック　119
三硝酸グリセリン　404
産褥心筋症　209
三尖弁　5
　　——閉鎖　359, 373
　　——閉鎖不全症　118, 234
　　——領域　77
　　——輪縫縮術　236
酸素分圧　65
3 の字型　368
三部調律　75

し

指圧痕　68
ジェンウェイ発疹　213
弛緩異常　135
ジギタリス　25, 385, 416
　　——効果　122
　　——中毒　276
シクロオキシゲナーゼ　50
刺激伝導系　2, 4, 8
ジゴキシン　385
脂質異常症　161, 162, 163, 428
脂質コア　175, 184
シシリアン・ガンビット分類　409
祝診　56
ジソピラミド　412
失神　379

和文索引 | 437

――血管抑制型　382
――混合型　382
――心抑制型　382
――前状態　379
自転車エルゴメータ負荷試験　125
自動能　30
シネMRI　96
ジヒドロピリジン　394
ジピリダモール　427
四部調律　75
脂肪塊　84
ジャーベル・ランゲ・ニールセン症候群　296
ジャテーン手術　370, 371, 376
重合奔馬調律　75
収縮期　71
　　――逆流雑音　359
　　――駆出雑音　78, 359
　　――雑音　78
収縮後期雑音　78
収縮性心膜炎　219
収縮中期クリック　75, 234
収縮不全　249
修飾因子　273
修正大血管転位　377
粥状動脈硬化　165
主訴　54
受容体作動性チャネル　43
純型肺動脈閉鎖　372
使用依存性遮断作用　394
傷害反応仮説　165
状況失神　382
上下差異性チアノーゼ　366
硝酸薬　179, 404
上室期外収縮　283
　　変行伝導をともなう――　283
　　伝導されない――　284
上室性不整脈　283
上室頻拍　288
小腸コレステロールトランスポータ阻害薬　428, 429
小斑状不均一分布　308
上皮型Na⁺チャネル(ENaC)　420
静脈管　346
静脈還流低下　380
静脈血栓　340
静脈コマ音　81
静脈洞　345
静脈弁　12
静脈瘤　338
初期再分極相　28
触診　57
触診法(血圧測定)　60
除細動　279
ショック　69
徐波　42

徐脈性不整脈　271
徐脈頻脈症候群　299
ジルチアゼム　396, 415
シルデナフィル　408
シロスタゾール　427
心アミロイドーシス　208
心音　72
心外膜　9
新規経口抗凝固薬　285
心機図　71
心機能規定因子　247
心球　345
心胸郭比　84
心筋炎　117, 210
心筋虚血　117
　　――発作　175
心筋血流シンチグラフィ　98
心筋交感神経シンチグラフィ　101
心筋梗塞　122, 232
　　――シンチグラフィ　103
心筋脂肪酸代謝シンチグラフィ　103
心筋収縮力　248
心筋症　117
心筋シンチグラフィ　98
心筋シンチグラム　98
心筋生検　109
心筋トロポニン　141
心筋の酸素需要　175
心係数　107
神経体液性因子　262
心血管系の発生　345
腎血管性高血圧　150
心血管造影　108
心血管内圧　105, 106
心血管内圧波形　106
心原性ショック　193
心原性脳梗塞　277
心雑音　76
心サルコイドーシス(症)　207, 300
心耳　1
心仕事量　405
心室　1
心室圧　107
心室期外収縮　277, 293
心室細動　124, 193, 297
心室性奔馬調律　75
心室遅延電位　126
心室中隔
　　――奇異性運動　137, 350
　　――欠損(症)　120, 352, 361
　　――穿孔　194
　　――切除術　205
心室中部閉塞性心筋症　202
心室調律　117
心室頻拍　293
心室ペーシング　117

心室補充調律　272, 303
心室瘤　120, 194
腎実質性高血圧　150
心周期　71
心尖拍動図　72
心尖部肥大型心筋症　202
心臓
　　――移植　268
　　――核医学検査　98
　　――型脂肪酸結合蛋白　142
　　――カテーテル検査　104
　　――再同期療法　201, 267, 279
　　――腫瘍　239
　　――喘息　65
　　――超音波検査　128
　　――突然死　55, 277
　　――粘液腫　240
　　――弁膜症　225
身体活動指数　261
心タンポナーデ　221, 239, 323, 324
心電図同期撮影　92
浸透圧利尿薬　423
振動性電位　274
心内修復術　351, 357, 364
心内膜　8
　　――床欠損　357, 359
　　――線維弾性症　372
　　――筒　345
心囊　8
　　――液　90
　　――液貯留　221
　　――穿刺　222
心拍出量　107, 247
心拍数　115
心拍変動　126
心プールシンチグラフィ　98, 104
深部静脈血栓症　94, 340
心不全　239, 243
心不全治療薬　385
シンプソン法　134
心房　1
心房圧　105
心房期外収縮　283
心房細動　284, 350
心房性ナトリウム利尿ペプチド　139, 257
心房性不整脈　374
心房性奔馬調律　75
心房粗動　286
心房中隔欠損(症)　88, 117, 118, 349
　　――冠状静脈洞型　349
　　――自然閉鎖　354, 356
　　――静脈洞型　349
　　――二次孔型　349
心房中隔裂開術　371
心房頻拍　288

心膜　8
　——炎　194, 239
　——横洞　4, 8
　——斜洞　4, 8
　——石灰化　220
　——切除術　220
　——ノック音　76, 220
　——摩擦音　217
心ループ形成　345

す

睡眠時無呼吸症候群　265
スカベンジャー受容体　166
スターリングの法則　37
スタチン　428, 429
スタンフォード分類　324
スチル雑音　81
ステンドグラフト　326
ステントレス弁　227
ストア作動性チャネル　43
ストリッピング手術　340
ストレイン型　122
　——ST-T変化　120
スピロノラクトン　420
ずり応力　47

せ

生活指導　277
生活歴　55
静止時遮断作用　394
静止膜電位　26
正常心音　72
正常洞調律　269
生体弁　227
喘鳴　65
喘鳴発作　65
生理的分裂　73
石灰化　89
接合部補充調律　272, 303
絶対不応期　32
接着斑　33
セラーズ分類　230, 234
セロトニン　49
　——受容体拮抗薬　427
潜在性WPW症候群　290
全収縮期雑音　78
前尖のドーミング形成　137
先天性Ⅰ型QT延長症候群　21
先天性Ⅱ型QT延長症候群　21
前負荷　247
前立腺肥大症　402

そ

造影剤　91
早期興奮　290
　——症候群　289
早期後脱分極　273, 416
早期再分極　120
　——症候群　299
双極肢誘導　111
相対的三尖弁狭窄　350
相対的僧帽弁狭窄　355, 366
相対的肺動脈狭窄　350, 359
相対不応期　32
総肺静脈還流異常　371, 372
僧帽性P波　117
僧帽弁　4, 5
　——開放音　76, 79
　——狭窄症　231, 285
　——構造　7
　——収縮期前方運動　350
　——閉鎖不全症　120, 232
　——領域　77
僧帽弁前尖
　——拡張期　137
　——拡張期後退速度　132
　——収縮期前方運動　137, 203
促進心室固有調律　273
塞栓子　309
速伝導路　289
続発性高脂血症　163
速脈　72, 230
組織プラスミノゲンアクチベータ　427
ソタロール　414

た

ダーリング分類　371
体液量　68
体外式ペースメーカ　281
大血管下部漏斗部欠損　354, 355
体血管抵抗　107
胎児循環　346
代謝性アルカローシス　423
代謝性筋腎症候群　332
第Ⅹa因子阻害薬　425
体循環(大循環)　9, 10
代償機構　262
大前根動脈　10
大動脈炎症症候群　152, 327
大動脈解離　94, 318, 322
大動脈峡部　367
大動脈縮窄(症)　152, 367
大動脈縮窄複合　368
大動脈内バルーンパンピング　193, 259

大動脈閉鎖不全　323, 324
大動脈弁　4, 5
　——逸脱　354
　——構造　7
　——逆流　354
　——狭窄症　120, 228, 383
　——成分(ⅡA)　73
　——閉鎖不全症　120, 230
　——領域　77
大動脈瘤　94, 317
大脈　230
ダウン症候群　354, 358
多価不飽和脂肪酸　428, 429
高安病　327
多形性心室頻拍　295, 414
たこつぼ心筋症　122, 206
打診　58
ダビガトラン　425
ダブル・スイッチ手術　377
卵型　370
タリウム　98
単一Ⅱ音　74
単極肢誘導　111
炭酸脱水酵素　423
　——阻害薬　423
単純型大動脈縮窄　367
弾性線維　12
断層法　129
単断面エリア・レングス法　134
短絡血流率　108
短絡血流量　108
短絡性心疾患　108
短絡率　137

ち

チアノーゼ　65, 88
遅延後脱分極　25, 273, 416
遅延整流K^+チャネル　20
遅延造影MRI　96
チクロピジン　427
遅伝導路　289
遅脈　72
中隔縁柱　3
中隔形成　345
中枢性交感神経抑制薬　402
中性脂肪　161
中胚葉　345
蝶形紅斑　56
超急速活性化遅延整流K^+チャネル　20
聴診　58
聴診間隙　62
聴診器　72
聴診法(血圧測定)　60
超低比重リポ蛋白　161
調律　114, 269

和文索引 ｜ 439

チルト検査　380
チルトトレーニング　382

て

低圧系圧受容体　380
低カリウム血症　122, 124
低カルシウム血症　124
低血圧　160
低血糖　67
低電位　118, 221
低電位活性型Ca^{2+}チャネル　20
低比重リポ蛋白　161
テオフィリン　392
デスモゾーム　33
デスラノシド　385
テトロフォスミン　98
デューク臨床的診断基準　213
電位依存性K^+チャネル　20
電位依存性L型Ca^{2+}チャネル　19
電位依存性Na^+チャネル　15
電位依存性T型Ca^{2+}チャネル　20
電気軸　115
電気的除細動　193, 279, 281
電気的交互脈　221
電気的作用(間接作用)　386
電気的リモデリング　38
テント状T波　122, 124

と

動悸　66
洞機能不全　350
　　──症候群　18
東京女子医大心研分類　352
洞結節　8, 270
洞室調律　124
洞性徐脈　269, 299
洞性頻脈　269
洞性不整脈　270
洞調律　269
　　──心電図　270
洞不全症候群　126, 272, 299
洞房ブロック　299
動脈圧受容器反射　397
動脈幹　345
動脈管　346, 348, 367
　　──開存　364
動脈硬化　164
　　──性疾患　163
等容性拡張期　71, 248
等容性収縮期　71, 248
洞様毛細血管　13
特殊心筋　8
特定心筋疾患(症)　207

特発性/遺伝性肺動脈性肺高血圧症　308
特発性心筋症　199
特発性心室細動　297
特発性心室頻拍　294
時計回転　120
トダロ腱索　2
突然死　204
ドパミン　389
　　──受容体　389
ドブタミン　390
ドプラ法　129, 132
ドベーキー分類　324
トラゾリン　408
トリアムテレン　420
トリガー　273
トリガードアクティビティ　273, 274
トリグリセリド　161, 428
トリクロルメチアジド　419
トルサードドポアント　123, 125, 276, 295
トルバプタン　424
ドレスラー症候群　218
トレッドミル　125
トロポニン
　　──I　34
　　──C　34
　　──T　34
　　──T(I)　187
　心筋──　141
トロンビン阻害薬　425
トロンボキサンA_2　50
　　──合成経路阻害薬　427

な

内因性交感神経刺激作用　400
内皮心筒　345
内皮由来過分極因子　48
内分泌性高血圧　150
ナックル徴候　306, 312

に

II_A(大動脈弁成分)　73
II_P(肺動脈弁成分)　73
II音　73
II音の固定性分裂　350, 359
II群抗不整脈薬　413
ニコチン酸　428, 429
ニコチン酸系薬　408
ニコランジル　406
二酸化炭素分圧　65
二次孔　349
二次性高血圧症　150
二次性肺高血圧症　309

二枝ブロック　118
二重積　176
24時間自由行動下血圧測定　149
二硝酸イソソルビド　405
2度房室ブロック　117, 301
ニトログリセリン　404
ニフェカラント　414
二峰性パターン　204
二峰性脈　202
乳頭筋　3, 5
乳頭筋断裂　194, 232
乳頭状線維腺腫　239
妊娠高血圧症　402

ね

ネクローシス　245
ネルンストの式　26
粘液腫　239, 240
粘液水腫　68

の

脳虚血症状　282, 299
脳性ナトリウム利尿ペプチド　139
嚢胞性線維症　24
嚢胞性中膜壊死　317
ノーリア分類　254

は

パーキンソン病　102
バージャー病　330, 336
バイオマーカー　139
肺血管抵抗　107, 354
肺梗塞　310
肺高血圧(症)　305, 349, 350
肺循環(小循環)　9, 11
肺静脈隔離　286
肺静脈血流速波形　135
肺静脈性高血圧　89
肺水腫　89
肺性心　314
肺性P波　117
肺塞栓症　65, 309
肺体血流比　108, 351, 356
肺動脈拡張期圧　134
肺動脈カテーテル　105
肺動脈狭窄　363
肺動脈楔入圧　107
肺動脈絞扼術　357, 360
肺動脈収縮期圧　133
肺動脈性肺高血圧　88, 305, 408
肺動脈内血栓摘除術　313
肺動脈閉鎖　361, 372
肺動脈閉鎖兼心室中隔欠損　372

肺動脈弁　3, 5
　　──狭窄症　118
　　──欠損　361
　　──成分（II_P）　73
　　──閉鎖不全症　118
　　──領域　77
白衣高血圧　149
バゼットの補正式　123
バゾプレシン　50
　　──拮抗薬　424
8字形の心陰影　371
ばち指　65, 362, 366
パッチ閉鎖術　357
パパベリン系薬　407
バルサルバ手技　77, 292
バルサルバ洞　5
パルスドプラ法　132, 135
半月弁　5
反射性頻脈　405
汎収縮期雑音　78, 355, 359
斑状陰影
　　──コウモリの翼　89
　　──蝶形　89
反跳脈　365
反時計方向回転　120
ハンプトンズハンプ　312

ひ

非感染性(血栓性)心内膜炎　212
非興奮性細胞　47
非持続性心室頻拍　277
微小血管狭心症　177
非侵襲的陽圧呼吸　259
ヒス束　4, 8, 114
ヒスタミン　49
　　──受容体　49
ビソプロロール　278
肥大型心筋症　120, 202, 383
非対称性左室肥大　137
ビタミンK依存性凝固因子阻害薬　425
左冠状動脈　11
非DHP系カルシウム拮抗薬　415
非特異的心室内伝導障害　117
ヒドロクロロチアジド　419
肥満　65
ピモベンダン　392
冷汗　63
標準12誘導心電図　111
病的分裂　73
ピルジカイニド　411
ヒル徴候　230
貧血　65, 265
頻脈性不整脈　271
　　──発生機序　273
　　──非薬物療法　278
　　──薬物療法　278

ふ

ファブリー病　209
ファロー四徴症　88, 361
ファロー四徴症極型　372
不安定狭心症　177
不安定プラーク　184
ふいご機能　159
フィブラート　428, 429
フェニルアルキラミン　394
フェニレフリン　390
不応期　31, 32, 275
フォルスコリン　393
フォレスター分類　193, 254
フォン・ウィルブラント因子　424
フォンタン手術　373, 374, 376
フォンタン分類　333
負荷心エコー図法　136
負荷パーフュージョンMRI　96
不完全右脚ブロック　117, 350, 359
不関電極　111
複合型大動脈縮窄　368
副伝導路　289
ブクラデシン　393
不整合型心室中隔欠損　368
不整脈　269
　　──基質　272
　　──原性右室心筋症　207
　　──発生機序　276
部分的作用薬　400
部分肺静脈還流異常　371, 372
プラーク　165, 175
ブラジキニン　49, 147, 399
プラトー相　16, 28
ブラロック・トーシッヒ短絡術　364
フランク・スターリング機構　37
フランク・スターリング曲線　39
フランク・スターリングの法則　263
フリードワルドの式　162
ブルガダ症候群　18, 297
プルキンエ線維　8, 114
フレカイニド　411
プロカインアミド　411
プロスタグランジン　49
　　──I_2　147
　　──E　364
　　──E_1製剤　369, 373, 407
プロスタサイクリン　48
　　──受容体刺激薬　427
フロセミド　419
ブロッケンブロー現象　204
プロテインC　427

プロトロンビン時間　142
プロパフェノン　411
プロブコール　428, 429
プロプラノロール　364, 413
分界稜　346

へ

平衡電位　26
閉塞性血栓血管炎　336
閉塞性動脈硬化症　333
閉塞性肥大型心筋症　202
経皮的心房中隔欠損閉鎖術　351
ペースメーカ植込み　55
ペースメーカ治療　304
ベーチェット病　343
壁応力　47
壁内血腫　322
ベックの3徴　222
ヘパリン　427
ベプリジル　415
ヘプロニカート　408
ヘミブロック　117
ベラパミル　396, 415
ベラプロスト　427
ヘリカルCT　91
ベルヌーイの簡易式　133
ベンゾチアゼピン　394

ほ

房室回帰性頻拍　288, 291
房室解離　294
房室結節　3, 8
房室結節リエントリー性頻拍　288, 289
房室中隔欠損　357
房室ブロック　272
　　ウェンケバッハ型──　117
　　モビッツII型──　117
房室弁　5
放射線学的検査　83
傍分泌機序　48
ホーマンズ徴候　312, 341
補充調律　272, 303
補助人工心臓　268
ホスホジエステラーゼ阻害薬　309, 392, 427
ホスホランバン　34, 244
ボセンタン　408
ボタロー管　346
勃起不全改善薬　408
発作性上室頻拍　288, 292
発作性夜間呼吸困難　251
ホルター心電図　126, 178
ホルネル症候群　319

盆状下降　122
奔馬調律　75
ポンプ失調　211

ま

膜性部　4
膜時計　30
膜様中隔　8
マクロファージ　184
マスタード手術　377
マスター2階段法　125
末梢血管抵抗　391
末梢肺血管陰影　87
末梢閉塞性動脈疾患　333
末端肥大症　152
マルチスライスCT　91
マルファン症候群　317, 322
慢性血栓塞栓性肺高血圧症　314
慢性心不全　260
慢性心房細動　285
慢性閉塞性肺疾患　66

み

ミオシン軽鎖キナーゼ　41, 45
ミオシン軽鎖ホスファターゼ　44, 45
ミオシンフィラメント　33, 41
右冠状動脈　11
右大動脈弓　363
未熟児動脈管開存　365
水チャネル　424
ミスマッチ　103
ミビ　98
脈拍欠損　60
脈拍測定　60
ミルリノン　392

む

無害性雑音　81
無酸素発作　362, 364, 376
ムスカリン受容体　22
無脈性電気活動　194

め

メイズ手術　286
迷走神経緊張亢進　67
迷走神経刺激作用　386
メタボリックシンドローム　169

メチルジゴキシン　385

も

モーニングサージ　149
モニター心電図　128
モノアミンオキシダーゼ　392
もやもやエコー　138
問診　63
モンテプラーゼ　427
モビッツⅡ型(房室ブロック)　117

や

薬剤誘発性高血圧　153
薬理学的除細動　279, 281

ゆ

有効不応期　32
ユースタキオ弁　346
有窓型毛細血管　13
遊離脂肪酸　161
雪だるま型の心陰影　371

よ

容量感知性Cl⁻チャネル　24
容量負荷　118, 120
Ⅳ音　75
Ⅳ群抗不整脈薬　415

ら

ラウン・ギャノン・レバイン症候群　117
ラザフォード分類　333
ラジオアイソトープ　98
ラステリ手術　371, 376, 377
ラステリ分類　359
ラプラスの法則　263, 318
卵円窩　2
卵円孔　2, 346, 348, 349
卵円孔開存　349
ランブル　350, 355

り

リアノジン受容体　34
リウマチ性弁膜症　225
リウマチ熱　225
リエントリー　273

リズム　114
利尿薬　157
リバロキサバン　425
リベロ・カルバイヨ徴候　78, 305
リマプロスト　427
リモデリング　246
硫酸マグネシウム　297
両室ペースメーカ　279
両側大静脈肺動脈吻合術　374
両大血管右室起始　376
両方向性グレン手術　374
旅行者血栓症　310
リン脂質　161
リンパ管　11

る

類洞交通　372
ループ利尿薬　419
ループレコーダ　128
ルベスタイン分類　299

れ

レジン　428, 429
レセルピン　402
レニン　146
　――阻害薬　157, 402
レニン・アンジオテンシン・アルドステロン系　146, 397, 398
レバイン分類　58, 77
レビー小体型認知症　102
レムナントリポ蛋白　169
連結橋　35
連合弁膜症　237
連続雑音　81, 366
連続波ドプラ法　133

ろ

労作性狭心症　177
ロート斑　213
ロジャー病　354
肋骨侵食像　368
ロマノ・ワード症候群　296

わ

和温療法　267
ワッカーの3徴　312
ワルファリン　285, 425

欧文索引

A

α遮断薬　157, 402, 408
α受容体遮断薬　400
αブロッカー　400
α1Cチャネル　19
α2受容体作動薬　402
α-galactosidase A　209
αβ遮断薬　400
Aキナーゼ　20, 37
A1受容体　417
A2A受容体　417
absolute refractory period　32
ACS(acute coronary syndrome)　182
action potential duration(APD)　411
acute myocarditis　210
acute pericarditis　216
Adamkiewicz動脈　10
Adams-Stokes症候群(発作)　67, 282, 383
adenosine triphosphate(ATP)　417
ADH-V2拮抗薬　424
AHA分類　108
AIP　420
amplatzer septal occluder(ASO)　351
Andersen-Tawil症候群　22
AngⅠ　398
AngⅡ　398
angiotensin Ⅱ receptor blocker(ARB)　399
anklebrachial pressure index (ABI, ABPI)　333
anoxic spell　362
ANP(atrial natriuretic peptide)　51, 139, 257
aortic aneurysm　317
aortic coarctation　367
aortitis syndrome　327
AP(angina pectoris)　175
APTT(active partial thromboplastin time)　143
AQP　424
AQP2　424
AQP3　424

AR(aortic regurgitation)　230
Aranchius管　346
ARVC(arrhythmogenic right ventricular cardiomyopathy)　207
AS(aortic stenosis)　228
ASD(atrial septal defect)　349
ASO(arteriosclerosis obliterans)　333
asymmetric septal hypertrophy (ASH)　137, 203
atherosclerosis　164
ATP感受性K⁺チャネル　22
──開口薬　406
atrial flutter　286
atrial gallop rhythm　75
atrialized right ventricle　375
atrioventricular septal defect(AVSD)　357
Austin Flint雑音　79

B

βアドレナリン作用　37
β作動薬　364
β遮断薬　157, 180, 364, 400
β受容体キナーゼ　392
β受容体遮断薬　278, 400
βブロッカー　400, 413
β-adrenergic receptor kinase(βARK)　392
ball-and-chain model　18
BAS(balloon atrioseptostomy)　371
bat wings　89
Bazettの補正式　123
BB' step　132
Beckの3候　222
Behçet病　343
beriberi heart　209
Bernoulliの簡易式　133
biventricular repair　376
Blalock-Taussig短絡術　364
BNP(brain natriuretic peptide)　51, 139
Botallo管　346
bounding pulse　365

box shaped　376
Brockenbrough現象　204
Brugada症候群　18, 297
B-Tシャント術　364
Buerger病　330, 336
butterfly　89

C

C型不活性化機構　20
Ca^{2+}スパイク　42
Ca^{2+}センサー STIM1　42
Ca^{2+}によるCa^{2+}放出　34
Ca^{2+}ハンドリング　38
Ca^{2+}ポンプ電流　25
Ca^{2+}感受性K⁺チャネル($I_{K \cdot Ca}$)　389
Ca^{2+}感受性一過性外向きCl⁻チャネル　24
CABG(coronary artery bypass grafting)　182
CaM(calmodulin)　45
CaMKⅡ　34
cardiac amyloidosis　208
cardiac index(CI)　107
cardiac output(CO)　107
cardiac sarcoidosis　207
cardiac tamponade　221
cardiothoracic ratio(CTR)　84
cardioversion　279
Carey Coombs雑音　79
CAST(cardiac arrhythmia suppression trial)　276, 411
CASTの教訓　276
catechol O-methyltransferase (COMT)　391
CEAP分類　338
CFTR型クロライドチャネル　24
cholesterol(C)　161
chylomicron(CM)　161
CICR　34
CK(creatine kinase)　141, 187
CK-MB　187
clockwise rotation　120
clubbed fingers　362
CNP(C-type natriuretic peptide)　51

欧文索引 | 443

CO₂ナルコーシス　65, 315
CoA(Coarctation of the aorta)　367
compartment syndrome　332
complete right bundle branch block (CRBBB)　117
complete TGA　369
continuous murmur　81, 366
COPD(chronic obstructive pulmonary(lung) disease)　66
corrected TGA　377
counterclockwise rotation　120
Crawford 分類　320
crista dividens　346
CT(computed tomography)　90
curved planner reconstruction(CPR)　93
Cx(コネキシン)　33
cystic medial necrosis　317

D

Dダイマー　143, 312, 341
D-マンニトール　423
Darling 分類　371
DCM(dilated cardiomyopathy)　199
DcT(deceleration time)　136
DDR(diastolic descent rate)　132, 137, 232
DeBakey 分類　324
delayed afterdepolarization(DAD)　25, 274, 416
diastolic descent rate(DDR)　132
diastolic murmur　79
differential cyanoisis　366
DIG 試験　386
dip and plateau　220
DORV(double outlet right ventricle)　376
double density　86
double switch 手術　377
Down 症候群　354, 358
Dressler 症候群　218
ductal shock　374
Duke 臨床的診断基準　213
dyslipidemia　162

E

E波の減速時間　136
early afterdepolarization(EAD)　273, 416
early diastolic murmur　79
Ebstein's anomaly　375
E-C カプリング　34
ECD(endocardial cushion defect)　357
echo free space　217, 222

EDHF(endothelium-derived hyperpolarization factor)　48
EDRF(endothelium-derived relaxing factor)　48
effective refractory period(ERP)　32
egg-shape　370
Einthovenの三角形　111
Eisenmenger症候群　74, 349, 354, 355, 358, 365
ejection fraction(EF)　108, 132, 135
ejection sound　75
endothelin(ET)　48, 147, 408
eNOS　47
EPA(eicosapentaenoic acid)　172
ET(endothelin)　48, 147, 408
ETA受容体　408
ETB受容体　408
Eustachian valve　346
extreme tetralofy of Fallot　372

F

f波(細動波)　284
F波(鋸歯状波)　286
Fabry disease　209
fast pathway　289
fat pad　84
^{18}F-FDG　104
figure of 3　368
fill-in　100
fixed splitting　74
FKBP12.6　38, 39
fluttering　138
Fontaine 分類　333
Fontan 手術　373, 374, 376
Forrester 分類　193, 254
fractional shortening(% FS)　132
Frank-Starling 機構　37
Frank-Starling 曲線　39
Frank-Starlingの法則　263
free fatty acid(FFA)　161
Fridericiaの補正式　123
Friedewaldの式　162
functional refractory period(FRP)　32

G

G蛋白制御 K⁺ チャネル　22
gallop rhythm　75
gap junction　33, 42
GC(guanylate cyclase)　46
GDP/GTP 交換因子(活性)　45, 51
GERD(gastroesophageal regurgitation disease)　63
GIRK チャネル　22
goose neck sign　360

GPIb受容体　424
GPⅡb/Ⅲa受容体　425
Graham Steel雑音　79, 305, 355
granular sparkling pattern　208

H

Hampton's hump　312
HCM(hypertrophic cardiomyopathy)　202
HDLコレステロール　428
head-up tilt 検査　380
HERG チャネル　21
high density lipoprotein(HDL)　161
Hill 徴候　230
His 束　4, 114
HLHS(hypoplastic left heart syndrome)　374
HMG-CoA 還元酵素阻害薬　180, 428
holosystolic murmur　78
Holter 心電図　126, 178
Homans 徴候　312, 341
home oxygen therapy(HOT)　309, 315
Horner 症候群　319
5-HT　49
hyperlipidemia　161
hypertrophic obstructive cardiomyopathy(HOCM)　202
hypotension　160

I

^{123}I-BMIPP　103
^{123}I-MIBG　101
I_b(inward background current)　24, 27
I_{Ca pump}　25
I_{Cl·ATP} チャネル　24
I_{Cl·Ca}　24
I_{Cl·cAMP}　24
I_{Cl·CFTR}　24
I_{Cl·stretch} チャネル　24
I_{Cl·swell} チャネル　24
I_f チャネル　23
I_h チャネル　23
I_{K·ACh} チャネル　22
I_{K·ATP} チャネル　22
I_{K·Ca} チャネル　23
I_{K·Na} チャネル　23
I_{K1} チャネル　22
I_{Kr} チャネル　21
I_{Ks} チャネル　21
I_{Kur} チャネル　20
I_{Na-K} pump　25
I_{NCX}　25

I_{to1} チャネル　21
I_{to2} チャネル　24
IABP(intraaortic balloon pumping)　193, 259
ICAM-1　166
idiopathic ventricular tachycardia(IVF)　297
idiopathic/heritable pulmonary arterial hypertension(IPAH/HPAH)　308
implantable cardioverter defibrillator(ICD)　277
incomplete right bundle branch block(IRBBB)　117
infective endocarditis　212
innocent murmur　81
intramural hematoma　322
intrinsic sympathomimetic activity(ISA)　400
isosorbide dinitrate(ISDN)　405
isosorbide mononitrate(ISMN)　405

J

J波症候群　299
James束　289
Janeway発疹　213
Jatene手術　370, 371, 376
Jervell and Lange-Nielsen症候群　296

K

K⁺チャネルオープナー　180
K_{ir}チャネル　20
K_{V}チャネル　20
Kerly's line　89
Killip分類　185, 186, 252
Kirklin分類　352
Knuckle徴候　306, 312
Kochの三角　2
Kussmaul徴候　219

L

Laplaceの法則　263, 318
late diastolic murmur　81
late potential　126
late systolic murmur　78
LDLコレステロール　428
left bundle branch block(LBBB)　117
left ventricular ejection fraction(LVEF)　132
Levine分類　58, 77
LGL(Lown-Ganong-Levine)症候群　117

locomotive murmur　217
long QT syndrome(LQTS)　296
long RP tachycardia　288
low density lipoprotein(LDL)　161
Lp(a)　169
LQT1　21
LQT2　21

M

Mモード法　129, 132
Mahaim束　289
malalignment type　368
Marfan症候群　317, 322
maximum intensity projection(MIP)　93
Maze手術　286
M-CSF　166
MDCT(multidetector row CT)　91, 178
mid diastolic murmur　79
MLCK(myosin light chain kinase)　41, 45
MLCP　45
MMP　166
monoamine oxidase(MAO)　392
mottled pattern　308
MR(mitral regurgitation)　232
MRA(magnetic resonance angiography)　97
MRI(magnetic resonance imaging)　95
MRV(magnetic resonance venography)　98
MS(mitral stenosis)　231
MSCT(multislice CT)　91
mustard手術　377
myonephropathic syndrome(MNMS)　332
myxoma　240

N

N型不活性化機構　20
Na⁺チャネル遮断作用薬　411
Na⁺チャネル病　18
Na⁺-Ca²⁺交換機構(NCX)　34, 244, 386
Na⁺-Ca²⁺交換機構電流　25
Na⁺-Cl⁻共輸送体(NCC)　419
Na⁺-H⁺交換輸送体(NHE)　423
Na⁺-HCO₃⁻共輸送体(NBC)　423
Na⁺-K⁺ポンプ　25, 42, 386
Na⁺-K⁺-2Cl⁻共輸送体(NKCC2)　419
Nernstの式　26
NIPPON DATA80　195, 197

NO(nitric oxide)　46, 48, 147
Nohria分類　254
non HDL-C　162
non-dipper　149
NO合成酵素　47
NT-proBNP　51, 139
NYHA(New York Heart Association)分類　140, 237, 251

O

ω-3系不飽和脂肪酸　427
opening snap(OS)　76, 232
orthostatic syncope　382
Osler結節　213
overdrive suppression　67, 273

P

P波　114, 270
P波形　117
PA(pulmonary atresia)　372
pacemaker(PM)　55
PAF(platelet activating factor)　50
PAI-1(plasminogen activator inhibitor-1)　171
pansystolic murmur　78
PAPVR(partial anomalous pulmonary venous return)　371
paracrine　48
paradoxical pulse　222
paradoxical splitting　74
Parkinson病　102
PAT with block　386
pathological splitting　73
PCI(percutaneous coronary intervention)　54
PCPS(percutaneous cardiopulmonary support)　194, 259
PDA(patent ductus arteriosus)　364
PDE5阻害薬　408
percutaneous coronary intervention(PCI)　191
pericardial effusion　221
pericardial friction rub　217
pericardiectomy　220
peripheral arterial disease(PAD)　333
PET(positron emission tomography)　104
PFO(patent foramen ovale)　349
PG(prostaglandin)　49
PGE₁　407
PGI₂　48, 407
phosphodiesterase(PDE)　392
phospholamban　244

phospholipid(PL) 161
PI₃キナーゼ 47
PKA(protein kinase A) 20, 37
plastering 375
poor R progression 118
poststenotic dilatation 318
PPARα作動薬 428
PQ時間 114, 117
pseudo-r' 289
pulmonary arterial hypertension (PAH) 305, 408
pulmonary embolism 309
pulmonary hypertension 305
pulse deficits 60
pulseless electrical activity(PEA) 194
Purkinje線維 114
PVRI(pulmonary vascular resistance index) 107

Q

QGS(quantitative gated SPECT) 100
Qp/Qs 137, 351, 356
QRS
　——移行帯 120
　——時間 114
　——電気軸 115
　——波 114, 117, 270
QT
　——延長症候群(患者) 276, 296
　——時間 114, 123
　——短縮症候群 124
QTc時間 123
quadruple rhythm 75

R

R波増高不良 117
radial injection 369
radio isotope 98
Rastelli分類 359
refractory period 32
relative refractory period 32
renin-angiotensin-aldosterone system(RAAS) 397, 398
resting potential 26
Rhoキナーゼ 45
rhythm 269
right bundle branch block(RBBB) 117
Rivero Carvallo徴候 78, 305
ROC(receptor operated channel) 43
Roger病 354
Romano-Ward症候群 296
Roth斑 213
Rubenstein分類 299
Rutherford分類 333
RV heave 350

S

scooping 359, 360
Sellers分類 230, 234
SERCA(sarcoendoplasmic reticulum Ca⁺ ATPase) 34, 244
shear stress 47, 322
Sicilian Gambit分類 409
sick sinus syndrome(SSS) 299
Simpson法 134
single plane area length 法 134
sinoventricular rhythm 124
sleep apnea syndrome(SAS) 265
slow pathway 289
slow wave 42
small dense LDL 169
smoky echo 138
SOC 43
spasm 175
specific activity scale(SAS) 261
spike and dome(型) 72, 204
SR(筋小胞体) 34
Stanford分類 324
Starlingの法則 37
Still雑音 81
stretched MPR 93
stroke volume(SV) 135
ST部分 114
summation gallop 75
SVR(systemic vascular resistance index) 107
systolic anterior motion(SAM) 137, 203
systolic ejection murmur 78
systolic murmur 78

T

T波 114
T波交互脈 126
T wave alternans(TWA) 126
TA(tricuspid atresia) 373
Takayasu's disease 327
takotsubo cardiomyopathy 206
TAO(Thromboangitis obliterans) 336
TAPVR(total anomalous pulmonary venous return) 371
⁹⁹ᵐTc-MIBI 98
⁹⁹ᵐTc-TF 98
TEE(transesophageal echocardiography) 137
TGA(transposition of great arteries) 369, 377
²⁰¹TlCl 98
TnC 34
TNFα-1 171
TnI 34
TnT 34
to and fro murmur 81
Todaro腱索 2
TOF(tetralogy of Fallot) 361
torsade de pointes(TdP) 123, 295, 414
total cavopulmonary connection (TCPC) 374
t-PA 427
TR(tricuspid regurgitation) 234
transient inward current(ITI) 274, 416
triglyceride(TG) 161
T-U complex(複合体) 123, 125
two patch法 360
TXA₂(thromboxane A₂) 50

U

U波 114
U波形 123
u-PA 427

V

V₁受容体 50
V₂受容体 50
　——拮抗薬 424
Valsalva手技 77, 292
Valsalva洞 5
VALUE(The Valsartan Antihypertensive Long-term Use Evaluation) 158
varicose vein 338
vasovagal syncope 380
Vaughan Williams分類 278, 409
VCAM-1 166
venous thrombosis 340
ventricular fibrillation(VF) 297
ventricular gallop rhythm 75
very low density lipoprotein(VLDL) 161
Virchowの3要因 310, 340
volume rendering(VR) 93, 181
von Willebrand因子 424
VSD(ventricular septal defect) 352
vWF 424

W

Wackerの3徴　312
wave front現象　184
Wenckebach型　117
Westermark徴候　312
Wilsonの中心電極　111
Windkessel機能　159
WPW(Wolff-Parkinson-White)症候群　117, 289, 290, 292, 375

シンプル循環器学

2015年4月15日　　発行	編集者　犀川哲典，小野克重
	発行者　小立鉦彦
	発行所　株式会社 南江堂
	℡113-8410　東京都文京区本郷三丁目42番6号
	☎(出版) 03-3811-7235　(営業) 03-3811-7239
	ホームページ http://www.nankodo.co.jp/
	印刷／製本　小宮山印刷工業
	協力　レディバード
	装丁　node（野村里香）

Concise Textbook of Cardiology
Ⓒ Nankodo Co., Ltd., 2015

定価は表紙に表示してあります．
落丁・乱丁の場合はお取り替えいたします．

Printed and Bound in Japan
ISBN 978-4-524-26453-7

本書の無断複写を禁じます．
JCOPY〈(社)出版者著作権管理機構 委託出版物〉

本書の無断複写は，著作権法上での例外を除き，禁じられています．複写される場合は，そのつど事前に，(社)出版者著作権管理機構（TEL 03-3513-6969，FAX 03-3513-6979，e-mail: info@jcopy.or.jp）の許諾を得てください．

本書をスキャン，デジタルデータ化するなどの複製を無許諾で行う行為は，著作権法上での限られた例外（「私的使用のための複製」など）を除き禁じられています．大学，病院，企業などにおいて，内部的に業務上使用する目的で上記の行為を行うことは私的使用には該当せず違法です．また私的使用のためであっても，代行業者等の第三者に依頼して上記の行為を行うことは違法です．